HEILEN
IM
SCHNELLTEMPO

HEILEN IM SCHNELLTEMPO

Die schnellsten, sichersten und wirksamsten Möglichkeiten für eine dauerhafte Linderung

Von den Herausgebern der RODALE Gesundheitsbücher

Bechtermünz

Genehmigte Lizenzausgabe
für Weltbild Verlag GmbH, Augsburg 2000
Copyright © der Originalausgabe1997 by Rodale Press, Inc.
Alle Rechte vorbehalten.
Übersetzung: Vera Ribarich
Redaktionelle Bearbeitung: Vera Herbst
Gesamtherstellung: Bercker Graphischer Betrieb GmbH, Kevelaer
ISBN 3-8289-1892-1

REDAKTIONSTEAM

William Gottlieb, Carol Keough, Debora Tkac, Sharon Faelten, Alice Feinstein, John Feltman, William LeGro, Ellen Michaud, Hank Nuwer, Russell Wild, Claudia Allen, Mark Golin, Deborah Grandinetti, Marcia Holman, Gale Maleskey, Jean Rogers, Kathleen Becker, Matthew Hoffman, Lyn Votava, Jane Sherman, Ann Gossy, Karen Lombardi, Christine Dreisbach, Paris Mihely-Muchanic, Anne Castaldo, Anna Crawford, Linda Miller, Cynthia Nickerson, Sandra Lloyd, Roberta Mulliner, Karen Earl-Braymer, Julie Kehs

WICHTIGER HINWEIS

In diesem Buch finden Sie eine Vielzahl von Empfehlungen dafür, wie Sie mit gesundheitlichen Störungen umgehen, Krankheiten vorbeugen und Ihr Allgemeinbefinden verbessern können. Es stellt jedoch kein medizinisches Nachschlagewerk oder ein Handbuch zur Selbstdiagnose und -behandlung dar. Die Informationen in diesem Buch sollen Sie darin unterstützen, für Ihre Gesundheit und Ihr Wohlbefinden zu sorgen, sie ersetzen aber keine eine Behandlung durch den Arzt.

INHALTSVERZEICHNIS

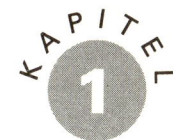

KAPITEL 1

ABNEHMEN

Beginnt heute ein neues, schlankeres Leben für Sie? Sind Sie bereit, abzunehmen und fit zu werden – zum letzten Mal, denn ab nun werden Sie es auch bleiben? Wenn die Antwort «Ja» lautet, können Sie die im folgenden Kapitel vorgestellten Schnellstrategien zur Gewichtsreduktion und zum Aufbau eines gesunderen Körpers einsetzen.

- In zehn Sekunden können Sie Ihr Essen schmackhafter machen und gleichzeitig dafür sorgen, daß Ihr Organismus mehr Kalorien verbrennt.
- 30 Sekunden einfaches Rechnen sorgen dafür, daß der Fettgehalt in Ihrer Ernährung unter 30 Prozent gedrückt wird.
- Mit zwei Minuten Planung können Sie gegen den Naschdrang vorbauen.
- Lernen Sie einen Trick, mit dem Sie in zehn Minuten verhindern, zuviel zu essen.

VORBEREITUNG AUF GEWICHTIGE VERLUSTE

Betrachtet man Menschen, die erfolgreich abgenommen haben, so fällt ins Auge, daß sie bestimmte gemeinsame Merkmale haben. Das erste und vermutlich wichtigste ist, daß ihre Motivation, Gewicht zu verlieren, von innen kommt. Zur Gewichtsreduktion braucht man Ausdauer, und die erreicht man nur, wenn man selbst abnehmen will. Ein zweites Merkmal ist die Bereitschaft, nicht nur den Magen auf Diät zu setzen, sondern sich auch geistig mit dem Problem zu befassen. Sie müssen einen Plan entwerfen, der in Ihrem individuellen Fall funktioniert, und ihn befolgen.

Mit Egoismus fängt es an. Wenn man versucht, abzunehmen, weil der Arzt oder der Ehepartner darauf drängt, dann wird aus der Diät sicher nichts. Die meisten Leute, die wegen eines anderen abnehmen wollen, geben den Versuch bald wieder auf. Die Chance zum Durchhalten ist viel größer, wenn man selbst zum Abnehmen motiviert ist.

Schriftlich niederlegen. Schreiben Sie auf, warum Sie abnehmen wollen, und lesen Sie die Argumente, wenn Sie in Versuchung geraten, aufzugeben. Denken Sie an Gründe, die für Sie persönlich ausschlaggebend sind – was für einen anderen Menschen wichtig ist, muß für Sie kein Motiv darstellen.

Ein Blick zurück. Überlegen Sie, an welchem Punkt Sie Ihren letzten Diätversuch abgebrochen haben, was die Ursache dafür war – und lassen Sie diese Technik aus Ihrer neuen Planung weg.

Hausaufgaben machen. Um ein Pfund Fett zu verlieren, muß der Körper 3.500 Kalorien mehr verbrennen, als ihm mit der Nahrung zugeführt wird. Wenn man sich darüber nicht im klaren ist, kann es leicht geschehen, daß man enttäuscht ist, wenn man nicht ein Pfund pro Tag loswird, obwohl ein so schneller Gewichtsverlust praktisch unmöglich ist. Fragen Sie Ihren Arzt, welchen Zeitplan zum Abnehmen er für Sie empfiehlt. Ob Sie es glauben oder nicht: Die Empfehlung ist möglicherweise weniger radikal als der Plan, den Sie selbst ausgekocht haben.

Politik der kleinen Schritte. Verändern Sie Ihr Verhalten in kleinen Schritten, bei denen Sie gute Erfolgschancen haben. Nehmen Sie sich für die erste Woche beispielsweise vor, beim Autofahren nichts mehr zu essen. Als nächstes können Sie das Futtern beim Fernsehen abschaffen. Sobald Sie einen kleinen Lebensbereich gut unter Kontrolle haben, ist es Zeit für den nächsten Schritt.

Kleine Mahnungen. Sie sollten nicht damit beginnen, sich einen Bikini oder ein Kleid zu kaufen, das vier Größen zu klein ist. Sie werden das Stück dann immer wieder anprobieren, und wenn es nicht und nicht passen will, erinnert Sie das daran, daß Sie nicht so schnell abnehmen, wie Sie möchten – und schließlich sieht das ganze Projekt unmöglich aus. Schneiden Sie ein Photo von dem Badeanzug oder dem Kleid aus und hängen Sie es als kleine Mahnung an die Tür des Eisschranks.

Flexible Planung. Sie sollten wissen, wieviele Kalorien oder wieviele Nahrungsmittel aus jeder Gruppe Sie täglich zu sich nehmen wollen. Wenn Sie bei einer Mahlzeit übers Ziel hinausschießen, sollten Sie für die nächste weniger einplanen.

Resultate gerecht beurteilen. Jeder weicht irgendwann von seinem Diätplan ab. Doch selbst wenn Sie ein Fünftel der Zeit «sündigen», liegt Ihre Erfolgsrate noch bei 80 %! Bei einer Beurteilung mit Schulnoten von 1 bis 5 wäre das eine 2 – kein Grund, es aufzugeben!

Ein Hobby suchen. Sie könnten zum Beispiel öfter als sonst ins Kino gehen, einen Sport wie Hängegleiten versuchen oder eine Münzensammlung anlegen. Ihr Hobby sollte nur etwas sein, in das Sie sich völlig versenken können, das Sie die ganze Welt – mitsamt dem Essen – vergessen läßt.

Kleine Ziele setzen. Planen Sie jeweils eine Belohnung für sich ein, wenn Sie zwei, drei oder fünf Pfund abgenommen haben. Die Belohnungen sollten größer werden, je mehr Sie abnehmen.

In Schwung bringen. Kaufen Sie sich tolle, bunte Sportkleidung. Sagen Sie sich vor: «Ich werde die Klamotten tragen, mich bereitmachen und mich dabei wohlfühlen.»

Sich selbst akzeptieren. Die meisten Diätpläne zäumen das Pferd verkehrt auf, denn dahinter steckt der Gedanke, man könne sich selbst erst nach dem Abnehmen akzeptieren. Wenn Sie sich wegen Ihres Übergewichtes abstoßend finden, können Sie nicht erfolgreich abnehmen, denn dieses Urteil wird zur sich selbst erfüllenden Prognose.

Gleich anfangen. Reden Sie sich nicht ein, daß Abnehmen leicht sei, und daß Sie daher problemlos Gewicht abbauen könnten, sobald Sie einmal dazukommen. Wenn es wirklich so ohne weiteres geht, dann brauchen Sie es auch nicht aufzuschieben.

Mit Humor eindecken. Wenn Sie der Entzug von

Schokolade-Eclairs ein wenig trübsinnig werden läßt, wenden Sie als Gegenmittel eine Dosis Marx Brothers an. Ein paarmal herzlich gelacht, und schon sieht alles – auch die Diät – wieder besser aus.

DIE RICHTIGE EINSTELLUNG

Zu denken wie ein schlanker Mensch kann Ihnen helfen, selbst schlank zu werden. Versuchen Sie, sich die Gedanken eines schlanken Menschen vorzustellen, wenn Sie eine Speisekarte studieren, den Abend planen, einen Einkaufzettel schreiben – und folgen Sie dem Beispiel.

Fasten Sie täglich. Aber nur von neun Uhr abends bis zum Zubettgehen. In diesen Stunden schläft die Selbstkontrolle oft schon ein, während die Augen noch am TV-Schirm kleben.

Mit den Hühnern zu Bett gehen. Gehen Sie eine Stunde früher schlafen als sonst. So wird es Ihnen viel leichter fallen, das Fasten nach neun Uhr durchzuhalten – und Sie können früher aufstehen und haben mehr Zeit für Bewegung.

Sagen Sie es leicht. Sagen Sie angesichts einer üppigen Speisekarte oder eines überladenen Büffets zu sich: «Ich bin kein starker Esser.» Hilft das? Ja, in etwa der Hälfte aller Fälle – das sind immerhin ein paar Pfund pro Jahr, die Sie nicht zunehmen. Probieren Sie es aus, und denken Sie daran – Sie sagen nicht, daß Sie nicht gerne essen, sondern nur, daß Sie mit einer maßvollen Menge genug haben.

Das Beste für zuletzt aufsparen. Nehmen Sie sich vor, daß Sie vor einem Vergnügen etwas weniger Leichtes, aber Nützliches tun werden. Machen Sie beispielsweise Gymnastik, bevor Sie ein Buch lesen oder fernsehen.

Manschette anlegen. Wenn Ihr Blutdruck eher hoch ist, sollten Sie sich ein Meßgerät für den Heimgebrauch zulegen und Ihren Blutdruck jeden Morgen messen. Je mehr Sie abnehmen, um so deutlicher wird der Blutdruck sinken. Das kann Sie erneut anspornen, weiter abzunehmen.

Cholesterinwerte kennen. Aus demselben Grund sollten Sie auch Ihre Cholesterinwerte kennen. Der Abbau von Übergewicht führt häufig auch zu einer

Senkung des Cholesteringehalts im Blut. Wenn dieser Effekt nach und nach eintritt, sehen Sie daran, wie gut die Gewichtsreduktion für Ihre Gesundheit ist.

EINE STRATEGIE ENTWICKELN

Zu jedem erfolgreichen Plan gehört Vorbereitungsarbeit. Wenn Sie seit vielen Jahren impulsiv essen und diese Gewohnheit durchbrechen wollen, oder wenn Sie plötzlich Geschmack an Speisen finden, die Sie in der Vergangenheit nie interessiert haben, brauchen Sie eine solide Strategie dagegen.

Schwarz auf weiß festhalten. Sie sollten ein Ernährungstagebuch führen, in dem Sie nicht nur festhalten, was Sie essen, sondern auch wo und wann. So können Sie herausfinden, welche Verhaltensmuster und «verführerischen» Situationen Sie dazu bringen, dem Essen zu sehr zuzusprechen.

Gewohnheiten identifizieren. Folgende Gewohnheiten scheinen die Menge an gespeichertem Fett unabhängig von der Gesamtkalorienzufuhr zu erhöhen.

- Üppiges Essen vor Ruhephasen. Zum Beispiel: Vor dem Zubettgehen eine große Mahlzeit zu sich nehmen.
- Nahrungsmittel aus Auszugsmehl statt Vollkornprodukte. Zum Beispiel: Weißbrot statt Vollkornbrot.
- Konsum weicher, leichtverdaulicher Speisen anstatt harter, schwerer verdaulicher Speisen. Zum Beispiel: Apfelmus statt Äpfel.

Etiketten lesen lernen. Der Fettanteil in Fertignahrung sollte nicht mehr als 30 Prozent der Gesamtkalorienzahl ausmachen. Rechnen Sie den Prozentanteil an Fett mit folgender Formel aus: Gramm Fett pro Portion mal neun, dividiert durch Gesamtkalorienzahl pro Portion.

Wenn sich daraus ergibt, daß der Fettanteil über 30 Prozent liegt, sollten Sie die Packung im Regal lassen oder das betreffende Produkt nur in kleinen Portionen konsumieren.

Den Dingen auf den Grund gehen. An möglichst

mühelosem Abnehmen interessierte Konsumenten haben kalorienarme Fertiggerichte zu einem Riesengeschäft werden lassen. Die Speisen können im Mikrowellenherd erhitzt werden, bereiten keinen Arbeitsaufwand, und die Portionsgröße ist automatisch begrenzt. Doch selbst kalorienarme Fertiggerichte haben nicht immer einen niedrigen Fettanteil. In manchen Fällen stammt bis zur Hälfte der Kalorien aus Fett.

Den Etikettenjargon durchschauen. Die Angaben auf Produktetiketten im Supermarkt können irreführend sein. «Light» ist kein geschützter definierter Begriff. Erst wenn er kalorienreduziert bedeuten soll, ist die Aussage gesetzlich definiert. Orientierung bietet die folgende Liste.

«Light» im Sinne von kalorienreduziert: Das Lebensmittel hat mindestens 40 Prozent weniger Kalorien als die sonst übliche Ware.

Kalorienarm: Das Produkt darf nicht mehr als 50 kcal pro 100 Gramm enthalten; bei Getränken sogar nur 20 kcal pro 100 ml.

Diät…: Eine oder mehrere Zutaten – meist Natrium oder Zucker – wurde verändert, reduziert oder ausgetauscht. Diätprodukte haben nicht unbedingt weniger Kalorien.

Zuckerfrei: Das Produkt enthält keinen Rohr- oder Rübenzucker (Saccharose); es kann jedoch Fruchtzucker, Sorbit oder andere Zuckeraustauschstoffe enthalten. Nicht unbedingt kalorienärmer.

Cholesterinfrei: Es gibt keine gesetzliche Definition. Als «cholesterinfrei» beworbene Produkte können gesättigte Fette enthalten, die den Cholesterinspiegel im Blut steigen lassen. «Cholesterinfrei» ist nicht gleichbedeutend mit «fettfrei».

Frühstück essen. Das Frühstück bringt den Stoffwechsel in Gang. Der Organismus braucht am Morgen Flüssigkeit und eine Reihe von Nährstoffen, um in Schwung zu kommen. Ein ordentliches Frühstück hilft außerdem, Hungerattacken am Nachmittag zu vermeiden.

Mit einer Liste einkaufen gehen. Mit dieser Hilfe können Sie attraktiv präsentierten, fettreichen Nahrungsmitteln, wohlriechenden Backstuben und anderen Versuchungen zum Impulskauf leichter widerstehen.

Die zehn Besten auf die Liste setzen. Machen Sie eine Liste von zehn Nahrungsmitteln, die kalorien- und fettarm sind und die Sie wirklich gern essen. (Wenn Sie Karotten nie gemocht haben, bringt es nichts, sie auf die Liste zu setzen.) Achten Sie darauf, daß diese zehn Nahrungsmittel im Kühlschrank oder im Vorratsschrank stets vorhanden sind.

Zehn neue Rezepte lernen. Die meisten Menschen kennen rund zehn Rezepte, die sie mögen und immer wieder zubereiten. Wenn es Ihnen gelingt, Rezepte für zehn alternative, fettarme Speisen zu finden, die Sie gern nachkochen und essen – vielleicht sogar «abgespeckte» Versionen Ihrer alten Rezepte -, dann ist für eine gesunde Ernährung schon viel getan.

Erkenne dich selbst. Ein heftiges Verlangen nach Süßem wird nur noch schlimmer, wenn man sich alle Süßigkeiten verbietet. Ernährungswissenschaftler empfehlen folgende Lösung: Wenn Sie wissen, daß völlige Abstinenz nur dazu führt, daß Sie dem Heißhunger auf Süßes irgendwann unkontrolliert nachgeben, sollten Sie besser nicht versuchen, ganz ohne Naschen auszukommen. Bauen Sie lieber kontrollierte Mengen an Süßem in Ihre tägliche Kost ein.

Einen Imbiß planen. Vier Uhr nachmittags scheint für viele Diätwillige eine verhexte Stunde zu sein. Versuchen Sie erst gar nicht, mit Askese darüber hinwegzukommen, wenn das bloß zum Scheitern führt. Planen Sie besser einen Imbiß für den Zeitpunkt ein, zu dem die Versuchung für Sie individuell am größten ist. Der Trick liegt in der Planung, denn dadurch können Sie vermeiden, impulsiv etwas zu essen, das Sie besser meiden sollten.

ERNÄHRUNGSGEHEIMNISSE: BEIM ESSEN ABNEHMEN

Die Reisdiät, die Grapefruitdiät, die «Essen-Sie-absolut-nichts-als-Hüttenkäse»-Diät – sie alle müssen einfach fehlschlagen. Der Mensch sehnt sich nach Abwechslung, nicht nur, um seinen Geschmackssinn zu befriedigen, sondern auch, um die Ernährungsbedürfnisse des Organismus abzudecken. Jeder Diätplan, der auf einem einzigen Nahrungsmittel aufbaut, kann nur eine bestimmte Zeit hindurch funktionieren, bis der Diätwillige durchdreht. Hier einige Tips, wie Sie Ihren Diätplan leichter durchhalten.

Abwechslung beim Essen. Zu einer guten Mahlzeit gehören drei Gerichte mit drei verschiedenen Farben, die unterschiedliche Temperaturen haben. Diese Ernährungsform ist für den Körper am besten und verschafft ein Gefühl der Befriedigung.

Langsam essen. Nehmen Sie sich zum Essen Zeit. Eine Mahlzeit sollte 20, besser noch 30 Minuten dauern. Sie brauchen Zeit, um gründlich zu kauen und sich auf die Geschmacks- und Geruchsempfindungen zu konzentrieren, die das Essen hervorruft. So werden Sie auch mehr Befriedigung dabei verspüren.

Der Kohlenhydrat-Trick. Beginnen Sie Ihre Mahlzeiten mit einer Speise, die reich an Kohlenhydraten ist. Nehmen Sie beispielsweise ein Nudelgericht als Vorspeise, ein Stück Brot ohne Butter, Bohnen- oder Nudelsuppe. So können Sie den Heißhunger auf Fett im weiteren Verlauf der Mahlzeit dämpfen und werden vermutlich weniger Appetit auf einen fettreichen Nachtisch haben.

Kräftig würzen. Wenn der Nahrung von Ratten Capsaicin (der «scharfe» Stoff in Paprika und ähnlichen Gewürzen) beigemischt wird, fressen die Tiere mehr, speichern aber gleichzeitig weniger Fett. Dieses Ergebnis geht aus einer japanischen Studie hervor, und die Forscher ziehen daraus den Schluß, daß Capsaicin möglicherweise zur Vermeidung von Fettleibigkeit beitragen kann. Auch andere Untersuchungen haben gezeigt, daß pikante Nahrungsmittel wie Chili und Senfsauce das Tempo des Stoffwechsels ankurbeln können. Daß der Körper mit Hilfe scharf gewürzter Speisen leichter Kalorien verbrennt, ist eine willkommene Nachricht für die Liebhaber pikanter, exotischer Speisen.

Kühlen und abschöpfen. Stellen Sie Dosengerichte, die Fett enthalten – Fleischkonserven, Suppen, Saucen usw. – in den Eisschrank. So können Sie das Fett, das sich oben sammelt und fest wird, leicht abschöpfen.

Zu fettarmer Milch übergehen. Der Umstieg von Vollmilch auf fettarme Milch kann Ihnen viel Fett ersparen. Sie können Ihren Geschmacksnerven diesen Schritt erleichtern, indem Sie zunächst Vollmilch mit teilrahmter Milch (2 Prozent Fett) mischen. Nach ein paar Wochen können Sie zu einer Mischung mit 2 und 1 Prozent Fettgehalt übergehen, und so weiter.

Seid fruchtbar und fettlos. Streichen Sie statt Butter Konfitüre oder Fruchtmus aufs Brot.

Zu Margarine greifen. Ist Ihnen Butter oder Margarine auf dem Brot einfach wichtig? Dann sollten Sie, sobald Sie an Ihre nächste Mahlzeit denken, ein Stück von Ihrem bevorzugten Aufstrich abschneiden und bei Zimmertemperatur warm werden lassen. So brauchen Sie im Vergleich zum kühlschrankkalten Aufstrich nur ein Viertel der Masse (und der Kalorien), um eine Scheibe Brot zu bestreichen.

Das beste Stück wählen. Abschneiden des sichtbaren Fettes kann für den Fett- und Kaloriengehalt von Rindfleisch ausschlaggebend sein. So enthält ein Lendensteak von ca. 170 Gramm rund 480 Kalorien und jede Menge Fett. Wenn Sie alles sichtbare Fett entfernen, wird daraus ein 360 Kalorien-Steak, und fast die Hälfte des Fetts fällt weg. Dabei ist es übrigens nicht gleichgültig, ob das Fett vor oder nach der Zubereitung entfernt wird. Der Fettgehalt ist demnach um fast 20 Prozent niedriger, wenn das Fett vor dem Garen entfernt wird. Das im Fleisch verbleibende, unsichtbare Fett sorgt dafür, daß das Stück zart und saftig bleibt.

Träufeln, nicht brutzeln. Butterersatz, den man auf fertige Speisen träufeln kann, schmeckt zwar nicht ganz wie Butter, aber er enthält weder Cholesterin noch Fett. Solche Produkte eignen sich nicht zum Kochen, doch man kann sie einsetzen, um den Geschmack von Eiern, Gemüse und Popcorn zu heben.

Gespritzter Salat. Es gibt kalorienarme Salatsaucen in Pumpflaschen, die man auf den Salat sprüht. Auf diese Weise verwendet man weniger Dressing.

Kluger Umgang mit Keksen. Wenn Sie zu Keksen greifen müssen, dann wählen Sie eine «harte» Sorte. Weiches Gebäck, das Sie im Laden kaufen, hat meist einen höheren Fettgehalt – Fett kann bis zur Hälfte der darin enthaltenen Kalorien ausmachen.

MEHR FETTFREIER GESCHMACK

Speisen mit hohem Fettgehalt sind oft zutiefst befriedigend, während trockener Toast oder Ofenkartoffeln ohne Butter nun mal recht reizlos sein können. Aber Sie müssen sie ja nicht essen! Steigen Sie auf ganz andere Speisen um, setzen Sie Gewürze und Kräuter ein, um Mahlzeiten und Imbisse zuzubereiten, die Ihnen echten Lustgewinn verschaffen.

Dem Leben Schärfe geben. Wir haben schon einen Grund für Gewürze im Essen genannt, und hier ist noch einer. Gewürze sind konzentrierte Geschmacksstoffe – genau das, was die Geschmacksknospen brauchen, wenn der Magen knurrt. Nicht Monotonie, sondern wohlschmeckendes Essen ist der Schlüssel zur Gewichtsreduktion.

Seien Sie wählerisch. Eine größere Auswahl an Gerichten kann Ihnen helfen, von jeder einzelnen Speise weniger zu essen. Warum das so ist? Nach dem dritten Bissen von einer Speise spüren Sie den Geschmack kaum mehr. Deshalb ist es sinnvoll, einmal von diesem, einmal von jenem Gericht zu nehmen und nie zwei Bissen derselben Speise hintereinander zu essen. Durch diese Strategie kommen Geschmack, Aroma und Konsistenz so richtig zur Geltung.

Warm ist besser. Kalte Küche ist nicht immer eine gute Idee. Warme Speisen lassen mehr Düfte in die Nase steigen, erfüllen die Küche mit ihrem Aroma und stillen den Hunger daher besser. Essen Sie Ihr Popcorn also frisch aus der Maschine, oder schlürfen Sie ein wenig Suppe.

Mehr nagen. Verhaltenspsychologen empfehlen seit vielen Jahren, die Nahrung länger zu kauen. Warum? Je länger man kaut, um so mehr Zeit hat der Magen, um zu registrieren, daß er voll ist. Beim Kauen entsteht außerdem ein Luftstrom, der Aromen in die Nase dringen läßt, wodurch dem Organismus ebenfalls signalisiert wird, daß der Hunger gestillt ist.

Exotische Restaurants. Wenn Sie Ihre Kost verbessern wollen, empfiehlt sich mexikanische, indische oder nahöstliche Küche. In den typischen Speisen dieser Länder sind meist Reis und Bohnen (entweder im

Hauptgericht oder als Beilage) enthalten – beides fettarme, gesunde Eiweiß- und Ballaststofflieferanten, die daneben noch essentielle Aminosäuren enthalten. Außerdem sind die darauf spezialisierten Lokale meist billiger als andere Restaurants mit ausländischer Küche.

Salat knuspern lassen. Nehmen Sie trockenen Toast statt Croutons, um Ihrem Salat eine knusprige Note zu geben. Die meisten handelsüblichen Croutons enthalten sehr viel Öl, während Toast fettfrei ist. Zwei Scheiben davon, in Stückchen auf den Salat verteilt, bringen grade mal 35 zusätzliche Kalorien.

Fett vermeiden. Wenn in einem Kochrezept sautierte Zwiebeln, Knoblauch oder andere Gemüse gefordert sind, können Sie diese fettfrei in der Mikrowelle garen. Das Gemüse wird auf diese Weise weich und entfaltet seinen vollen Geschmack, ohne daß auch nur ein Tropfen Fett notwendig wäre. Wenn Sie etwa gehackte, sautierte Zwiebeln benötigen, können Sie die Zwiebelstückchen in eine Schale tun, die Sie mit «atmender» Plastikfolie abdecken, und bis zum Weichwerden auf höchster Stufe in der Mikrowelle garen. Eine Dritteltasse braucht zwei Minuten.

BEIM ESSEN AUFS GEWICHT ACHTEN

Hier sitzen Sie, vor sich den Teller mit dem Abendessen. Der Duft der Speisen läßt Ihnen das Wasser im Mund zusammenlaufen. Wie können Sie da wachsam, unnachgiebig und Ihrem Programm verpflichtet bleiben? Wir erklären, wie das geht.

Allein essen. Je mehr Gesellschaft man bei einer Mahlzeit hat, um so mehr ißt man. Im Vergleich zu einsamen Mahlzeiten enthält das durchschnittliche Essen in Gesellschaft mehr Kalorien (591 gegenüber 410 Kalorien) und mehr Fett (230 gegenüber 157 Kalorien). Dafür kommen mehrere Gründe in Betracht: Vielleicht regt Gesellschaft den Appetit an; vielleicht folgt man dem Vorbild der anderen («Wenn alle vom Nachtisch nehmen, dann nehme ich auch davon.»); oder aber man will den Koch oder die Köchin nicht kränken.

Appetit verwässern. Trinken Sie vor jeder Mahlzeit

zwei Tassen Wasser. Das füllt den Magen und bringt Sie garantiert in Bewegung (zur Toilette und zurück).

Minutenschnelles Management für Mahlzeiten. Schieben Sie in der Mitte der Mahlzeit eine Pause ein, damit die Speisenmenge nicht ausufert. Ein Trick ist, einen großen Topf Wasser aufs Feuer zu stellen, sobald Sie sich zum Essen setzen. Wenn das Wasser kocht (etwa zehn Minuten später), stehen Sie auf und gießen eine Kanne Kräutertee auf. Bis Sie zum Tisch zurückkehren, ist der Appetit aufs Weiteressen wahrscheinlich ohnedies schon vergangen.

Essen aus den Augen, aus dem Sinn schaffen. Es ist Freitag morgen, und Sie wissen, daß die Kollegin vom Empfang Cremeschnitten auf dem Schreibtisch aufgebaut hat. Versuchen Sie sich einzureden, daß Sie das üppige Cremezeugs nun wirklich nicht brauchen, oder verkriechen Sie sich in ein Hinterzimmer, um der Situation aus dem Weg zu gehen? Die besten Chancen, an Gewicht zu verlieren, haben Sie, wenn Sie sich zurückziehen. Essensvermeidungsstrategien (Reste wegwerfen, Nahrung in undurchsichtigen Behältern aufbewahren usw.) bringen mehr als das bloße Bemühen, Versuchungen zu widerstehen.

Portionen halbieren. So können Sie auf einfache Weise die Kalorienzufuhr drosseln und trotzdem Ihre Lieblingsspeisen genießen.

Im Urlaub aufpassen. Mahlzeiten und Imbisse am Urlaubsort enthalten meist mehr Fett und weniger wertvolle Nährstoffe als daheim. Achten Sie darauf, was Sie essen, und Sie können Ihrem Entschluß treu bleiben und gleichzeitig gut speisen.

Eine Notration an fettarmen Kleinigkeiten mitführen. Meiden Sie Imbißstände mit ihrem fetttriefenden Angebot. Packen Sie besser eine Notration mit feinen Dingen wie Reiskuchen, Obst, Light-Limonade, fettfreiem Popcorn, Hefe-, Vollkorn- und Grahamgebäck ein.

Im Restaurant fein, aber nicht zu viel speisen. Eine gute Regel ist, pro Mahlzeit nicht mehr als ein Gericht zur Feier des besonderen Anlasses zu wählen. Nehmen Sie also nicht Steak plus Rahm und Butter für die Ofenkartoffel, plus Roquefort-Dressing für den Salat, plus Butter aufs Brot, plus Käsesahnetorte zum Nachtisch.

Ausflüge und Reisen sollten sich nicht ums Essen drehen. Probieren Sie statt dessen Aktivitäten aus, die Spaß machen, etwa Radfahren, Wandern, Tennis, Kanufahren oder Schwimmen.

Das Programm nicht daheim lassen: Wenn Sie zu einem Fitneßclub gehören, lohnt es sich anzufragen, ob Ihre Mitgliedskarte auch anderswo akzeptiert wird. Vielleicht finden Sie eine ähnliche Einrichtung in der Nähe Ihres Urlaubsortes. Oder buchen Sie ein Hotel mit Fitneßraum und Schwimmbecken.

MIT BEWEGUNG LOHNT SICH DIE DIÄT

Wenn der Gedanke an körperliche Betätigung vor Ihrem geistigen Auge Bilder von anmutigen, jugendlichen Figuren entstehen läßt, die sich, eingehüllt in neonfarbene Outfits, in teuren Fitneßclubs tummeln, dann halten Sie sich selbst vermutlich für unfähig zu jeder Art von Training. Leichter fällt es, sich zu motivieren, wenn Sie eine konservativere Vorstellung entwickeln. Denken Sie beispielsweise an eine schlanke Person, die einen langen Spaziergang mit dem Hund macht. Könnten nicht Sie diese Person sein? Hier noch einige Tips, die Ihnen helfen werden, sich in Bewegung zu setzen.

Auf die Uhr sehen. Sie müssen nicht furchtbar schwitzen, um abzunehmen. Es reicht, Ihren Körper täglich eine halbe bis eine Stunde – idealerweise in Einheiten zu 15 Minuten – zu bewegen. Sie können spazierengehen, Treppen steigen, schwimmen oder jede andere Aktivität wählen, die Ihnen zusagt.

Fett verbrennen. Beim Verbrennen von Fett kommt es nicht auf die Heftigkeit des Trainings, sondern auf die Ausdauer an. Wenn man etwa 10 Prozent abnehmen will, muß man den Körper durchschnittlich 200 Minuten pro Woche bewegen; in vielen Fällen sind 400 Minuten wöchentlich erforderlich. Was geschieht in dieser Zeitspanne, während Sie sich bewegen? Im Fettgewebe gespeichertes Fett wird ins Blut freigesetzt und gelangt in die Leber, wo es verbrannt wird. Ist man körperlich inaktiv, so zirkuliert das Fett, das durch die Diät abgebaut wird, bloß im Blutkreislauf und wird schließlich wieder im Fettgewebe abgelagert.

Sich selbst auf die Schulter klopfen. Bewegung trägt zur Bewältigung von Ärger und Problemen bei und schafft ein Gefühl des Wohlbefindens. Das ist sehr wichtig, denn negative Gefühle sind häufig der Grund, aus dem Abspeckversuche aufgegeben werden. Wenn Menschen deprimiert oder gestreßt sind, machen sie oft einen Schritt zurück in die Kindheit und trösten sich mit Kuchen und Süßigkeiten.

Bewegung auf leeren Magen verbrennt mehr Kalorien. Probieren Sie mal, vor einer Mahlzeit zu trainieren. Übergewichtige Personen verbrauchen deutlich mehr Kalorien, wenn sie sich mit leerem Magen bewegen, als wenn sie nach einer Mahlzeit trainieren. Schlanke Menschen hingegen verbrennen bei Training nach dem Essen mehr Kalorien.

Fortschritte aufzeichnen. Eine Studie zeigt, daß Freizeitsportler, die über ihre Fortschritte Buch führen – indem sie ihre Trainingseinheiten vermerken und regelmäßig steigern, oder indem sie bloß mit Angehörigen oder Freunden darüber sprechen -, ihr Fitneßprogramm länger durchhalten als jene, die das nicht tun.

Den Aufzug stehenlassen. Beim Treppensteigen verbrennt der Organismus um 150 Prozent mehr Kalorien als beim Tennisspielen und 23 Prozent mehr als beim Laufen. Täglich zwei Stockwerke zu Fuß zu bewältigen, kann im Verlauf eines Jahres eine Gewichtsreduktion um zehn Pfund bringen.

Radfahren leichter machen. Zimmerfahrräder sind oft auf zuviel Widerstand eingestellt, wodurch das Training eine unnötige Belastung und ein Verletzungsrisiko für Muskulatur und Sehnen mit sich bringt. Treten Sie lieber schneller in die Pedale (mehr Umdrehungen pro Minute statt mehr Widerstand), und achten Sie darauf, daß Ihre Knie am tiefsten Punkt nicht durchgestreckt, sondern leicht gebeugt sind.

Gewicht im Garten lassen. Gärtnern kann Ihnen helfen, Übergewicht loszuwerden wie lästiges Unkraut. Es holt Sie vom TV-Gerät weg in den Sonnenschein, und die frische Luft und verschafft Ihnen zusätzlich eine große innere Befriedigung, wenn Sie sehen, wie gut sich Ihre Gemüsebeete machen. Frisches, selbstgezogenes Gemüse schmeckt außerdem besser als das im Laden erhältliche.

Zeit für Training finden. Sie haben einfach nicht die Zeit, auch nur eine halbe Stunde Bewegung in Ihrem übervollen Terminkalender unterzubringen? Versuchen Sie einen der folgenden Tips.

- Schaffen Sie ein arbeitsparendes Gerät ab. Diese tolle Maschine, die Ihr Leben leichter macht, nimmt Ihnen auch die Möglichkeit, Kalorien zu verbrennen. Der Geschirrspüler etwa ist für zusätzliche zwei Pfund Körpergewicht pro Jahr gut. Der Zweit- oder Drittwagen für Besorgungen kann einen Zuwachs von zehn Pfund bringen. Tun Sie Ihrem Körper und der Umwelt etwas Gutes – verbrennen Sie Kalorien statt Strom und Benzin.
- Gehen Sie zu Fuß zur Arbeit. Wenn Ihr Arbeitsplatz zu weit entfernt ist, parken Sie Ihren Wagen etwa einen Kilometer entfernt, und gehen Sie diese Strecke.
- Parken Sie Ihren Wagen weit weg vom Eingang des Einkaufszentrums, anstatt wie ein Geier zu kreisen, um eine Lücke mit möglichst kurzer Gehdistanz zu finden.
- Tragen Sie Teller und Gläser einzeln weg, wenn Sie den Tisch abräumen, und gehen Sie mehrmals hin und her.
- Wenn Sie weniger Mülleimer verwenden, müssen Sie öfter gehen, um den Müll loszuwerden.

Einen Gleichgesinnten finden. Wenn das Ausgehen in Restaurants für Sie ein wichtiger geselliger Anlaß ist, könnten Sie als Ersatz Ihr Training mit einem Freund betreiben. Wenn im Winter kaltes Wetter die Lust an der Bewegung dämpft, kann Ihnen die Wärme einer guten Freundschaft die Motivation und das Vergnügen vermitteln, das Sie brauchen, um weiter aktiv zu bleiben. Suchen Sie unter Ihren Freunden und Bekannten nach jemandem, der ebenfalls auf sein Gewicht achtet, und treffen Sie sich regelmäßig, um gemeinsam fit zu werden und Spaß zu haben.

Training mit dem Ehepartner. Sie werden Ihr Trainingsprogramm eher einhalten, wenn Sie es gemeinsam mit dem Ehepartner betreiben. Fast die Hälfte aller Männer, die allein trainierten, geben das Programm nach einem Jahr wieder auf – jene, die gemeinsam mit ihren Frauen trainieren, bleiben zu zwei Dritteln dabei.

BEI STILLSTAND NICHT WIEDER ZUNEHMEN

Wenn Sie entschlossen sind, mehr als bloß ein paar Pfunde loszuwerden, dann ist das ein langfristiges Projekt. Nach einigen Monaten kann es passieren, daß Sie nicht mehr weiter abnehmen, auch wenn Sie noch so strikt Diät halten. Keine Panik – Sie müssen nicht hungern! Sie brauchen bloß eine neue Strategie.

Rechtzeitig aufhören. Haben Sie einen Punkt erreicht, an dem sich der Zeiger der Waage einfach nicht weiter nach unten bewegt? Setzen Sie sich das Ziel, dieses Gewicht mindestens drei bis sechs Monate zu halten. Danach können Sie erneut versuchen abzunehmen, wenn Sie das Bedürfnis danach haben. Die Pause schützt Sie davor, sich zu sehr zu verausgaben und gibt dem Stoffwechsel die Möglichkeit zur langsamen Anpassung, so daß die Pfunde wirklich wegbleiben.

Helfer rekrutieren. Die meisten Menschen, die erfolgreich abnehmen, werden von ihren Angehörigen und Freunden stark unterstützt. Wenn Ihnen diese Hilfe fehlt, dann versuchen Sie, sie anderswo zu finden. Sprechen Sie öffentlich darüber, daß Sie sich entschlossen haben abzunehmen. Bewegen Sie sich gemeinsam mit anderen. Schließen Sie sich einer Selbsthilfegruppe an. Bitten Sie Freunde um Unterstützung.

Selbstkontrolle. Nach dem erfolgreichen Abnehmen werden manche Leute keck und probieren aus, wieviel sie sich denn jetzt erlauben können.

Wenn Sie sich beim Rückfall in die alten Laster ertappen, sollten Sie als erstes überdenken, welche Gewohnheiten Sie dick machten und durch welche Gewohnheiten Sie schlank wurden. Stellen Sie einen Plan zur Bewältigung verführerischer Situationen auf. Nach Meinung von Leuten, die eine Gewichtsreduktion durchgehalten haben, ist Selbstbeobachtung eine der besten Strategien, um schlank zu bleiben.

Belohnungen ohne Essen. In den guten alten Tagen bestand Ihre Belohnung immer aus Süßigkeiten, Kuchen und Torten. Heute nicht mehr. Stellen Sie statt dessen eine Liste von Belohnungen zusammen, die nichts mit Essen zu tun haben. Belohnen Sie sich für konsequente fettarme Ernährung, für Training, für den Abschluß eines Berichts – für alles, was Sie wollen.

Hier eine Auswahl von geeigneten Belohnungen.

- Kaufen Sie einen Walkman für Ihre Spaziergänge.
- Basteln Sie etwas.
- Planen Sie eine Phantasiereise in eine weit entfernte Gegend. Holen Sie sich Broschüren. Hängen Sie eine Weltkarte an die Wand, und planen Sie jede Woche eine Reise.
- Lassen Sie die Wäsche diese Woche außer Haus besorgen.
- Gönnen Sie sich eine Ganzkörpermassage.
- Gehen Sie tanzen.
- Setzen Sie sich auf eine Parkbank, und beobachten Sie die Menschen.
- Machen Sie eine Tonbandkassette mit aufmunterndem Text, die Sie sich vorspielen können.

Bilder für perfekte Gewichtsabnahme. Ein Sofortbild kann großen Einfluß auf Ihre Diät haben. Wenn Sie Ihre wahre Figur verleugnen, kann Ihnen das Photo helfen, der Realität ins Auge zu sehen. Ein «Vorher»-Bild kann als Anreiz wirken, weil es Sie an die Figur erinnert, die Sie hinter sich lassen wollen. In regelmäßigen Abständen aufgenommene Bilder können als «optischer Fortschrittsbericht» dienen.

HILFE IN LETZTER MINUTE, WENN DIE VERSUCHUNG AM GRÖßTEN IST

Alle Kollegen essen zu Mittag Pizza, nur Sie nehmen Salat. Und dann hören Sie sich eines Tages die gefürchteten Worte sagen: «Mit Pfefferoni, bitte.» Was tun?

Wieder ins Geleise kommen. Erinnern Sie sich daran, warum Sie beschlossen haben, ein neues Eßverhalten zu entwickeln. Lesen Sie Ihre Motivationsliste wieder durch. Verfallen Sie nicht in Schuldgefühle, wenn Sie rückfällig werden und zuviel essen. Erinnern Sie sich daran, wie gut Sie es bisher geschafft haben, und finden Sie heraus, was den Rückfall ausgelöst hat – Ihre Stimmung, Menschen in Ihrer Umgebung, eine bestimmte Tageszeit?

Einen Sofortplan machen. Wenn Sie sich beim «Sündigen» ertappen, sollten Sie sofort damit aufhören. Werfen Sie den Rest der Eiscreme oder einer sonstigen fetten Speise, die Sie eben essen, weg, und machen Sie einen Spaziergang. Gehen Sie raus. Finden Sie, wenn notwendig, eine andere Form der Befriedigung.

Nach Hilfe rufen. Rufen Sie einen Freund an, wenn Sie Unterstützung brauchen.

ZEHN PFUND LEICHTER AUSSEHEN, WÄHREND SIE ABNEHMEN

Traurig, aber wahr: Abnehmen funktioniert nicht im Schnellverfahren. Wenn es Ihnen darum geht, ab sofort schlanker auszusehen, sollten Sie folgende Techniken versuchen.

Schlank gestreift. Mit Hilfe kleiner optischer Täuschungen lassen sich einige Pfunde kaschieren. Wenn Sie beispielsweise den Eindruck von Größe erwecken, tritt der Körperumfang in den Hintergrund. Vertikale Linien, die das Auge nach oben lenken, lassen Sie größer erscheinen. Auch einfarbige Kleidung kann zusätzliche Zentimeter simulieren. V-Ausschnitte führen die Augen ebenfalls nach oben. Um größer oder schlanker auszusehen, können Sie mit verschiedenen Methoden experimentieren: vertikal gestreifte Stoffe; lange, diagonale Linien; senkrechte Dekoration in der Mitte der Vorderseite; schmale Stoffbahnen; lange, schmale und spitze Kragen; schmale V- oder U-Ausschnitte; schmale Gürtel, passend zum Kleidungsstück.

Schlank gefärbt. Die Farbgebung eines Gewebes läßt sich in die drei Dimensionen Farbton, Farbwert und Intensität aufgliedern. Alle drei können Ihr Erscheinungsbild verändern.

Farbton: Rot-, Gelb- und Orangetöne werden als warm empfunden. Warme Farbtöne treten hervor; sie lassen die Person, die sie trägt, näher und daher auch dicker erscheinen. Kühle Blau-, Grün- oder Lilatöne treten eher in den Hintergrund und lassen die Figur weniger umfänglich aussehen.

Farbwert: Licht zieht das Auge an. Hellere Kleidung läßt den Träger daher dicker erscheinen als mittlere bis dunkle Farbwerte derselben Farbe.

Intensität: Intensive Farben machen dick. Um schlanker zu erscheinen, empfiehlt es sich daher, einen kühlen Farbton mit mittlerem Farbwert und geringer Intensität zu wählen. Wenn das nicht Ihrer Lieblingsfarbe entspricht, gibt es auch andere Möglichkeiten. Wenn Sie warme Farbtöne vorziehen, können Sie beispielsweise zu weniger intensiven Farben greifen – rostrot statt orange, kastanienbraun statt rosa. Und wenn Ihnen helle, warme Farben gefallen, können Sie sie als Akzente am Ausschnitt oder bei den Accessoires einsetzen.

Wenn Ihnen Rot gefällt, dann könnten Sie beispielsweise eine rote Bluse zu einem grauen oder dunkelblauen Kostüm tragen. Das Rot lenkt die Aufmerksamkeit auf Ihr Gesicht.

Stoffe, die schlank machen. Halten Sie nach mittelschweren bis leichten Stoffen Ausschau, die fest, aber nicht steif sind. Dazu zählen etwa Leinen, Köper, Gabardine, die meisten doppelflächigen Gewebe und feiner Kordsamt.

Gewebe mit matter Oberfläche absorbieren Licht und lassen die Figur grundsätzlich zarter aussehen. Dazu zählen Wollkrepp, Wollflanell, Gingham, Denim, Wolljersey, Segeltuch, feiner schwarzer Wollstoff und mehrfarbig gemusterter Baumwollstoff.

Glattes Gewebe macht schlank und kaschiert figürliche Unregelmäßigkeiten. Wählen Sie beispielsweise Flanell, dichtes Baumwollgewebe, Crepe, Leinen, Shantungseide, Seersucker, Chaly und leichte Tweedstoffe.

Auf Figuren konzentrieren. Die Wirkung von gemustertem Stoff hängt von der Art des Musters, seiner Größe und Auffälligkeit ab. Unauffällige Linien in kleinen bis mittelgroßen Mustern lassen die Figur optisch schmaler erscheinen. Denselben Effekt haben enge Designs, die das ganze Stück bedecken. Wählen Sie dezent bedruckte Stoffe mit geometrischen Mustern oder Karos. Die Mustergröße sollte mit Ihrer Körpergröße im Einklang stehen. So können sich große Menschen beispielsweise eher groß gemusterte Kleidungsstücke leisten als kleinere.

Kleidung, die sich anpaßt. Wer konsequent abnimmt, müßte sich relativ häufig neu einkleiden. Um den Geldbeutel nicht allzu sehr zu strapazieren, sollten Sie Modelle kaufen, die sich «anpassen». Ideal sind einzelne Stücke (Jacken, Röcke, Hosen), wenn Sie nicht am ganzen Körper gleichmäßig abnehmen, oder weniger teure Dinge wie eine neue Bluse, ein Schal oder Schmuck. Pullover, Westen und Jacken können offen in verschiedenen Größen getragen werden. eine weitere Möglichkeit sind Kleidungsstücke mit einem Gummizug in der Taille, Wickelkleider und Wickelröcke.

Einen Sweater tragen. Sweater sind genau das Richtige für beleibte Männer, denn sie verbergen den Bierbauch. Achten Sie aber darauf, daß der Sweater nicht zu kurz oder zu eng ist.

GEWICHTSZUNAHME AN DEN FEIERTAGEN VERMEIDEN

Gehören Sie zur großen Schar jener Leute, die in der Zeit um Weihnachten reichlich zulegen – und dann monatelang darum ringen, den Speck wieder loszuwerden? Von diesem Phänomen sind so viele betroffen, daß man es beinahe als Tradition bezeichnen könnte. Aber das muß nicht sein. Führen Sie neue Traditionen ein, und Sie können am 2. Januar genauso viel wiegen wie am 2. November. Sie können sich Gesundheit, Wohlbefinden und Normalgewicht rund ums Jahr erhalten. Hier einige Vorschläge dazu.

Ein anderes Gesprächsthema finden. Verbringen Sie weniger Zeit mit Kochen und Backen, dem Lesen von Kochbüchern und dem Einkauf von Delikatessen. Reden Sie weniger über Rezepte, Essen, Abnehmen und wie toll all die Dinge schmecken – oder versuchen Sie es zumindest. Je mehr Sie all das tun, um so wichtiger wird Essen für Sie und um so mehr essen Sie selbst und regen andere dazu an. Konzentrieren Sie sich mehr auf die Bedeutung der Feiertage und die Freude, die Sie daran haben, mit Ihrer Familie und Ihren Freunden zusammenzusein.

Fett und Zucker einschränken. Servieren Sie leichtere Mahlzeiten mit weniger Nachtisch oder ganz ohne Nachtisch. Vergessen Sie einfach, Knabbergebäck und Süßigkeiten zu kaufen. Wenn Sie unbedingt Weihnachtsbäckerei machen wollen, dann backen Sie weniger davon, und versuchen Sie, ein Drittel oder die Hälfte der im Rezept angegebenen Fett- und Zuckermenge einzusparen. Die Kekse werden wahrscheinlich genauso gut – oder sogar besser – schmecken.

Kleinere Portionen. Lernen Sie, mit einer Portion auszukommen. Ein Keks schmeckt genauso gut wie eine Handvoll davon; die zweite und dritte Portion gefüllter Truthahn schmeckt nicht anders als die erste. Tischen Sie kleinere Portionen auf. Portionieren Sie den Nachtisch kleiner, indem Sie den Kuchen in mehr Stücke zerschneiden.

Weniger oft essen. Brauchen Sie wirklich jede Menge Essen zur Kaffeepause? Genießen Sie das Zusammensein mit Freunden über einer Tasse Kaffee oder einem Glas Limonade.

Versuchungen verschwinden lassen. Räumen Sie Essensreste sofort nach der Mahlzeit ab, und stellen Sie Imbisse in den Eisschrank oder die Vorratskammer. Versuchen Sie, ohne herumstehende Süßigkeiten und Nüsse auszukommen – legen Sie statt dessen glänzende Christbaumkugeln und einen Zweig Tannenreisig in die hübschen Schalen.

Locker bleiben – eine große Mahlzeit ab und an ist kein Problem. Manchmal passiert es eben. Machen Sie sich keine Sorgen, eine einzige Mahlzeit treibt Ihr Gewicht nicht sofort nach oben. Ihr Organismus ist anpassungsfähig und kann das verdauen. Doch denken Sie daran: Eine große, traditionelle Mahlzeit ist genau das – eine Mahlzeit. Das ist nicht gleichbedeutend mit einem sechswöchigen Eßmarathon. Kehren Sie schnell zum Maßhalten zurück.

Tägliche Bewegung – selbst bei schwerem Essen. Körperliche Betätigung ist eine willkommene Abwechslung, wenn man viel ißt und herumsitzt. Sie wirkt streßabbauend und gibt uns neuen Schwung und Begeisterung.

Wenn Sie zunehmen, schnell wieder abnehmen. Essen Sie weniger, und bewegen Sie sich mehr, bis die zusätzlichen Pfunde wieder runter sind. Es ist wesentlich leichter, wenn Sie zwischen den Tagen mit den üppigen Mahlzeiten Ihr normales Gewicht wiedergewinnen. Warten Sie nicht, bis die Feiertage vorüber sind.

Es kommt auf die Details an. Männer sollten bei der Auswahl von Accessoires vertikal denken und beispielsweise zu langen Krawatten anstelle von Fliegen greifen. Tragen Sie Hosenträger.

Gepolsterte Schultern machen schlank, weil sie die klassische männliche Linie – auf die Spitze gestelltes Dreieck – betonen. Wenn Sie Ihr Sitzfleisch nicht überbetonen wollen, sollten Sie das Portemonnaie aus der Gesäßtasche nehmen.

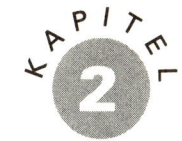
ALLERGIEN

Legen Sie eine Hausstaubmilbe unter ein Mikroskop, und sie sieht aus wie «die Mücke, die zum Elefanten wurde». In Wirklichkeit handelt es sich um eine unansehnliche, drei Millimeter lange Verwandte der Spinnen und Zecken, die Allergiker und Asthmakranke in arge Bedrängnis bringt. Hausstaubmilben leben in Teppichen und Polstermöbeln und ernähren sich von Staub – Milliarden und Abermilliarden kleinster Partikel aus dem Zerfall auf unserer Erde: Mikroskopisch kleine Teilchen von Textilien, Möbeln, Spielsachen, Matratzen, Insekten, Haut von Menschen und Tieren, Haaren, Speisen, Schimmel und anderen Pilzen – die ganze Mixtur an Allergenen.

Ohne Milben würden Sie eine viel größere Menge dieser Allergene inhalieren. Doch diese «Hilfeleistung» der Milben hat auch eine Gegenseite: Sie scheiden vieles von dem, was sie sich einverleibt haben, wieder aus. Dieses und Teile der Milben atmen Sie wieder ein. Eine britische Studie hat gezeigt, daß es einen Zusammenhang gibt zwischen einer hohen Belastung mit Hausstaubmilben-Allergenen in der Kindheit und späteren Asthmaerkrankungen.

Und dann gibt es in unserem Leben noch Schimmelpilze. Sie schweben in der Luft, lassen sich an geeigneten Orten nieder und bilden Kolonien. Sie landen in unseren Augen, in der Nase und in der Lunge, und wir reagieren mit tränenden Augen, Niesen und Husten, um sie wieder loszuwerden. Eine Allergie ist im Grunde der Kampf des Immunsystems gegen fremde Invasoren.

Sie müssen nicht zum Opfer dieser Schlacht werden,

die in Ihrem Körper abläuft. Sie können in die Offensive gehen und den Feind vernichten. Sie werden folgendes entdecken:

- In nur 10 Sekunden können Sie Asthma-Attacken mittels Asthma-Spray in den Griff bekommen.
- In nur 30 Sekunden – so lange dauert das Anlegen eines Atemschutzes – können Sie beim Rasenmähen die Belastung mit Blütenpollen und Schimmel drastisch reduzieren.

EIN «ADIEU» FÜR ALLERGENE

In Ihrem gut isolierten, energiesparenden Haushalt können allergieauslösende Reizstoffe durch die Luft schweben und sich einnisten. Wenn Sie gegen die Allergie Antihistaminika einnehmen, müssen Sie sich auf Nebenwirkungen dieser Medikamente wie Schläfrigkeit oder auch Überwachheit einstellen. Wenn Sie einige der unkomplizierten, rasch durchführbaren Maßnahmen aus der folgenden Liste umsetzen, werden Sie sich zu Hause wohler fühlen und weniger Zeit damit verbringen, mit laufender Nase nach Taschentüchern zu suchen.

Selbstdiagnose. Die Symptome von Allergien ähneln weitgehend denen von Erkältungen und Grippe. Woran erkennen Sie den Unterschied? Erkältungen und Grippe gehen mit Fieber, Halsschmerzen, zähflüssigen Schleimabsonderungen aus der Nase, Gliederschmerzen und Frösteln einher. Kennzeichen echter Allergien sind häufiges Niesen (oft mehrmals hintereinander); dünner, wässriger Auswurf; Jucken in Augen, Nase oder Hals; rinnende Nase; verlegte Ohren oder Knacken in den Ohren; Verlust des Geruchssinns; Kopfschmerzen, die von den Nebenhöhlen ausgehen. Erkältungen oder Grippeattacken dauern meist nicht länger als eine Woche, während die Symptome einer Allergie erst dann verschwinden, wenn der Auslöser – z. B. Haustiere oder Blütenpollen – weitgehend verschwunden ist.

Umgebungsklima kontrollieren. Die optimale Temperatur beträgt tagsüber 21°C und nachts 18°C. Die optimale Luftfeuchtigkeit liegt bei 40 bis 50 Prozent.

Staubsauger überprüfen. Mit einem normalen

Haushaltsstaubsauger ist Staubsaugen eine denkbar schlechte Möglichkeit, um Staub zu entfernen. Die meisten Geräte fangen die Staubpartikel nicht ein, sondern saugen sie an und schleudern sie wieder in die Luft, wo sie bis zur Nase hinaufschweben können. Wenn Sie prüfen wollen, wie stark Ihr Staubsauger Staub verbreitet, bekleben Sie eine Karte mit einigen Zentimetern Kantenlänge mit doppelseitigem Klebeband. Diese Karte befestigen Sie nun teilweise über dem Abluftgitter, wobei die Seite mit dem Klebeband dem Gerät zugewandt ist. Die Karte sollte das Gitter nicht ganz verdecken, sondern locker hängen. Schütten Sie eine Tasse Schmutz auf den Boden und saugen Sie eine Minute lang mit dem Staubsauger darüber; danach kontrollieren Sie die Karte. Wenn Schmutz daran klebt, gehört Ihr Staubsauger zu den «Staubspuckern».

Teppich mit Gerbsäure behandeln. Gerbsäure ist ein adstringierender Stoff, der auch in Tee enthalten ist. Forschungen haben ergeben, daß Gerbsäure Staub, Blütenpollen und Hausstaubmilben-Antigene chemisch so verändern kann, daß sie keine allergischen Reaktionen mehr auslösen. Ein Forschungsteam sprühte einen Teppich mit Katzenallergenen mit Gerbsäure ein und stellte fest, daß der durchschnittliche Antigengehalt auf 6 Prozent des ursprünglichen Wertes sank. Noch sechs Tage, nachdem die Katzen zurückgekehrt waren, lag der Antigengehalt mehr als die Hälfte unter dem Anfangswert. Gerbsäure erhalten Sie in der Apotheke.

Allergene aus dem Schlafzimmer verbannen. Da wir im allgemeinen mehr als ein Drittel unseres Lebens schlafend verbringen, sollte die Anti-Allergen-Kampagne auch das Schlafzimmer erfassen.

- Beschaffen Sie sich ein Wasserbett. Da es keine dunklen Spalten und Nischen hat wie eine herkömmliche Matratze, ist es für Milben kein angenehmer Aufenthaltsort.
- Wischen Sie Schränke und Wände mit einem feuchten Tuch ab.
- Wenn Sie auf Kissen und Bettüberwürfe nicht verzichten mögen – verwenden Sie solche aus synthetischem Material. An Haaren und Federn

haften immer kleinste Partikel tierischer Herkunft, die als Allergene wirken. So gut wie alles, was sich im Schlafzimmer befindet, sollte entweder waschbar oder aus Materialien sein, an denen Milben und Allergene schlecht haften können; das gilt für Vorhänge, Wände, Jalousien, Decken und Bettüberwürfe.

- Waschen Sie Bettzeug und Bettwäsche einmal pro Woche in heißem Wasser. Waschen bei niedrigen Temperaturen überstehen Hausstaubmilben schadlos.
- Teppiche im Schlafzimmer sollten möglichst entfernt oder gründlich und häufig gereinigt werden.
- Werfen Sie so viele Staubfänger wie möglich hinaus: Plüschtiere, Wimpel, Bilder und Nippes. Verstauen Sie nichts unter dem Bett. Verwenden Sie Rollos statt Jalousien, und wählen Sie Möbel aus Vinyl, Plastik und anderen Kunststoffen. Hüllen Sie Matratze und Kissen in Überzüge aus nichtporösem Plastik oder gummibeschichtetem Stoff. Selbst die Reißverschlüsse sollten mit Klebeband versiegelt sein. Bewahren Sie Ihre gesamte Kleidung in Schränken auf, die vorzugsweise außerhalb des Schlafzimmers stehen sollten, und halten Sie die Schränke geschlossen.

Glatte Böden bevorzugen. Auf Böden aus Hartholz oder Linoleum sammelt sich nur wenig Staub, und Hausstaubmilben und Pilze finden keinen Lebensraum. Wenn Sie Teppichböden, vor allem die im Keller und Erdgeschoß, entfernen, trägt das zur Reduktion allergischer Reaktionen bei.

Üppige Polstermöbel entfernen. Polstermöbel können tierische Partikel von Rindern oder Ziegen oder grobe Leinwand aus den starken Allergieauslösern Hanf und Jute enthalten. Tauschen Sie sie lieber gegen Möbel aus Hartholz oder Plastik.

Politur statt Staubwedel. Staubwedel aus Federn enthalten tierische Partikel. Die Möbel mit Politur oder Öl zu wischen, spart Zeit und schont die Nase. Meiden Sie auch allzu schwungvolles Staubwischen – dabei wirbeln Sie den Staub auf statt ihn einzufangen.

Tapeten raus. Die Wände sollten glatt und ge-
strichen sein. Auf Stofftapeten oder Tapeten mit grober
Struktur sammeln sich Allergene. Bilder oder Gemälde
sollten mit schmalen Holzrahmen eingefaßt und mit Glas
abgedeckt sein.

Keller trockenlegen. Wer an Asthma leidet, sollte
Kellerräume nach Möglichkeit meiden. Um Schimmelbil-
dung zu vermeiden, sollte Sie den Keller so sauber und
trocken wie möglich halten. Notfalls können Sie einen
Entfeuchter einsetzen.

Schimmel aus seinen Verstecken putzen. Nehmen
Sie sich regelmäßig die Zeit, und reinigen Sie mit einer
Mischung aus Wasser und Chlorbleiche Badezimmer,
Toiletten, Kellerräume, undichte Fenster, Wasserver-
dunster, Luftbefeuchter und Warmluftsysteme. Die
Chlorverbindung tötet Schimmelpilze sofort ab. Werfen
Sie stockige Bücher weg. Selbst nicht erkennbar schim-
melige Bücher sollten in einem Bücherschrank hinter
Glas stehen. Auch in der Abtropftasse von Kühlschrank
oder Tiefkühlgerät mit Abtauautomatik siedeln sich gerne
Mikroben und Pilze an. Wenn Sie sie regelmäßig
gründlich mit 10prozentiger Chlorbleiche auswischen,
reduzieren Sie diese Keime auf ein Minimum.

Achten Sie darauf, daß Ihre Küche gut belüftet und
sauber ist und Feuchtigkeit schnell abziehen kann. Wenn
Sie einen Dunstabzug haben – schalten Sie ihn beim
Kochen an.

Händewaschen. Allergiesymptome, die sich an den
Augen zeigen, lassen sich verringern, wenn Sie sich nach
Kontakt mit Haustieren, Nahrungsmitteln oder Pro-
blemstoffen die Hände waschen. Daß die Hände die Augen
berühren, ist unvermeidlich.

Anti-Schuppen-Shampoo verwenden. Dänische
Forscher haben festgestellt, daß sich in Haushalten mit
Personen, die Schuppen haben, erheblich mehr Haus-
staubmilben finden als in anderen Haushalten.

Gäste über Allergien aufklären. Ihre Gäste sollten
wissen, daß Sie ihre Gesellschaft schätzen, doch daß ihre
Zigaretten, Parfüms, parfümierte Kosmetika und andere
Allergieauslöser nicht willkommen sind.

Zeitungen erhitzen. Die Druckerschwärze von
Zeitungen kann irritierende Substanzen enthalten. Sie

können sie loswerden, indem Sie die Zeitung 20 Minuten lang bei sehr niedriger Temperatur in den Backofen legen.

Klimaanlage im Auto. Öffnen Sie vor dem Wegfahren die Autofenster, stellen Sie die Klimaanlage an, und lassen Sie sie 10 bis 15 Minuten laufen. Danach sollte die Fahrt frei von Allergiebeschwerden sein.

Verdeck schließen. Die Pollenbelastung bei Fahrten mit offenem Verdeck ist fast fünfzigmal höher als bei einer Fahrt im geschlossenen Wagen mit geschlossenen Fenstern.

TIERHALTUNG üBERDENKEN

So sehr jemandem die Schmusekatze oder der treuäugige Hund ans Herz gewachsen sein mögen – oft verursachen sie den quälenden Juckreiz der Augen und das Niesen. Manche Allergiker reagieren auf die Proteine, die in Harn, Speichel und kleinsten Partikeln von Haustieren enthalten sind und sich im ganzen Haus ausbreiten. Vögel können Staub und andere Teilchen durch das ganze Haus wirbeln, wenn sie mit den Flügeln schlagen. Ist das Tier als Allergieverursacher ausgemacht, sollten Sie es weggeben, wenn die folgenden Gegenmittel gegen Tierallergien erfolglos geblieben sind.

Tiere aus dem Schlafzimmer verbannen. Haustiere gehören nicht ins Schlafzimmer. Am besten halten Sie sie auch aus anderen Räumen fern, in denen Sie sich viel aufhalten.

Fellpflege im Freien. Wenn Sie Hund oder Katze draußen bürsten, entfernen Sie lose Haare und Allergene, bevor sie sich im Haus verbreiten können. Am besten übertragen Sie die Aufgabe jemand anderem.

Bettzeug und Teppiche entfernen. Wenn Sie Ihr Haustier weggeben oder aus einem bestimmten Raum verbannt haben, sollten Sie alle Stoffe und Teppiche, die mit tierischen Partikeln belastet sein können, durch neue ersetzen. Sie zu reinigen genügt im allgemeinen nicht.

Haustiere von Blütenpollen reinigen. Katzen und Hunde, die von draußen hereinkommen, tragen in ihrem Fell Blütenpollen in die Wohnung. Manche Allergiepatienten, die meinen, sie seien gegen die Haustiere allergisch, reagieren in Wahrheit auf die «importierten» Blütenpollen.

Haustier-Art wechseln. Tiere, die kein Fell haben, wie Fische, Schildkröten, Krebse oder Schlangen, sind für Allergiker kein Risiko. Katzen scheinen aus unbekannten Gründen häufiger Allergien auszulösen als Hunde.

Reinigung nach Besuchen bei Tierhaltern. Wenn Sie jemanden besucht haben, der ein Haustier hat, sollten Sie Ihre Kleidung so bald wie möglich ablegen und waschen. Dasselbe gilt für Kleidung, die Sie auf Wanderungen getragen haben.

Haustiere weggeben. Wirkliche Abhilfe schafft bei Tierallergien nur die definitive Entfernung des Tieres. Die Belastung mit Allergenen ist so allgegenwärtig, daß die Allergenmenge meist erst nach einiger Zeit auf ein erträgliches Maß zurückgeht. Die Allergene, die Katzen in eine Wohnung hineintragen, verschwinden zum Beispiel erst nach 24 Wochen oder nach noch längerer Zeit, wenn Möbel und Teppiche nicht vollständig ausgetauscht werden.

Geben Sie Ihr Haustier nur dann weg, wenn Sie sicher sind, daß es die Ursache Ihres Problems ist.

ALLERGENFREIE KLEIDUNG

Auch gegen Kleidungsstücke kann man allergisch sein, denn Textilien bestehen aus Fasern, die nicht nur Staub fangen, sondern ihn auch erzeugen. Außerdem sind viele Gewebe mit allen möglichen Chemikalien behandelt, die zwar das Aussehen und den Tragekomfort der Kleidung heben, aber auch Niesen und Juckreiz verursachen können. Beherzigen Sie die folgenden Ratschläge:

Keine formaldehydbehandelte Kleidung kaufen. Viele Kleidungsstücke werden mit Formaldehyd-Appretur ausgerüstet. Diese Chemikalie löst oft Hautreizungen aus. Bevorzugen Sie lieber Kleidung aus synthetischem Material oder aus Seide oder Leinen.

Wäsche nicht im Freien trocknen. Wenn Wäsche im Freien aufgehängt wird, setzen sich beim Trocknen darin Blütenpollen fest, die man sich so ins Haus holt. Besser geeignet ist ein Wäschetrockner, bei dem Sie darauf achten, daß das Flusensieb sauber ist.

HEUSCHNUPFEN ENTGEHEN

Wer seine Wohnung allergiesicher gemacht hat, möchte sich vielleicht am liebsten drinnen verstecken, weil draußen Billionen böser Allergene lauern, die nur darauf warten, daß Sie einen Fuß vor die Tür setzen. Doch mit ein paar Vorsichtsmaßnahmen können Sie es wagen, das schöne Wetter draußen zu genießen.

Den günstigen Zeitpunkt wählen. Die meisten Blütenpollen fliegen zwischen fünf und zehn Uhr morgens. Gräser, Kräuter und Bäume machen sich den Wind zunutze, um ihre Pollen in die weite Welt zu schicken. Nach einem Regenschauer fliegen nur wenig Pollen; sie sind durch die Feuchtigkeit gebunden.

Pollenwarndienst abfragen. Alle Radiostationen verbreiten in der Haupt-Pollenflugzeit Warnmeldungen, welche Pflanze gerade blüht und besonders viele Pollen streut. Auch ein telefonischer Dienst gibt Auskunft. Die bundesweite Telefonnummer für Deutschland lautet 011601.

Gärtner beschäftigen. Stellen Sie jemanden ein, der für Sie den Rasen mäht und die Blätter zusammenkehrt. Bei beiden Tätigkeiten werden Pollen, Schimmel und Staub aufgewirbelt.

Atemschutz tragen. Wenn Sie den Rasen selbst mähen, sollten Sie einen Atemschutz tragen, der Mund und Nase abdeckt. Staub- und Atemmasken können die Belastung durch Schwebstoffe drastisch reduzieren.

Allergisierende Pflanzen entfernen. Investieren Sie ein paar Stunden, um Pflanzen, gegen die Sie allergisch sind und die direkt vor Ihrem Fenster wachsen, auszureißen, abzuschneiden oder sonstwie loszuwerden. Eine besonders lästige Pollenquelle sind Gräser und die Getreidearten. Die Blütenpollen der frühblühenden Bäume Weide, Birke, Haselnuß und Erle, aber auch von Ulme, Esche, Pappel, Platane, Ahorn, Zypresse und Walnuß sind oft die Auslöser für Heuschnupfen.

Zimmerpflanzen hinauswerfen. Entfernen Sie Zimmerpflanzen, die in ihrer Erde allergieauslösenden Schimmel beherbergen. Abgestorbene Blätter werden schnell schimmelig.

Pollen abwaschen. Am besten wäre es, wenn Sie

sich mit einem Schlauch abspritzen, bevor Sie das Haus betreten – so tragen Sie die Pollen nicht hinein. Waschen Sie sich jeden Abend die Haare – es fängt schwebende Pollen wie ein Netz ein und verteilt sie auf Ihrem Kopfkissen.

Verreisen Sie in der nächsten Pollensaison. Planen Sie Ihren Urlaub in der Zeit, in der die Pollenbelastung in Ihrem Wohngebiet erfahrungsgemäß am höchsten ist. Das Meer und das Hochgebirge gehören zu den pollenarmen Gegenden. Einen Umzug dorthin sollten Sie aber sehr gut überlegen.

LEICHTER ATMEN MIT ASTHMA

Stellen Sie sich vor, wie das wäre: Sie fühlen sich rundum wohl, sind ein gesunder Mensch mit luftgefüllten Lungen. Und plötzlich, nachdem Sie arglos an der «falschen» Blume oder dem «falschen» Parfüm geschnuppert oder ein Tier gestreichelt haben, müssen Sie um den nächsten Atemzug ringen, müssen nach der lebensspendenden Luft schnappen, während sich die Brust anfühlt, als wäre sie in einen Schraubstock eingespannt.

Dieses Gefühl kennen viele. Mehr als die Hälfte aller Asthmaerkrankungen von Kindern und jungen Erwachsenen sind allergiebedingt. Die meisten Asthmapatienten wissen, wie sie sich während eines Anfalls mit Hilfe der vom Arzt verschriebenen Arzneien Erleichterung verschaffen können. Doch es gibt auch andere Methoden, um Asthma in den Griff zu bekommen.

Etwas Heißes trinken. Jede warme Flüssigkeit kann asthmatische Anfälle bremsen. Sogar während eines Anfalls können warme Getränke in fünf bis 60 Minuten Linderung bringen. Am Tag eines Anfalls sollten Sie sechs bis acht Gläser warmes Wasser oder ein anderes warmes Getränk zu sich nehmen, auch wenn der Anfall schon vorüber ist. Mindestens vier bis sechs Gläser sollten Sie täglich trinken. Je mehr Flüssigkeit man zu sich nimmt, um so weniger zäh ist der Schleim. Und zäher Schleim ist unerwünscht.

Schwarzen Tee trinken. Das Koffein im schwarzen Tee oder im Kaffee erweitert die Atemwege von Asthmatikern. Koffein lindert zwar nicht so rasch wie ein Inhala-

● GÖNNEN SIE SICH EINE ATEMPAUSE

Die folgenden Übungen sollen Asthmapatienten helfen, ihre Atemfrequenz zu kontrollieren und zu koordinieren, die Luftzufuhr zu steigern und die Funktion des Zwerchfells zu maximieren, um das Atmen zu erleichtern.

- Legen Sie sich flach hin, wobei der Kopf tiefer liegen soll als der Körper. (Verwenden Sie Kissen, falls sich das Bett nicht verstellen läßt.)
- Legen Sie die linke Hand auf den oberen Brustbereich und die rechte auf den Bauch. Atmen Sie tief durch die Nase ein, wobei die rechte Hand fühlen soll, wie sich der Bauch hebt. Vergewissern Sie sich mit der linken Hand, daß Sie nicht in die Brust einatmen. Spitzen Sie die Lippen, und atmen Sie langsam aus, so lang Sie können, wobei Sie den Bauch mit der rechten Hand nach innen und oben drücken.
- Setzen Sie sich auf, und lehnen Sie sich leicht zurück, bis Sie eine völlig entspannte Stellung gefunden haben. Wiederholen Sie die oben beschriebene Atemtechnik.

Sobald Sie die Atemtechnik beherrschen, können Sie die Übung im Stehen, im Gehen und schließlich sogar beim Erklettern von Bäumen machen.

---

tionsspray, aber es ist ähnlich wirksam. Nützlich ist es vor allem dann, wenn man als Asthmatiker das Inhalationsgerät einmal vergessen hat. In Notfällen kann man auch Cola trinken – allerdings kann sie die Bronchien reizen, wenn sie kalt ist.

Grippeimpfung. Viren gehören zu den wichtigsten auslösenden Faktoren für Asthmaanfälle. Deshalb sollten Asthmatiker eine jährliche Grippeimpfung überlegen.

Zeit zum Akklimatisieren bei Temperaturveränderungen. Jede extreme Witterung kann einen Anfall auslösen, deshalb sollte man sich rund fünf Minuten Zeit zum Akklimatisieren nehmen. Wenn sich die Temperatur zwischen draußen und drinnen extrem unterscheidet, sollte man beim Wechseln vom einen zum anderen einige Minuten im Vorraum oder in einem anderen Bereich stehenbleiben, damit sich der Körper an den Unterschied gewöhnen kann.

Beim Großreinemachen das Haus verlassen. Wenn Sie Asthma haben, dann gehen Sie aus dem Haus, wenn geputzt wird. Und wenn der Maler kommt, sollten Sie eine ganze Woche Urlaub nehmen.

Medikamente vor der Gartenarbeit. Sie müssen das Gärtnern nicht aufgeben. Manche Asthmapatienten berichten sogar, daß sie durch regelmäßige vorbeugende Behandlung Gartenallergien überwunden haben.

Sofortmaßnahme für freien Atem. Wenn Ihr Kind an Asthma leidet und keine Luft bekommt, dann klopfen Sie ihm mit der hohlen Hand leicht auf den Rücken. Mehrere sanfte Schläge lösen den Schleim, der sich in der Luftröhre angesammelt hat und die Atmung behindert. Das Klopfen soll wirksamer sein, wenn sich das Kind so vornüberbeugt, daß sich sein Kopf unterhalb der Gürtellinie befindet.

Durch herzhaftes Husten am Morgen Schleim lösen. Beim Schlafen ist der Hustenreflex des Körpers «abgeschaltet», und so sammelt sich über Nacht Schleim in den Bronchien – ein kräftiges Husten am Morgen kann viel davon hinausbefördern.

Inhalator richtig verwenden. 20 bis 75 Prozent aller Asthmatiker verwenden ihre Dosier-Aerosole nicht richtig. Halten Sie den Inhalator knapp 4 Zentimeter vor den Mund, und beginnen Sie zu atmen, bevor Sie das Gerät bedienen. Halten Sie dann 10 Sekunden den Atem an, und atmen Sie darauf normal aus.

Kindern viel zu trinken geben. Verwenden Sie ein kleines Glas, um Kinder dazu zu bringen, mehr zu trinken, als sie vielleicht wollen. Bieten Sie ihnen alle 10 bis 15 Minuten Flüssigkeit an.

Babys mit pfeifendem Atem müssen sofort zum Arzt! Warten Sie nicht! Gehen Sie zum Arzt, wenn Ihr Baby keucht und schnauft. Atemprobleme können bei Säuglingen innerhalb weniger Stunden kritisch werden. Auch Schwangere mit Asthmasymptomen sollten zum Arzt gehen, denn wenn die werdende Mutter nicht genug Luft bekommt, ist auch der Fötus unterversorgt.

Sportarten vernünftig wählen. Manche Formen sportlicher Betätigungen können sechs bis sieben Minuten nach Beginn der Anstrengung asthmatische Reaktionen auslösen. Sportarten wie Baseball, Tennis im Doppel oder Golf sind jedoch unbedenklich, weil sie keine kontinuierliche Bewegung über längere Zeit erfordern, die einen Asthmaanfall auslösen könnte. Schwimmen ist für die Asthmatiker besonders günstig, deren Anfälle durch Pollen ausgelöst werden. Die feuchte Luft über dem Wasser bindet die Pollen.

Positiv denken, um positiv zu atmen. Wie andere chronische Krankheiten, z. B. Migräne und Schmerzsyndrome, kann auch Asthma durch Methoden wie Bio-Feedback, Selbsthypnose und andere Entspannungstechniken behandelt werden. Eine englische Untersuchung hat gezeigt, daß Asthmatiker, die regelmäßig Yoga-Atemübungen machen, ihren Zustand deutlich bessern.

Weil Geist und Körper auf vielerlei Art zusammenhängen, können gute Gedanken und positive geistige Bilder manche Krankheiten beeinflussen. Bei manchen Kindern besserte sich das Asthma nachhaltig, nachdem sie die Technik der Selbsthypnose erlernt hatten. Das ist in wenigen Tagen so weit möglich, daß dieser Effekt erzielt wird.

Entspannungsübungen sind ebenfalls sehr empfehlenswert. Der Hunger nach Luft, der bei Asthma eintritt, führt zu Panikgefühlen, und die Panik macht wiederum das Asthma schlimmer. Sich so zu entspannen, wie man das auch sonst tut, ist eine der besten Formen der Selbstbehandlung – die Entspannung kann dazu beitragen, einen Asthmaanfall in 15 bis 20 Minuten abklingen zu lassen.

ANÄMIE

Die Treppen. Sie steigen eine halbe Treppe hoch und fühlen sich, als müßten Sie hier übernachten. Jeder Schritt ... wird so schwer ... als enthielte die Einkaufstüte in Ihren Armen ... 25 Kilogramm Kartoffeln ... Wann ist die Treppe zu Ende?

Eisenmangelanämie – ein Begriff, der andere heraufbeschwört: Schwäche, Mattigkeit, Müdigkeit, schlechter Gesundheitszustand.

Anämie ist mangelnde Gesundheit, weil es dem Organismus an Eisen mangelt. Der Körper kann nicht genügend Hämoglobin aufbauen, jene Substanz in den roten Blutkörperchen, die für den Transport von Sauerstoff in der Blutbahn verantwortlich ist. Eisen wird zum Aufbau von Hämoglobin benötigt, und ohne Eisen kann das Hämoglobin seine Aufgabe nicht erfüllen. Das Blut transportiert nur wenig Sauerstoff, und Sie fühlen sich schwach, matt und müde. Selbst eine leichte Eisenmangelanämie kann dazu führen, daß Sie sich nur noch dahinschleppen.

Es gibt viele Arten von Anämien. Eine Anämis aufgrund von Eisenmangel tritt bei weitem am häufigsten auf. Besonders oft sind Frauen davon betroffen. Normalerweise nimmt der Organismus zugeführtes Eisen auf, speichert den Überschuß und setzt ihn bei Bedarf ein. Wenn Eisenzufuhr und -verbrauch ausgeglichen sind, ist alles in Ordnung. Wenn nicht, entsteht eine Eisenmangelanämie.

Drei Hauptgründe gibt es für einen Mangel an Eisenreserven:

- Blutverlust durch Menstruation
- Eisenarme Ernährung
- Mangelnde Fähigkeit, das in der Nahrung enthaltene Eisen aufzunehmen

Um Ihrem Blut rasch Eisen zuzuführen, brauchen Sie:

- ein Eisenpräparat, das Sie in der Apotheke kaufen können und täglich einnehmen
- fünf Minuten Zeit, um sich im Lebensmittelladen für den Kauf gesunder Kost zu entscheiden
- zehn Minuten, um sich ein mageres Steak zuzubereiten, das eine gute Quelle für Eisen ist

DAS GEFÄHRDUNGSPROFIL

Symptome von Eisenmangel sind Mattigkeit, Blässe und kalte Hände. Schwere Fälle von Anämie können zu Koordinationsstörungen, verzögerter Wundheilung, Konzentrationsschwäche und gierigem Verlangen nach Eis oder Erde führen. Am meisten sind durch Eisenmangel gefährdet:

- Frauen im gebärfähigen Alter
- Vegetarier
- Frauen, die Ausdauersport betreiben
- Kinder
- Ältere Menschen

Für Frauen im gebärfähigen Alter ist Eisenmangel ein Risiko, weil sie bei jeder Menstruationsblutung Eisen verlieren. Es wird angenommen, daß 5 bis 15 Prozent aller Frauen im gebärfähigen Alter und 30 Prozent aller Schwangeren anämisch sind. Schwangere können unter Anämie leiden, weil der Fötus Eisen aus dem mütterlichen Organismus abzieht.

Das Anämierisiko von Vegetariern ist darauf zurückzuführen, daß sie kein rotes Fleisch essen – eine der besten Quellen für Eisen. Das in Getreide, Bohnen, Obst und Gemüse enthaltene Eisen nimmt der Körper nicht so leicht auf wie Eisen aus Fleisch. Außerdem blockieren andere Nahrungsbestandteile, die bei Vegetariern einen großen Anteil der Kost ausmachen, die Aufnahme von Eisen. Bei Frauen, die vegetarisch leben, kann sich das Problem noch verschärfen.

Sportlerinnen, insbesondere Läuferinnen, haben ein erhöhtes Anämierisiko, weil zum allmonatlichen Eisenverlust noch die anstrengende körperliche Betätigung kommt. Außerdem können Menschen, die Ausdauersport betreiben, bei langen Wettkämpfen etwa einen Teelöffel voll Blut aus dem Magen-Darm-Trakt verlieren. Sportler haben generell niedrigere Hämoglobinwerte – das entspricht der natürlichen Anpassung an die körperliche Betätigung, kann aber fälschlich als Symptom von Anämie interpretiert werden. Lassen Sie es Ihren Arzt wissen, wenn Sie Sport betreiben, damit er diesen Faktor bei der Bewertung von Bluttests berücksichtigen kann.

Auch Kinder können aufgrund ungenügender Eisenzufuhr mit der Nahrung eine Eisenmangelanämie entwickeln. Der Eisenvorrat eines neugeborenen Säuglings ist im Alter von neun bis zwölf Monaten aufgebraucht. Der Fleischbrei, der bei richtiger Säuglingsernährung im sechsten Lebensmonat als Beikost eingeführt wird, soll die Eisenzufuhr sichern. Außerdem sind Milchfertignahrungen mit Eisen angereichert.

Eltern, die ihrem Säugling selbst hergestellte Milch geben, müssen ihm unter Umständen Eisen als Medikament geben. Kuhmilch enthält nur Spuren an Eisen. In jedem Fall müssen sie früh beginnen, zermustes Fleisch oder zum Beispiel Leberwurst zuzufüttern.

Mit zunehmendem Alter steigt die Wahrscheinlichkeit, an Anämie zu erkranken. Ältere Menschen haben häufig niedrige Hämoglobinwerte. Sie können Probleme bei der Aufnahme von Eisen bekommen, weil sie oft nur wenig Magensäure produzieren. Eisenmangelanämie ist bei älteren Menschen aber auch oft eine Folge von Blutverlusten durch Magen-Darm-Geschwüre, Zwerchfellbruch, Gastritis, Hämorrhoiden oder Dickdarmkrebs. In vielen Fällen ist auch eine unzureichende Ernährung schuld.

Die Symptome der Anämie können bei älteren Menschen stärker ausgeprägt sein als bei jungen, auch wenn ihre Anämie nicht schlimmer ist als bei jüngeren.

Wichtig ist, sich ärztlich untersuchen zu lassen, wenn Sie zur gefährdeten Gruppe gehören und Symptome einer Eisenmangelanämie an sich bemerken. Wenn die

Untersuchungen den Verdacht bestätigen, ist es an der Zeit, die Eisenreserven aufzustocken.

«EISERNE» DIÄT

Gesunde Ernährung ist der beste Weg, um eine Eisenmangelanämie zu verhüten: ein breites Spektrum an Nahrungsmitteln, maßvoll zu sich genommen.

Hier eine Auswahl an Nahrungsmitteln, die einem Eisenmangel vorbeugen (eine umfassende Liste finden Sie auf S. ##:

Mageres rotes Fleisch ist eine ausgezeichnete Quelle für leicht resorbierbares Eisen. Da der Fleischkonsum jedoch wegen des Fettanteils begrenzt bleiben sollte, empfiehlt es sich, magere Stücke, wie Filet oder Hüftsteak vom Rind, zu wählen. Knapp 100 Gramm Fleisch enthalten rund 20 Prozent der empfohlenen Tagesdosis Eisen. Wenn Sie dreimal wöchentlich eine kleine Portion mageres Fleisch essen und dazu auch andere Nahrungsmittel zu sich nehmen, die reich an Eisen sind, führen Sie Ihrem Körper mit ziemlicher Sicherheit ausreichend Eisen zu, ohne zu fett zu essen.

Ein Huhn in den Topf. Das dunkle Fleisch von Truthahn und Hühnerbrust ohne Haut liefern fast so viel Eisen wie rotes Fleisch, enthalten aber weniger Fett.

Leber lieber liegen lassen. Leber hat zwar von allen Nahrungsmitteln den höchsten Eisengehalt, doch weil sie das Entgiftungsorgan des Körpers ist, konzentrieren sich in ihr alle Schadstoffe. Gesundheitsbewußte verzichten lieber auf Leber oder wählen höchstens Kalbsleber.

Fleisch, Kartoffeln und Gemüse bei einer Mahlzeit kombinieren. Dabei geht es darum, Nahrungsmittel mit Eisen, das der Körper nicht so gut aufnehmen kann (Gemüse und Getreide), mit Fleisch zu kombinieren. Im Fleisch finden sich Stoffe, die den Körper bei der Aufnahme des Eisens aus pflanzlicher Nahrung unterstützen.

Eine Dose Thunfisch knacken. Unter den Meerestieren ist vor allem Thunfisch eine gute Eisenquelle, auch wenn er nicht so viel Eisen liefert wie rotes Fleisch oder Geflügel. Richten Sie Thunfisch aus der Dose (im eigenen Saft) auf einem Bett aus grünen Salatblättern an, und fügen Sie gehackten Sellerie, Zwiebel und etwas Salatdressing hinzu. Weitere eisenhaltige Nahrungsmittel aus dem Meer sind Venusmuscheln, Austern und Shrimps.

Bohnen gehören dazu. Bohnen, Linsen und Sojabohnen sind eisenreiche Hülsenfrüchte. Bohnen gelten als eine der besten Eisenquellen für Vegetarier.

Erdnußbutter als Brotaufstrich. Schon zwei Eßlöffel Erdnußbutter auf zwei Scheiben Vollkornbrot liefern bis zu einem Viertel der empfohlenen Tagesdosis an Eisen.

Erbsen nicht vergessen. Erbsen mit eßbaren Schoten (Zuckererbsen) sind in bezug auf den Eisengehalt die Spitzenreiter unter den grünen Gemüsen. Sie gehören zu den wenigen Arten, die reichlich Eisen enthalten.

Eine Kartoffel in den Ofen schieben. Wenn Sie zu den Erbsen eine im Rohr gebackene Kartoffel essen, können Sie damit bis zu einem Drittel Ihres Tagesbedarfs an Eisen decken, denn auch Kartoffeln sind eine gute Eisenquelle.

Feigen und Nüsse naschen. Getrocknete Aprikosen, Feigen, Rosinen und Dörrpflaumen gehören zu den wenigen Früchten, die eine gewisse Menge Eisen enthalten. Auch Sonnenblumenkerne, Cashewnüsse und Erdnüsse sind eisenhaltige Naschereien.

Mit Orangensaft runterspülen. Eisen aus pflanzlicher Nahrung kann der Körper besser aufnehmen, wenn ihm gleichzeitig Vitamin C zugeführt wird. Trinken Sie daher vor allem Vitamin C-reichen Saft, zum Beispiel Orangen-, Grapefruit- oder Tomatensaft.

Die empfohlene Tagesdosis für Vitamin C beträgt 60 Milligramm. Um das abzudecken, brauchen Sie keine Vitaminpräparate. Eine Orange enthält 70 Milligramm, eine Tasse Brokkoli 98. Den Tagesbedarf decken etwa 30 Gramm schwarze Johannisbeeren oder 40 Gramm Paprikaschoten oder 50 Gramm Grünkohl oder 400 Gramm Pellkartoffeln.

Kaffee oder Tee sollten Sie nicht zum Essen trinken. Beide können die Eisenresorption behindern. Die Gerbsäure bindet das Eisen, so daß es nicht aufgenommen werden kann. Warten Sie nach den Mahlzeiten ein bis zwei Stunden, dann hat sich die Wirkung verloren.

EISENHALTIGE NAHRUNGSMITTEL

Hier eine Liste der Nahrungsmittel, die reichlich Eisen liefern. Wichtig ist, sich gesund und abwechslungsreich zu ernähren, um dem Körper genug Eisen zuzuführen.

Nahrungsmittel	Portion	Eisengehalt
Huhn, Brathuhn Hühnerleber	100 g	7,4 mg
Truthahn	150 g	4,65 mg
Hammel-/Lammkotelett	150 g	3,5 mg
Kalbfleisch	100 g	3,0 g
Kalbsnieren	100 g	11,5 mg
Rindfleisch (Keule)	150 g	3,9 mg
Rindfleisch (Muskelfleisch)	150 g	4,5 mg
Schweineschnitzel	150 g	3,45 mg
Schweineleber	100 g	22,1 mg
Kaninchen	150 g	5,25 mg
Haferflocken (Vollkorn)	60 g	3,1 mg
Weizenmischbrot	175 g	3,0 mg
Roggen-Vollkornbrot	175 g	5,25 mg
Linsen	75 g	5,2 mg
Sojabohnen	75 g	6,45 mg
Rosenkohl, Zucchini	200 g	3,0 mg
Schwarzwurzel	200 g	6,6 mg
Spinat	200 g	8,2 mg
Pfifferlinge	100 g	6,5 mg

Wenn Sie den Verdacht haben, mit der Ernährung nicht genug Eisen aufzunehmen, sollten Sie mit Ihrem Arzt darüber reden. Er wird Ihnen möglicherweise zur zusätzlichen Einnahme von Eisen raten.

WIEVIEL EISEN BRAUCHEN SIE?

Hier die empfohlene Tagesdosis an Eisen:

Männer und nicht menstruierende Frauen 0,5 bis 1 mg täglich; menstruierende Frauen 0,7 bis 2 mg; Jugendliche 2 bis 2,8 mg und Schwangere 2 bis 5 mg. Die Nahrung sollte etwa das Zehnfache der genannten Eisenmenge anbieten, da der Körper normalerweise nur etwa 5 bis 10 Prozent davon aufnimmt.

ARM- UND SCHULTERSCHMERZEN

Sollten Sie zufällig eben Ihre Wohnung ausmalen und lange Zeit ohne Pause mit der Zimmerdecke beschäftigt gewesen sein, dann haben Sie eine Vorstellung davon, wie sich Michelangelo bei seiner Arbeit in der Sixtinischen Kapelle gefühlt haben muß. Oder Sie haben eine Stunde zu lange im Garten gearbeitet, weil Sie die Tomaten unbedingt noch pflanzen mußten, und jetzt haben Sie ein Gefühl, als wäre Ihre Schulter auf Rückwärtsgang gestellt, und der Ellenbogen stünde kopf.

Wenn Arme und Schultern sprechen könnten, würden sie vermutlich sagen, daß wir unsere Aufmerksamkeit zu sehr auf die Hände konzentrieren. Rechter Arm: «Und wie, bitte, bekommst du die Hände dorthin, wo du sie brauchst?» Linker Arm: «Genau! Und was ist mit Armbanduhren, Armreifen, Blutdruckmanschetten und Einhängen beim Spazierengehen?»

Wahrscheinlich verstehen Sie schon. Im Arm befinden sich unentbehrliche Muskeln, die mit unentbehrlichen Sehnen verknüpft sind; diese bewegen unentbehrliche Gelenke, die ihrerseits von unentbehrlichen Bändern zusammengehalten und mit Hilfe unentbehrlicher Schleimbeutel geschmiert werden. Das ganze System muß großen Belastungen standhalten, und manchmal tut ein Teil davon weh. Doch das Bißchen mehr an Aufmerksamkeit, das Arme und Schultern fordern, kann man ihnen schnell und problemlos zuwenden. Zum Beispiel:

- Schmerzen im Ellenbogen lassen sich mit fünf Minuten Kältetherapie abstellen.
- Schallwellen tragen Muskelschmerzen in zehn Minuten fort.
- Neuartige chirurgische Verfahren reduzieren die Zeit der Rekonvaleszenz so sehr, daß man sich nur mit Mühe daran erinnert, überhaupt operiert worden zu sein.

Wenn Sie noch immer «die Last der Welt» auf Ihren Schultern tragen, kann das heutige medizinische Wissen Ihnen helfen, die Arm- und Schulterschmerzen zum Verschwinden zu bringen.

BRENNENDE BÄNDER! STECHENDE SEHNEN! SCHMERZENDE SCHLEIMBEUTEL!

Nach der ersten Tennispartie nach sechs Jahren sind die Bänder im Schultergelenk in einem lausigen Zustand, die Sehnen am Bizeps kriegen einen Anfall, und der Schleimbeutel am Ellenbogen benimmt sich richtig mies. Daß es diese Bindegewebe und nicht die Muskeln sind, erkennen Sie daran, daß bei Entzündungen wie Tendinitis (Sehnenentzündung) oder Bursitis (Schleimbeutelentzündung) ein chronischer, dumpfer Schmerz auftritt, der im Gelenk pulsiert und von dort ausstrahlt. Folgende Mittel helfen bei der Entzündung von Sehnen und Schleimbeuteln:

Rasch handeln! Wenn sich das Schulter- oder Ellenbogengelenk infolge von Überbeanspruchung entzündet, sind die ersten 48 Stunden entscheidend. Fast immer läßt sich an den beiden ersten Tagen eine Besserung erreichen.

Den Schmerz wegreiben. Durch Reiben kann man den Schmerz zum Verschwinden bringen – wissenschaftlich erwiesen.

Der Nervenreiz von Schmerzen muß ein beachtliches Stück Weg zurücklegen, bis man ihn empfindet. Wenn man den verletzten Bereich reibt, erzeugt man andere Impulse, die über dieselben Bahnen vermittelt werden, und oft überlagern die angenehmen Impulse jene, die Schmerzen fühlbar machen.

Den Schmerz einfrieren. Die Kälte von Eis setzt sich gegen Schmerzempfindungen hervorragend durch. Lassen Sie Wasser in einem Pappbecher gefrieren – so erhalten Sie Eis in handlichen Stücken. Die wirksamste Technik ist, das Eis langsam in Kreisen über die schmerzende Stelle zu reiben. Nach fünf bis sieben Minuten wird die Stelle taub, und die Schmerzempfindung ist stark reduziert. Der intensive Reiz von eisiger Kälte eignet sich ausgezeichnet, um der Reizleitung «die Tür zuzuschlagen», so daß das Gehirn keine Schmerzempfindung mehr registriert. Setzen Sie die Eismassage drei- bis viermal pro Tag fort, bis die Symptome völlig abgeklungen sind. Wenn sich keine Besserung einstellt oder die Schmerzen stärker werden, sollten Sie zum Arzt gehen.

Gegen Schmerzen Druck machen. Der Fachausdruck dafür ist Kompression. Ein elastischer Verband um die schmerzende Gegend kann Schwellungen reduzieren und damit den Schmerz lindern. Achten Sie darauf, daß der Verband gut, aber nicht zu straff sitzt oder zu lange am Körper bleibt. Das Blut muß ungehindert fließen können. Es dürfen keine Schwellungen oder Verfärbungen auftreten. Nehmen Sie den Verband ab, wenn Sie eine Eismassage machen, und gehen Sie nicht damit schlafen.

Nach oben streben. Die Arme hängen meistens herunter. Wenn sie hin- und herschwingen, kann sich in ihnen Blut ansammeln. Das verursacht Schmerzen. Bei Schwellungen und Schmerzen tut es gut, die schmerzende Stelle höher als das Herz zu halten oder eine Schlinge zur Ruhigstellung zu tragen.

Ausruhen ... in Maßen: Die Schmerzen auslösende Tätigkeit sollten Sie eine Woche lang meiden. Das heißt aber nicht, Sie sollten bloß auf dem Sofa liegen. Tun Sie statt dessen etwas, was die Verletzung an Arm oder Schulter nicht verschlimmert. Wenn es schmerzt, den Arm über den Kopf zu heben, dann unterlassen Sie es, aber setzen Sie den Arm weiterhin bis zur Schulterhöhe ein.

Schaukelnd trainieren. Wenn die Schmerzen nach zwei Tagen fast verschwunden sind, können Sie mit sanften Übungen beginnen, die das Gelenk in alle

Richtungen in Bewegung bringen. Solche Übungen helfen, Steifwerden zu verhindern, und sichern die ausreichende Blutversorgung, die der verletzte Bereich zum Heilen braucht. Beugen Sie sich vor, und ergreifen Sie mit dem unverletzten Arm eine Stuhllehne, wobei Sie den anderen Arm nach unten hängen lassen. Beginnen Sie nun, den Arm langsam vor und zurück, hin und her zu schwingen. Wiederholen Sie die Übung mehrmals pro Tag, jeweils zwei Minuten lang; hören Sie auf, wenn es zu sehr schmerzt.

Schienen benutzen. Wenn man keine andere Wahl hat, als trotz Schmerzen zu arbeiten, kann eine Schiene zeitweilige Erleichterung bringen. Häufig wird beispielsweise ein Unterarmverband angewendet, der bei Sehnenentzündungen in diesem Bereich – im Volksmund «Tennisarm» genannt – die Schmerzen deutlich lindert. Die Schienung verteilt die Belastung statt sie auf das Gelenk zu konzentrieren. Postsortierer, Kassiererinnen im Supermarkt und andere Personen, die berufsbedingt ständig wiederkehrende Bewegungsabläufe durchführen, sind oft von Sehnenentzündungen betroffen, und in solchen Fällen ist eine Schiene die einzige Möglichkeit zur Besserung.

Die richtigen Pillen schlucken. Azetylsalizylsäure und Ibuprofen sind hochwirksame Schmerzmittel? (Präparate mit Azetylsalizylsäure: Aspirin, Aspro, ASS mit angehängtem Herstellernamen, Contradol, Micristin, Spalt, Togal ASS 400 u.a. Präparate mit Ibuprofen: Aktren, Brufen, Ibuprofen mit angehängtem Herstellernamen, Ibu-Vivimed, Logomed Schmerztbl., Mobilat Schmerztbl., Optalidon 200, Togal N u.a.). Sie bekämpfen die schmerzauslösende Entzündung. Halten Sie sich an die Dosieranweisung auf der Packung oder an die Empfehlung Ihres Arztes. Beide Substanzen können, besonders bei längerer Anwendung, den Magen reizen; lassen Sie sich daher von Arzt oder Apotheker beraten, bevor Sie mit der Einnahme beginnen.

Paracetamol-haltige Mittel sollten Sie hingegen nicht einnehmen, weil sie keine entzündungshemmende Wirkung haben.

MUSKELSCHMERZEN AUSSCHALTEN

Muskelschmerzen brauchen eine andere Behandlung als eine Sehnenentzündung. Daß es sich bei dem Schmerz wirklich um einen Muskelschmerz handelt, erkennen Sie daran, daß Muskelschmerzen eng auf den Bereich um den Muskel selbst begrenzt sind. Bei einer Sehnen- oder Schleimbeutelentzündung fühlt man einen anhaltenden, dumpfen Schmerz, der im Gelenk pulsiert und ausstrahlt.

Muskelschmerzen werden vor allem fühlbar, wenn man den Muskel versucht anzuspannen. Am häufigsten treten die Schmerzen einen Tag nach einer Anstrengung auf. Die Ursache ist aufgestaute Flüssigkeit im Muskelgewebe, die Druck verursacht, und dieser Druck führt zu Schmerzen. Ein weiterer Hinweis auf Muskelschmerzen: Es tut weh, wenn man direkt darauf drückt.

Folgende Maßnahmen schaffen schnell Abhilfe bei Schmerzen in den Arm- und Schultermuskeln:

Die Muskeln melken. Das bedeutet, man muß die Bewegungen wiederholen, die am Tag zuvor die Überbeanspruchung verursacht haben. Gehen Sie dabei sanft vor – strecken Sie Arm oder Schulter nicht zu stark, und bewegen Sie die schmerzende Schulter bzw. den Arm nicht abrupt, aber immer relativ flott. Wiederholen Sie die Bewegung zwanzigmal, machen Sie eine Pause, und wiederholen Sie die Übung noch einmal. Der ganze Ablauf sollte insgesamt sechsmal durchgeführt werden. Das hält die Flüssigkeit in Bewegung und vermeidet eine Stauung.

Schmerzen «wegschallen» lassen. Physiotherpeuten können die schmerzende Stelle mit Ultraschall behandeln. Bei dieser Therapie wendet man wesentlich stärkere Schallwellen an als beim diagnostischen Ultraschall, mit dem innere Organe sichtbar gemacht werden. Ihre Wirksamkeit basiert darauf, daß sie überschüssige Flüssigkeit aus dem Muskel «verdrängen» und so den Druck reduzieren. Eine 10- bis 20minütige Ultraschallbehandlung kann den Schmerz fast ganz beseitigen. Wenn er am nächsten Tag wiederkehrt, sollte eine weitere Behandlung zu völliger Schmerzfreiheit führen.

SCHMERZEN VERHINDERN, BEVOR SIE EINSETZEN

Wer weiß, wie qualvoll die Schmerzen nach einer anstrengenden Tennispartie sein können, wird sie zukünftig vermeiden wollen. Die beste langfristige Strategie dafür ist, einen guten Physiotherapeuten zu finden. Der Therapeut kann Ihnen zeigen, wie Sie Bewegungen vermeiden, die Schmerzen auslösen, und Ihnen beim Aufbau und der Kräftigung der Muskeln im betroffenen Bereich helfen. Mit diesen Maßnahmen können Sie irgendwann die Aktivitäten, die früher Schmerzen verursacht haben, schmerzfrei ausführen. Als kurz- und mittelfristige Maßnahmen haben Schmerzexperten verschiedene schnell wirksame Methoden zur Verhütung von Arm- und Schulterschmerzen entwickelt:

Dehnübungen vor dem Ausstrecken. Wärmen Sie sich vor Aktivitäten, die häufiges Strecken über dem Kopf erfordern, mit sanften Dehnübungen auf.

Pausen machen. Machen Sie öfter Pause, wenn Sie viel über dem Kopf arbeiten – beispielsweise beim Streichen von Decken oder Einräumen von oberen Regalen.

Schmerzen nach der Bewegung mit Kälte verscheuchen. Setzen Sie nach sportlichen Anstrengungen Eis ein – aber schon, bevor es wehtut. Legen Sie sofort Eis auf, und lassen Sie es 12 bis 15 Minuten auf der Haut – so lange bis Sie die Kälte nicht mehr fühlen können. Wiederholen Sie die Behandlung danach im Stundenabstand einige Stunden lang.

Leichte Gewichte heben. Machen Sie Bewegungsübungen, um eine gute Blutversorgung der Gelenke zu sichern, und lassen Sie sich vom Physiotherapeuten oder Trainer im Fitneßclub erklären, wie Sie durch Gewichtheben die Muskeln in diesem Bereich kräftigen können. Frauen, die in den Wechseljahren sind oder an Osteoporose leiden, sollten vorher ärztlichen Rat einholen.

Einen neuen Stil entwickeln. Die schnellste Methode, um lästige Schmerzen in der oberen Körperhälfte loszuwerden, ist, die Bewegungsabläufe, die den Schmerz verursachen, zu verändern, so daß sich das Gelenk nicht immer wieder entzündet. Wenn Sie also einen Tennisarm vom Tennisspielen haben, sollten Sie bei einem guten Trainer Stunden nehmen und Ihr Spiel verbessern!

Professionelle Tennisspieler haben keineswegs immer einen Tennisarm, denn sie haben ihr Spiel so weit verbessert, daß sie keine Bewegungen mehr machen, die den Ellenbogen über Gebühr belasten würden.

HIGH TECH · DIE KUNST DER ARTHROSKOPIE

Arm- oder Schulterprobleme können auch andere Ursachen als eine Entzündung haben. Möglich ist, daß Fremdkörper im Gelenk vorhanden sind, oder daß ein kleiner oder großer Einriß einer Sehne (Ruptur) besteht. Schließlich kann die Bewegungsfreiheit auch durch ein strukturelles Problem beschränkt sein.

Unter Umständen ist eine Operation die einzige Möglichkeit für eine langfristige Lösung. So können Sie beurteilen, welches Vorgehen erforderlich ist:

Gehen Sie zum Arzt – je früher, desto besser. Denn das könnte ausschlaggebend dafür sein, ob eine arthroskopische Operation möglich ist oder ein herkömmlicher, «offener» Eingriff durchgeführt werden muß, der schmerzhafter ist und dessen Heilung mehr Zeit in Anspruch nimmt. Wenn eine Sehne zum Beispiel nur teilweise eingerissen ist, kann man die Arthroskopie einsetzen; wenn der Riß jedoch schon größer ist, ist unter Umständen nur eine offene Operation möglich.

Erkundigen Sie sich nach einer Arthrographie. Bei diesem diagnostischen Verfahren wird ein Kontrastmittel in den zu untersuchenden Gelenkraum injiziert und eine Röntgenaufnahme gemacht. Das Kontrastmittel macht das weiche Gewebe der Sehnen und Bänder auf dem Röntgenschirm sichtbar, so daß der Arzt das Problem exakt erkennt.

Kleinere Blessuren der Sehnen und Bänder können innerhalb weniger Wochen von selbst abheilen. Es gibt jedoch auch hartnäckigere Verletzungen, darunter insbesondere Verletzungen der sogenannten Rotatorenmanschetten. Sie gehören besonders bei älteren Patienten zu den häufigsten Verletzungsarten im Arm- und Schulterbereich und sind an der Art der Schmerzen zu erkennen. Obwohl sich der Einriß innerhalb der Schulter befindet, werden die Schmerzen normalerweise weiter unten, in der Mitte des Arms, wahrgenommen. Streckt man die Arme nach oben, werden die Schmerzen meist intensiver.

Informieren Sie sich nun über arthroskopische Operationen. Wenn der Arzt einen Riß der Rotatorenmanschette diagnostiziert hat und konservative Maßnahmen keinen Erfolg gezeitigt haben, ist eine arthroskopische Operation möglicherweise die beste Behandlungsform. Nach arthroskopischen Operationen verläuft der Genesungsprozeß normalerweise sehr schnell. Man kann den betroffenen Arm bzw. die Schulter schon nach wenigen Tagen für leichte Tätigkeiten einsetzen, während bei einem konventionellen offenen Eingriff selbst leichte Tätigkeiten mindestens vier bis sechs Wochen nur eingeschränkt möglich sind.

Wenn das Problem in der Schulter sitzt, wird die Operation unter Vollnarkose durchgeführt. Es werden dazu zwei oder drei kleine Einstiche von etwa 6 mm Durchmesser gemacht. In jeden Einstich wird ein spezielles Endoskop (Arthroskop) eingeführt, mit dessen Hilfe der Chirurg das Innere des Gelenks betrachten kann. Durch den anderen Einstich werden die für die Operation notwendigen Geräte eingeführt.

Bei der Operation werden gerissene Stücke der Rotatorenmanschette sowie Rückstände, beispielsweise kleine Knorpelteilchen, die sich gelöst haben und frei im Gelenk bewegen, entfernt. Nach einem Monat physiotherapeutischer Nachbetreuung ist mit vollständiger Heilung zu rechnen. Beim herkömmlichen, offenen Operationsverfahren dauert der Genesungsprozeß länger, weil man gesundes Gewebe durchschneiden muß, um an das Gelenk

heranzukommen. Neben der kürzeren Rekonvaleszenzzeit hat die arthroskopische Operation auch den Vorteil, daß das Risiko von Infektionen, Bildung von Narbengewebe und späterer Schultersteife geringer ist.

Arthroskopische Eingriffe werden in der Regel ambulant durchgeführt. Der Patient kann am selben Tag wieder nach Hause gehen, während bei einer offenen Operation eine stationäre Nachbetreuung notwendig ist. Nach einer arthroskopischen Operation kann man normalerweise binnen einer Woche wieder leichte Büroarbeit verrichten. Der Arm muß möglicherweise noch eine Zeitlang mit einer Schlinge gestützt werden. Vor zehn Jahren jedoch, als man nur offene Operationen durchführte, war der Patient möglicherweise einen ganzen Monat lang arbeitsunfähig.

Die Beschwerden nach einer solchen High-Tech-Chirurgie sind manchmal so gering, daß die Patienten quasi vergessen, daß sie frisch operiert sind, und sich womöglich übernehmen.

Die Rekonvaleszenz nach einem arthroskopischen Eingriff ist von Patient zu Patient verschieden, doch der Heilungsprozeß verläuft rascher und ist vollständiger, wenn man sich Zeit nimmt, den verletzten Körperteil nicht über Gebühr beansprucht und ein gutes physiotherapeutisches Programm durchführt.

WANN ÄRZTLICHER RAT NOTWENDIG IST

Arm- oder Schulterschmerzen können so intensiv sein und die Bewegungsfähigkeit so sehr behindern, daß ärztliche Hilfe notwendig wird. Der Arzt rät Ihnen möglicherweise zu den bereits besprochenen Maßnahmen, Sie können aber auch fragen, welche anderen Behandlungsformen er in seinem Arsenal hat. Zwei davon lassen die Schmerzen besonders rasch verschwinden. In beiden Fällen werden Arzneimittel injiziert.

Schmerzen mit Lidocain betäuben. Lidocain ist ein lokales Betäubungsmittel mit beeindruckender schmerzstillender Wirkung. Wird die Injektion an der richtigen Stelle gegeben, tritt der Effekt fast sofort ein. Der Arzneistoff beginnt zu wirken, sobald die Injektionsnadel herausgezogen wird.

Mit Kortison kurieren. Kortison ist ein Hormon aus der Gruppe der Steroide, das vor allem für seine langfristige entzündungshemmende Wirkung bekannt ist. Lokal injiziertes Kortison beruhigt die schmerzhafte Entzündung, noch bevor die betäubende Sofortwirkung des Anästhetikums völlig abgeklungen ist.

Besonders erstaunlich ist dabei, wie lange die Wirkung von Steroidinjektionen anhält. Eine an der richtigen Stelle gesetzte Injektion sollte die Entzündung mindestens einen Monat lang unterdrücken. Wenn keine oder nur eine kürzer anhaltende Wirkung eintritt, so kann das ein Zeichen dafür sein, daß das Problem nicht an der Stelle liegt, wo es der Arzt vermutet hat. Es werden dann Injektionen in andere Bereiche gegeben, um herauszufinden, wo das Problem wirklich sitzt. Die Injektionen dienen bei diesem Vorgehen nicht nur zur Schmerzbekämpfung, sondern auch als diagnostisches Mittel.

Bei dieser vorsichtigen Anwendung von Kortison ist mit wenig Nebenwirkungen zu rechnen, ein übermäßiger Einsatz des Hormons hingegen kann dazu führen, daß sich der Zustand des Bindegewebes, das man eigentlich behandeln will, verschlechtert. Deshalb sind kräftigende Maßnahmen und weniger radikale Behandlungen mit Eis, Wärme, Aspirin oder Ibuprofen bei Arm- und Schulterschmerzen die hauptsächlich angewandten Methoden.

AUGENLEIDEN

Die Redensweise «in einem Augenblick» drückt aus, daß etwas schnell geschieht.

Und wie lang ist so ein Augenblick? Von einem Lidschlag bis zum nächsten vergehen fünf Sekunden oder noch weniger. Zwischen den Lidschlägen, wenn die Augen offen sind, rasen Lichtstrahlen mit einer Geschwindigkeit von über 200.000 km/s durch die Augenlinse zur Netzhaut (Retina), die bis zu 60 «Bilder» pro Sekunde aufnehmen kann.

So schnell laufen die Sehprozesse ab – und Sie können fast so schnell etwas tun, um Augenleiden abzuwenden.

- Fünf Sekunden aus dem Fenster zu schauen, hilft überanstrengten Augen.
- Zehn Sekunden dauert ein Test, mit dem die Gefahr einer das Sehvermögen bedrohenden Makuladegeneration erkannt werden kann.
- Fünf Minuten Augentraining verbessert die Koordination zwischen Auge und Hand.

Die Medizin setzt neueste Technologie ein, um Sehprobleme schneller zu lösen. Sollte sich ein Katarakt (grauer Star) nach Implantation einer künstlichen Linse neu bilden, so kann ihn der Arzt mit Laserstrahlen wegbrennen, wodurch das Sehvermögen sofort wiederhergestellt wird. Um nach Netzhautoperationen die Bildung von Narbengewebe zu verhindern, wurde eine Kontaktlinse entwickelt, die mit einem Medikament imprägniert ist. Das Medikament wirkt sofort und wird über einen längeren Zeitraum nach und nach freigesetzt.

Diese Linse löst sich auf, sobald sie nach acht Stunden bis drei Tagen ihre Aufgabe erfüllt hat.

KATARAKTE KLÄREN

Als Katarakt (grauer Star) wird eine schmerzlose Trübung der Augenlinse bezeichnet, die unbehandelt zum Erblinden führen kann. Ab 40 beginnt sich der graue Star verstärkt auszuprägen. Alter, Diabetes, Belastung durch Röntgen- und UV-Strahlung sowie die Einnahme von Steroiden kann zur Kataraktbildung beitragen.

In der schlechten alten Zeit entfernten die Chirurgen eine Katarakt erst, wenn sie «reif» war, das heißt, wenn die Linse kein Licht mehr durchließ. Heute hingegen können Katarakte entfernt werden, sobald sie den Alltag behindern. Die Operation dauert rund eine Stunde und verursacht wenig bis gar keine Schmerzen. Während der Operation kann eine künstliche Linse, eine sogenannte Intraokularlinse, eingesetzt werden, die das Sehvermögen wiederherstellt. Manche Patienten müssen nach der Kataraktoperation jedoch weiterhin eine Brille tragen.

Der Arzt kann mit seiner zeitsparenden Technik Katarakte reparieren, doch Sie können das Risiko, daran zu erkranken, vermindern oder zumindest die Kata-

HIGH TECH · LASERSTRAHLEN KÖNNEN GRAUEN STAR (KATARAKT) VERZÖGERN

Wissenschaftler vom Joslin Diabetes-Zentrum in Boston testen zur Zeit ein Niederleistungs-Lasergerät, das die ersten auftretenden Katarakt-produzierenden Proteine entdecken und messen kann, wie schnell diese wachsen.

Nach dem 5-Sekunden-Test werden die Ergebnisse analysiert und an Ihren Arzt weitergeleitet. Die Wissenschaftler hoffen, daß man mit einem experimentellen Medikament, das die Eiweißproduktion stoppt oder sogar umkehrt, die Entstehung von Katarakt verzögern und damit die notwendigen Operationen zur Entfernung des grauen Stars um 15 bis 20 Jahre hinausschieben kann.

STOßWELLEN NACH LINSENIMPLANTATION BRINGEN DAS SEHVERMÖGEN SOFORT ZURÜCK

Zack! Wenn sich die künstliche Linse nach einer Kataraktoperation trübt, kann ein neues Schnellverfahren mittels Laserstrahlen das Sehvermögen sofort wiederherstellen.

Nach Kataraktoperationen wird normalerweise eine künstliche Linse in das Auge eingepflanzt, wodurch das Sehvermögen ganz oder fast ganz wiederhergestellt wird. Doch in etwa der Hälfte aller Fälle entsteht eine Trübung der Kapsel, in der die Linse eingebettet ist. Eine zweite Operation ist die herkömmliche Methode, um dem Patienten wieder klare Sicht zu verschaffen.

Neuerdings kann ein rasch pulsierender Laserstrahl eingesetzt werden, der eine Stoßwelle im Auge erzeugt. Dadurch bildet sich ein kleines Loch in der Mitte der getrübten Kapsel, und das Sehvermögen kehrt sofort zurück. Es ist keine weitere Behandlung oder Nachbetreuung erforderlich.

raktbildung bremsen, wenn Sie schnell vorbeugende Maßnahmen ergreifen.

Sonnenbrille zur sofortigen Risikosenkung. Das Risiko der Kataraktbildung bzw. das Tempo ihrer Entwicklung reduziert sich durch regelmäßige Verwendung einer Brille, deren Gläser die Augen vor ultraviolettem Licht schützen. Einfache Sonnenbrillen blenden nur die Helligkeit ab. Die DIN-Nummer 58217 garantiert eine Sonnenbrille, die UV-Strahlen aus dem Sonnenlicht filtert und eine naturgetreue Farbwiedergabe gewährleistet.

Naschen Sie Vitamin E und C. Es gibt Hinweise darauf, daß sowohl Vitamin E (z. B. in Weizenkeimöl, Sonnenblumenöl, Sojabohnen, Schwarzwurzeln und Himbeeren) als auch Vitamin C (z. B. in Orangen, Brokkoli, Spinat, Paprika und Erdbeeren) die Entwicklung von Katarakten möglicherweise hemmen können.

Zigaretten ausmachen. Zigarettenrauchen erhöht das Risiko, eine Katarakt zu entwickeln.

GLAUKOME IN DEN GRIFF BEKOMMEN

Glaukom (grüner Star). ist ein schmerzloses, aber gefährliches Augenleiden, und bei jeder routinemäßigen Untersuchung überprüft der Augenarzt, ob Anzeichen dafür vorliegen. Zu einem Glaukom kommt es, wenn die Flüssigkeit, die normalerweise vom Auge produziert wird, nicht auf normalem Wege abgeleitet werden kann und sich statt dessen im Auge staut. Dadurch steigt der Augeninnendruck, wodurch schließlich die Blutzufuhr zur Netzhaut zurückgeht und der Sehnerv quasi erdrosselt wird. Unbehandelt führt der grüner Star zum Erblinden. Es zeigen sich folgende Symptome: Kopfschmerzen, häufige Änderungen der erforderlichen Brillenstärke, verringertes Sehvermögen am Rand des Gesichtsfeldes, Schwierigkeiten bei der Dunkelanpassung, Schwellung und Rötung sowie das Auftreten farbiger Lichtringe (Halos) rund um Lichtquellen. Glaukome können Menschen jeden Alters betreffen, gehäuft treten sie jedoch nach dem 40. Lebensjahr auf.

Der Augenarzt verfügt über schnelle diagnostische Methoden, um ein Glaukom zu entdecken. Dazu zählt

HIGH TECH · EIN WINZIGER KUNSTSTOFFDRAIN KORRIGIERT GLAUKOM

Glaukom-Patienten, deren Augeninnendruck durch medikamentöse Behandlung oder Operation nicht sinkt, können sich ein winziges Gerät, das sogenannte Molteno-Implantat, ins Auge einsetzen lassen, das die Flüssigkeit automatisch ableitet, sobald der Augeninnendruck zu steigen beginnt.

Das Implantat besteht aus einem runden Acrylplättchen von 1,25 cm Durchmesser, das als Verankerung dient, und einer Drainagewanne von nicht ganz 2 cm Ausmaß. Das Einsetzen dauert etwa 40 Minuten, und der Patient muß nur einen Tag im Krankenhaus bleiben.

Das Implantat ist nur sichtbar, wenn man das obere Augenlid hebt. Das Auge ist nach dem Eingriff 10 bis 14 Tage gerötet, und ebenso lang dauert es, bis das normale Sehvermögen zurückkehrt.

beispielsweise ein Test in der Art eines Videospiels, der die Lichtempfindlichkeit der Netzhaut mißt. Eine andere Testform, die zwei bis drei Minuten in Anspruch nimmt, zeichnet mit einer speziellen Videokamera eine «Landkarte» der Lichtempfindlichkeit der Netzhaut, so daß der Arzt bei jeder Routineuntersuchung Vergleichswerte zur Hand hat.

Fragen Sie den Arzt nach Laserchirurgie. Die herkömmliche Form des chirurgischen Eingriffs zur Glaukombehandlung heißt Iridotomie. Dabei wird die Iris eingeschnitten, damit überschüssige Flüssigkeit abfließen kann. Dieselbe Prozedur kann mittels Laser nicht nur wesentlich schneller, sonder auch risikoloser und wirksamer durchgeführt werden. Diese Operationsform gehört bereits zum augenärztlichen Standard.

Nur Ihr Arzt kann ein Glaukom medikamentös oder mittels Operation behandeln, doch es gibt ein schnelles Mittel zur Selbsthilfe, das Sie ausprobieren können.

Ein flotter Spaziergang zur Senkung des Augeninnendrucks. Eine Studie hat ergeben, daß der Augeninnendruck von Patienten, die eine Zeit auf dem Laufband verbrachten, um 30 Prozent abnahm. Die Theorie der Experten dazu ist, daß der Adrenalinausstoß, der durch körperliche Betätigung, wie etwa schnelles Gehen, ausgelöst wird, möglicherweise zur Drucksenkung führt.

MAKULADEGENERATION BREMSEN

Bei Menschen über 50 ist die sogenannte Makuladegeneration eine der häufigsten Ursachen für den Verlust des Sehvermögens. Die Makula (gelber Fleck) liegt nahe der Mitte der Netzhaut an der Augenrückwand. Die Stäbchen und Zapfen genannten Nervenenden, die für das Sehen von Licht und Farbe verantwortlich sind, konzentrieren sich in der Makula am dichtesten, wodurch das Scharfsehen im Zentrum des Gesichtsfeldes möglich wird.

Mit zunehmendem Alter kann es zu einer Verengung der feinen Blutgefäße im Auge kommen, wodurch die Durchblutung der Netzhaut zurückgeht. Manchmal tritt auch Flüssigkeit aus den Blutgefäßen aus, und es bildet sich Narbengewebe. Dadurch wird die Sicht in der Mitte des Gesichtsfeldes unscharf oder getrübt, während sie am Rande des Gesichtsfeldes erhalten bleibt.

Einen 10-Sekunden-Test machen. Bei einer Makuladegeneration verschlechtert sich allmählich das Nahsehen, so etwa beim Lesen. Augenärzte empfehlen allen Personen über 50, täglich den folgenden 10-Sekunden-Test zu machen: Halten Sie ein Auge zu, und schauen Sie eine gerade, senkrechte Linie an. Wenn die Linie gewellt oder unterbrochen erscheint oder sich ein schwarzer Fleck zeigt, ist es Zeit, zum Augenarzt zu gehen.

Machen Sie es Bugs Bunny nach. Essen Sie Karotten, soviel Sie wollen. Es gibt die Vermutung, daß es einen Zusammenhang gibt zwischen dem täglichen Verzehr von Obst und Gemüse, das reich an Vitamin A ist (Karotten, Kürbis, Rosenkohl), und einem geringeren Risiko, an Makuladegeneration zu erkranken. Von über 3.000 befragten Personen waren jene, die selten Vitamin-A-reiches Obst und Gemüse aßen, deutlich mehr von der Störung bedroht als jene, die es täglich zu sich nahmen. Jeder weitere Tag, an dem Obst oder Gemüse konsumiert wurden, schien das Risiko zu reduzieren.

WENN EIN AUGE TROCKEN BLEIBT

Manche Augenleiden können von der Umwelt oder durch Krankheit verursacht sein. Dazu gehören auch trockene Augen. Mit jedem Lidschlag verteilt sich eine dünne Schicht Tränenflüssigkeit über den Augen. Manchmal benetzt die Tränenflüssigkeit die Augen jedoch nicht ausreichend.

Der Alterungsprozeß, Dermatitis, rheumatoide Arthritis, Allergien gegen Augentropfen oder ein heißes, trockenes Klima sind mögliche Ursachen. Auch Augeninfektionen, Vitamin-A-Mangel und manche oft verwendeten Medikamente, darunter abschwellende Mittel, Antihistaminika, Beruhigungsmittel, Antidepressiva, Herzmittel und Blutdruckmittel können für trockene Augen verantwortlich sein. Zu bedenken ist auch, daß Trockenheit ein Signal für ernste Augenkrankheiten sein kann; bei anhaltend trockenen Augen ist daher ein Augenarzt zu konsultieren.

Wenn trockene Augen unbehandelt bleiben, kann das in extremen Fällen zu Schäden an der Hornhaut oder Verlust des Sehvermögens führen.

Leichte, vorübergehende Trockenheit zu beseitigen, dauert nicht länger, als eine Träne fortzuwischen. So geht's:

Ans Blinzeln denken. Achten Sie darauf, daß Sie oft genug blinzeln – das mag einfach klingen, ist es aber nicht. Wenn Sie gebannt auf den Fernseh- oder Computerschirm starren oder sich auf ein Arbeitsprojekt konzentrieren, kann es geschehen, daß Sie zu blinzeln vergessen. Nach einiger Zeit trocknet die Augenoberfläche aus und wird gereizt. Denken Sie deshalb daran, oft genug zu blinzeln.

Künstliche Tränen. Rezeptfrei erhältliche Augentropfen, wie zum Beispiel Isopto-Fluid®, Isopto-Naturale®, Liquifilm®, Okuzell® und Protagent®, können die Befeuchtung fördern und Infektionen verhüten helfen.

Befeuchter anstellen. Wenn die Umgebungsluft feucht ist, fällt es auch den Augen leichter, feucht zu bleiben.

Vitamin-A-Salbe auftragen. Eine Studie an der Massachusetts Augen- und Ohrenklinik in Boston ergab, daß Vitamin A, direkt auf das Auge aufgebracht, schleimproduzierende Zellen stimulieren kann. Als Vitamin-A-haltige Augensalben sind Regepithel® oder Vitamin-A POS® rezeptfrei erhältlich.

Luftdicht abschließen. Probieren Sie etwas Neues aus – eine Spezialbrille mit Seitenteilen aus Kunststoff, die eine luftdicht abgeschlossene Kammer bildet. Die verdunstende Tränenflüssigkeit befeuchtet die Luft in diesem abgeschlossenen Raum, wodurch die weitere Verdunstung gehemmt wird. Feuchtkammerbrillen sind beim Optiker erhältlich.

Trockene Augen benetzen. Tauchen Sie einen Waschlappen in warmes Wasser, wringen Sie ihn aus, und legen Sie ihn einige Minuten auf die Augen. Die feuchte Wärme kann schlecht funktionierende Tränendrüsen wieder zum Laufen bringen und die natürliche Befeuchtung der Augen wiederherstellen.

Spezielle Kontaktlinsen tragen. Wenn trockene Augen ein Problem sind, können oft keine Kontaktlinsen verwendet werden, weil das Tragen der Linsen durch die fehlende Feuchtigkeit unangenehm ist. Die Beschwerden durch trockene Augen können heute in manchen Fällen durch sogenannte Verbandlinsen verringert werden.

JUCKREIZ LOSWERDEN

Juckende Augen können durch Allergien oder Infektionen verursacht sein. Manchmal läßt auch ein Gerstenkorn den Drang entstehen, sich durch Reiben und Massieren vom Juckreiz zu befreien.

Wenn das Jucken nicht durch eine Infektion oder ein Gerstenkorn ausgelöst wurde, dann überlegen Sie rasch, und probieren Sie die folgenden Mittel.

Mit Augentropfen lindern. Bei allergiebedingtem Juckreiz bringen rezeptfrei erhältliche Augentropfen mit dem Wirkstoff Naphazolin schnelle Linderung (z.B. Proculin®). Besser wäre jedoch, frühzeitig ein Mittel mit Cromoglicinsäure (z.B. Vividrin®) einzutropfen.

Eine Kompresse auflegen. Eine warme oder kalte Kompresse, auf das geschlossene Auge aufgelegt, kann den Juckreiz dämpfen.

Eine Gurke aufschneiden. Schließen Sie die Augen, und legen Sie die Gurkenscheiben kurz auf. Der kühlende Effekt bringt das Jucken für oder nacheiniger Zeit zum Verschwinden.

FÜR BESSERE NACHTSICHT

Die meisten Menschen brauchen etwa 20 Minuten, bis sie im Dunkeln sehen können. Andere hingegen können sich nicht an die Dunkelheit anpassen. Ihr Sehproblem heißt Nachtblindheit.

Die meisten Probleme mit der Nachtsicht sind auf den natürlichen Alterungsprozeß zurückzuführen: Die Augenlinse trübt sich und wird wolkig, und letztlich entsteht grauer Star. Im Zwischenstadium zwischen klarer Sicht und Katarakt ist das Sehsystem nicht sauber, wodurch das Sehen in der Dämmerung schwierig wird. Es handelt sich nicht um Nachtblindheit im eigentlichen Sinn, sondern um eine Vernebelung der Sicht. Die Trübung führt zur Zerstreuung des Lichts, wodurch das Sehen erschwert wird.

Bei echter Nachtblindheit muß ein Arzt konsultiert werden, denn sie könnte durch eine Krankheit wie Retinitis pigmentosa, einer erblichen Augenkrankheit, verursacht sein. Doch manche Probleme mit dem Sehen bei Dunkelheit können durch die folgenden rasch anwendbaren Tips bekämpft werden.

Essen wie ein Häschen. Nahrungsmittel, die reich an Vitamin A oder Betakarotin sind, wie Leber, Kohlgemüse, Spinat und natürlich Karotten, fördern das Sehvermögen bei schwachem Licht und verhindern Xerophthalmie, eine schwere Form der Augentrockenheit, die zum Erblinden führen kann.

Eine ganze Reihe von Vitaminen und Mineralstoffen sind notwendig, damit die photochemischen Prozesse in der Netzhaut funktionieren können. Eine einigermaßen ausgewogene Ernährung mit ausreichend Vitamin A und anderen Nährstoffen gibt dem Körper, was er braucht. Zusätzliche Vitamin-A-Gaben führen nicht zu superscharfem Sehen.

Seitenblicke werfen. Wenn die Scheinwerfer entgegenkommender Fahrzeuge Sie blenden, schauen Sie am besten seitlich an den Lichtern vorbei, wo die Blendwirkung nicht so stark ist.

Brille waschen. Gläser, die innen oder außen schmutzig sind, verschärfen das Sehproblem.

Windschutzscheibe waschen. Vergessen Sie die Innenseite Ihrer Autoscheibe bei der Reinigung nicht. Verschmutztes Glas erschwert das Sehen, besonders bei Nacht.

KAMPF DER KONJUNKTIVITIS

Die Bindehautentzündung oder Konjunktivitis, die sich in geröteten Augen bemerkbar macht, gehört zu den leicht behandelbaren Augenleiden. Wenn sich die Bindehaut (Konjunktiva), die Auge und Augenlid bedeckt, entzündet, werden die Augen wässrig und der Lidrand rötet sich. Falls die Ursache eine Viren- oder Bakterieninfektion ist, klingt das Problem normalerweise auch ohne Behandlung nach zehn Tagen bis zwei Wochen ab. Allergiebedingte Bindehautentzündungen, die oft zu einer bestimmten

Jahreszeit auftreten, dauern länger und verursachen intensiven Juckreiz; in diesem Fall zielt die Behandlung auf die zugrundeliegende Allergie ab, das heißt Vermeidung des auslösenden Allergens und Antihistaminika.

Das Problem ist, daß die Augen nicht gut aussehen. Die Lider verkleben, und durch diese klebrige Masse kann sich die Krankheit ausbreiten.

Sie können also zum Arzt marschieren und sich ein Antibiotikum verschreiben lassen, das die Krankheit nach etwa fünf Tagen beenden sollte (wenn die Konjunktivitis durch Bakterien verursacht ist). Ein Arztbesuch ist besonders dann angezeigt, wenn das Problem nach fünf Tagen schlimmer statt besser wird, wenn erhebliche Schmerzen auftreten oder wenn sich ein gelblicher oder grünlicher Ausfluß bemerkbar macht. Doch es gibt auch rasche, einfache Maßnahmen, mit deren Hilfe Sie die Augenreizung bekämpfen können und die eine Ansteckung anderer Personen in Ihrem Haushalt verhindern.

Kompresse auf die Konjunktiva. Legen Sie drei- bis viermal täglich einen warmen, nassen Waschlappen auf. Das lindert die Reizung sofort. Wenn Ihre Bindehautentzündung auf eine Allergie zurückgeht, empfiehlt sich eine kalte Kompresse gegen den Juckreiz.

Kruste entfernen. Durch die Entzündung bildet sich am Lidrand eine Kruste, die Sie mit einem feuchten Wattebausch entfernen sollten, um den Bereich sauber zu halten.

Hände waschen. Waschen Sie sich oft die Hände, und achten Sie darauf, daß es auch alle anderen tun, um eine Ausbreitung der Konjunktivitis-Keime möglichst zu verhindern. Wenn man mit den Erregern in Kontakt kommt, kann es leicht passieren, daß man sich später die Augen reibt und sich so ansteckt.

Waschlappen, Kleidung und Handtücher getrennt benutzen. Um Ansteckung zu vermeiden, sollte man Hygieneartikel und andere Dinge des persönlichen Bedarfs nicht mit anderen gemeinsam benutzen.

GEGEN GERSTENKÖRNER VORGEHEN

Ein Gerstenkorn ist eine bakterielle Infektion an der Wurzel einer Wimper. Gerstenkörner treten häufiger in der Kindheit auf, doch sie können sich jederzeit bilden. Am Anfang steht ein leichtes unangenehmes Gefühl beim Blinzeln; danach rötet sich das Augenlid und schwillt an, und es bildet sich ein kleiner Abszeß. Der Arzt kann Ihnen Antibiotika verschreiben, um die Infektion loszuwerden.

Unbehandelt klingen 90 Prozent aller Gerstenkörner in ein bis drei Wochen ab. Das Gerstenkorn platzt auf, leert sich und heilt ab. Wenn Sie jedoch nicht warten wollen, bis die Natur das ihre tut, können Sie den Prozeß auf folgende Weise beschleunigen.

Ein weiches, warmes, feuchtes Tuch auflegen. Die feuchte Wärme läßt die Temperatur des Augenlides steigen, macht die Haut weicher und beschleunigt das Austrocknen des Abszesses. Applizieren Sie den feuchten Umschlag viermal täglich je zehn Minuten lang, und das Gerstenkorn wird vermutlich in einigen Tagen ver- schwunden sein. Wenn nicht, sollten Sie zum Arzt gehen. Versuchen Sie niemals, das Gerstenkorn «auszu- drücken». Beim Quetschen kann Eiter in das Augenlid gelangen und eine Blutvergiftung verursachen.

GERÖTETE AUGEN VERJÜNGEN, DUNKLE RINGE AUSRADIEREN

Nach einer langen Nacht brummt der Schädel, der Geschmack im Mund ist, als hätte man an einem Zottel- teppich gekaut, und unter rot geränderten Augen zeigen sich tiefe Schatten.

Was sich als dunkle Ringe unter den Augen zeigt, sind im Grunde kleine Venen, durch die dunkles Blut Richtung Herz fließt. Sie werden meist sichtbar, wenn man müde ist, zeigen sich aber auch bei Krankheit, Blässe oder einer massiven Abnahme des Körperge- wichts. Manche Menschen haben einfach eine angebo- rene Neigung zu dunklen Ringen unter den Augen. Bei Kindern weisen sie oft auf eine Allergie hin. Die Rötung der Augen kann durch Müdigkeit, eine bakterielle Infek- tion (siehe weiter oben unter «Kampf der Konjunktivitis») oder eine Verletzung zustandekommen.

Hilfe ist nah – im Badezimmer.

Aufhellung durch Tropfen. Wenn Müdigkeit die

Ursache ist, können Sie handelsübliche Augentropfen zur Verengung der Blutgefäße einsetzen, wodurch sich die Augen aufhellen.

Rötung mit Hamamelis beseitigen. Tauchen Sie zwei Wattebäusche in Hamamelislösung, und drücken Sie die überschüssige Flüssigkeit aus, so daß es nicht mehr tropft. Legen oder setzen Sie sich bequem hin, legen Sie die Beine hoch, und plazieren Sie die kühlen, feuchten Wattebäusche auf den geschlossenen Lidern – achten Sie darauf, daß keine Flüssigkeit ins Auge eindringt. Ruhen Sie eine halbe Stunde. Wenn keine Hamamelis zur Hand ist, können Sie es auch mit zwei Teebeuteln versuchen, die Sie zuvor in kaltes Wasser tauchen.

Helle Haut durch Schminke. Wenn die dunklen Ringe angeboren sind, können Sie es mit einer speziellen Make up-Grundierung versuchen oder eine Brille mit getönten Gläsern tragen, die die Schatten teilweise verbirgt.

Allergene aus dem Haus scheuchen. Wenn Ihr Kind aufgrund einer Allergie dunkle Ringe unter den Augen hat, sollten Sie herausfinden, was die Ursache ist, und diese beseitigen. Allergien können durch Hausstaub, Katzen- oder Hundehaare und Lebensmittel wie Weizen, Milch oder Schokolade ausgelöst werden.

Ausreichend Schlaf. Wenn Ihre Augen nach langen bunten Abenden einen Technicolor-Effekt zeigen, sollten Sie Ihre Lebensgewohnheiten überdenken und auf ausreichenden Schlaf und gesunde Ernährung achten.

DEN LIDERN DAS QUELLENDE NEHMEN

Wenn der Bereich rund um die Augen gequollen wirkt, hat sich zuviel Flüssigkeit in der Haut angesammelt. Die Neigung zu solchen Schwellungen besteht immer dann, wenn das venöse Blut aufwärts fließen muß, um zum Herz zu gelangen – also etwa, wenn man auf Händen und Knien den Boden schrubbt oder sich auf allen vieren niederläßt, um mit Murmeln zu spielen. Auch im Schlaf kann sich Flüssigkeit im Gesicht und um die Augen ansammeln. Allergien sind eine weitere mögliche Ursache.

Aufsetzen. Das einfachste Mittel ist in jeder Situation, sich aufzusetzen, damit die Schwerkraft für Sie arbeitet.

Eis oder einen kalten Waschlappen verwenden. Eine noch schnellere Lösung für das schwülstige Problem ist, nicht auf die wundersame Wirkung der Schwerkraft zu warten, sondern eine kalte Kompresse auf die Augen zu legen. Sie können dazu Eis in ein Handtuch einschlagen oder einen kalten Waschlappen verwenden.

WENN DIE ARME ZU KURZ WERDEN: MAßNAHMEN BEI ALTERSSICHTIGKEIT

Das häufigste Sehproblem ist Presbyopie (Alterssichtigkeit). Alterssichtigkeit setzt meist ab dem 40. Lebensjahr ein und verursacht Probleme beim Nahsehen. Die Betroffenen müssen Bücher oder Zeitungen in immer größerer Entfernung vom Auge halten, um darin lesen zu können.

Wir altern. Die Augenlinse verliert seit dem ersten Lebenstag an Elastizität und Flexibilität. Es wird immer schwieriger, in der Nähe scharf zu sehen. Man braucht eine Lesebrille oder Bifokalbrille, um den Mangel an Elastizität auszugleichen.

Machen Sie einen Test. Schlagen Sie das Telefonbuch auf, und schauen Sie auf ein paar Nummern. Behalten Sie die Brille auf, wenn Sie normalerweise Brillenträger sind. Halten Sie das Buch so, daß Sie die Nummern scharf sehen können. Wenn Sie Ihren Arm dabei ausstrecken oder leicht beugen müssen, sind Sie möglicherweise alterssichtig. Der Augenarzt kann das genaue Ausmaß der Fehlsichtigkeit bestimmen. Die normale Lesedistanz beträgt 35 cm bis 40 cm.

Eine Lesebrille anschaffen. Wenn Sie vom Arzt erfahren, daß Ihre Sehprobleme auf Alterssichtigkeit zurückgehen, wird er Ihnen die passende Lesebrille verordnen. Brauchen Sie für verschiedene Sehabstände eine Brille, können Sie sich für eine Bifokal- oder Gleitsichtbrille entscheiden. Die Kosten für eine Lese- oder eine Bifokalbrille übernehmen die Krankenkassen. Bei einer Gleitsichtbrille müssen Sie meistens selbst zuzahlen.

Bifokal-Kontaktlinsen bestellen. Diese Kontaktlinsen verfügen über mehrere Bereiche für die verschie-

denen Sehanforderungen, die innerhalb der Linse kreisförmig, wie auf einer Schießscheibe, angeordnet sind. Die
Mitte der Linse ist für Fernsicht, während der Blick durch
den äußeren Bereich Ihnen scharfes Sehen in der Nähe
ermöglicht. Das richtige Fokussieren muß erst erlernt
werden, was eine bis vier Wochen in Anspruch nehmen
kann, doch sobald man die Technik beherrscht, sieht
man fast perfekt.

SCHNELLE HILFE BEI VERLETZUNGEN

Eine Augenverletzung kann in Sekundenschnelle
passiert sein – ein Stein, den der Rasenmäher aufwirbelt,
ein unachtsam geschwungener Tennis- oder Baseballschläger. Chemikalien zur Desinfektion des Wassers
im Schwimmbecken können für Schwimmer zum
Problem werden.

Rasches Handeln bringt rasch Abhilfe. Hier einige
schnell wirksame Strategien für Verletzungen:

Eine kalte Kompresse auflegen. Das sprichwört-
liche Stück rohes Fleisch für das blaue Auge ist ein
praktisches, rasches Mittel bei Blutergüssen an der
Wange, am Lid oder an der Augenbraue. Ein Eisbeutel
verhindert das Anwachsen des blauen Flecks genauso
wirksam. Jeder Schlag oder Stoß, der heftig genug ist, um
ein blaues Auge zu verursachen, kann auch den Augapfel
beschädigen; ein Besuch beim Augenarzt ist daher
ebenfalls angezeigt.

Verätzungen ausspülen. Wenn Ihr Auge einen
Spritzer einer Haushaltschemikalie abbekommen hat,
dann greifen Sie zur Sprühflasche in der Küche, um die
Substanz mit Wasser aus dem Auge zu spülen. Halten Sie
den Kopf so, daß das betroffene Auge weiter unten ist, und
sprühen Sie mit sanftem Druck fünf bis zehn Minuten
lang. Danach sollten Sie sich sofort professionell versorgen lassen.

Schutzbrille tragen. Die schnellste Heilung ist die
Vorbeugung. Bei Arbeiten mit Motorgeräten, wie etwa
beim Rasenmähen oder bei Tischlerarbeiten, sollte immer
eine schlagfeste Schutzbrille getragen werden. Dasselbe
gilt für das Sprühen von Chemikalien und Farbe. Auch

beim Sport können speziell für diesen Zweck gestaltete Brillen das Auge schützen.

Schwimmbrille verwenden. Das zur Badewasserdesinfektion verwendete Chlor kann ein trockenes und kratziges Gefühl in den Augen verursachen. In stehenden Gewässern können Mikroben Infektionen auslösen. Setzen Sie daher eine Schwimmbrille auf, bevor Sie eintauchen.

ENTFERNUNG VON FREMDKÖRPERN

Eine Wimper, ein Staub- oder Sandkörnchen im Auge kann sich anfühlen wie ein Balken. Die meisten Fremdkörper spült glücklicherweise die Tränenflüssigkeit hinweg. Das funktioniert allerdings nicht immer. Probieren Sie, ob Sie das lästige Ding mit einem der folgenden einfachen Tricks loswerden können.

Auge ausspülen. Waschen Sie sich zuerst gründlich die Hände. Ziehen Sie dann das obere Augenlid über das untere, und lassen Sie es zurückgleiten. Dadurch wird Tränenflüssigkeit erzeugt, die den Fremdkörper hoffentlich wegspült. Sie können diesen Prozeß auch fördern, indem Sie sterile Salzlösung – mit der Sie vielleicht Ihre Kontaktlinsen befeuchten – in das Auge träufeln. Wenn Sie keine Salzlösung im Haus haben, können Sie auch einen Augentropfer mit warmem Wasser verwenden. 1/2 Teelöffel Salz in 1/4 Liter Wasser gerührt, ergibt eine einfache Lösung zum Spülen.

Den Fremdkörper mit dem Taschentuch entfernen. Wenn Sie einen Fremdkörper im Auge sehen, der nicht feststeckt, aber durch Spülen nicht zu beseitigen ist, dann bitten Sie eine andere Person, ihn mit dem Zipfel eines sauberen, befeuchteten Papier- oder Stofftaschentuchs herauszuholen. Eine Wattebausch sollte nicht verwendet werden, da sich davon Fasern lösen und am Auge kleben bleiben.

Wenn der Fremdkörper im Auge steckt, sollten Sie das Auge nicht reiben. Gehen Sie sofort zum Arzt.

ÜBERANSTRENGUNG MEIDEN

Viele von uns sitzen heute Aug' in Aug' mit einer der

häufigsten Ursachen von Augenleiden, sobald sie sich zur Arbeit an den Schreibtisch setzen: dem Computerschirm. Die durch Computerarbeit verursachte Störung wird als «chronisch rezidivierende Streßüberbelastung» bezeichnet. Dabei passiert folgendes: Man sitzt und starrt stundenlang wie gebannt auf den Computerschirm, gibt Informationen ein und verarbeitet sie und konzentriert sich völlig auf den Bildschirm, der sich 65 cm vor dem Gesicht befindet.

Nach einiger Zeit werden die Augen müde, man bekommt Kopfschmerzen, und wenn man die Augen vom

• BEIM PALMIEREN ENERGIE TANKEN

Beim «Palmieren» (von engl. «palm» – «Handfläche») der Augen werden die äußeren Lichtreize, die normalerweise das optische System stimulieren, ausgeschaltet. Statt dessen entstehen in der Phantasie Licht und farbige Bilder, die entspannend für die Augen sind und ihnen neue Energie geben.

Und so geht's:

Halten Sie die Hände, Handflächen nach oben, vor sich. Wenn Sie wollen, können Sie die Ellenbogen auf einer Tischplatte oder auf einem Kissen im Schoß abstützen. Atmen Sie tief durch, so daß der Atem die Bauchdecke bewegt. Gähnen Sie. Reiben Sie nun die Hände rasch aneinander, und legen Sie die leicht gewölbten Handflächen über Ihre Augen. Der gewölbte Teil der Handflächen sollte sich vor den Augen befinden, während der knochige Teil über den Handgelenken auf den Wangenknochen zu ruhen kommt. Überkreuzen Sie die Finger über der Nasenwurzel, und legen Sie die Fingerspitzen gegen die Stirn. Halten Sie dabei die Augen geschlossen.

Stellen Sie sich zunächst eine blaue Sonne im Zentrum der Erde vor. Atmen Sie tief aus und ein, während Sie

(bitte umblättern)

BEIM PALMIEREN ENERGIE TANKEN – *Fortsetzung*

dieses Bild in Ihrer Vorstellung entstehen lassen. Betrachten Sie die verschiedenen Blautöne – Kobalt, Aquamarin und Indigo -, die von der Sonne ausstrahlen. Die Farbe bedeckt Ihre Füße und strömt in Ihre Beine, dann durch die Brust und in die Schultern. Das blaue Licht bedeckt die Hände und wirbelt in Ihren Handflächen. Licht überflutet die Augen und das Gehirn und durchströmt danach das Sehzentrum im Hinterkopf.

Nehmen Sie nun die Handflächen von den weiterhin geschlossenen Augen, strecken Sie sich durch, und gähnen Sie. Öffnen Sie die Augen, sobald Sie dazu bereit sind.

Sie können zum Palmieren auch andere Bilder einsetzen. Stellen Sie sich zum Beispiel vor, daß Sie über ein weites Feld gehen und Gras und Blätter riechen. Pflücken Sie in der Phantasie einen Apfel vom Baum, und polieren Sie ihn an Ihrem Ärmel. Beißen Sie ab, und fühlen Sie, wie der Saft Ihren Mund ausfüllt. Werfen Sie den Apfel in den blauen Himmel, und sehen Sie zu, wie er sich in einen roten Gummiball verwandelt, den Sie auffangen. Werfen Sie den Ball weit weg, und folgen Sie ihm mit Ihrer Nase, während er kleiner und kleiner wird und schließlich am Horizont verschwindet. Holen Sie den Ball zurück. Diese mentale Übung fördert die Beweglichkeit der Vorstellungskraft und verbessert die Fähigkeit zu ruckartigen Bewegungen, die das Auge ausführen muß, wenn es von einem Bild zum anderen oder beim Lesen von einem Wort zum nächsten springt.

Computer abwendet, fällt das Scharfsehen schwer. Die Augen können sich trocken anfühlen und brennen.

Das Problem wird nicht nur vom Computer verursacht. Jede Arbeit, die ständiges, konzentriertes Nahsehen erfordert, kann diese Symptome auslösen. Computerbildschirme sind hauptsächlich deshalb eine Zielscheibe der Kritik, weil sie heute in beinahe jedem Büro stehen.

Überanstrengten Augen zu helfen, geht so schnell und leicht wie Blinzeln – übrigens das erste empfehlenswerte Mittel.

Blinzeln und nochmal blinzeln: Der starre Blick auf den Bildschirm kann den Mechanismus des automatischen Lidschlags fast zum Erliegen bringen, wodurch das Auge austrocknet und irritiert wird. Denken Sie daran, öfter zu blinzeln, wenn Sie sich bei der Arbeit ständig auf Nahsehen konzentrieren müssen.

In die Ferne starren. Schauen Sie hin und wieder auf, und werfen Sie einen Blick durch den Raum – alle 20 Minuten oder in stündlichen Abständen, je nach Ihren eigenen Bedürfnissen. Vielleicht reicht schon ein kurzer Blick, ein paar Sekunden, die die Augen nicht auf den Bildschirm starren, um ihnen etwas Ruhe und die Chance auf einen anderen Blickpunkt zu geben. Danach können Sie sich Ihrer Arbeit mit erholten, leistungsfähigeren Augen wieder zuwenden.

Eine neue Brille. Wenn Sie eine Bifokalbrille tragen, dann ist Ihnen vermutlich schon aufgefallen, daß Sie Ihren Kopf jedesmal zur Seite drehen müssen, wenn Sie lesen wollen, was Sie in den Computer eingeben. Dann müssen Sie den Kopf zurückwenden, um wieder den Bildschirm anzuschauen. Sie können sich für die Arbeit vom Optiker spezielle Gläser schleifen lassen, die den Bereich für Nahsehen nicht in der unteren Hälfte, sondern an der Seite haben. So müssen Sie bei Bedarf bloß zur Seite sehen. Eine andere Möglichkeit sind Leselinsen, die wie getönte Aufsätze gegen Sonnenlicht befestigt werden. Zur Arbeit werden sie hinuntergeklappt, danach hinauf.

Ein Schutzschild gegen Zugluft. Wenn Sie blinzeln und Ihre Augen trotzdem noch brennen, als hätten Sie Pfeffer hineingestreut, kann es am eingebauten Ventilator des Computers liegen. Der Ventilator kühlt das Innenleben des Geräts und bläst dabei kontinuierlich Luft, die austrocknend wirkt, in Richtung Ihrer Augen. Kleben Sie ein Stück Pappe an die Oberkante des Monitors, um den Luftstrom in Richtung Decke abzulenken und Ihre Augen zu schützen.

Licht abdrehen. Wenn Ihre Sehprobleme und die Überanstrengung der Augen nach dem Schauen auf den hellen Bildschirm am schlimmsten sind, sollten Sie die Beleuchtung rund um Ihren Arbeitsplatz überdenken. Die Hintergrundbeleuchtung sollte gedämpft sein und den Augen einen Kontrast bieten. Auf dem Bildschirm sollte sich keine helle Lichtquelle spiegeln.

Schutzschirm gegen Spiegelung. Montieren Sie einen Schutzschirm vor den Computer, um Lichtspiegelungen möglichst auszuschließen.

Bildschirmreinigung. Die Augen müssen sich mehr anstrengen, wenn Schmutz, verschmierte Stellen und Fingerabdrücke die klare Sicht behindern. Wischen Sie den Bildschirm mit einem feuchten Tuch ab – es dauert nur zwei Sekunden.

Besorgen Sie sich polarisierende Gläser. Bestellen Sie beim Optiker diese Gläser, wenn Sie sich das nächste Mal eine Brille machen lassen, um das grelle Licht vom Bildschirm zu dämpfen.

SCHNELLE ÜBUNGEN FÜR DIE AUGEN

Augentraining kann nach Meinung mancher Sehtrainer das Sehvermögen rehabilitieren. Es kann bei Bildschirmarbeit Müdigkeit und Überanstrengung der Augen entgegenwirken und zur Verbesserung der Lernfähigkeit und Arbeitsleistung beitragen. Sportler können mit Hilfe von Augentraining bessere visuelle Konzentration und Sehschärfe erlangen. Probieren Sie die im folgenden vorgeschlagenen Übungen aus, um die Verbindung Gehirn-Nerven-Muskeln zu verbessern.

Das Kleingedruckte lesen: Wenn Sie an einem Bildschirm arbeiten, können Sie folgendes versuchen. Hängen Sie in einer Entfernung von etwa 2,5 m von Ihrem Stuhl eine Zeitung an die Wand, und unterbrechen Sie Ihre Arbeit ungefähr alle zehn Minuten, um auf die Zeitung zu schauen. Fokussieren Sie Ihren Blick auf das Gedruckte, und sehen Sie dann wieder auf den Bildschirm. Wechseln Sie die Sehweite eine halbe Minute lang immer wieder, und wiederholen Sie die Übung sechsmal pro Stunde. So können Sie verschwommenes Sehen am Ende des Arbeitstages vermeiden.

Daumen betrachten: Strecken Sie einen Arm aus, und bewegen Sie den ausgestreckten Daumen in Kreisen, Kreuzlinien und X-förmig. Bringen Sie den Daumen näher zum Gesicst, und führen Sie ihn wieder weiter weg. Versuchen Sie dabei, möglichst viel vom Zimmer im Gesichtsfeld zu behalten. Schließen Sie zuerst ein Auge, dann das andere, und wiederholen Sie die Übung noch zweimal. So können Sie Ihr Sehvermögen am Rand des Gesichtsfeldes verbessern.

Auf einen springenden Ball konzentrieren: Falls Sie Tennis, Squash oder Handball spielen, können Sie einen Partner bitten, Ihnen bei folgender Übung zu helfen. Stellen Sie sich in 1 bis 1,5 m Entfernung von einer nackten Wand auf. Ihr Partner steht hinter Ihnen und wirft den Ball gegen die Wand. Wenn der Ball zurückspringt, fangen Sie ihn auf. Diese Übung verbessert die Koordination zwischen Hand und Auge.

Gehirn trainieren: Fädeln Sie drei farbige Holzperlen auf eine Schnur von 1,8 m Länge. Befestigen Sie ein Ende der Schnur in Augenhöhe an der Wand, und halten Sie das andere Ende an Ihre Nase. Lassen Sie eine Perle bis zur Wand gleiten; die anderen beiden sollten sich 1,2 m bzw. 40 cm von Ihrer Nase entfernt befinden.

Schauen Sie nun auf die Perle, die am weitesten entfernt ist. An ihr scheinen zwei Schnüre V-förmig zusammenzulaufen. Verlagern Sie Ihren Blick auf die mittlere Perle. An der Stelle, an der die Schnüre zusammenkommen, werden Sie ein «X» sehen. Verlagern Sie den Blick vom «V» zum «X» und wieder zurück. Wenn Ihre Augen koordiniert zusammenarbeiten, sollten Sie einander kreuzende Schnüre sehen, wenn Sie Ihren Blick auf eine Perle konzentrieren. Funktioniert die Koordination nicht, dann zeigen sich andere Muster oder nur eine Schnur. Bei dieser Übung lernen die Augen, zusammenzuarbeiten, und das Gehirn wird trainiert, die Wahrnehmungen von einem Auge nicht auszublenden.

WIE MAN HÄNGENDE LIDER STRAFFT

Der Altersprozeß ist die Ursache vieler Augenprobleme, unter anderem auch hängende Lider. Beim Erwachsenen sind hängende Lider, mit dem Fachausdruck Ptosis bezeichnet, ein Zeichen einer Muskelschwäche im Lid. Hängende Lider können aber auch durch eine Schädigung der Nerven oder der Muskeln aufgrund einer Verletzung oder bei Krankheiten wie Diabetes oder nach einem Schlaganfall entstehen.

Heben Sie Ihre Lider mit einem Stück Klebeband an. Ein plastischer Chirurg aus Santa Monica in Kalifornien (USA) stellte ein Klebeband zum Liften der

Augenlider ohne Operation vor, welches hängende Lider unsichtbar strafft. Jeder kann von dieser schnellen «Reparaturmethode» profitieren, für deren Befestigung man nur ein paar Momente benötigt. Das Klebeband eignet sich besonders für Personen, die sich noch nicht zu einer Operation entschließen können, die aufgrund medizinischer Gründe nicht operiert werden können oder die sich eine solche Operation nicht leisten können. Zudem ist die Methode noch schneller als eine Operation. Für nähere Informationen, wo das Klebeband erhältlich ist und eine Preisliste schreiben Sie bitte an: Dr. Harold D. Clavin, Clavin Laboratories, 2001 Santa Monica Boulevard, Suite 890 West, Santa Monica, CA 90404, USA.

BEINSCHMERZEN

Besuchen Sie mal die Beinschmerzen-Klinik von Dr. Knie, und Sie werden jede Menge faszinierender Leute mit nicht weniger faszinierenden Beschwerden an den Beinen kennenlernen: wacklige Knie, bleischwere Beine, Krämpfe mitten in der Nacht. Da muß Dr. Knie schon ziemlich clevere Detektivarbeit leisten, um dahinterzukommen, was die Ursache für diese verschiedenen Beinschmerzen ist. Nehmen wir zum Beispiel Fritz. Seine Symptome erinnerten Dr. Knie stark an einen Leserbrief, der ein paar Monate zuvor im «New England Journal of Medicine» abgedruckt war. Ein Mann, der ungefähr im selben Alter wie Fritz war, klagte bei seinem praktischen Arzt über dumpfe Schmerzen und Druckempfindlichkeit tief im rechten Wadenmuskel. Der Doktor empfahl ihm, Aspirin zu nehmen. Zwei Nächte später war der Mann gerade eingeschlafen, da spürte er einen heftigen Schmerz in seiner rechten Wade, ausgelöst durch einen Tritt seiner Frau.

«Tritt bloß da nicht hin!» rief er. «An der Stelle tut mein Bein weh.»

Worauf seine Frau erwiderte: «Aber da trete ich immer hin. Du hast schon wieder geschnarcht, und wenn ich hintrete, hörst du auf.»

Als seine Frau ihm keine Tritte mehr verabreichte, vergingen auch die Schmerzen. (Das Schnarchen allerdings nicht – aber das ist eine andere Geschichte.)

Der Fall der mysteriösen Beinschmerzen, der in der medizinischen Fachzeitschrift berichtet wurde, war real. Und genauso real sind die Beinschmerzen, die Millionen

Menschen plagen. Beinschmerzen und ihre Behandlung sind manchmal eine einfache Sache, jedoch nicht immer. Doch oft läßt sich das Problem beherrschen. Zum Beispiel:

- Ein bis zwei Minuten mit den Zehen zu wackeln, kann durch Krampfadern verursachte Schmerzen beruhigen.
- Eine halbe Stunde abwechselnd Gehen und Ausruhen kann bei intermittierendem Hinken die Beschwerden lindern.
- Massage löst Krämpfe schneller als jede Pille.

Jetzt ist es Zeit für Schritte gegen Beinschmerzen.

BEINKRÄMPFE UMGEHEN

Was, Sie haben einen Schreibkrampf im Bein? Das ist gar nicht so absonderlich. Heftige Beinkrämpfe, die plötzlich und ohne ersichtlichen Grund auftreten, plagen alle möglichen Menschen – Sportler, Kassierer, Schwangere, Personen, die bestimmte Medikamente (z. B. Diuretika) einnehmen, sowie viele ältere Menschen.

Wenn man älter wird, verliert die Beinmuskulatur an Muskeltonus, und wenn man sich an körperlichen Aktivitäten beteiligt, sind daher Krämpfe wahrscheinlicher.

Krämpfe in den Beinen sind schrecklich schmerzhaft! Wenn sie zuschlagen, ist daher ein möglichst schnell wirksames Gegenmittel gefragt. Folgende Tips empfehlen sich.

Den *Krampf wegmassieren*. Wadenkrämpfe lassen sich durch Massieren in einigen Minuten beseitigen. Dazu erfassen Sie die Zehen, und ziehen sie sanft zu sich. Mit der anderen Hand massieren Sie die Wade der Länge nach von der Kniekehle bis zum Knöchel. Reiben Sie nie quer zum Muskel, sondern stets auf und ab.

Ausmassieren wirkt bei Krämpfen schneller als jedes Medikament. Auch ein Heizkissen oder eine Wärmflasche können helfen. Aber bis Sie eines von beiden gefunden haben und anwenden können, ist der Krampf durch Massieren schon gelöst.

• GEISTIGE BILDER GEGEN MUSKELKRÄMPFE

Während Sie einen schmerzhaft verkrampften Beinmuskel massieren, können Sie die Entspannung durch geistige Bilder fördern.

Wenn man einen Muskelkrampf im Bein mißt – was im Labor möglich ist -, dann zeigen die Instrumente einen Schauer von Nervenimpulsen, die immer wieder hartnäckige Muskelkontraktionen auslösen. Man kann den Krampf unter Umständen viel schneller loswerden, wenn man sich geistig vorstellt, wie sich der Muskel entspannt oder die Nervenimpulse langsamer werden.

Beginnen Sie die Visualisierungsübung mit Tiefenentspannung. (Setzen Sie dazu die auf Seite 225 beschriebene Übung zur Tiefenentspannung ein). Entwickeln Sie danach mit Hilfe der Beschreibung des Schauers von Nervenimpulsen Ihr eigenes Szenario. Sie können sich zum Beispiel einen schmalen Weg vorstellen, der vom Gehirn zum verkrampften Bein führt. Auf dem Weg sind dicht an dicht Boten mit langen Speeren unterwegs, die zum verkrampften Muskel laufen. Dort angekommen, schleudern sie die Speere in den Muskel, der sich als Reaktion zusammenkrampft und schmerzt.

Stellen Sie sich nun vor, daß Sie eine steinerne Mauer quer über den Weg errichtet haben, die so hoch ist, daß kein Bote sie überwinden kann. Sie sehen die schützende Mauer; keine der spitzen Lanzen kann darüber hinwegfliegen oder sie durchdringen.

Ihr Muskel ist nun in Sicherheit; er entspannt sich und wird durch die Massage warm. Sie fühlen, wie sich die verkrampften Muskelfasern lösen und dehnen. Sie fühlen die Erleichterung.

CLAUDICATIO INTERMITTENS: ATTACKE AUF DIE BEINE

Manchmal verkrampfen sich Wadenmuskeln unvermittelt während eines gemütlichen Spaziergangs. Ruht man sich ein paar Minuten aus, dann klingen die Schmerzen ab, doch sobald man wieder ein paar Meter gegangen ist, kommt es erneut zum Muskelkrampf.

Claudicatio intermittens ist der Fachausdruck für zeitweiliges Hinken als Folge eines bestimmten Typus von Krämpfen, die durch teilweise verlegte Arterien in den Beinen (manchmal auch in den Füßen, Hüften oder im Gesäß, je nachdem, wo die Durchblutungsstörung entsteht) verursacht werden. Beim Gehen werden die Beinmuskeln nicht ausreichend mit Blut versorgt und verkrampfen sich daher.

Man kann nur eine bestimmte Strecke weit gehen – einen halben Block, zwei Blocks, einen Kilometer -, bis man durch die Schmerzen zum Stehenbleiben gezwungen wird. Der Krampf tritt jedesmal nach derselben Distanz auf.

Verursacht wird Claudicatio intermittens vom selben Problem wie Herzkrankheiten. Verengung der Blutgefäße durch fettige Ablagerungen, kurz Arteriosklerose. (Hoher Cholesterinspiegel, Bluthochdruck und Diabetes tragen zum Problem bei.)

Eine Beintransplantation wäre eine Lösung – doch die wurde bis jetzt nur an Ratten durchgeführt. Glücklicherweise gibt es eine Reihe von Sofortmaßnahmen, die Sie ergreifen können, um eine Verschlechterung des Zustandes zu verhindern, Ihre Gehdistanz zu verlängern und möglicherweise die bestehenden Schäden zum Verschwinden zu bringen. Hier die Strategie.

Werfen Sie alle Zigaretten auf den Müll. Falls Sie rauchen, sollten Sie sofort damit aufhören. Die Medizin weiß noch nicht, durch welchen Mechanismus Rauchen zu Arteriosklerose führt, es ist jedoch klar, daß Rauchen der Risikofaktor Nummer eins für Claudicatio intermittens ist.

Fast alle Patienten, die hinken, sind Zigarettenraucher – mit Ausnahme von Diabetes-Patienten. Das Entscheidendste ist für diese Patienten, mit dem Rauchen aufzuhören. Das bringt eine einschneidende Besserung.

Gehen, Ausruhen, Weitergehen. Obwohl Claudicatio-Patienten beim Gehen oft Krämpfe bekommen, ist regelmäßiges Gehen eines der besten Mittel gegen das Problem.

Wie kann etwas helfen, das Schmerzen bereitet?

Wenn man geht, bis die Skelettmuskulatur in den Beinen an Sauerstoffmangel leidet, wird ein automatischer Prozeß im Körper aktiviert, der die Durchblutung reguliert. Durch diesen selbstregelnden Prozeß wird die Blutzufuhr zu den Beinen erhöht. Der Körper setzt (im verkrampften Bereich) Hormone und andere Substanzen frei, die bewirken, daß sich die kleinen, bis dahin ruhenden Gefäße in der Beinmuskulatur erweitern.

Die erweiterten feinen Gefäße übernehmen zum Teil die Aufgabe der verlegten Arterien. Der Trick dabei ist, so lange zu gehen, bis die Beschwerden einsetzen, dann auszuruhen und nach der Pause weiterzugehen. Diese Spaziergänge mit eingeschobenen Pausen sollten ein- bis dreimal täglich, jeweils eine halbe Stunde lang, gemacht werden. Übrigens ist körperliche Betätigung in fast jeder Form – Schwimmen, Radfahren, was immer – günstig für Claudicatio-Patienten. Die Schmerzen gehen nach drei bis sechs Monaten zurück, und der Patient kann weitere Strecken zurücklegen, ohne zu hinken.

Wahrscheinlich wird aus solchen Patienten kaum noch ein Marathonläufer werden, doch viele Betroffene, die an die Wohnung gefesselt sind, schaffen es durch regelmäßiges Gehen wieder, selbst einkaufen gehen zu können. Diese Empfehlung funktioniert übrigens nur dann, wenn Sie nicht rauchen. Nikotin verengt die Blutgefäße.

Leichter werden. Wenn Sie übergewichtig sind, sollten Sie eine vernünftige Diät zum Abnehmen beginnen. Je mehr zusätzliches Gewicht die Beine tragen müssen, um so größer ist die Belastung. Weniger Körpergewicht bedeutet auch eine geringere Belastung der Gefäße.

Den Arzt nach Aspirin fragen. Es gibt kein Medikament, das die Blutversorgung der Beine verbessern und das intermittierende Hinken verhindern kann, doch in manchen Fällen kann Aspirin® helfen. Amerikanische Ärzte empfehlen ihren Patienten, täglich eine Aspirintablette zu nehmen. Die Grundlage dafür sind Erfahrungen mit Herzerkrankungen und Problemen im Bereich der Halsschlagader. Vermutlich kann man so eine weitere Ablagerung von Plättchen (aus denen sich Plaque bildet) und damit das Fortschreiten der Krankheit verhindern.

Anmerkung. Versuchen Sie weder Aspirin® noch eines der anderen angegebenen Mittel gegen Claudicatio intermittens, ohne vorher die Zustimmung Ihres Arztes eingeholt zu haben. Das Hinken ist ein Symptom einer zugrundeliegenden Erkrankung der Arterien, die korrekt behandelt werden muß. Andernfalls können massive Folgen, wie beispielsweise ein Schlaganfall, auftreten, oder es wird eine Amputation notwendig. Wenn beim Gehen (oder Sitzen) Beinkrämpfe auftreten, ist daher unbedingt ein Arzt zu konsultieren, damit die korrekte Diagnose gestellt und eine entsprechende Behandlung eingeleitet wird.

KRAMPFADERN DEN KAMPF ANSAGEN

Personen mit Krampfadern klagen typischerweise über schmerzende, müde oder schwere Beine. Die Symptome zeigen sich vor allem gegen Abend oder nach einer längeren Einkaufs- oder Besichtigungstour zu Fuß. Es kann auch ein Brennen oder Zucken in einem bestimmten Bereich des Beins auftreten. Der Grund dafür ist eine Funktionsstörung der oberflächlichen Beinvenen, die ihre Aufgabe, Blut zurück in Richtung Herz zu pumpen, nicht ausreichend erfüllen. Die Venenklappen, die als Einwegventile für den Bluttransport dienen, schließen nicht vollständig, so daß Blut «wie aus einer überlaufenden Toilette» aussickert. Möglich ist auch, daß die Gefäßwände schwach werden und sich nach außen wölben. Die sogenannten «Besenreiser» sind feine Krampfadern, die sich aus den Kapillaren – den feinsten Blutgefäßen – bilden.

Ob leckende Venenklappen, schwache Venenwände oder beides – in jedem Fall staut sich Blut, was zu Schwellungen und Schmerzen führt.

Mit jedem Ansteigen des Blutdrucks in den Beinen nehmen auch die Schmerzen zu; deshalb sind die Beschwerden am Ende des Tages größer, vor allem, wenn man viel steht oder beim Stuhlgang preßt. Bei Frauen

SKLEROSIERUNG: EIN HIGH-TECH-HEILVERFAHREN FÜR KRAMPFADERN

Die bevorzugte Methode zur Behandlung beschädigter Venen ist die sogenannte Verödung oder Sklerosierung.

Ein in dieser Technik erfahrener Arzt kann Krampfadern durch Verödung in zwei bis drei Behandlungen beseitigen. Die meisten Probleme entstehen an den oberflächlichen Beinvenen, die von der Leistengegend zum Knöchel verlaufen. Sie liegen direkt unter der Haut und sind für den Kreislauf entbehrlich, da sie nicht mehr als rund zehn Prozent der Gesamtblutmenge aus den Beinen transportieren. Die Hauptlast wird von den tiefliegenden Venen unter der Muskulatur getragen.

Sklerosierung kann auch bei Krampfadernbildung an den kleineren Abzweigungen der Venen zwischen Knöchel und Leistenbereich angewendet werden.

Chirurgische Eingriffe werden nur an der langen Hauptvene selbst durchgeführt – und selbst wenn eine Operation erforderlich ist, nimmt die Behandlung wenig Zeit in Anspruch. Der Arzt setzt dazu bloß zwei kleine Einschnitte an den beiden Enden der geschädigten Vene. Die Vene kann ambulant unter örtlicher Betäubung entfernt werden. Man kann den Operationstermin für Freitag nachmittag ansetzen und am Montag schon wieder zur Arbeit gehen.

können die Schmerzen auch vor der Monatsblutung zunehmen.

Umgekehrt wirkt alles schmerzlindernd, was den Druck senkt. Sich hinzulegen und die Beine hochzulagern, wirkt der Schwerkraft entgegen, so daß das Blut leichter zum Herzen abfließen kann. Doch Sie können nicht den Rest Ihres Lebens im Bett verbringen. Zum Glück gibt es eine Reihe schnell wirksamer Mittel, die der Schwerkraft entgegenwirken und den Blutstrom wieder in Gang bringen.

Mit den Zehen wackeln. Bei längerem Sitzen staut sich Blut in den Venen. Wenn Sie von Berufs wegen stundenlang an einer Kasse, am Computer oder am Schreibtisch sitzen müssen, sollten Sie daher etwa jede halbe Stunde ein bis zwei Minuten in den Schuhen mit den Zehen wackeln. Spannen Sie dazu auch die Beinmuskeln an, und stellen Sie sich so oft wie möglich auf die Zehenspitzen.

Ein kurzer, flotter Spaziergang. Verlassen Sie Ihren Bildschirm, sofern es sich einrichten läßt, jede Stunde für fünf Minuten, und laufen Sie rasch mal um den Block (oder nach unten zur Kaffeeküche und wieder zurück). Beim Gehen ziehen sich die Wadenmuskeln rund um die Blutgefäße zusammen und unterstützen so die angeschlagenen Ventile beim Hinaufpumpen des Blutes.

Spielen Sie Volleyball. Oder entmotten Sie Ihr Zimmerfahrrad. Auch ein paar Runden im nächstgelegenen Schwimmbad sind vorteilhaft. Rhythmische Bewegung der Muskeln preßt die Venen zusammen und befördert das Blut in Richtung Herz – deshalb kann es gegen Krampfadern helfen, sich täglich zu bewegen. Auch Gehen, Laufen, Schifahren, Rollschuhlaufen oder Eislaufen sind geeignete Sportarten.

Elastische Stützstrümpfe tragen. Sie drücken das Blut in den Venen zurück nach oben. Gute Stützstrümpfe erzeugen einen Druck von 8 bis 20 Millimeter Quecksilber (ein Maß der Kompressionswirkung), das reicht zur Beseitigung von Beschwerden. Gute Strümpfe mögen nicht ganz billig sein, doch Ihre Beine werden es Ihnen danken. (Hinweis: Die beste Maßnahme zur Schmerzbekämpfung ist regelmäßige körperliche Betätigung in Kombination mit Stützstrümpfen.)

Lassen Sie die Finger wandern. Und zwar sollte die Wanderung durch das Telefonbuch gehen. Wer an Krampfadern leidet, sollte sich an einen Arzt wenden, der auf dieses Problem spezialisiert ist, selbst wenn es sich nur um kleine, schmerzlose Besenreiser handelt. Probleme mit den Venen sind nicht bloß eine kosmetische Frage – in manchen Fällen können sie zu schwerwiegenden Komplikationen führen. Deswegen ist es sinnvoll, nicht bloß Symptome zu bekämpfen, sondern das zugrundeliegende Problem zu behandeln. Auch wenn Sie schon früher einmal Venenentzündung, Krampfaderngeschwüre oder -ekzeme oder andere ernstzunehmende Probleme mit den Venen hatten, sollten Sie sich immer an einen Arzt wenden, anstatt die Beschwerden durch Selbstbehandlung zu bekämpfen.

SCHNELLMASSNAHMEN BEI UNTERSCHENKELENTZÜNDUNGEN UND ERMÜDUNGSBRÜCHEN

Schmerzen zwischen Knie und Knöchel, insbesondere an der Vorderseite des Schienbeins, können aufgrund verschiedener Probleme auftreten. In vielen Fällen handelt es sich um eine durch Überbeanspruchung verursachte Entzündung der Muskeln an der Innenseite des Beins, hinter dem Schienbein, die oft etwa in der Mitte des Unterschenkels oder weiter unten auftritt. Die Schmerzen beginnen meist nach einigen Wochen Belastung mit rhythmischen, repetitiven Bewegungsabläufen, wie beispielsweise Aerobic oder Langstreckenlauf. Trainingsfehler, wie etwa eine zu rasche Steigerung des Trainingspensums oder der Intensität, sowie Laufen auf ungewohntem Untergrund oder in neuen Schuhen, können ebenfalls oft zu Schmerzen führen.

Die folgenden Tips können Ihnen helfen, solche Entzündungen rasch zu beseitigen und in Zukunft zu verhüten.

Aussitzen. Entzündete Muskeln können sich nur erholen, wenn Sie ihnen Ruhe gönnen. Versuchen Sie nicht, mit Schmerzen weiter zu trainieren. Es geht nicht um Bettruhe, sondern um «relative Ruhe». Das heißt, nichts zu tun, das schmerzt – Laufen, Aerobic, was immer-; man kann sich aber statt dessen auf andere Weise bewegen, etwa Radfahren. Man muß nur darauf achten, sich nicht in die Pedale zu stellen, damit kein Druck auf die Beine ausgeübt wird.

Hören Sie auf Ihre Beine. Nach ein bis zwei Wochen können Sie allmählich wieder zu laufen beginnen. Halten Sie sich aber zurück, sobald Sie Schmerzen haben. Reduzieren Sie die Intensität des Trainings, oder laufen Sie kürzere Distanzen.

Eisabreibung gegen Schmerzen. Eine Eismassage kann zur Bekämpfung von Entzündungen durch Überbeanspruchung beitragen. Eis hilft auch, wenn die Schmerzen schon durch Gehen ausgelöst werden. Lassen Sie Wasser in einem Pappbecher gefrieren. Wenn das Eis zu schmelzen beginnt, ziehen Sie die Pappe ab und reiben das Eisstück über den betroffenen Bereich am Unterschenkel auf und ab. Massieren Sie das Bein nach dem Training 20 Minuten lang mit Eis, oder machen Sie drei- bis viermal täglich eine Eismassage von 15 bis 20 Minuten.

Nehmen Sie Ihre Medizin. Im akuten Schmerz- stadium können Sie ein bis zwei Wochen lang entzün- dungshemmende Mittel wie Aspirin® oder Ibuprofen einnehmen. Bei regelmäßiger Einnahme rund um die Uhr wird der Körper kontinuierlich mit dem Arzneimittel ver- sorgt, so daß die Entzündung möglichst gering gehalten wird. (Zwei Warnhinweise: Lesen Sie den Beipacktext sorgfältig auf mögliche Nebenwirkungen und Kon- traindikationen durch; wenn Sie Magen-Darm-Ge- schwüre haben, ist von diesen Medikamenten abzuraten.)

Stoßdämpfer einsetzen. Zur Vermeidung wie- derholter Unterschenkelschmerzen empfiehlt es sich, alle sechs Monate neue Sportschuhe zu kaufen und dabei auf eine gut gepolsterte Sohle zu achten. Achten Sie auf Schuhe, die guten Halt geben und Stöße abfangen, etwa durch eingearbeitete Luft- oder Gelkissen. Auch Sor- bothane-Einlagen (im Sportartikelhandel erhältlich) für die Schuhe sind nützlich.

Wer suchet, der findet. Suchen Sie sich eine Lauf- strecke, die nicht asphaltiert ist, und Sie werden finden, daß Ihre Unterschenkel weniger Probleme machen. Ein weicher, gewachsener Untergrund ist für die Unter- schenkel weniger anstrengend als Asphalt oder hartes Pflaster. Es lohnt sich, die kleine Unbequemlichkeit in Kauf zu nehmen, selbst wenn Sie mit dem Wagen hinfahren müssen.

Dehnübungen vor dem Start. Vor und nach Aktivitäten wie Laufen oder Aerobic sollte man die Achil- lessehne dehnen. Stellen Sie sich dazu in Schrittstellung vor eine Wand, und lehnen Sie sich nach vorn, Hand- flächen gegen die Wand gestützt; die Fersen stehen flach auf dem Boden. Dehnen Sie nun ein Bein nach dem anderen, zuerst mit gestrecktem, dann mit gebeugtem Knie; insgesamt sollte jedes Bein drei bis fünf Minuten gedehnt werden.

Turnen, ohne sich zu stoßen. Überraschenderweise sind Unterschenkelentzündungen bei Personen, die Aerobic betreiben, häufiger als bei Läufern. Bei Aerobic wird oft viel herumgesprungen, wobei die Beine heftige Stöße abfangen müssen. Wenn man Probleme mit den Unterschenkeln hat, sollte man besser eine Gymnastikform wählen, bei der die Beine weniger Stößen ausgesetzt sind oder überhaupt kein Gewicht tragen müssen.

Abwechslung tut gut. Legen Sie beim Training abwechselnd «schwere» und «leichte» Tage ein, oder wechseln Sie zwischen verschiedenen Sportarten: einmal Laufen oder Aerobic, einmal Radfahren, Schwimmen oder Gehen. Schaffen Sie sich einen Trainingsrhythmus, der Ihre Unterschenkel möglichst wenig belastet.

Wiederholte Stoßeinwirkung kann auch zu Ermüdungsbrüchen am Schienbein oder am Wadenbein (der dünnere, parallel zum Schienbein verlaufende Knochen an der Außenseite des Beins) führen. Unter Umständen muß eine spezielle Knochenaufnahme durchgeführt werden, um zu erkennen, ob Schmerzen in diesem Bereich durch eine Muskelentzündung oder einen Ermüdungsbruch verursacht sind.

Wenn tatsächlich ein Ermüdungsbruch vorliegt, ist Ruhe das Gebot der Stunde. Das Bein sollte drei bis vier Wochen nicht belastet werden, bis der Heilungsprozeß abgeschlossen ist. (Nichtstun klingt vielleicht nicht schwierig, aber für Sportenthusiasten ist dieser Rat möglicherweise schwerer zu befolgen als jeder andere. Doch weiteres Training mit gebrochenem Schienbein verlängert nur die Qual.)

KEINE CHANCE FÜR KNIESCHMERZEN

Für die meisten Menschen ist das Knie nichts weiter als ein simples Scharnier. Doch das Knie ist ein komplexes Gelenk, in dem ein geschickt ineinandergreifendes Arrangement von Knorpeln, Bändern, Sehnen, Muskeln und Knochen für Beweglichkeit und Halt sorgt.

Beim Laufen beispielsweise sind Knie und Gelenke mit dem dreifachen Körpergewicht belastet. Doch die meisten Leute, vor allem Wochenendsportler, die nur sonntags laufen oder Aerobic betreiben, betrachten es als selbstverständlich, daß die Knie ihren Dienst tun und setzen sie großen Verletzungsgefahren aus. Wer mit seinen Knien schlecht umgeht, bekommt das bald zu spüren!

Für Freizeitsportler gilt dasselbe wie für Sportprofis. Auch sie müssen ihren Körper in Form bringen, um das Verletzungsrisiko möglichst gering zu halten.

Viele der oben angegebenen Tips für Unterschenkelprobleme können auch Knieschmerzen verhindern helfen. Hier einige Maßnahmen zur Bekämpfung von Knieschmerzen – und Verhütung erneuter Verletzungen, die den Sportfan auf die Ersatzbank bringen.

Laufstrecken variieren. Die meisten Straßen sind leicht gewölbt, so daß die Füße beim Laufen nicht auf gleicher Höhe aufsetzen. Um Ausgleich zu schaffen, sollte man die Richtung wechseln, damit nicht eine Irritation an einer bestimmten Stelle entsteht. Wenn Sie zum Beispiel immer in Nordrichtung zu laufen beginnen und in Südrichtung zurückkommen, sollten Sie die Richtung bei jedem zweiten Lauf umkehren – starten Sie nach Süden, und laufen Sie in Nordrichtung zurück.

Distanz schrittweise erhöhen. Legen Sie langsam an Distanz zu. Eine sprunghafte Steigerung des Trainingspensums scheint die Hauptursache für bestimmte Arten von Knieschmerzen zu sein, vor allem bei Training für Wettbewerbe. Sie sollten die Laufdistanz um nicht mehr als zehn Prozent pro Woche steigern.

Aerobic-Kurs halbieren. Viele Patienten stürzen sich zu schnell wieder ins Training, bevor eine Verletzung völlig abgeheilt ist. Dadurch verzögert sich der Heilungsprozeß, und es droht eine erneute Verletzung. Wenn Sie Ihr Knie unbedingt auf die Probe stellen wollen, sollten Sie es nicht überanstrengen. Wenn Sie es ohne Ihren gewohnten Aerobic-Kurs nicht aushalten, dann machen Sie statt der vollen Stunde eben nur das halbe Programm mit, und achten Sie darauf, wie es Ihnen dabei geht. Wenn sich Schmerzen bemerkbar machen, ist klar, daß Sie noch nicht soweit sind. Brechen Sie ab, und reiben Sie die Stelle mit Eis ein.

In der Nähe bleiben. Aus demselben Grund sollten Läufer nach einer Verletzung auf einer Laufbahn oder in der Nähe Ihrer Wohnung trainieren. So läßt sich die Gefahr vermeiden, an einem abgelegenen Ort plötzlich von quälenden Schmerzen überfallen zu werden. Legen

KNIEKRÄFTIGENDE ÜBUNGEN

Der beste Weg, das Kniegelenk in stabiler Form zu halten und weitere Verletzungen zu verhüten, ist eine Stärkung der Muskeln, die all die Knochen, Bänder und Sehnen zusammenhalten und für ihre Beweglichkeit sorgen. Die folgenden Übungen sind nicht zeitaufwendig, und diese minimale Investition bringt beachtlichen Gewinn.

Lassen Sie sich als erstes vom Arzt grünes Licht geben. Einige der Übungen können eine bestehende Verletzung verschlimmern, insbesondere wenn sie zu bald nach der Verletzung und mit zuviel Gewicht gemacht werden. Wenn bei der Übung Schmerzen auftreten, sofort abbrechen. Versuchen Sie es mit weniger Gewicht oder ganz ohne Gewicht. Gefragt ist ein «Brennen» der Muskeln, aber nicht Schmerzen im Gelenk – sie sind ein Warnsignal, besser sofort aufzuhören. Führen Sie die Bewegungen stets fließend und langsam aus. Üben Sie täglich oder nach Anweisung Ihres Arztes.

Der Großteil der Übungen kann auf den in Fitneßstudios üblichen Kraftmaschinen gemacht werden; Sie können für den Gebrauch daheim auch Gewichte für die Knöchel kaufen. Noch billiger sind Münzrollen (drei Rollen ergeben etwa ein Pfund) oder Senkgewichte aus Blei, wie Fischer sie verwenden. Stecken Sie die Münzrollen oder Bleigewichte in eine Socke, verknoten Sie das Ende gut, und verteilen Sie das Gewicht gleichmäßig in der Socke, die Sie dann über den Knöchel legen. Wenn es Zeit ist, mit mehr Gewicht zu arbeiten, können Sie die Münzen in eine alte Handtasche tun und den Griff über das Gelenk hängen.

Beinhebe mit gestrecktem Bein: Legen Sie sich mit dem Rücken auf eine harte Unterlage. Stellen Sie ein Bein mit gebeugtem Knie auf; der Fuß steht flach auf dem Boden. Strecken Sie das Kniegelenk des anderen Beins sanft durch, und heben Sie das gestreckte Bein aus der Hüfte an. Heben Sie das Bein maximal 15 bis 20 cm hoch, und halten Sie es etwa sechs Sekunden in dieser Position. Legen Sie das Bein danach sanft ab, und lassen Sie es sechs Sekunden ausruhen. Wiederholen Sie die Übung mit jedem Bein zehnmal.

KNIEKRÄFTIGENDE ÜBUNGEN – *Fortsetzung*

Es kann vorteilhaft sein, diese Übung zunächst ohne Gewichte zu machen. Mit zunehmender Kraft können dann Gewichte bis zu einem Maximum von fünf Pfund zum Einsatz kommen. Anstatt das Gewicht noch weiter zu steigern, sollten Sie danach versuchen, das Bein zehn Sekunden ohne Zittern hochzuhalten. Nach einiger Zeit können Sie die Übung auch öfter wiederholen – bis zu drei Runden mit je zehn Wiederholungen pro Bein.

Quadrizeps-Streckung im Sitzen – Version für daheim: Setzen Sie sich auf einen Stuhl, und legen Sie die Füße auf einen Schemel oder eine Kiste, die weit genug vor Ihnen steht, so daß die Unterschenkel bei gebeugten Knien in einem Winkel von 45° zum Boden stehen. Beginnen Sie mit leichten Gewichten oder ganz ohne Gewichte. Heben Sie das Bein (soweit wie möglich) in eine waagrechte Stellung, und halten Sie die Position sechs Sekunden lang. Legen Sie das Bein danach langsam ab, und lassen Sie es sechs Sekunden ausruhen. Wiederholen Sie die Übung mit jedem Bein zehnmal.

Beginnen Sie die nächste Übung mit gerade nach unten gerichteten Beinen. Heben Sie ein Bein, bis es einen Winkel von 45° erreicht, halten Sie die Position, und legen Sie es wieder ab. Machen Sie die Übung abwechselnd mit beiden Beinen. Diese beiden Übungen trainieren verschiedene Muskelgruppen und schützen das Knie vor Überanstrengung. Wenn Sie bei einer Übung Schmerzen haben, können Sie einfach die andere probieren.

Quadrizeps-Streckung – Version für das Fitneßstudio: Die Übung kann auch auf einer Beinstrecker-Maschine ausgeführt werden. Lassen Sie sich vom Betreuer zeigen, wie Sie das Gerät einstellen müssen, um das Gewicht aus einem Winkel von 45° zu heben.

Für alle Versionen gilt, daß Sie das Gewicht mit zunehmender Kraft allmählich erhöhen können; Ihr Ziel sollten drei Runden zu je zehn Wiederholungen sein. Wenn Sie ein Gewicht von 10 Pfund erreicht haben, sollten Sie das Gewicht nicht weiter steigern, sondern die Stellung zehn statt sechs Sekunden zu halten versuchen.

Kräftigung der Kniesehnen – Version für daheim: Stellen Sie sich vor eine Wand, und stützen Sie sich mit den

Sie sich eine Distanz von rund 800 m zurecht, und laufen Sie die Strecke auf und ab. So müssen Sie nicht kilometerweit heimhumpeln, falls sich Schmerzen einstellen.

Laufstrecke aufgeben. Wenn Ihre Knie schon viel zu leiden hatten, ist ein Laufband eine Überlegung wert – keine Steigungen, keine Schlaglöcher, keine Überraschungen, keine Schmerzen. Wenn schon einmal Knieprobleme wie Bänderrisse, Sehnen- oder Schleimbeutelentzündung oder Arthritis des Kniegelenks aufgetreten sind, sollte man auf möglichst flachem Untergrund laufen.

Schmerzfreier Sportspaß durch Aufbautraining. Ein gut geplantes Trainingsprogramm kann Ihnen Knieschmerzen ganz ersparen. Beginnen Sie mit dem Konditionsprogramm im Juli, wenn Sie im Winter einen Schiurlaub planen. Wenn Sie nächsten Sommer Wasserschifahren wollen, dann fangen Sie im Februar mit Laufbandtraining und Gewichtheben an. Moderate Trainingsbelastung ein paarmal pro Woche bringt die Knie sowie Herz und Lunge rechtzeitig in Form, so daß der Körper die sportliche Anstrengung später gut bewältigt. Dasselbe gilt für Golf-, Tennis-, Softballspieler und andere Wochenendsportler, insbesondere, wenn man am Arbeitsplatz die ganze Woche hindurch in Anzug und Krawatte herumsitzt.

Gehen und Wandern führt weniger oft zu Knieverletzungen als Laufen oder Aerobic, weil man sich dabei nicht mit so hohem Tempo bewegt, doch auch dabei kann man übertreiben. Hier einige schnelle Mittel als Abhilfe bei Knieschmerzen unterwegs.

Das Handtuch werfen. Wenn Sie eine Wanderung in der Nähe eines Flusses oder eines anderen kalten Gewässers vorhaben, ist es sinnvoll, ein kleines Handtuch oder einen Waschlappen mitzuführen. Tauchen Sie das Tuch ins kalte Wasser, wenn Sie Rast machen, wringen Sie es aus, und wickeln Sie es um das Knie.

Aspirin® in den Rucksack. Aspirin® (oder andere entzündungshemmende Medikamente) und Ruhe sind erprobte Mittel bei Schmerzen und Überbeanspruchung der Unterschenkel und des Knies. Wie bei allen Medikamenten, sollten Sie sich eine Empfehlung vom Arzt holen.

Zum «Onkel Doktor». Wenn Ruhe, Eisbehandlung und andere Hausmittel die Schmerzen nicht in einer Woche oder maximal zehn Tagen beseitigen, brauchen Sie professionelle Hilfe. Wenn Sie nicht wissen, an wen Sie sich wenden sollen, dann rufen Sie das sportmedizinische Institut der nächstgelegenen Universität an, und fragen Sie, wer dort die Sportler behandelt. Muskelaufbauübungen, Schienung oder andere Maßnahmen, die auf Ihr spezifisches Problem zugeschnitten sind, können erforderlich sein.

BLASEN- UND NIERENPROBLEME

KAPITEL 7

Blasenprobleme kennen keinen Altersunterschied.

Blaseninkontinenz plagt die Hälfte aller Bewohner von Pflegeheimen, und junge Menschen bis zu 16 Jahren kennen die Ängste und Frustrationen, die mit Bettnässen einhergehen. Menschen aller Altersgruppen sind von Nierensteinen und Infektionen des Harntrakts betroffen.

Doch für alle Probleme, die im Zusammenhang mit der Blase auftreten, gibt es rasch wirksame Hilfsmethoden, die Sie erlernen können.

- Eine einfache Übung, die in Sekundenschnelle auszuführen ist, um die Blase zu stärken und die Inkontinenz zu bekämpfen.
- Eine Methode, mit der man schmerzhafte Nierensteine in nur einer Stunde los wird.
- Eine Methode, mit der sich Frauen in nur einem Tag von wiederkehrenden Blasenentzündungen befreien können.

Zu beachten ist, daß ernsthafte Blasenprobleme vom Facharzt untersucht werden sollen. Das Positive ist, daß für viele Patienten Heilung oder deutliche Symptomlinderung möglich ist.

DEN «WASSERHAHN ABDREHEN»

Die Blase speichert den Harn, der in den Nieren entsteht. Je mehr Harn sich ansammelt, desto mehr dehnen sich die Blasenwände. Harndrang entsteht, wenn Nervenenden in der Blase die Information vermitteln, daß es Zeit ist, die Blase zu leeren. Doch selbst wenn Sie durch die Predigt in der Kirche oder eine Klatschtante aus der Nachbarschaft aufgehalten werden, hält der Blasensphinkter, ein ringförmiger Schließmuskel am Blasenausgang, die Blase geschlossen, bis Sie so weit sind.

Doch manchmal geraten die Dinge außer Kontrolle, und Sie müssen feststellen, daß doch geschieht, was nicht sein darf. Unwillkürliches Harnlassen macht nicht nur Flecken auf der Kleidung – es beschämt und ist ein Schlag für das Selbstwertgefühl.

Viele Menschen, die an Inkontinenz leiden, schämen sich so sehr, daß sie mit niemandem, nicht einmal dem Arzt, über ihr Problem reden. Das ist ein Fehler. Denn mit medizinischer Hilfe läßt sich das Problem vielfach rasch aus der Welt schaffen.

Es gibt drei Hauptformen der Inkontinenz.

Streßinkontinenz. Dabei entweicht Harn aus der Blase, wenn die Person hustet, niest, lacht oder läuft. Ursache ist die Druckerhöhung im Bauchraum.

Überlaufinkontinenz. Dazu kommt es, wenn die Blase aufgrund einer verlegten Harnröhre nicht richtig entleert wird und in der Folge wegen Überfüllung «überläuft». Eine verlegte Harnröhre kann sich durch einen schwachen Harnstrahl beim Wasserlassen bemerkbar machen.

Dranginkontinenz. In diesem Fall ist die Blase gereizt, so daß man, sobald sich normaler Harndrang einstellt, das Wasser nicht mehr halten kann. Es kommt zum Mißgeschick, bevor man es zur Toilette schafft.

HELFEN SIE DEM ARZT, IHNEN ZU HELFEN

Ihr Arzt kann am besten beurteilen, welche Form der Inkontinenz bei Ihnen vorliegt. Doch Sie können es ihm durch Ihre Mithilfe erleichtern, eine korrekte Diagnose zu erstellen.

Führen Sie Aufzeichnungen über das Wasserlassen. Sie können Ihrem Arzt helfen, sich bereits beim ersten Besuch eine gut begründete Meinung zu bilden, wenn Sie genau aufschreiben, wann Sie absichtlich und /

oder unwillkürlich Wasser lassen (selbst wenn es nur einige Tropfen sind).

Notieren Sie auch die Flüssigkeitszufuhr. Tragen Sie alles, was Sie trinken, in ein Tagebuch ein. Möglicherweise ist Ihr Problem ja in der reichhaltigen Versorgung mit Flüssigkeit begründet.

Überprüfen Sie, ob vielleicht eine Arznei etwas anrichtet. Diuretika (harntreibende Mittel) sind die ersten Verdächtigen, gefolgt von Präparaten, die mit der Vorsilbe «Anti-» beginnen, wie Anticholinergika, Antidepressiva, Antihistaminika, Antiarrhythmika, Antidiarrhoika, sowie Mittel gegen Parkinson-Krankheit und opiathaltige Schmerzmittel.

Sprechen Sie mit Ihrem Arzt, falls Sie eines der aufgezählten Medikamente nehmen. Es kann sein, daß Ihre «Wasserleitung» in Ordnung ist und nur von einer der Arzneien vorzeitig «aufgedreht» wird. Wenn Sie die Medikamente nicht mehr einnehmen, ist – mit Ausnahme einiger Medikamente mit langfristiger Wirkung – normalerweise binnen 48 Stunden eine Besserung zu beobachten.

Tun Sie etwas gegen Verstopfung. Personen, die – beispielsweise aufgrund einer Schmerzbehandlung mit Opiaten – Verstopfung haben, leiden als Folge oft auch an Inkontinenz. (Maßnahmen gegen Verstopfung siehe S. Or. S.70])

STÄRKEN SIE IHRE ENTSCHLOSSENHEIT UND IHREN KÖRPER

Wie bei jedem gesundheitlichen Problem spielen auch bei Inkontinenz die allgemeine Verfassung, Ernährung, Bewegung und Lebensgewohnheiten eine wichtige Rolle. Ebenso gibt es auch in diesem Fall viele schnelle und einfache Methoden, sich zu helfen.

Vorwärtsverteidigung gegen Inkontinenz. Wenn Ihr Problem Streßinkontinenz ist, empfehlen sich Kegel-Übungen (benannt nach ihrem Erfinder Dr. Kegel), um die Beckenbodenmuskulatur zu kräftigen. Probieren Sie beim nächsten Gang zur Toilette folgendes: Ziehen Sie zuerst die Muskeln zusammen, als würden Sie den

Stuhlgang unterbrechen; als zweiten Schritt ziehen Sie die Muskeln zusammen, die notwendig sind, um das Urinieren zu unterbrechen. Halten Sie die Kontraktion jeweils drei bis fünf Sekunden. Das sind die zwei Phasen einer vollständigen Kegel-Übung, und so wird sie durchgeführt: Muskeln von hinten nach vorne zusammenziehen, bis vier zählen und lockerlassen. Wiederholen Sie die Übung dreimal täglich, jeweils zwei Minuten lang (mindestens hundert Wiederholungen insgesamt).

In kurzer Zeit werden Sie imstande sein, mehrere Übungsrunden pro Tag auszuführen, um die Muskeln nicht nur beim Wasserlassen, sondern auch im «Trokkentraining» zu kräftigen. Sie können an verschiedenen Stellen in der Wohnung bunte Haftnotizen anbringen, um sich immer wieder daran zu erinnern, die Übungen zu machen. Das Optimum liegt bei rund 400 Kontraktionen pro Tag, wobei die Zeitdauer nach und nach auf zehn Sekunden gesteigert werden kann. Empfehlenswert sind täglich drei Übungsrunden zu je 20 Minuten, die Sie beim Fernsehen oder beim Durchblättern Ihres Lieblingsmagazins machen können – aber auch wesentlich weniger Trainingsaufwand hat positive Effekte. Und noch einen Vorteil bringt die Übung mit sich: Sie hebt das sexuelle Empfinden und die Orgasmusfähigkeit.

Legen Sie ein paar Pfund ab. Übergewicht verschlimmert bei Männern und Frauen eine vorhandene Streßinkontinenz. Kombinieren Sie Gewichtsabnahme mit Kegel-Übungen, und Sie haben gute Chancen, die Inkontinenz in den Griff zu bekommen. Schon eine Abnahme um einige Pfund kann Erfolg bringen.

Lassen Sie Kaffee stehen. Harntreibende Getränke wie Kaffee bewirken, daß man noch öfter zur Toilette gehen muß. Das in Kaffee, Tee und Colagetränken enthaltene Koffein ist nicht die Ursache für Inkontinenz, doch Koffein verursacht Harndrang und kann die Blase reizen.

Finger weg von Alkohol. Sie können schon mal eine Runde ausgeben, sollten aber dabei selbst nichts trinken. Alkohol wirkt nicht nur harntreibend und blasenreizend, er fördert auch die Entspannung und beseitigt Hemmungen, so daß man unter Alkohol leichter die Kontrolle über die Blase verliert.

Andere Faktoren finden und eliminieren. Eine Reihe von Nahrungsmitteln kann bei bestimmten Personen Inkontinenz verursachen. Besonders häufig sind das Chillischoten, scharf gewürzte Speisen, Tomaten und Schokolade. Wer ein Ernährungstagebuch führt, erkennt leichter, ob zwischen bestimmten Speisen und dem Auftreten von Inkontinenz ein Zusammenhang besteht. Meiden Sie jeweils eine Speise drei Tage hindurch, und achten Sie darauf, ob das unwillkürliche Wasserlassen aufhört.

Ohne Rauch geht's auch. Nikotin reizt die Blasenwände. Darüber hinaus kann Raucherhusten bei Streßinkontinenz unfreiwilliges Urinieren auslösen.

Die «unsichtbare» Lösung. Spezialunterwäsche für Erwachsene, die mit saugfähigem, geruchsbindendem Material und elastischen Bündchen ausgestattet ist, verhindert das Auslaufen von Urin und sollte für je eine unwillkürliche Entleerung reichen. Wenn nicht allzu große Mengen Harn austreten, können saugfähige Einlagen verwendet werden.

Damen bitte aufstehen. Frauen, die oft gezwungen sind, die nächstbeste Toilette – wie auch immer sie aussehen mag – zu benutzen, oder sich in die Büsche schlagen müssen, können in der Handtasche einen Plastiktrichter mitführen. Mit dessen Hilfe kann frau wie mann im Stehen Wasser lassen.

Die Toilette im Handgepäck. Kreativität ist gefordert, angesichts der häufig unzureichenden öffentlichen Toilettenanlagen: Frauen können im Wagen ein Töpfchen oder einen Krug mitführen.

Keine Angst vorm Fliegen. Patienten mit Inkontinenz vermeiden oft Flugreisen, weil sie ein Unglück auf der Strecke fürchten – wenn auch von anderer Art als die meisten Reisenden. Doch wenn man den Flüssigkeitskonsum vor und nach dem Start einschränkt, muß man nicht auf Flugreisen verzichten. Im Flugzeug kann man auf einem Kissen sitzen, um Vibrationen zu vermeiden, saugfähige Einlagen tragen und einen Sitz am Mittelgang wählen, damit man bei Bedarf geradewegs zur Toilette gehen kann. Machen Sie die Flugbegleiter darauf aufmerksam, daß Sie möglicherweise zur Toilette müssen.

Wenden Sie sich an die Selbsthilfeorganisation, die

alle für Inkontinente notwendigen Hilfen und Pro-
duktinformationen bereithält:
Gesellschaft für Inkontinenthilfe
Friedrich Ebert Str. 124; 34119 Kassel
Tel.: 0561/780604

Doppelt hält besser. Doppeltes Wasserlassen hilft,
die Blase gründlicher zu entleeren. Stehen Sie nach dem
Wasserlassen kurz auf, und versuchen Sie es danach
gleich noch einmal. Beugen Sie dabei den Rumpf leicht
nach vorn, und verlagern Sie Ihr Körpergewicht in Richtung Knie, um das erwünschte Resultat zu erzielen.

Entschuldigen Sie sich. Nicht nur gutes Benehmen
ist wichtig, auch Ihre emotionale Befindlichkeit.
Entschuldigen Sie sich daher einfach, wenn Sie der

◦ ELVIRA: EINE BLASE STELLT SICH VOR

Wenn Sie unter einer schmerzhaften Form von Inkontinenz
leiden und den Schmerz beherrschen lernen wollen, sollten
Sie eine empfohlene Visualisierungstechnik anwenden.

Es geht darum, sich die Harnblase als Person
vorzustellen, der man auch einen Namen gibt. Eine
Inkontinenz-Patientin nennt ihre Blase «Elvira», andere
verwenden entschieden unfreundlichere Bezeichnungen. Es
gibt auch Betroffene, die ihrer Harnblase zwei Namen geben
– einen für gute und einen für schlechte Tage.

Mit dieser Bewältigungsstrategie kann man das Organ
da drinnen jeden Tag wissen lassen, daß es keine Chance
hat, das eigene Leben zu kontrollieren. Wenn die Blase
schmerzt, dann verzeiht man ihr, um sie als Teil des eigenen
Körpers zu akzeptieren und gibt ihr einen freundlichen
Namen. Doch vor dem Verzeihen kommt der Zorn, der sich in
einem schlechten Namen ausdrückt.

Nehmen Sie sich eine Minute Zeit zur Bewältigung Ihrer
«persönlichen» Beziehung zur Blase, um die Oberhand zu
gewinnen und in sich das Gefühl zu erwecken, daß Sie die
Kontrolle darüber haben.

Harndrang beim Essen überkommt. Riskieren Sie lieber ein kleines Problem mit dem Gastgeber als ein vielleicht größeres mit der Blase.

AUFBAU VON KONDITIONIERUNGEN

Der russische Wissenschaftler Pawlow ließ jedesmal eine Glocke ertönen, wenn er seine Hunde fütterte, und nach einiger Zeit speichelten die Hunde, wann immer es klingelte, auch wenn sie nicht gefüttert wurden. Was Pawlow gelang, kann auch Ihnen bei der Bewältigung von Inkontinenz gelingen – und zwar wie folgt.

Lernen, den Harn zurückzuhalten. Bei Dranginkontinenz zieht sich die Blase oft unwillkürlich zusammen, sobald sich eine bestimmte Harnmenge angesammelt hat. Ein Gang zur Toilette, bevor dieses Limit erreicht ist, kann unwillkürlichen Harnabgang höchstwahrscheinlich verhindern. Woher weiß man nun, wo das individuelle Limit liegt? Beobachten Sie einfach, wieviel Zeit von einer Entleerung der Blase bis zur nächsten vergeht. Bei gleichmäßig über den Tag verteilter Flüssigkeitszufuhr können die meisten Betroffenen diese Intervalle auf die fast normale Länge von drei bis vier Stunden ausdehnen.

Einen Wecker verwenden. Wenn regelmäßig alle drei bis fünf Stunden Harn abgeht, können Sie das Problem umgehend durch Verwendung eines kleinen Weckers beheben, den Sie bloß so einzustellen brauchen, daß er untertags und auch bei Nacht rechtzeitig klingelt.

Bei bestimmten Formen von Diabetes sollte man alle vier Stunden Wasser lassen: Manche Diabetiker verlieren das Gefühl dafür, wann ihre Blase voll ist. In diesem Fall empfiehlt es sich, alle drei bis vier Stunden zur Toilette zu gehen, auch wenn man keinen Harndrang verspürt. Sonst kann sich die Blase allzusehr füllen, wodurch bestimmte, für das Wasserlassen notwendige Muskelfasern zerstört werden können, was letztlich zur Überlaufinkontinenz führt.

MEDIZINISCHE BEHANDLUNG VON INKONTINENZ

Die meisten Menschen, die an Inkontinenz leiden, gehen aus Furcht, Unwissenheit oder falscher Scham mit dem Problem nicht zum Arzt. Andere wieder lassen unüberlegt oft fragwürdige chirurgische Eingriffe durchführen, obwohl eine weniger drastische Therapieform ebenso gute oder sogar bessere Ergebnisse erzielt hätte. So lassen sich Frauen manchmal die Gebärmutter entfernen, wenn diese nach vorne knickt und auf die Blase drückt. Viel zu viele Patienten enden auf dem Operationstisch, ohne eine andere Behandlung probiert zu haben. Daher sollten Sie, wenn Selbsthilfemaßnahmen nicht erfolgreich waren, zum Arzt gehen und sich über die folgenden Möglichkeiten informieren.

Finden Sie heraus, ob eine physische Ursache besteht: Bei 80 Prozent der Frauen, die sich in England an Inkontinenzkliniken wenden, trägt atrophische Scheidenentzündung zum Problem bei. Diese Störung wird durch die nachlassende Östrogenproduktion nach der Menopause begünstigt. Sollte Ihr Arzt feststellen, daß auch Sie zur betroffenen Gruppe gehören, läßt sich durch eine Behandlung mit Östrogensalbe, die dreimal wöchentlich aufgebracht wird, leicht Abhilfe schaffen. Der Behandlungserfolg stellt sich nach drei bis vier Wochen ein.

Versuchen Sie es mit Medikamenten. Es gibt viele auf Rezept erhältliche Medikamente gegen die unwillkürlichen Kontraktionen, die zur Dranginkontinenz führen können.

Wenn nichts anderes hilft, ist eine Operation zu erwägen. Bei Streßinkontinenz kann eine Operation vor allem Frauen sofort heilen. Der chirurgische Eingriff nimmt bei Frauen sehr wenig Zeit in Anspruch – weniger als 45 Minuten für zwei «Stiche», mit denen stützende Schlingen um die Harnröhre gelegt werden.

Auch für Männer, die an Schließmuskelproblemen laborieren, kann eine Operation oft nützlich sein, beispielsweise durch Einsetzen eines künstlichen Schließmuskels für die Harnblase.

Injektionen geben binnen 30 Minuten wieder Hoffnung. Frauen, deren Harnröhre durch frühere Operationen oder Entbindungen beschädigt wurde, können sich einer 30minütigen «Sofortbehandlung» unterziehen, bei der Teflon oder Kollagen in das Gewebe rund um die Harnröhre injiziert wird. Sind die Schäden schwer, so können weitere Injektionen in Intervallen von einigen Monaten erforderlich sein, bis das Problem behoben ist. Die Erfolgsrate liegt bei 75 Prozent.

Akzeptieren Sie einen Katheter nur als allerletzte Möglichkeit. Einige wenige Menschen können ihre Blase aufgrund von Krankheiten oder Verletzungen einfach nicht entleeren. In diesem Fall kann ein Katheter bei Inkontinenz Abhilfe schaffen. Sie sollten jedoch unbedingt eine zweite oder dritte fachärztliche Meinung einholen, bevor Sie sich für diese Möglichkeit entscheiden. Bei Menschen mit einem Dauerkatheter dringen oft Bakterien in den Organismus ein, die häufige Infektionen der Harnwege fördern. Diese Methode wird in viel zu vielen Pflegeheimen eingesetzt, ohne daß andere Möglichkeiten ins Auge gefaßt würden – bei bis zu 98 Prozent der Personen sind Katheter überflüssig.

HIGH TECH • NEUE GERÄTE GEGEN INKONTINENZ

Für Frauen mit ausgeprägter Inkontinenz gibt es verschiedene Geräte, mit denen die Blase abgedichtet werden kann. Das Produkt «Reliance®», von der Herstellerfirma als «Airbag» für die Blase bezeichnet, besteht aus einem aufblasbaren Ballon, der in die Blase eingeführt wird, eine Ablaufröhre durch die Harnröhre leitet und an seinem äußeren Ende mit einer Art Ventil verschlossen ist. Dieses Produkt bekommen Sie im Sanitätshaus.

Operativ kann ein künstlicher Blasenschließmuskel eingepflanzt werden. Er besteht aus einer Art Ring, der mit Flüssigkeit aufgeblasen wird. Das Flüssigkeitsresrvoir wird in den Bauchraum implantiert. Die für das System ebenfalls notwendige Pumpe wird in eine der Schamlippen implantiert. Allerdings hat sich diese Technik in der Vergangenheit zur Anwendung bei Frauen nicht bewährt. Da sowohl das Einsetzen als auch Korrekturen oder Veränderungen immer mit einer Operation verbunden sind, wird der Einsatz dieses Gerätes bei Frauen sehr kritisch beurteilt.

MAßNAHMEN GEGEN INFEKTIONEN DER HARNWEGE

Deutlich mehr Frauen als Männer leiden unter Infektionen der Harnwege. Die 3 bis 5 Zentimeter kurze Harnröhre bei Frauen überwinden Bakterien recht schnell, und die Nähe von Scheidenausgang und After bedingt häufigere Infektionen. Bei Männern begünstigen meist Prostataprobleme die Infektionen. Die häufigste Erkrankungsform bei Frauen ist die Blasenentzündung (Zystitis). Entzündungen der Harnröhre werden als Urethritis, die der Nieren als (Pyelo-)Nephritis bezeichnet.

Die Infektionen können symptomlos verlaufen oder aber trüben, übelriechenden oder mit Blut versetzten Harn hervorrufen. In manchen Fällen treten Rükenschmerzen unter den Rippen, häufiger Harndrang (bei jeweils geringer Harnmenge), Fieber und/oder Schüttelfrost auf.

Wenn Ihnen ein Harnwegsinfekt so richtig übel mitspielt, sollten Sie die folgenden Ratschläge befolgen.

Nehmen Sie selbst Maß. Sie können sich Meßstreifen besorgen, um den pH-Wert Ihres Harns zu messen. Bei einem hohen Wert verfärbt sich der Streifen, was auf eine Infektion hinweisen könnte. Dann sollten Sie zum Arzt gehen, sich die vermutete Diagnose bestätigen und sich ein Antibiotikum verschreiben lassen.

Trinken Sie Preiselbeersaft. Die immer wieder aufflackernde Debatte um die Frage, ob Preiselbeersaft ein wirksames Mittel gegen Infektionen der Harnwege ist, hat einen neuen Wortführer gefunden: Der israelische Mikrobiologie-Professor Dr. Itzhak Ofek von der Universität Tel Aviv hat Untersuchungen durchgeführt, die den Schluß nahelegen, daß sowohl Preiselbeeren als auch Heidelbeeren eine «Anti-Adhäsionswirkung» entfalten, die es den Kolibakterien – sie sind die Hauptverursacher von Harnwegsinfekten – erschweren, sich an die Zellen der Schleimhaut im Inneren der Blase zu heften. Einer anderen Studie zufolge kann die tägliche Einnahme von 100 bis 150 Gramm Preiselbeersaft über sieben Wochen hinweg die Anfälligkeit für Harnwegsinfekte senken, weil er den Urin sauer macht und so den Bakterien die Vermehrung erschwert.

Schaffen Sie eine feindliche Umgebung. Je höher

der Säuregehalt des Urins, um so schlechter gedeihen darin Bakterien. Es empfiehlt sich, reichlich säurehältige Fruchtsäfte zu trinken.

Medikamentöse Kurzbehandlung. Bei einer unkomplizierten Blasenentzündung ist die beste Behandlung die einmalige Gabe von zwei Tabletten einer Kombination aus Trimethoprim und Sulfamethoxazol, genannt Co-trimoxazol (z.B. Bactrim®).

Leider ist eine solche Kurzzeit-Behandlung für Männer nicht geeignet, und sie wird auch für ältere Frauen, Schwangere und Diabetikerinnen nicht empfohlen. Bei ihnen wird meist eine einwöchige Behandlung mit den oben angeführten Medikamenten verordnet. Erkundigen Sie sich bei Ihrem Arzt nach Nebenwirkungen – vor allem, wenn Sie unter Allergien leiden.

Ein neues Antibiotikum gegen wiederkehrende Harnwegsinfekte. Das rezeptpflichtige Arzneimittel Norfloxacin (z.B. Barazan® [D], Zoroxin® [Ö]) bleibt das Mittel der Reserve bei unkomplizierten Harnwegsentzündungen.

NÜTZLICHE RATSCHLÄGE FÜR BAD UND SCHLAFZIMMER

Infektionen des Harntrakts werden nicht sexuell übertragen, doch Geschlechtsverkehr und/oder mangelhafte Körperhygiene begünstigt sie. Hier einige ärztliche Hinweise, wie Sie sich vor Ansteckung schützen können.

Lassen Sie sich nicht verführen. Frauen, die an einer Infektion der Harnwege leiden, sollten bis zur völligen Genesung keinen Geschlechtsverkehr haben. Wenn die Symptome nicht abklingen, sollten Sie – vor allem während einer Schwangerschaft – ärztlichen Rat einholen, bevor Sie sich wieder dem Vergnügen hingeben. Aufgestautes Blut bildet einen idealen Nährboden für Bakterien; Frauen, die anfällig für Harnwegsinfekte sind, sollten daher während der Regelblutung keinen Geschlechtsverkehr haben.

Zuerst ins Bad, dann ins Bett. Zur Vermeidung von Harnwegsinfekten sollten beide Partner vor dem Verkehr Hände und Geschlechtsteile waschen. Bei Anfälligkeit für Infektionen empfiehlt sich eine antibakterielle Seife.

Viel Wasser trinken. Trinken Sie reichlich Wasser, um Bakterien aus dem Körper zu spülen. Vor allem Frauen sollten nach dem Verkehr ein Glas Wasser und danach sechs bis acht Gläser pro Tag trinken – so wird häufiges Wasserlassen gefördert, und die Blase bleibt bakterienfrei.

Gewohnheiten entwickeln. Frauen sollten es sich zur Gewohnheit machen, nach dem Geschlechtsverkehr die Blase zu entleeren. Beim Verkehr können Keime, die im Genitalbereich siedeln, in die Harnröhre «eingerieben» werden. Ob Wasserlassen vor dem Verkehr schützt, ist nicht sicher, doch es kann nicht schaden.

Wählen Sie Ihre Form der Verhütung mit Bedacht. Die deutlichste Zunahme von Harnwegsinfekten zeigt sich bei Frauen, die ein Scheidendiaphragma verwenden. Auch ein Zusammenhang zwischen Spermiziden und wiederkehrenden Infektionen der Harnwege wurde festgestellt.

Blasenentzündung einfach wegwischen. Frauen sollten das Gesäß nach jedem Stuhlgang von vorne nach hinten abwischen. Sorgfalt bei der Körperhygiene kann verhindern, daß Bakterien aus dem Stuhl in die Harnblase gelangen.

Aus der Enge ausbrechen. Frauen sollten enge Hosen und Nylonstrumpfhosen, die Feuchtigkeit halten, aus ihrer Garderobe eliminieren.

NIERENSTEINEN DEN KAMPF ANSAGEN

Mitten in der Baseball-Saison 1990 litt ein Spieler zwei Wochen lang unter schrecklichen Krämpfen im Rücken. An einem Tag wurden die Schmerzen so quälend, daß er vom Bus ins Hotel getragen werden mußte.

Sein Problem hatte nichts mit dem Rücken zu tun – obwohl ein Arzt sogar fälschlich einen Bandscheibenvorfall diagnostiziert hatte. Ihn quälte bloß ein winziger Nierenstein, doch er fühlte sich, als würde sich gemahlenes Glas durch seinen Körper schieben. Dabei hatte er noch Glück, denn Nierensteine können (wenn auch nur selten) die Größe von Golfbällen erreichen.

Die Neigung zu Nierensteinen liegt oft in der Familie,

und das Problem tritt manchmal in Kombination mit Bluthochdruck auf. Männer sind häufiger betroffen als Frauen, was möglicherweise darauf zurückgeht, daß die weiblichen Geschlechtshormone die Kristallbildung verhindern.

Rund 80 Prozent aller Nierensteine bestehen aus Salzen, wie beispielsweise Kalziumoxalat. Diese Kristallkeime werden normalerweise mit dem Harn ausgeschieden, doch in manchen Fällen bilden sich daraus Steine, die hart wie Kandiszucker sind und unter Umständen aus der Nieren abgehen und durch den Harnleiter in die Blase gelangen.

Nierensteine aus Harnsäure sind Körner, die sich im Körper bilden, wenn der Harn einen konstant hohen Säuregrad hat und/oder mehr Harnsäure als normal gebildet wird.

Hier einige Tips, wie Sie verhindern können, daß sich Nierensteine – gleich welcher Art – in Ihrem Körper bilden:

AUF DIE ERNÄHRUNG ACHTEN

Einfache diätetische Maßnahmen können viel zur Verhütung von Nierensteinen beitragen. Im Folgenden finden Sie einige Empfehlungen und Warnungen.

Ernähren Sie sich fettarm. Wenn Sie an einer Störung leiden, bei der der Organismus Fett unzureichend verarbeitet, läßt sich das Risiko von Oxalatsteinen durch fettarme Ernährung mindern. Die Fettzufuhr wird signifikant gesenkt, wenn Sie den Kaffee ohne Sahne trinken, Süßspeisen, fettes Schweine- und Rindfleisch und Kartoffelchips und gesalzene Erdnüsse meiden und nur noch Milchprodukte mit verringertem Fettgehalt zu sich nehmen.

Den Verdünnungseffekt nutzen. Trinken Sie jeden Tag reichlich Wasser, um der Bildung von Nierensteinen entgegenzuwirken. Das Wasser verdünnt den Harn und senkt so die Konzentration der Substanzen, aus denen sich Nierensteinkristalle bilden. Es spült überdies die Nieren durch und fördert die Ausscheidung vorhandener Kristalle.

Wieviel Wasser ist genug? Wer schon einmal Nierensteine hatte, sollte täglich mindestens zehn Gläser Wasser á 0,2 l zu sich nehmen. Zu bedenken ist dabei auch, daß warmes Wetter die Austrocknung des Körpers fördert, wodurch die Gefahr der Steinbildung steigt. Die Flüssigkeitszufuhr ist daher bei hohen Temperaturen entsprechend zu steigern.

Oxalat – nein, danke. Das Risiko, einen Kalziumoxalatstein zu bekommen, kann gesenkt werden, indem man den Konsum von Nahrungsmitteln, die viel Oxalsäure enthalten, einschränkt. Dazu gehören alle Sorten Bohnen, Rote Bete, Brombeeren, Erdbeeren, Heidelbeeren, Himbeeren, Sellerie, Kakao und Schokolade, Auberginen, Trauben, Kohl, Senf- und Löwenzahnblätter, Zitronenschale, Okras, Petersilie, grüne Paprikaschoten, Tofu, Spinat, Mandarinen, Tee, Brunnenkresse und Weizenkeime.

Brokkoli auf die Einkaufsliste. Brokkoli ist gesund und reich an Vitamin A, das hilft, die Schleimhäute der Harnwege gesund zu erhalten und die Bildung von Nierensteinen zu verhindern. Zu den Nahrungsmitteln mit hohem Vitamin A-Gehalt gehören dunkelgrüne und gelbe Gemüse- und Obstsorten wie getrocknete Aprikosen, Karotten, Rosenkohl und Süßkartoffeln.

Verzichten Sie auf den zweiten Cheeseburger. Wenn Sie für Nierensteine anfällig sind, kann ein zu hoher Eiweißanteil in der Ernährung die Steinbildung begünstigen. Es empfiehlt sich also, nicht mehr Eiweiß als notwendig zu konsumieren. Mageres Fleisch, Geflügel, Fisch und Käse sind erlaubt, doch man sollte eine Tagesdosis von insgesamt 150 Gramm dieser Nahrungsmittel nicht überschreiten.

Vorsicht mit dem Salzstreuer. Salz setzt eine Kettenreaktion in Gang, die schließlich dazu führt, daß der Körper mehr Kalzium ausscheidet. Für gefährdete Personen steigt damit das Risiko der Steinbildung. Zu vermeiden sind stark gesalzene Fleisch- und Wurstwaren, Käseprodukte wie etwa Streichkäse, Salzgebäck und Nahrungsmittel, die in Salzlake eingelegt sind.

Vitamin C über die Nahrung aufnehmen. Hochdosiertes Vitamin C kann die Oxalatproduktion und damit die Gefahr von Kalziumoxalatsteinen erhöhen. Holen Sie sich das lebensnotwendige Vitamin C lieber in

· STREßBEWÄLTIGUNG

Nierensteine werden nicht durch Streß verursacht, aber Anspannung kann die Situation verschlimmern. Als Selbsthilfemaßnahme können Sie sich vorstellen, wie die Nierensteine aus Ihrem Körper verschwinden. Es empfiehlt sich, die folgende Übung dreimal täglich – frühmorgens, in der Abenddämmerung und vor dem Zubettgehen – zu machen.

Setzen Sie sich aufrecht auf einen Stuhl; die Füße stehen mit der ganzen Sohle am Boden, Hände und Unterarme ruhen bequem auf den Armlehnen, der Rücken ist gerade. Bleiben Sie 1 bis 2 Minuten sitzen, und sagen Sie zu sich selbst, daß ein Schwarm Vögel Sie von Ihren Nierensteinen befreien wird.

Schließen Sie die Augen, und atmen Sie dreimal langsam aus und ein. Sehen und fühlen Sie den Stein, der in Ihrer Niere steckt. (Wenn Sie nicht wissen, wie die Niere aussieht, dann suchen Sie sich in einem Lexikon eine Abbildung davon.) Betrachten Sie den Stein von allen Seiten.

Atmen Sie nun einmal aus. Stellen Sie sich einen Schwarm goldener Vögel mit goldenen Schnäbeln vor, der sich in Ihrer Niere niederläßt. Sehen Sie zu, wie die Vögel an dem Stein picken und ihn verschwinden lassen. Sie sehen und fühlen, wie die Schnäbel immer mehr vom Stein picken, bis er völlig zerfallen ist. Dann fliegt der Vogelschwarm davon.

Atmen Sie wieder ein und aus. Sie sehen und fühlen jetzt, wie von oben Sonnenlicht Ihren Körper durchflutet und jeden kleinen Rückstand, der noch in der Niere sein könnte, hinausspült. Sie fühlen, wie der Harn – mit langen, trüben Schwaden aus Rückständen – durch die Harnröhre strömt und Ihren Körper verläßt, um tief in der Erde zu verschwinden.

Sie wissen jetzt, daß Ihre Nierensteine den Körper verlassen haben. Atmen Sie durch, und öffnen Sie die Augen.

Wiederholen Sie die Übung 21 Tage lang oder bis der Nierenstein eliminiert ist.

Form von Zitrusfrüchten, Brokkoli und anderen Nahrungsmitteln als mit Präparaten.

Vitamin B₆ kann gegen Steine helfen. Vitamin B_6 soll dazu beitragen, den Oxalsäuregehalt des Blutes, der zur Speicherung von Kalzium führt, zu senken und auf diese Weise die Bildung neuer Nierensteine zu verhüten. Im Zuge der Untersuchung verabreichten die Forscher den Patienten Vitamin B_6 in Dosierungen, die weit über der empfohlenen Tageshöchstmenge lagen. Auch wenn keine Nebenwirkungen festgestellt wurden, ist eine Warnung angebracht: Hochdosiertes Vitamin B_6 kann schädlich sein, und entsprechende Präparate sollten nur nach Absprache mit dem Arzt und unter seiner Aufsicht genommen werden. Besser ist es, auf eine Ernährung zu achten, die ausreichende Mengen Vitamin B_6 enthält: Huhn, Fisch und Vollkornprodukte gehören zu den Nahrungsmitteln, die reich an diesem Vitamin sind.

Reiskleie ist im Kommen. Aus Japan stammt die Idee für eine natürliche Behandlungsform. Im Zuge einer Untersuchung nahmen Patienten, die schon früher an Nierensteinen gelitten hatten, zweimal täglich nach den Mahlzeiten je zwei Eßlöffel Reiskleie ein. Bei 52 der 61 Probanden bildeten sich nicht erneut Steine. Die Forscher nehmen an, daß eine bestimmte Substanz in der Reiskleie die Aufnahme von Kalzium im Darm behindert, wodurch die Gefahr eines Nierensteines sinkt.

WENN ANDERE MITTEL VERSAGEN, IST EINE OPERATION ANGESAGT

Die noch relativ junge Operationstechnik der Nierensteinzertrümmerung durch Stoßwellen (siehe auch unter der folgenden Überschrift «Nierensteinzertrümmerung») hat dazu geführt, daß die Entfernung der Steine heute nicht mehr eine so risikoreiche, erschreckende Prozedur ist wie noch vor weniger als zehn Jahren. Konventionelle chirurgische Eingriffe sind nur mehr in unter 5 Prozent aller Fälle erforderlich. Nach ärztlichen Berichten sind die Patienten zwei Wochen nach einer Nierensteinzertrümmerung wieder arbeitsfähig.

● NIERENSTEINZERTRÜMMERUNG

Wenn Steine in der Niere oder im Harnleiter Ihnen mehr Leid und Schmerzen verursachen, als je in einem traurigen Lied besungen wurden, sollten Sie vielleicht mit Ihrem Arzt über die Möglichkeit einer Zertrümmerung in einem sogenannten Lithotripter sprechen. Heute müssen Patienten mit Nierensteinen nicht mehr die langwierige Rekonvaleszenzphase fürchten, die früher obligatorisch war.

Beim neuen Verfahren werden die Steine durch Stoßwellen zertrümmert und lösen sich auf, ohne daß die Nieren oder andere Organe irgendwie in Mitleidenschaft gezogen würden. Das Verfahren nimmt ungefähr eine Stunde in Anspruch, und die meisten Patienten können noch am selben Abend oder am folgenden Morgen nach Hause entlassen werden.

Die einzige mögliche Komplikation ist, daß der Nierenstein in Stücke zerfällt, die noch immer zu groß sind, um abzugehen, und sich im Harnleiter festsetzen. Früher war die einzige Lösung eine Operation, doch heute gibt es die alternative Möglichkeit, ein Ureteroskop einzusetzen. Das ist ein langes, röhrenförmiges Instrument, das biegsame Lichtleitfasern enthält und mit einem Lasergerät zusammengeschlossen wird, um die widerspenstigen Stücke so weit zu zerkleinern, daß sie abgehen können. Auch das ist ein «Schnellverfahren» – in den meisten Fällen kann man noch am selben Tag aus dem Krankenhaus entlassen werden.

ABHILFE BEI BETTNÄSSEN

Rund drei Viertel aller Kinder, deren Eltern in der Kindheit selbst Bettnässer waren, haben ebenfalls mit diesem Problem zu kämpfen.

Als erstes sollte man darauf achten, das Kind nicht unter Druck zu setzen. Mädchen erlangen oft früher die Kontrolle über die Blase als Knaben. Die Medizin steht heute auf dem Standpunkt, daß die Diagnose «Bettnässen» bei Mädchen nicht vor Ende des fünften und bei Knaben nicht vor Ende des sechsten Lebensjahres gestellt werden sollte.

Laut ärztlicher Fachmeinung ist vielfach die

Aufnahmefähigkeit der Blase reduziert, und das Problem vergeht mit der Zeit von selbst. Bevor Sie irgendeine Behandlung versuchen, sollten Sie daher unbedingt eine gründliche ärztliche Untersuchung durchführen lassen, um festzustellen, ob vielleicht eine anatomische Ursache vorliegt. Es ist keineswegs erwiesen, ob es hilft, dem Kind weniger zu trinken zu geben oder es in der Nacht aufzuwecken, damit es zur Toilette geht. Schimpfen oder Strafen sind nicht nur überflüssig – sie verschärfen das Problem meist noch. Wenn ein Kind einnäßt, bedeutet das noch lange nicht, daß es als Erwachsener ein Versager wird.

Es gibt eine Vielzahl von Behandlungsmöglichkeiten bei Bettnässen, doch Sie sollten in jedem Fall bei Ihrem Kinderarzt Rat suchen. Ein absolut sicheres Mittel gibt es nicht, doch folgende Maßnahmen können laut ärztlicher Meinung Erfolg bringen.

«Dehnen» der Harnblase. Anstatt dem Kind Flüssigkeit vorzuenthalten, empfehlen die Vertreter der «Dehnungstechnik», untertags mehr zu trinken zu geben, um die Aufnahmefähigkeit der Blase zu erhöhen. Die Kinder warten dann freiwillig so lange wie möglich mit dem Wasserlassen. In einer Untersuchung an 83 Kindern wurde festgestellt, daß zwei Drittel aller Bettnässer mit Hilfe dieser Methode nach einem halben Jahr weniger oft ins Bett machten; bei 30 Prozent hörte das Bettnässen vollständig auf oder reduzierte sich auf minimale Vorfälle. Eine Schwierigkeit bei dieser Methode ist jedoch, daß die Kinder manchmal nur schwer dazu zu bewegen sind.

Geben Sie Ihrem Kind einen goldenen Stern. Diese Methode ist besonders vielversprechend, wie Ärzte berichten. Das Kind wirkt dabei aktiv mit, während Arzt und Eltern die bestmögliche seelische Unterstützung bieten; Strafen für Bettnässen sind nicht erlaubt. Das Kind führt ein Tagebuch und darf für jede trockene Nacht einen goldenen Stern in den Kalender kleben. Diese Vorgangsweise nimmt mehrere Monate in Anspruch – länger als eine Behandlung mit Medikamenten -, doch es gibt keine Nebenwirkungen, und die Rückfallrate ist recht gering. Bei 70 Prozent der so behandelten Kinder zeigte sich eine deutliche Besserung – die Häufigkeit des Bettnässens ging im Vergleich zur Zeit vorher auf 20 Prozent zurück.

Schätzungen von Experten zufolge hört das Bettnässen bei einem Viertel der Kinder völlig auf, und die Rückfallrate beträgt nur 5 Prozent.

Lassen Sie es klingeln. Kinder können im Verlauf von drei bis fünf Wochen lernen, von selbst aufzuwachen, um zur Toilette zu gehen. Es gibt verschiedene Wecksysteme, die risikolos und wirksam sind. Sie bestehen aus einem kleinen, batteriebetriebenen Wecker oder Summer, der an der Pyjamajacke nahe dem Ohr befestigt wird, und einem Feuchtigkeitssensor in einer eng anliegenden Unterhose. Die Weckfunktion wird bereits durch ein, zwei Tröpfchen Feuchtigkeit ausgelöst, so daß das Kind aufwacht, bevor das Bett durchnäßt ist.

DARMGESUNDHEIT

Bei einer Urlaubsfahrt über Land spielte Jerrys Körper plötzlich verrückt. Ein stechender Schmerz bohrte sich durch die linke Seite seines Rumpfes. Einer lächelnden Krankenschwester in der Notaufnahme eines nahegelegenen Krankenhauses verging das Lächeln, und zehn Minuten später hingen an seinen Armen und seiner Brust Kabel, die für sämtliche Fernsehprogramme, Kurzwelle und einen heißen Draht nach Moskau gereicht hätten.

So wartete der 43jährige Reisende auf den Befund. «Ein Herzanfall, Herr Doktor?» fragte Jerry den Arzt.

«Winde», kam die Antwort.

«Ja, die Gegend hier ist wirklich sehr windig», scherzte Jerry, um die Peinlichkeit seiner Lage zu überspielen.

Flatulenz ist nur eines von vielen Verdauungsproblemen, mit denen man sich herumschlagen muß. Manche Verdauungsbeschwerden stören nur im Umgang mit anderen, während andere todernst sind und ärztlicher Behandlung bedürfen. In Jerrys Fall waren die Blähungen nur ein Aspekt der zahlreichen Probleme – einschließlich abwechselnd Durchfall und Verstopfung -, die er im Verlauf der Jahre mit seinem Innenleben hatte. Dabei würde ein bißchen Wissen genügen, damit Jerry – und Sie – viele verdauungsbedingte Probleme in den Griff bekommen können. So zum Beispiel:

- Ein paar Minuten reichen, um Durchfall adieu sagen zu können.

- Ein bis drei Besuche beim Arzt, und Hämorrhoiden verschwinden für immer.
- In nur fünf Wochen können Sie lernen, die Symptome eines Reizkolons unter Kontrolle zu halten.

FLOTTE MITTEL GEGEN FLATULENZ

Sie mögen Bohnen, aber die Bohnen mögen Sie nicht? Sie wollen Ihre Ernährung mit den pflanzlichen Ballaststoffen bereichern, die in Bohnen so reichlich vorhanden sind, doch die Wäscheklammern, die sich Ihre Arbeitskollegen auf die Nase klemmen, wann immer Sie aufkreuzen, irritieren Sie? Nach Ansicht von Gentechnikern wird es wohl noch bis zum Jahr 2000 dauern, bis nicht blähende Bohnen erhältlich sind. In der Zwischenzeit können Sie sich an die folgenden Empfehlungen halten, um die Auswirkungen von Bohnen und anderen blähenden Speisen zu reduzieren.

Bohnen einweichen. Die blähende Wirkung von Bohnen kann stark reduziert werden, indem man sie einweicht. Dadurch werden die wasserlöslichen Stärkeanteile zerlegt, die für den Körper unverdaulich sind.

Spülen Sie zwei Tassen Bohnen unter fließendem Wasser, bis das ablaufende Wasser nicht mehr trüb ist, und schütten Sie sie in einen Suppentopf. Fügen Sie sechs Tassen kaltes Wasser hinzu, und kochen Sie die Bohnen zwei Minuten lang. Gießen Sie das Kochwasser ab, und ersetzen Sie es durch die gleiche Menge Frischwasser. Lassen Sie die Bohnen mindestens sechs Stunden darin quellen, und gießen Sie das übrige Wasser erneut ab. Kochen Sie die Bohnen danach auf kleiner Flamme im locker zugedeckten Topf, bis sie weich sind – das kann zwischen 30 Minuten und zwei Stunden dauern. Diese Zubereitung nimmt viel Zeit in Anspruch, daher empfiehlt es sich unter Umständen, schon am Vortag damit zu beginnen.

Oder machen Sie es den Japanern nach. Kombu ist eine Art von Algengemüse, das den Bohnen die blähende Wirkung nimmt. Erhältlich ist es in asiatischen Delikatessenläden und im Reformhaus. Kochen Sie die Bohnen einfach zusammen mit Kombu, und schütten Sie die Algen mit dem Kochwasser weg. Die Wirkung ist dieselbe, als hätten Sie die Bohnen eingeweicht.

Achtung, auch andere Speisen blähen. Jeder Grundschüler kennt die stille Wirkung der stärkehaltigen Bohne, doch auch andere Nahrungsmittel können Blähungen verursachen. Dazu zählen Zwiebeln, Sellerie, Karotten, Rosinen, Bananen, Aprikosen, Pflaumensaft, Hefegebäck, Weizenkeime und Rosenkohl.

Drei-Phasen-Test für Vitamine. Manche Menschen bekommen nach Einnahme von Vitamin C-Präparaten Blähungen: ein Problem der zu hohen Dosierung. Um herauszufinden, ob Vitamin C Ihre Blähungen verursacht, setzen Sie die Präparate einen Tag lang ab. Wenn die Flatulenz verschwindet, nehmen Sie das Präparat wieder, wobei Sie mit einer Pille beginnen und die Dosis jeden zweiten Tag um eine weitere erhöhen, bis die Probleme wieder auftreten. Dann können Sie mit Sicherheit sagen, was schuld ist.

Darm entschäumen, Problem ausräumen. Dimeticon ist ein rezeptfreier Wirkstoff, der im Darm «entschäumend» wirken soll. Die Wirksamkeit der Präparate (z.B. Sab simplex®, Ceolat®) ist jedoch nicht erwiesen.

Aktivkohle schafft Abhilfe. Als Sofortmaßnahme gegen Blähungen und Völlegefühl empfiehlt es sich, vor und nach dem Essen je zwei Tabletten Aktivkohle zu nehmen. Sie bindet die Darmgase, die die Blähungen verursachen. Doch Achtung: Aktivkohle kann die Wirkung anderer Medikamente beeinträchtigen (auch die der Antibabypille).

Eine mehlige Lösung. Manche Menschen haben Probleme mit der Verdauung von Mehl, was zu Blähungen führt. Wenn andere Mittel keine Wirkung gezeigt haben, können Sie versuchen, Weizenmehl durch Reismehl zu ersetzen.

DURCHFALL: NICHT UNGEWÖHNLICH, ABER HÖCHST UNANGENEHM

Von Durchfall (Diarrhoe) spricht man, wenn der Drang zum Toilettengang gar nicht mehr aufhören will – so etwa, wenn sich der Körper auf natürlichem Wege von unerwünschten Produkten befreien will. Durchfall kann auch ein Signal aus den Tiefen des Bauches sein, daß man etwas gegessen oder getrunken hat, wovon man besser die Finger gelassen hätte. Möglich ist aber auch, daß sich die Diarrhoe als deutlichstes Symptom eines Reizkolons, einer ernsten Störung des Verdauungssystems, zeigt.

Durchfall ist kein Grund zur Panik. Eine gewisse Vorsicht ist aber trotzdem angebracht. Wenn Durchfall mit Fieber, Blut im Stuhl oder Erbrechen einhergeht und drei Tage oder mehr anhält, oder wenn man nachts vom Stuhldrang geweckt wird, sollte ein Arzt konsultiert werden. In den meisten Fällen vergeht Durchfall nach ein bis zwei Tagen. Die folgenden Empfehlungen können Ihnen helfen, Durchfall zu bekämpfen oder erst gar nicht entstehen zu lassen.

MASSNAHMEN GEGEN DURCHFALL

Die Einnahme rezeptfreier Medikamente ist in Einzelfällen unproblematisch, doch es wäre höchst unvernünftig, sie täglich zu verwenden. Dadurch können Schäden am Darm entstehen oder die Symptome ernster Krankheiten unterdrückt werden. Bei häufigem Auftreten von Durchfall muß der Arzt konsultiert werden. Für die erwähnten Einzelfälle hingegen empfehlen sich folgende Maßnahmen.

Flüssigkeitsverlust ausgleichen. Durch den Durchfall verliert der Organismus nicht nur Wasser, sondern er raubt ihm auch wichtige Mineralstoffe wie Natrium und Kalium. Die sogenannte orale Rehydration ist für all die Kinder in armen Ländern, die unter Durchfall leiden, lebensrettend – und hilft auch Ihnen. Zum Ausgleich des Flüssigkeitsverlustes dient eine spezielle Salzlösung, deren Rezept die Weltgesundheitsorganisation ausgetüftelt hat: 2,5 Gramm Speisesoda, 3,5 Gramm Kochsalz, 1,5 Gramm Kaliumchlorid und 20 Gramm Traubenzucker (alles aus der Apotheke) werden in einem Liter abgekochten Wasser aufgelöst. Eine andere Möglichkeit ist, den Saft von vier Orangen mit sieben Teelöffeln Zucker und einem Teelöffel Salz mit abgekochtem Wasser auf einen Liter aufzufüllen.

Sie können auch Elektrolytgetränke verwenden, die Sie in der Apotheke erhalten. In jedem Fall sollten Sie soviel trinken, daß der Harn blaßgelb wird und Sie etwa alle drei Stunden Wasser lassen müssen. Noch wichtiger wird der Flüssigkeitsausgleich, wenn Durchfall über längere Zeit besteht bzw. wenn er sehr kleine Kinder betrifft.

Entwickeln Sie eine Vorliebe für Hefe. Saccharomyces boulardii ist eine Hefeart, die als Alternative zu Joghurt mit Lebendkulturen und Acidophilus in Tablettenform eingenommen werden kann (Perenterol®). Mit Hilfe dieser Tabletten läßt sich Durchfall bekämpfen, der durch Einnahme von Antibiotika verursacht wird.

Allzuviel kann auch bei Ballaststoffen ungesund sein. Eine faserreiche Ernährung ist fast immer vorteilhaft für den Darm, doch wenn man allzuviele Ballaststoffe zu sich nimmt, können Krämpfe und Durchfall auftreten. Wenn Sie vermuten, daß dies die Wurzel des Problems sein könnte, dann essen Sie einfach zwei bis drei Tage lang weniger ballaststoffreiche Kost.

Bei Bananen kommt Freude auf. Bananen bekämpfen Durchfall, indem sie Wasser im Stuhl aufsaugen. Sie sind überdies reich an Kalium, einem Mineralstoff, der bei Durchfall in großen Mengen verlorengeht.

Rezeptfreier Befreiungsschlag. Durchfall hält in den meisten Fällen bloß ein bis zwei Tage an, aber warum sollten Sie ihn nicht loswerden wie andere ungeliebte Gäste? Zur Soforthilfe eignen sich Medikamente, die Loperamid enthalten (z.B. Imodium®). Loperamid verlangsamt die Darmbewegung. Die Wirkung setzt rasch ein und hält lange an.

VORBEUGENDE MASSNAHMEN GEGEN DURCHFALL

Bei Durchfall ist Wissen auf jeden Fall Macht – in Unkenntnis der Fakten können Lebens- oder Eßgewohnheiten, ja sogar Allergien unangenehme Überraschungen bereiten. Hier einige Tips, die Sie ohne großen Zeitaufwand umsetzen können, um Durchfall zu verhindern, bevor er entsteht.

Meiden Sie Bier und Rotwein. Für manche Leute beginnt das Problem erst, wenn ihnen Bier oder Rotwein zu Kopf steigt, doch wer anfällig für Durchfall ist, eilt möglicherweise dadurch zur Toilette. Beide Getränke können Durchfall auslösen – wie übrigens alle alkoholischen Getränke, wenn sie im Übermaß konsumiert werden.

Suchen Sie eine Alternative zu Kaffee oder Tee. Überhöhter Konsum von koffeinhaltigen Getränken tut unter Umständen nicht bis zum letzten Tropfen gut. Kaffee und Tee beschleunigen das Tempo der Verdauung – Sie sollten es jedoch bremsen.

Verzichten Sie auf Sorbit. Sorbit ist ein Süßstoff, der in «zuckerfreien» Bonbons und Kaugummis enthalten ist. Der Körper kann Sorbit nicht gut aufnehmen, daher kann er binnen weniger Stunden Blähungen oder Durchfall hervorrufen. Es kommt sogar vor, daß der natürliche Sorbitgehalt von Apfel- oder Birnensaft Probleme verursacht.

Denken Sie auch an andere Verdächtige. Neben Sorbit können auch die Zuckeraustauschstoffe Mannit und Fruktose Durchfall verursachen. Sie sind besonders häufig in «zahnschonenden» Nahrungsmitteln und solchen für Diabetiker enthalten.

Reinemachen ist immer richtig. Keime, die Durchfall verursachen, können über Toilettensitze übertragen werden. Wenn ein Familienmitglied an einer Darminfektion leidet, sollte man den Toilettensitz zu Hause möglichst oft reinigen. Händewaschen ist nach jeder «Sitzung» Pflicht.

Durchfall auf Reisen muß nicht sein. Wenn Sie wandernd unterwegs sind, sollten Sie Wasser aus Quellen oder Fließgewässern etwa eine Minute lang sprudelnd kochen lassen, um Durchfall verursachende Mikroben abzutöten. Die Wirkung von Entkeimungstabletten ist fragwürdig.

Ärger mit Haustieren vermeiden. Ein Hund oder eine Katze im Haus kann viel Freude machen. Doch wenn Bakterien ins Spiel kommen, kann die Tierliebe zum Leiden werden. Waschen Sie sich die Hände, wenn Sie das Katzenklo gereinigt oder mit dem Hund gespielt haben.

Einnahme von Antazida einschränken. Wenn Sie ein Antazidum einnehmen, auf dessen Zutatenliste Magnesiumverbindungen stehen, ist es nicht verwunderlich, wenn Sie häufiger Stuhldrang verspüren, als Ihnen lieb ist. Lesen Sie das Kleingedruckte im Beipacktext: Die abführende Wirkung tritt 30 Minuten bis zu 6 Stunden nach der Einnahme ein.

DEN DARM IN BEWEGUNG HALTEN

Verstopfung mag manchen an die Scherzfrage erinnern, die in der Schule so beliebt war: Was ist das? Es kommt hinein und dann nicht mehr heraus? – Leider kennen Sie die Antwort nur allzu gut.

Verstopfung ist nicht bloß lästig, sie geht oft auch Hämorrhoiden und Analfissuren voraus. In manchen Fällen ist sie ein warnendes Anzeichen für den Arzt, daß eine ernste Krankheit bestehen könnte. Meist aber handelt es sich um ein vorübergehendes Problem, das leicht zu beheben ist.

LASSEN SIE DER NATUR IHREN LAUF

Die Zeiten, als sogenannte Experten die Gesundheit jedes Menschen anzweifelten, der nicht täglich Stuhlgang hatte, sind vorüber. Viele Erwachsene haben nicht öfter als dreimal pro Woche Stuhlgang. Was normale Stuhlgewohnheiten sind, bestimmt daher – wie bei der Schönheit – hauptsächlich das Auge des Betrachters.

Setzen Sie einen regelmäßigen Rhythmus fest. Verstopfung kann vielfach behoben werden, indem man sich täglich eine bestimmte Zeit für den Gang zur Toilette reserviert. Vorteilhaft ist etwa, täglich nach einer bestimmten Mahlzeit (z. B. dem Frühstück) den Darm zu entleeren, denn dabei nutzt man den gastrointestinalen Reflex, der dem Organismus anzeigt, daß es Zeit zum Stuhlgang ist.

Wenn Sie müssen, dann gehen Sie. Man sollte die Signale des Körpers nie ignorieren. Wird der Stuhldrang unterdrückt, kommt der Darmrhythmus durcheinander.

Die pflaumige Lösung. Lassen Sie die Finger von kommerziellen Abführmitteln, es sei denn, auf ärztliche Anweisung. Abführmittel sind unnötig, suchtbildend und ungefähr so wirksam wie die Antiinflationspolitik Brasiliens. Sinnvoller ist es, Pflaumen (besonders Dörrpflaumen), Aprikosen und andere Nahrungsmittel mit natürlicher abführender Wirkung zu essen, um Verstopfung zu vermeiden. Oft kann man Verstopfung über Nacht loswerden, indem man vor dem Zubettgehen Dörrpflaumen ißt oder Pflaumensaft trinkt.

Der Natur freien Lauf lassen. Einläufe mögen als Naturheilverfahren bei der Fiebersenkung noch eine Rolle spielen – sonst werden Klistiere fast nur noch im Rahmen medizinischer Verfahren eingesetzt, beispielsweise als Kolonspülung vor der Röntgendarstellung des Darms. Selbst bei hartnäckiger Verstopfung sollten Einläufe nicht öfter als jeden dritten Tag gegeben werden – und das nur unter ärztlicher Kontrolle.

Kochen Sie sich ein paar Bohnen auf. – Und zwar Kaffeebohnen; eine Tasse Kaffee am Morgen wirkt als natürliches Abführmittel.

BALLASTSTOFFE BRINGEN DIE VERDAUUNG IN BEWEGUNG

Die Zeit zwischen Nahrungsaufnahme und Kotausscheidung kann von zwei oder drei Tagen auf 1,6 Tage reduziert werden, wenn die Nahrung Ballaststoffe enthält. Ballaststoffe lockern den Stuhl auf und verhindern so Verstopfung. Hier einige Tips, wie Sie Ihre Nahrung mit Ballaststoffen anreichern können:

Kauen Sie Kleiekekse. Kleie ist ein Ballaststofflieferant, mit dem man – in Form von Vollkornkeksen oder Getreideflocken – die übliche vollkornreiche Nahrung anreichern kann. Dazu sollte man reichlich trinken. Wenn Sie die Zufuhr an Ballaststoffen allmählich – über Wochen oder sogar Monate – steigern, vermeiden Sie unangenehme Nebenwirkungen wie Blähungen oder Völlegefühl.

Reis ist heiß. Im Kampf gegen die Verstopfung kann Reis anstelle von Weizen ein erstaunlich wirksames Mittel sein, um Stuhlmenge und -häufigkeit zu steigern. Einer in Europa durchgeführten Studie zufolge ist Reis dem Weizen bei weitem überlegen, wenn es darum geht, wieviel und wie oft Stuhl produziert wird.

Bananen weichen Verstopfung auf. Essen Sie eine Banane, wenn Sie verstopft sind. Dieses Multitalent unter den Früchten hilft auch gegen Durchfall, doch bei

Verstopfung sorgen die Ballaststoffe der Banane für die notwendige Bewegung im Darm. Übrigens liefern fast alle Obst- und Gemüsesorten, wenn sie roh verzehrt werden, reichlich Ballaststoffe und sind daher günstig für einen gesunden Darm.

Psyllium füllt den Darm. Die Einnahme von Psyllium (z.B. in Agiocur®, Metamucil®) ist eine einfache Methode zur Stuhlauflockerung. Wird das Mittel ein- bis dreimal täglich genommen, stellt sich die Wirkung nach zwei bis drei Tagen ein.

Laufen Sie dem Problem davon. Verstopfung und Bewegungsmangel sind oft zwei Seiten derselben Medaille. Tun Sie etwas für die Verdauung, indem Sie den ganzen Körper in Schwung bringen. Jede Art von Bewegung hilft. Verzichten Sie beispielsweise auf den Aufzug, und steigen Sie die Treppen zu Fuß hoch. Beginnen Sie gemächlich, und lassen Sie sich vom Arzt beraten, um ein optimales Trainingsprogramm zu finden.

VERHÜTUNG UND BEHANDLUNG VON HÄMORRHOIDEN

Hämorrhoiden sind aus der Form geratene Venen im Bereich des Rektums. Oft weiß man nicht, daß sie vorhanden sind, bis man eines Tages rot sieht – wenn nämlich hellrotes Blut am Stuhl oder Toilettenpapier Panik auslöst. Frauen können im Rahmen einer gynäkologischen Routineuntersuchung, Männer im Rahmen ihrer Prostata-Untersuchung erfahren, daß sie Hämorrhoiden haben.

Hämorrhoiden können sich im Inneren des Rektums oder aber außen am After befinden – im letzteren Fall jucken sie. Durch starken Druck beim Pressen des Stuhlgangs werden sie herausgedrückt; man könnte also sagen, daß Hämorrhoiden eine Komplikation der Verstopfung sind. Die weiteren Symptome von Hämorrhoiden – Schmerzen und Entzündungen – sind Betroffenen wohl nur allzu gut bekannt.

Im Folgenden finden Sie Maßnahmen zur Vorbeugung und Behandlung, die Sie selbst zu Hause durchführen können. Die Hämorrhoiden werden dadurch nicht geheilt, doch Schmerzen werden sofort gelindert.

Zum Stuhlerweichen. Trinken Sie täglich mindestens drei Gläser Wasser, und essen Sie ballaststoffreiche Kost. Das sorgt für weiche Stühle und verhindert Pressen beim Stuhlgang. Die Maßnahmen zeigen nach einem bis drei Tagen Wirkung.

Das Problem im Bad aussitzen. Bereiten Sie zur Bekämpfung von Entzündungen, Juckreiz und Schwellungen täglich ein Sitzbad aus warmem Wasser mit einem Eichenrindenzusatz. Setzen Sie sich hinein, und bleiben Sie etwa 10 Minuten darin sitzen, bis Sie sich wohler fühlen.

Salbungsvolle Hilfe aus der Apotheke. Rezeptfreie Präparate können Ihnen schnell die gute Laune wiedergeben. Bekannte lindernde Wirkstoffe sind unter anderem Hamamelis, Zinkoxid und Tetracain (letzteres wirkt lokal betäubend). Kortison lindert Juckreiz und dämmt Entzündungen ein, kann jedoch bei allzu häufiger Anwendung mehr schaden, als es nutzt. Kortisonhaltige Mittel sollten daher nicht über längere Zeiträume hinweg verwendet werden. Hämorrhoidensalben sollten drei- bis fünfmal pro Tag aufgetragen werden, vor allem nach dem Stuhlgang und abends vor dem Zubettgehen.

Versuchen Sie es mit rezeptpflichtigen Steroiden. Lokal aufgetragene Kortikosteroidsalben, die auf ärztliche Verschreibung erhältlich sind, wirken entzündungshemmend. Tragen Sie die Salbe zwei- bis viermal täglich dünn auf. Die Wirkung stellt sich nach zwei bis drei Tagen ein. **Achtung:** Kortikosteroide schwächen bei längerer Anwendung das Gewebe.

Geben Sie sich eine Auszeit. Machen Sie im Lauf des Tages öfter mal eine kurze Pause oder einen kleinen Spaziergang. Zu langes Sitzen oder Stehen läßt Hämorrhoiden schlimmer werden.

HÄMORRHOIDEN VERHÜTEN

Man muß Hämorrhoiden keineswegs als Schicksal hinnehmen. Ihr Entstehen kann durch vorbeugende Maßnahmen verhindert werden. Die zwei Hauptstrategien sind: für leichten Stuhlgang sorgen und beim Stuhlgang nicht pressen.

Stuhlauflockerung. Harter Stuhl geht schwer ab.

• DIE BAUCHNABEL/ HÄMORRHOIDEN-VERBINDUNG

Sie können aufhören, Sankt Fiacre, den Schutzheiligen der Hämorrhoiden-geplagten anzubeten – Ihre Gebete sind nämlich erhört worden. Die Experten haben jetzt eine neue Methode im Kampf gegen die Hämorrhoiden, die in vielen Fällen eine Alternative oder in schwerwiegenderen Fällen eine Ergänzung zur chirurgischen Vorgehensweise sein kann. Diese Methode ist sicher, schmerzlos und hat keine Nebenwirkungen.

Die Lösung wurde von Dr. René Lambert von der Medizinischen Hochschule in Lyon untersucht und ist ein Medikament namens Alphanon®, dessen wirksamer Bestandteil 2-Bornanon (Kampfer) ist. Man gibt jede Nacht zwei Tropfen davon auf den Nabel. Die Lösung wird über den Nabel in den Blutkreislauf aufgenommen.

Alphanon® stoppte bei über 50 Prozent der Patienten die hämorrhoidalen Blutungen. Die meisten Patienten gaben an, daß sich ihre Symptome innerhalb von drei bis 14 Tagen gebessert hatten. Auch wenn der Erfolg individuell unterschiedlich ist, haben viele Betroffene berichtet, daß sie keine Blutungen, Beschwerden oder Entzündungen mehr hatten. Die Ergebnisse reichten von einer leichten Verbesserung bis hin zu einem völligen Verschwinden der Symptome. Da es aber möglich ist, daß die Hämorrhoiden wiederkehren, sollte man auf alle Fälle vorbeugende Maßnahmen treffen. Alphanon® wird zur Zeit als transdermales Pflaster getestet und wird derzeit vor seiner Zulassung in den USA noch durch die zuständigen Behörden geprüft.

Deshalb sind Ballaststoffe so wichtig – sie machen den Stuhl weich und befördern ihn rasch aus dem Körper hinaus. Rohes Obst und Gemüse sowie Vollkornprodukte sind die besten Mittel, um den Stuhl locker und weich zu machen.

Lesen Sie lieber in der Bibliothek. Halten Sie keinen Vorrat an Zeitschriften in der Toilette. «Sitzungen», die länger als fünf Minuten dauern, können die Blutgefäße im Analbereich überfordern. Nicht auszudenken, was Sie Ihrer Kehrseite antun könnten, wenn «Krieg und Frieden» auf dem Örtchen in Reichweite wäre.

WANN EIN ARZTBESUCH NOTWENDIG WIRD

In manchen Fällen müssen Hämorrhoiden ärztlich behandelt werden, so vor allem, wenn Schmerzen und Blutungen bestehen. Doch die Behandlung kann mittels der hier beschriebenen Methoden rasch vonstatten gehen.

Versuchen Sie es mit Strom. Der sauberste Schnitt bei Hämorrhoiden könnte sein, überhaupt nicht zu schneiden. Bei der sogenannten Elektrokoagulation wird elektrischer Strom von einer Sonde an die Basis der Hämorrhoiden geleitet und zerstört sie. Die Erfolgsrate bei dieser Behandlung kann bis zu 97 Prozent betragen. Die Behandlung verursacht keine Schmerzen, hinterläßt kein Narbengewebe und ist nach zwei bis drei Durchgängen abgeschlossen. Es gibt praktisch keine Rekonvaleszenzperiode.

Ist man die lästigen Hämorrhoiden erst mal los, stehen die Chancen gut, daß sie nicht mehr wiederkehren. Drei Jahre nach der Behandlung litten nur 15 Prozent der Patienten erneut unter Hämorrhoiden.

Rücklicht ist nützlich. Ein bißchen langwelliges Licht, und die Problemlage hellt sich auf. Bei der sogenannten Infrarotkoagulation werden die Hämorrhoiden buchstäblich «abgeschossen», denn die Bestrahlung mit Infrarotlicht unterbindet die Blutversorgung. Das dabei eingesetzte Gerät sieht aus wie eine Laserpistole aus «Raumschiff Enterprise», und die Behandlung hinterläßt keine Narben. Im allgemeinen ist man die Hämorrhoiden eine Woche nach dem Lichtbeschuß los, in besonders hartnäckigen Fällen können zwei bis drei Behandlungen erforderlich sein.

Lassen Sie sich vom Arzt was aufbinden. Bei der Gummibandligatur werden mehrere Hämorrhoiden gleichzeitig mit einem Gummiband so abgebunden, daß die Blutversorgung unterbunden ist; sie schrumpfen und fallen nach sieben bis zehn Tagen ab. Die Behandlung wird in Abständen von drei Wochen wiederholt, bis das Hämorrhoidenproblem gelöst ist.

Operation als letztes Mittel. Eine operative Entfernung von Hämorrhoiden kann Sie wieder auf die Füße bringen, ist jedoch mit Nachteilen verbunden. Der

Eingriff ist schmerzhaft und erfordert eine Rekonvaleszenzperiode von 10 bis 14 Tagen.

EIN REIZKOLON BERUHIGEN

Leute, Vorfälle oder Orte, die einem auf die Nerven gehen, können sich auch auf andere Teile der Anatomie schlagen. Daher vertreten manche Mediziner die Meinung, daß das Reizkolon eine typische Krankheit unserer schnellebigen, streßgeplagten Lebensweise ist. Bis jetzt gehört das Syndrom zu den weniger süßen Geheimnissen des Lebens – die Ärzte wissen, daß es auftritt, doch die Ursache ist unbekannt. Daher gibt es bis dato auch keine Therapie, mit der Reizkolonpatienten geheilt werden könnten. Ganze Heerscharen von Spezialisten beschäftigen sich laufend mit den Symptomen – Bauchschmerzen, Blähungen, Brechreiz und alternierende Attacken von Durchfall und Verstopfung – und bemühen sich um Antworten. Nach Meinung der Experten ist im allgemeinen zu vermuten, daß ein Reizkolon vorliegt, wenn diese Symptome seit vielen Monaten oder gar Jahren bestehen und das Problem des Patienten nicht leicht in Worte zu fassen ist. Bei einer ernsten Erkrankung des Darmtrakts hätten Sie wohl schon früher sehr spezifische Symptome bemerkt und wären aus diesem Anlaß zum Arzt gegangen. Doch es ist natürlich sinnvoll, sicherheitshalber einen Arzt zu konsultieren.

Reizkolon ist wie ein Fußballspiel – es ist erst vorbei, wenn der Schlußpfiff ertönt. Es ist daher damit zu rechnen, daß Sie das Syndrom, wenn es erst einmal besteht, Ihr ganzes Leben hindurch begleiten wird. Die Krankheit ist derzeit unheilbar und chronisch und betrifft mehr Frauen als Männer. Sie tritt immer wieder auf, wenn die Symptome durch Faktoren wie Ernährung, Streß oder Umwelt (oder eine Kombination davon) ausgelöst werden.

Falls Sie unter Reizkolon leiden, können Sie sich vor allem damit trösten, daß das Problem Sie nicht umbringen wird – selbst wenn Sie sich an manchen Tagen so fühlen. Niemand stirbt an Reizkolon, und die Mediziner nehmen auch nicht an, daß dadurch automatisch schwerere Darmkrankheiten entstehen.

TESTEN SIE SICH AUF REIZKOLON

Wollen Sie auf einfache Weise herausfinden, ob Sie möglicherweise an Reizkolon leiden? Ein simpler Weg ist, darauf zu achten, wie rasch Ihr Körper Maiskörner ausscheidet. Normalerweise dauert es zwei bis drei Tage, bis sich die Körner im Stuhl finden. Wenn sie jedoch binnen 36 Stunden ausgeschieden werden, kann ein Reizkolon-Syndrom vorliegen. Konsultieren Sie in diesem Fall den Arzt, um durch entsprechende Untersuchungen eine ernsthafte Krankheit des Darmtrakts auszuschließen. Wenn sich dafür keine Anhaltspunkte finden lassen, dann kann das Expreßtempo, mit dem die Maiskörner durch Ihren Körper befördert werden, ein Anzeichen für Reizkolon sein.

Der Organismus von Reizkolon-Patienten ist möglicherweise ein wenig anders als der anderer Leute. Es wird vermutet, daß der Verdauungstrakt und die glatte Darmmuskulatur gegenüber dem Körper gesunder Personen leichte Anomalien aufweisen. Manche Mediziner vertreten die These, daß überempfindliche Nerven im Darm die Ursache des Syndroms sind.

Es gibt jedoch einiges, das man gegen die typischen Reizkolonsymptome – Bauchschmerzen und alternierende Attacken von Durchfall und Verstopfung – tun kann. Der beste Weg, mit der Krankheit fertigzuwerden, ist, sich nicht davon fertigmachen zu lassen. Und so geht's:

Ballaststoffreiche Kost. Füllen Sie Kühlschrank und Speisekammer mit ballaststoffreichen Nahrungsmitteln. Es ist auch von Bedeutung, welche Art von Ballaststoffen konsumiert wird. Weizenkleie nimmt Wasser besser auf als beispielsweise Äpfel oder Karotten und trägt daher zur Verhütung von Durchfall bei.

Schlausein beim Essen. Blähende Nahrungsmittel wie Bohnen und Kohl können Reizkolon-Patienten Schwierigkeiten bereiten. Auch der Konsum von Fett kann ein Problem sein, denn Fett verursacht starke Kontraktionen des Kolons, die den Betroffenen rasch zur Toilette treiben können.

● MENTALES MINUTENTRAINING

Eine Studie über die Wirksamkeit von Hypnose, Selbsthypnose und Visualisierungstechniken bei Reizkolon erbrachte folgendes Ergebnis: 20 der 33 Patienten, die die Techniken versuchten, verzeichneten in nur sieben Wochen eine Besserung; besonders beeindruckend war der Erfolg bei 11 Patienten, deren Symptome fast völlig verschwanden.

Vorbedingung für die Wirksamkeit von Visualisierung ist in jedem Fall eine entspannte Grundstimmung. Üben Sie daher zunächst die auf Seite 225 beschriebene Entspannungstechnik, die der Selbsthypnose ähnlich ist. Legen Sie, sobald Sie entspannt sind, eine Hand auf den Bauch, und konzentrieren Sie sich darauf, diesen Bereich als warm und entspannt zu empfinden. Lassen Sie nun vor Ihrem geistigen Auge einen ruhigen Fluß entstehen, und stellen Sie sich vor, daß Ihr Verdauungstrakt wie dieser Fluß ruhig und stetig arbeitet.

Sie können sich auch eine Zeit-Oase schaffen, indem Sie sich vorstellen, daß Sie Ihren Körper in die Hände des weisen Arztes in sich selbst legen.

Dann sagen Sie sich selbst vor: «Ich werde einen Weg finden, gesund zu werden.» Befreien Sie Ihr Bewußtsein vom Nachdenken über das Reizkolon, und erlauben Sie Ihrem Körper, sich selbst der beste Arzt zu sein. Vertrauen Sie darauf, daß Ihr Körper über alle notwendigen Kenntnisse, Fähigkeiten und Werkzeuge verfügt, die er braucht, um ihren gereizten Darm zu beruhigen, den Schaden zu heilen und wieder richtig zu funktionieren. Suchen Sie jedoch den Arzt auf, falls sich Ihre Symptome verändern oder schlimmer werden.

Langsam essen. Wenn Sie immer als erster am Tisch aufgegessen haben, laufen Sie Gefahr, auch als erster in der Schlange vor der Toilette zu stehen, während noch die Teller abgeräumt werden. Langsames

Essen kann helfen, ungewöhnliche Kontraktionen des Kolons zu verhüten.

Weniger Streß, mehr Bewegung. Wenn Streß auch nicht die Ursache der Störung ist, ist er doch der auslösende Faktor für Krankheitsschübe.

Ein regelmäßiges, intensives Trainingsprogramm kann dazu beitragen, Krankheitsschübe zu verhindern. Beginnen Sie nach Absprache mit dem Arzt ein Fitneßprogramm: flotte Spaziergänge, Schwimmen, Radfahren oder ähnliches. Tägliche Spaziergänge bringen den Darm auf Trab und beseitigen Verstopfung, eines der unangenehmen Symptome von Reizkolon. Auch Laufen ist vorteilhaft, man sollte es jedoch nicht übertreiben, um keinen Durchfall zu provozieren.

Setzen Sie sich auf – vielleicht reagiert das Kolon darauf. Um die Symptome zeitweilig zu lindern, können Bauchmuskelübungen helfen: Aus flacher Rückenlage ohne Aufstützen aufsetzen, wieder hinlegen, aufsetzen usw. Dadurch können die Darmkrämpfe rasch gestoppt

HIGH TECH ● EINE RASANTE HIGH-TECH-LÖSUNG FÜR DEN REIZDARM

Patienten mit hochgradigen Erkrankungen des Darmtraktes beobachteten geradezu spektakuläre Erfolge nach der Einnahme von Leuprorelin -Azetat (ein Gonadoliberin-Analogon, Handelsname in Deutschland Enantone®), meint Dr. John R. Mathias, der Professor für Medizin an der Universität von Texas ist. Das Medikament®, das normalerweise seinen Einsatz in der Therapie von Prostatakrebs findet, wird täglich durch eine Injektion verabreicht.

„Eine Verbesserung tritt in der Regel etwa in der vierten Woche ein.

Dr. Mathias vertritt die Überzeugung, daß das Medikament® die Methode der Wahl für leicht bis ernsthaft erkrankte Patienten mit einem Reizdarm werden wird. An seiner Studie haben 64 Personen teilgenommen, und in nur fünf Fällen zeigte das Medikament keinen Erfolg – aufgrund von zwei bekannten Nebenwirkungen, nämlich Ödeme (übermässige Flüssigkeitsansammlungen) und Knochenschmerzen. Es® ist bisher in Großbritannien für die Reizdarm-Behandlung nicht zugelassen.

und die normale Peristaltik wiederhergestellt werden.

Krämpfe stoppen. Spasmolytika wirken gegen Krämpfe und Durchfall, wie sie bei Reizkolon auftreten, und dämpfen auch den heftigen Stuhldrang nach den Mahlzeiten – ein normaler Drang, der bei gesunden Menschen nicht so überwältigend ausgeprägt ist. Der am häufigsten eingesetzte Krampflöser ist Butylscopolaminbromid (z.B. Buscopan®).

EIN DAMM GEGEN DIVERTIKULOSE

Raffinement ist in feiner Gesellschaft gefragt, aber nicht auf dem Teller. Seit man in den Industriestaaten gegen Ende des 19. Jahrhunderts begann, sich mehr und mehr von Speisen zu ernähren, in denen Auszugsmehl und raffinierter Zucker bloß für leere Kalorien sorgen, ist Divertikulose, ein früher selten beobachtetes Syndrom, zu einem großen Problem geworden. Von den über 70jährigen hat jeder Dritte sogenannte Divertikel im Darm – kleine, beutelartige Ausstülpungen, die sich in die feinen Passagen drängen, an denen Blutgefäße durch die Wand des Dickdarms treten. Sie führen zu Krämpfen, Flatulenz, Dyspepsie (schwere Verdauungsstörung) sowie zu Verstopfung, die alternierend mit Durchfall auftritt, wenn sich die Divertikel entzünden.

Nachdem heute eine ballaststoffreiche Kost wieder weiter in den Vordergrund tritt, sollte die Zahl der Divertikulose-Patienten zurückgehen. Dieses Problem kann durch vernünftiges Essen verhindert werden.

Bei ballaststoffarmer Kost muß der Dickdarm Kontraktionen wie eine Python machen, um den Darminhalt weiterzubefördern – eine unnatürliche Anstrengung, die nicht ohne Rückwirkungen auf den Darm bleibt.

Im schlimmsten Fall kann sich aus einer Divertikulose eine Divertikulitis entwickeln – das ist bei fünf von hundert Erkrankungen der Fall. Diese entzündliche Erkrankung kann tödlich ausgehen, wenn es in der Folge zu starken inneren Blutungen oder Bauchfellentzündung kommt. Oder sie macht eine Operation erforderlich, bei der ein Teil des infizierten Dickdarms entfernt wird. Doch warum nicht vernünftig essen, statt sich sehenden Auges in Gefahr zu begeben?

Man sollte sich darüber im klaren sein, daß der Arzt die Krankheit diagnostizieren kann, daß man die Symptome jedoch durch eigene Anstrengung bekämpfen muß. Nehmen Sie sich diese Tips zu Herzen, und Ihr Dickdarm wird Ihnen lebenslang in voller Länge erhalten bleiben.

Ballaststoffe bringen's. Das Schöne an diesem Tip ist, daß Ihr Organismus den Schaden – und wahrscheinlich auch die Symptome – über Nacht stoppen kann, auch wenn Ihnen die Divertikel ein Leben lang erhalten bleiben werden. Solange keine Divertikel bestehen, kann man sie durch eine ballaststoffreiche Kost wahrscheinlich verhüten. Wenn Sie bereits an Divertikulitis leiden, überspringen Sie diesen Absatz, und lesen Sie den nächsten Abschnitt durch. Wenn jedoch Divertikel ohne Komplikationen bestehen, müssen Sie keine Schonkost essen. Ballaststoffe aus Weizenbrot, Vollkornflocken, Obst und Gemüse sorgen für die notwendige Stuhlauflockerung.

Bringen Sie sich in Form. Bewegung und maßvolles Training – zum Beispiel tägliche Spaziergänge – sind sinnvolle vorbeugende Maßnahmen, weil sie eine regelmäßige Darmfunktion fördern.

MAßNAHMEN BEI DIVERTIKULITIS

Divertikulitis muß ärztlich und mit diätetischen Maßnahmen behandelt werden. Die wichtigsten Richtlinien für den Umgang mit dieser schwerwiegenden Komplikation einer Divertikulose sind folgende:

Vorsicht beim Essen. Nehmen Sie reichlich «weiche» Ballaststoffe in halbflüssiger Form zu sich, so etwa im Mixer püriertes Obst und Gemüsesuppen.

Eine Zeitlang Bettruhe halten. Bevor als letzter Ausweg operiert wird, empfehlen Ärzte eine Aufnahme ins Krankenhaus mit Bettruhe und intravenöser Flüssigkeitszufuhr, um dem Dickdarm die notwendige Ruhe zu gönnen, anstatt ihn durch weiteres Essen zu irritieren. Ein bis drei Tage Bettruhe, Antibiotika und Fasten, sowie Acidophilus-Präparate zur Beruhigung des gereizten Darms sollten ausreichen, um die Entzündung abklingen zu lassen.

Der Chirurg hat das letzte Wort. Wenn die Divertikulitis trotz dieser Maßnahmen weiterbesteht, kann der beschädigte Darmabschnitt operativ entfernt werden.

ENTZÜNDLICHE DARMERKRANKUNGEN: EIN BRAND, DER EINZUDÄMMEN IST

Entzündliche Darmerkrankungen treten in zwei Formen auf: Kolitis ulzerosa und Crohn-Krankheit (Morbus Crohn, auch als Enteritis regionalis oder Ileitis terminalis bezeichnet). Beides sind Entzündungen des Darmtrakts, die nach heutigem Wissen nicht heilbar sind. Die Medizin weiß auch nicht, aus welcher Ursache diese Leiden entstehen, bei denen sich der Betroffene fühlt, als würde Rambo in seinem Inneren auf dem Kriegspfad sein. Allerdings hat die Medizin in den letzten Jahren in der Symptombehandlung große Fortschritte gemacht.

Bei der Behandlung von Darmstörungen, einschließlich schwerer Darmerkrankungen, geht es nicht nur um die Symptombehandlung. Wichtig ist, daß der Patient die Kontrolle über die Krankheit gewinnt. Was können Sie also tun, wenn Sie von entzündlichen Darmerkrankungen gequält werden und am liebsten das Handtuch werfen wollen?

KOLITIS ULZEROSA ABWEHREN

Eine akute Kolitis ist ein Entzündung der Dickdarmschleimhaut, und sie geht mit Bauchschmerzen, Blutungen und Durchfall einher. Es gibt kein Wundermittel zur Heilung von Kolitis ulzerosa, doch einige erprobte Medikamente können positive Ergebnisse bringen.

Den Brand löschen. Das Arzneimittel Sulfasalazin (z.B. Azulfidine®) läßt die Entzündung zurückgehen.

Nehmen Sie Ihre Medizin. Ein Derivat des Sulfasalazin ist der entzündungshemmende Wirkstoff Mesalazin (z. B. Claversal®, Salofalk®), der bei Kolitis ulzerosa oft Erfolg bringt und weniger Nebenwirkungen hat als andere Arzneimittel. Das Mittel wird oral oder in Form eines Klistiers verabreicht und läßt rektale Blutungen und Durchfallattacken meist deutlich zurückgehen. Die Besserung stellt sich im allgemeinen nach drei bis sechs Wochen ein.

Steroide können helfen. Kortikosteroide dämpfen Entzündungen und geben dem Körper Zeit, wieder gesund zu werden. Die Wirkung von Prednison stellt sich in zwei bis vier Tagen ein.

Packen Sie es mit Pektin. Manche Ärzte empfehlen bei diesen Beschwerden normalerweise «Darmruhe». Andere meinen, daß allzuviel Ruhe zu einer Atrophie des Dickdarms führen kann. Die Lösung besteht nach Meinung von Experten darin, statt der üblichen Ballaststoffe Pektin mit der Nahrung aufzunehmen. Pektin ist ein löslicher Faserstoff, der sozusagen «schmilzt». Lösliche Fasern beschleunigen die Peristaltik des Dünndarms, ohne den Dickdarm zu belasten, und tragen dazu bei, die Stuhlmenge zu reduzieren. Die kleinere Stuhlmenge entlastet den Darm ähnlich wie Darmruhe, ohne das bei Darmruhe häufigste Problem – Atrophie – zu verursachen. Die Medizin hat zwar noch keine einhellige Meinung zu Pektin, doch manche Experten meinen, daß man damit eine Schwächung des Dickdarms vermeiden kann. Pektin findet sich hauptsächlich in Obst und Gemüse, vor allem in Äpfeln, Kiwis, Rosenkohl und Süßkartoffeln.

Eine Operation kann durch Ciclosporin vermeidbar sein. Bis vor kurzem war die operative Entfernung des befallenen Dickdarms die einzig mögliche Therapie bei schwerer Kolitis ulzerosa. Bei neueren Forschungsarbeiten hat sich jedoch gezeigt, daß fast die Hälfte der Patienten vorteilhaft auf eine Behandlung mit dem Wirkstoff Ciclosporin (Sandimmun®) reagiert; normalerweise wird diese Substanz eingesetzt, um nach Organtransplantationen die körpereigene Immunreaktion zu unterdrücken und die Abstoßung des fremden Organs zu verhindern.

Als mögliche Erklärung für den Erfolg des Medikaments wird folgende Theorie angeboten: Die immunsuppressive Wirkung von Ciclosporin verhindert möglicherweise, daß das Immunsystem des Patienten «irrtümlich» körpereigene Dickdarmzellen angreift. Das Mittel wurde bis zu zwei Wochen intravenös verabreicht; daran anschließend nahmen die Patienten zu Hause ein halbes Jahr hindurch Ciclosporin und Steroide ein. Nach Ablauf dieser Periode war bei fünf der sechs Patienten, die ursprünglich auf Ciclosporin angesprochen hatten, eine vollständige Remission zu beobachten.

KAMPF DER CROHN-KRANKHEIT

Der Morbus Crohn ist eine schmerzhafte Entzündung des Verdauungstraktes, die in jedem Abschnitt zwischen Mund und After entstehen kann, meist jedoch den Dünndarm betrifft. Die Krankheit ist chronisch und macht sich durch Durchfall, Krämpfe, Fieber und Gewichtsverlust bemerkbar. Gelegentlich erscheint Blut im Stuhl – in diesem Fall sollte man rasch einen Arzt konsultieren, wenn es länger als ein bis zwei Tage zu blutdurchsetztem Durchfall kommt. Eine häufige Komplikation der Crohn-Krankheit ist ein teilweiser Darmverschluß, der oft mit Erbrechen einhergeht. Manchmal ähneln die Symptome jenen einer Blinddarmentzündung, und es kommt zu Schmerzen und einer Schwellung an der rechten Bauchseite. Im schlimmsten Fall muß der Teufelskreis der Krankheit durch chirurgische Entfernung des erkrankten Dünndarmabschnitts gestoppt werden.

Es gibt jedoch mehrere Methoden, die Hilfe bringen können, ohne daß man sich auf den Operationstisch legen muß.

Halten Sie sich an Steroide. Die Crohn-Krankheit ist ein schwerwiegendes Leiden. Es ist daher notwendig, einen Facharzt aufzusuchen – wenn Sie es nicht schon getan haben. In vielen Fällen ist die Behandlung mit Kortikosteroiden günstig. Sie sollten im Lauf von vier bis sechs Wochen Besserung bringen. In hartnäckigen Fällen müssen die Medikamente jedoch bis zu zwölf oder mehr Wochen oder sogar auf «unbestimmte Zeit» gegeben werden. Kortikosteroide dämmen die Entzündung ein und geben dem Körper Zeit, sich zu erholen. Das beste steroidhaltige Medikament für Crohn-Krankheit ist Prednison, wobei ärztliche Kontrollen wegen der möglichen Nebenwirkungen erforderlich sind.

Lassen Sie die Finger von Zigaretten. Anscheinend besteht ein Zusammenhang zwischen Crohn-Krankheit und Nikotinkonsum. Machen Sie die Zigaretten aus, und Sie schließen das Risiko aus. Die Krankheit wird zwar nicht durch Rauchen verursacht, aber es gibt Hinweise, daß sie durch Rauchen schlimmer wird.

Kolon-Kontrolle durch die richtige Kost. Eine

möglichst vollwertige Ernährung ist ein wichtiges Ziel, da Crohn-Patienten oft ganz den Appetit verlieren. Sobald die Symptome nachlassen, sollten Sie Ihren Körper daher gewissenhaft mit Kalorien, Eiweiß, Vitaminen und Mineralstoffen versorgen.

Den Stuhlgang bremsen. Bei akuten Crohn-Attacken sollten Sie den Konsum von Obst, Gemüse und ballaststoffreichen Nahrungsmitteln einschränken. Das Ziel dabei ist, den Durchfall zu bremsen, um das Leben in dieser Zeit erträglicher zu machen.

ZÖLIAKIE – EINE GEHEIMOPERATION

Zöliakie – bei Erwachsenen auch als Sprue bezeichnet – ist normalerweise nicht die erste Krankheit, auf die der Arzt tippt, wenn ein Patient Schwierigkeiten mit dem Darm hat. Es handelt sich dabei um ein Malabsorptionssyndrom, bei dem das Klebereiweiß (Gluten), das in Getreidesorten, wie Weizen, Roggen und Gerste enthalten ist, eine allergische Reaktion im Dünndarm auslöst. (Gluten ist der Stoff, der Teig aus diesen Getreidesorten fest und elastisch macht.)

Es wird vermutet, daß diese schwere Form der Glutenunverträglichkeit sowohl vererbt ist als auch durch ein Virus verursacht wird. Die Immunreaktion des Organismus zerstört die Darmzotten, die für die Aufnahme von Flüssigkeiten und Nährstoffen im Dünndarm verantwortlich sind, wodurch der Betroffene «bei vollem Bauch hungert» – Unterernährung ist eine häufige Komplikation der Zöliakie und eines der deutlichsten Zeichen auf diese Krankheit bei Kindern.

Ein Anzeichen von Zöliakie ist Durchfall, bei dem eine ölige Fettschicht auf dem Wasser in der Toilette zurückbleibt. Selbst feste Stühle sind auffällig fettig, schaumig und übelriechend. Als weitere Symptome sind Bauchkrämpfe, starkes Abmagern und in sehr schweren Fällen ein aufgetriebener Bauch zu nennen.

Die Krankheit ist schwer, aber nicht hoffnungslos. Hier einige Maßnahmen, die Ihnen neue Hoffnung geben können.

Kein Brot zu den Mahlzeiten, keine Getreideflocken. Bei Zöliakie sollte ein Arzt konsultiert werden, doch die Standardbehandlung besteht in glutenfreier Ernährung. Halten Sie sich daher von Weizen, Roggen, Hafer und Gerste fern.

Auf Mais umsteigen. Zwei leicht erhältliche Alternativen zu glutenhaltigem Getreide sind Mais und Buchweizen. Essen Sie reichlich davon. Gefahrlos ist auch der Konsum von Reis, Hirse und glutenfreien Teigwaren.

Nehmen Sie Vitamin- und Mineralstoffpräparate. Bei glutenfreier Ernährung verschwinden die Symptome und die fettigen Stühle. Doch damit ist noch nicht alles getan. Da sich die Darmzotten erst im Verlauf mehrerer Monate erholen, sollten Sie Ihren Körper beim Genesungsprozeß durch zusätzliche Vitamine und Mineralstoffe unterstützen. Fragen Sie Ihren Arzt danach.

KAPITEL 9

DIABETES

n alten Zeiten nannten die griechischen Ärzte die Zuckerkrankheit «Diabetes», was soviel bedeutet wie Wasserrohr oder Brunnen, weil die Menschen, die unter dieser Krankheit litten, viel Wasser lassen mußten. Dazu kam noch die Bestimmung «mellitus», abgeleitet vom lateinischen Wort für Honig, weil der Harn von Diabetikern aufgrund des hohen Zukkergehalts süß schmeckte.

Beide Beobachtungen haben sich zweitausend Jahre hindurch bestätigt. Gemeinsam betrachtet, geben sie einen Hinweis auf das wahre, verborgene Wesen des Diabetes: eine potentiell tödliche Störung des Blutzuckerhaushalts. Je nach Art des Diabetes kann der Organismus des Betroffenen das Hormon Insulin entweder nicht produzieren oder nicht richtig einsetzen, so daß der Blutzucker (Glukose) vom Körper nicht verarbeitet wird. Glukose ist der wichtigste Brennstoff des Körpers, das Brennholz für alle Zellen. Doch ohne Insulin wird der Zucker aus der aufgenommenen Nahrung nicht richtig verbrannt, sondern sammelt sich im Blut an. Im verzweifelten Bemühen, den Zucker loszuwerden, wird die überschüssige Glukose mit dem Harn ausgeschieden, der deswegen so reichlich fließt und süß schmeckt.

Was ist schlimm daran? Sehr viel. Bei unbehandeltem Diabetes kann der Blutzuckerspiegel extrem hoch (Hyperglykämie) werden. Behandelt kann er extrem niedrig (Hypoglykämie) werden. Diese beiden Enden des Spektrums können kurzfristig zu Schwindel, «Zuckerkoma» (geistige Verwirrtheit, Bewußtlosigkeit) oder sogar zum Tod führen. Doch auch ohne solche Dramatik gibt es Schlimmes zu vermelden: Wenn der Blutzukkerspiegel lange Zeit überhöht ist, stellen sich viele gefürchtete Krankheiten ein, an deren Folgen sehr viele Diabetiker sterben, darunter Herzerkrankungen, Nierenversagen oder Nervenschäden. Mögliche Folgen sind auch Erblinden oder Gangräne, was oft die Amputation von Gliedmaßen nach sich zieht.

Das sind die schlimmen Seiten der Krankheit. Doch es gibt auch viel Positives zu berichten. Zum einen ist Diabetes mellitus vom Typ II (nicht-Insulin-abhängiger Diabetes, Erwachsenendiabetes), mit dem wir uns im folgenden Kapitel beschäftigen werden, eine Krankheit, die durch die Lebensgewohnheiten bedingt und beeinflußbar ist. Das heißt, daß Typ-II-Diabetiker durch Kontrolle des Körpergewichts, richtige Ernährung und körperliche Betätigung die Krankheit unter Kontrolle bringen oder sogar ganz aus ihrem Leben verschwinden lassen können. (Insulinabhängiger Typ-I-Diabetes erfordert tägliche Insulininjektionen und läßt sich allein durch die Methoden, die in der Folge angegeben sind, nicht behandeln.) Typ-II-Diabetes liegt zwar oft in der Familie, vererbt wird jedoch nur die genetische Neigung zur Zuckerkrankheit. Wenn Sie Ihre Lebensgewohnheiten entsprechend einstellen, können Sie dem Schicksal eine

VERORDNEN SIE SICH EINEN TEST

Typ-II-Diabetiker, die mit Insulin behandelt werden, müssen ihren Blutzuckerspiegel oft überprüfen. Mit Hilfe dieser Informationen kann der Arzt die Insulinbehandlung optimal einstellen. Doch die meisten anderen Patienten lernen nie, wie man diese Tests macht. Eine tägliche Überprüfung des Blutzuckerspiegels ist für Typ-II-Diabetiker, die nicht mit Insulin behandelt werden, nicht so wichtig, doch Selbstkontrolle kann wertvolle Informationen liefern – vor allem, weil dadurch sichtbar wird, was man mit der richtigen Ernährung und Bewegung erreicht. Nichts motiviert besser als das Wissen, daß sich die Mühe lohnt. Ein Blutzuckertest dauert keine fünf Minuten. Hinweis: Bei Blutzuckertests müssen Sie zwar einen kleinen Stich erdulden, doch sie sind wesentlich verläßlicher als Tests, die den Zuckergehalt im Harn messen.

Nase drehen und ein genauso langes, glückliches und verrücktes Leben führen wie jeder andere. Vielleicht müssen Sie nicht einmal herausfinden, ob Sie eigentlich Diabetiker sind.

Kontrolle des Blutzuckerspiegels muß nicht zeitaufwendig sein, aber man muß sich kontinuierlich darum bemühen. Denn:

- In Sekunden können Sie Ihre Ernährung mit Ballaststoffen anreichern, die die Glukoseaufnahme verlangsamen.
- In 60 Minuten pro Woche können Sie durch Bewegung Ihren Zuckerstoffwechsel verbessern.
- Sie können Zeit sparen und den Anstieg des Blutzuckerspiegels verlangsamen, indem Sie sich ballaststoffreich ernähren.

Diabetes muß nicht mit so großem Zeitaufwand verbunden sein, wie Sie dachten, und die folgenden schnell anwendbaren Methoden können Ihnen helfen, ein gesünderes, aktiveres Leben zu führen.

ZEHN PFUND KÖNNEN AUSSCHLAGGEBEND SEIN

Rund 80 Prozent aller Typ-II-Diabetiker sind übergewichtig. Warum das so ist? Nun, nicht einmal Diabetes-Spezialisten sind sich da ganz sicher. Doch die Schlußfolgerung lautet: Wenn Sie Diabetes haben und ein Zuviel an Körpermasse mit sich herumtragen, ist Abnehmen die wirksamste Behandlungsmethode – es ist der erste Schritt zurück zu einem normalen Leben.

Viele Typ-II-Diabetiker haben 30 bis 60 Pfund Übergewicht. Und es ist keine Frage, daß zehn Pfund weniger einen großen Unterschied bedeuten.

Je früher Sie die Fettpolster ablegen, um so besser. Wenn die Abnahme im Frühstadium des Typ-II-Diabetes erfolgt, ist die Krankheit oft reversibel. Nicht-Insulinabhängiger Diabetes verschwindet vielfach sogar ganz, sobald die Patienten abnehmen. Wenn Sie jedoch zehn Jahre oder länger warten, verbessert das Abnehmen zwar vermutlich die Lage, heilt aber nicht mehr.

Folgen Sie, um abzunehmen und auf niedrigerem Gewicht zu bleiben, den Richtlinien in Kapitel 1 und den folgenden Hinweisen, die speziell für Diabetiker gedacht sind.

Selbsterkenntnis bei Süßem. Es gibt Menschen, die in der besten Absicht Süßigkeiten jeder Art hochmütig links liegen lassen, nur um sich später mit Zucker vollzustopfen. Ernährungswissenschaftler meinen, es wäre für Diabetiker vorteilhafter, dem Appetit auf Süßes jeden Tag ein bißchen nachzugeben, anstatt nach einer Periode völliger Enthaltsamkeit im Süßwarenregal zu wüten. Andere Personen kommen besser damit zurecht, gar nichts Süßes zu essen. Der Schlüssel liegt in der Selbsterkenntnis: Wenn Sie zu den Leuten gehören, die ohne Süßigkeiten leben können, dann tun Sie es; wenn nicht, dann seien Sie realistisch, aber verantwortungsvoll.

Nachmittags einen Pfirsich essen. Der Insulingehalt im Blut erreicht normalerweise nachmittags seinen Spitzenwert, und da Insulin eine bekannt appetitanregende Wirkung hat, ist Ihre gesunde Ernährung jetzt am meisten gefährdet. Nehmen Sie daher im Lauf des Nachmittags (wann immer Sie persönlich am hungrigsten sind) eine Kleinigkeit zu sich, achten Sie aber darauf, nicht einfach mehr zu essen, sondern die Kalorien von einer anderen Mahlzeit abzuziehen. Ein bequemer, risikoloser und nahrhafter Imbiß ist frisches Obst oder rohes Gemüse, das in kleinen Einheiten vorhanden und eßfertig ist.

DIE RICHTIGE KOST FÜR DIABETES SELBST GESTALTEN

Der Schlüssel zu einer erfolgreichen Bewältigung des Diabetes ist, extreme Blutzuckerwerte zu vermeiden und den Cholesterinspiegel und Blutdruck unter Kontrolle zu halten. Um das zu erreichen, sollten Sie sich an die Lebensgewohnheiten halten, die auch sonst allgemein empfohlen werden: Stabiles, normales Körpergewicht erhalten, sich regelmäßig bewegen und eine Ernährung mit niedrigem Fettanteil, reichlich Ballaststoffen und einem hohen Gehalt an komplexen Kohlenhydratverbindungen wählen. Sie könnten das als den Diabetes-Optimismus-Preis betrachten: denn die Zuckerkrankheit motiviert Sie um so mehr, sich an das zu halten, was ohnedies am besten ist.

Was die Ernährung anbelangt, so scheint eines bei Typ-II-Diabetes nicht angebracht, das sonst so wunderbare Wirkungen zeigt: Fischöl. Die Omega-3-Fettsäuren in Fischölen wirken für den Stoffwechsel verschiedene Wunder, wie Senkung des Cholesterin- und Triglyceridspiegels bei Personen mit Herzerkrankungen. Doch als eine Gruppe von Diabetikern hochdosiertes Fischöl erhielt, stellte sich heraus, daß ihr Blutzuckerwert in nüchternem Zustand dadurch anstieg. Fisch zu essen, ist in Ordnung, aber lassen Sie besser die Hände von Fischölkapseln.

Sie wissen jetzt, wie Sie am besten abnehmen und mit Ihren persönlichen Alltagsproblemen in bezug auf die Ernährung umgehen; wenden wir uns also der Frage zu, wie Sie Ihren Ernährungsbedarf langfristig am besten decken.

Rosenkohl roh genießen. Rohe, ungeschälte Nahrungsmittel lassen den Blutzuckerspiegel im allgemeinen langsamer ansteigen als solche, die geschält, püriert, gekocht oder aufgeschlagen wurden oder sonstwie den Geist aufgegeben haben. Weniger aufwendige Zubereitung ist außerdem zeitsparend.

Zwei Frühstücke, zwei Mittagessen, zwei Abendessen. Ein Hoch- oder Tiefstand des Blutzuckers läßt sich leichter vermeiden, wenn Sie die Nahrungsaufnahme gleichmäßig über den Tag verteilen, anstatt eine oder zwei üppige Mahlzeiten zu sich zu nehmen. Versuchen Sie beispielsweise, zwei kleine Frühstücke um 7 und 9:30 zu essen; ein kleines Mittagessen um 12 und ein zweites um 14:30; sowie ein kleines Abendessen um 18:00 und einen letzten Imbiß um 20:00 Uhr.

Eine Scheibe Vollkornbrot essen. Brot aus Vollmehl ist gut, aber Brot aus ganzen, nicht vermahlenen Körnern ist für Diabetiker noch besser. Denn je mehr kleine, ungemahlene Körner das Brot enthält, um so langsamer wird es verdaut und um so langsamer steigt der Blutzuckerspiegel. Und Sie müssen bloß ein wenig mehr kauen, um eine Scheibe Vollkornbrot zu essen.

Olivenöl auf den Salat träufeln. Bisher wurde angenommen, daß gesättigte Fettsäuren nachteilig seien, während ungesättigte Fettsäuren positiv beurteilt wurden; einfach ungesättigte Fettsäuren, wie die in Olivenöl enthaltenen, wurden als neutral betrachtet. Jüngste Forschungsarbeiten haben jedoch gezeigt, daß einfach ungesättigte Fette viele Vorteile bringen, besonders für Diabetiker. In einer kürzlich durchgeführten Studie sank der Blutzuckerspiegel von Patienten, die eine großzügig mit Olivenöl garnierte Kost erhalten hatten. Als Dreingabe reduzierten sich auch die Triglycerid-Werte, während das «gute» HDL-Cholesterin anstieg – alles Anzeichen in Richtung gesünderer Gefäße. Ersetzen Sie gesättigte und mehrfach ungesättigte Fette, wann immer möglich, durch einfach ungesättigte; achten Sie aber darauf, daß Sie insgesamt nicht mehr als 30 Prozent aller Kalorien aus Fett beziehen.

Probieren Sie mal Tabuleh. Dieser leckere Bulgur-Salat aus der nahöstlichen Küche ist reich an löslichen Faserstoffen, die bei Diabetes gerade richtig sind. Es ist bekannt, daß schwer verdauliche Ballaststoffe die Aufnahme von Zucker durch die Darmwände bremsen und so ein allzu heftiges Ansteigen des Blutzuckerspiegels nach dem Essen verhindern. Reich an löslichen Ballaststoffen sind außerdem: Gerste, Bohnen, im Rohr gebackene (nicht in Fett gebratene) Falafel, Weizenschrot, pektinhaltiges Obst (z. B. Äpfel), Haferkleie, Reis, Erbsen, Pumpernickel, Roggenbrot und Vollkornnudeln. Nahrungsmittel, die reich an unlöslichen Ballaststoffen sind – wie etwa der Kleieanteil in Weizen und die Zellulose in den meisten Gemüsesorten – haben hingegen weniger Einfluß auf Diabetes.

Eine Orange essen. Eine Ernährung, in der Vitamin C reichlich für Sonnenschein von innen sorgt, kann zum Schutz gegen zwei Probleme beitragen, die oft mit Diabetes einhergehen: Zahnfleischentzündung (Gingivitis) und verzögerte Wundheilung. Beiden Problemen liegen Defekte bei der Produktion von Kollagen zugrunde, einem Eiweiß, das für den Aufbau von gesundem, kräftigem Gewebe unerläßlich ist. Blutzucker und Vitamin C konkurrieren jedoch miteinander um den Zugang zu den Zellen. Je mehr Blutzucker vorhanden ist, um so weniger Vitamin C gelangt in die Zellen, wodurch die Kollagenqualität sinkt.

Eine Ernährung, die vom Sonnenschein des Vitamins C durchdrungen ist, kann dagegen helfen. Der menschliche Organismus kann Vitamin C weder speichern noch selbst herstellen, so daß eine ausreichende tägliche Dosis notwendig ist. Reich an Vitamin C sind Zitrusfrüchte, Mangos und grüne Paprikaschoten.

Vitamin-C-Präparate erwägen. Nervenleiden und grauer Star (Katarakt) sind zwei weitere, potentiell schwere Krankheiten in der traurigen Hitparade der Diabetesfolgen. Doch Vitamin C scheint die Entwicklung auch dieser beiden Probleme zu bremsen. Man nimmt an, daß beide durch eine Akkumulation von Sorbit – einem süßen Alkohol – in den Zellen verursacht werden. Vitamin C kann jedoch die Konzentration von Sorbit in roten Blutzellen herabsetzen und so möglicherweise vor der schrecklichen Gefahr von Nervenschäden oder Erblinden schützen. Derzeit wird an der Entwicklung von Medikamenten gearbeitet, die die Bildung von Sorbit hemmen, doch niemand weiß, welche Langzeitwirkungen sie mit sich bringen werden. Vitamin-C-Präparate sind risikoloser und wirken schneller, doch konsultieren Sie zuerst Ihren Arzt: Erhöhte Vitamin-C-Zufuhr kann die Harnzuckertests beeinflussen.

Lassen Sie sich eine maßgeschneiderte Diät zusammenstellen. Die Zusammenstellung der optimalen Ernährung ist eine komplexe Aufgabe, die Ihnen schwerfallen könnte. Lassen Sie sich daher von einem professionellen Diätexperten eine maßgeschneiderte Diät zusammenstellen, die all Ihre Neigungen und kleinen Vorlieben beim Essen, den Ablauf Ihres Arbeitstages und Ihres körperlichen Trainings berücksichtigt.

BEWEGUNG GEGEN DIABETES

Inaktive ältere Menschen haben ein dreimal höheres Risiko, an Diabetes zu erkranken, als jene, die regelmäßig körperlich aktiv sind. Doch selbst wenn Sie bereits Diabetiker sind, kann Bewegung auf verschiedene Weise dazu beitragen, die Krankheit unter Kontrolle zu halten. Bewegung hilft, ein normales Körpergewicht zu erhalten, verbessert die Insulinsensibilität und kann die Glukosetoleranz steigern. Auch das Klumpen von Blutplättchen, das zu Schlaganfällen führen kann, wird dadurch reduziert. Wenn Sie mit Insulin oder blutzuckersenkenden Tabletten behandelt werden, reicht bei genügend Bewegung möglicherweise eine geringere Dosis. Überdies bessert sich dadurch Ihre psychische Gesundheit. Deshalb sollte regelmäßige körperliche Betätigung in der einen oder anderen Form ein zentraler Bestandteil Ihrer Anti-Diabetes-Strategie sein. Lassen Sie sich jedoch untersuchen, bevor Sie ein Trainingsprogramm beginnen, um mögliche Probleme mit Blutgefäßen oder Nerven aufzuspüren.

Aufwärmen und abkühlen. Leichte Bewegung vor und nach einem aeroben Training verhütet Verletzungen. Durch das Aufwärmen werden Pulsfrequenz und Blutdruck langsam gesteigert, während sie beim Auskühlen allmählich absinken, wodurch die Trainingsanstrengung für die Blutgefäße leichter zu verkraften ist.

Warm bleiben – cool bleiben. Körperliche Anstrengung bei extremer Hitze oder Kälte sollte vermieden werden. Die empfindlichen Blutgefäße müssen für eine stabile Körpertemperatur sorgen und sollten daher nicht allzusehr belastet werden.

Auf den Körper hören. Es kann hin und wieder passieren, daß Sie den Zucker-Insulin-Ausgleich nicht ganz im Griff haben. Wenn das geschieht, ist sportliche Betätigung zu meiden.

Jeden Tag spazierengehen. Aerobes Training, wie Spazierengehen, Laufen, Radfahren oder Schwimmen, wird üblicherweise als das beste Mittel angesehen, um den Zuckerstoffwechsel von Diabetikern funktionstüchtig zu erhalten. Doch der Nutzen des Trainings für den Blutzuckerhaushalt ist leider kurzlebig wie ein Blümchen. Damit Sie wirklich etwas davon haben, müssen Sie sich regelmäßig bewegen. Entscheiden Sie sich für eine Trainingsform, die Sie dreimal wöchentlich je 20 bis 45 Minuten betreiben können, wie Schwimmen oder Radfahren. Wenn Sie eine weniger anstrengende Form wählen, wie etwa Spaziergehen, sollten Sie es noch öfter tun.

Nicht zu scharf rangehen. Sie gehören vielleicht zu den Menschen, die gern intensiv trainieren. Oder Sie haben Ihr übliches Training ein- oder zweimal ausgelassen und wollen das nun wettmachen, indem Sie beim nächsten Mal doppelt so schnell oder doppelt so weit gehen. Tun Sie es nicht. Ungewohnt intensive Anstrengung kann den Blutzuckerspiegel sogar steigen lassen.

Versuchen Sie es mit Gewichten. Einer Untersuchung zufolge kann Muskeltraining mit Gewichten für den Blutzuckerstoffwechsel fast genauso vorteilhaft sein wie aerobe Trainingsformen. Ein Muskelaufbauprogramm dreimal pro Woche würde nur rund drei Stunden in Anspruch nehmen.

Weiche Schuhe an die sportlichen Füße. Diabetiker müssen besonders vorsichtig mit ihren Füßen umgehen, und das gilt in noch größerem Maß für Diabetiker, die joggen. Diabetes verursacht oft Schäden an den peripheren Blutgefäßen, wodurch Beine und Füße schlechter durchblutet werden, während sich gleichzeitig die Empfindungsfähigkeit der Nerven reduziert (sogenannte periphere Neuropathie). Zusammen bilden die beiden Probleme ein besonders übles Gespann: Die mangelnde Durchblutung läßt die Gefahr von Infektionen steigen, während die Neuropathie gleichzeitig die Fähigkeit, sie zu fühlen, einschränkt. Eine unscheinbare Blase oder Schwiele an der Ferse eines Diabetikers, der joggt, kann daher rasch zu einer schmerzhaften, infizierten Wunde werden, die unter Umständen sogar zu einer Gangrän wird und eine Amputation erforderlich macht.

Um diese grauenhaften Aussichten zu umgehen, sollen Diabetiker beim Sport stets bequeme Laufschuhe tragen. (Gut passende Laufschuhe können übrigens so himmlisch sein, daß manche Ärzte Diabetikern raten, immer Laufschuhe zu tragen.) Probieren Sie Schuhe mit atmendem Gewebe und spezielle Sportsocken aus, die Schweiß aufsaugen und Blasen verhindern helfen. Machen Sie sich eine tägliche Untersuchung der Füße zur Gewohnheit. Halten Sie nach Blasen, schwieligen Stellen und Rissen zwischen den Zehen Ausschau, und falls Sie eine übel aussehende wunde Stelle entdecken, sollten Sie den Arzt sofort bitten, einen Blick darauf zu werfen. Die tägliche Selbstuntersuchung der Füße dauert nicht länger als etwa fünf Minuten. Mit einem Spiegel, der auf dem Fußboden liegt, können auch ungelenke Diabetiker ihre Füße von unten betrachten.

• STREßBEFREIUNG ENT-SÜßT ZUCKERKRANKHEIT

Streß scheint eine negative Wirkung auf praktisch alle Stoffwechselprozesse und -wege im Organismus zu haben, und der Zuckerstoffwechsel bildet da keine Ausnahme. Übermäßige Streßbelastung läßt den Blutzuckerspiegel eines Diabetikers genauso sicher ansteigen, wie eine dreifache Portion Eiscreme. Doch entspannen Sie sich! Sich nach den Mahlzeiten eine Minute Zeit zum Streßabbau zu nehmen, kann helfen. Besonders geeignet ist die «Progressive Muskelentspannung».

Auch Sie sollten sich daher nach den Mahlzeiten mit Hilfe der auf Seite 225 angegebenen Methode entspannen.

EMOTIONALE PROBLEME

Wenn Sie depressiv, wütend, vom Streß kaputt sind oder von phobischen Ängsten geplagt werden, können Sie sich 20 oder 30 Jahre lang auf die Couch eines Psychoanalytikers legen, Erinnerungen an Ihre Mama hervorholen und sich bemühen, Klatschbilder aus Farbflecken zu enträtseln. Sie können den Dingen aber auch in einem Bruchteil dieser Zeit eine Wendung geben.

Es gibt Alternativen zur langfristigen Therapie. Ein zeitlich kurzer, themenzentrierter Ansatz kann manchmal rasche Besserung bringen. Viele Patienten erreichen durch kurzfristige Therapie binnen Wochen oder Monaten sinnvolle, bleibende Veränderungen in ihrem Leben.

Kleine Fortschritte können sogar noch schneller beginnen.

- In nur fünf Minuten können Sie eine Panikattacke in den Griff bekommen.
- In nur 30 Minuten können Sie Ihrem Selbstwertgefühl wirksam Auftrieb geben.
- In nur sieben Tagen können Sie Winterdepressionen loswerden.

Wie?

Indem Sie Tips zur Selbsthilfe aus dem Repertoire der kurzfristigen Psychotherapie für den frontalen Angriff auf emotionale Probleme nutzen und so lernen, destruktive Gewohnheiten, Gedanken oder Verhaltensweisen durch neue, konstruktive zu ersetzen.

In der kurzfristigen Psychotherapie konzentriert man sich auf einen ganz bestimmten Konflikt, wobei Patient und Therapeut sich im klaren darüber sind, daß die Behandlung von kurzer Dauer ist. Anstatt bloß darüber zu reden, was man gerade auf dem Herzen hat, geht man direkt den Konflikt an, der hinter dem gegenwärtigen Problem steht. Nichts anderes ist von Interesse.

Mit diesem Ansatz kann man die weit verbreiteten emotionalen Schwierigkeiten in Angriff nehmen, die verhindern, daß das Leben so großartig und sorgenfrei ist, wie man es gern hätte.

ZORN AUSLÖSCHEN, BEVOR ER AUFFLAMMT

Ein Tag reicht aus, um zu lernen, wie man Wutausbrüche unter Kontrolle bekommt. Stellen Sie sich folgende Situation vor, die ein universeller Auslöser von Wut und Zorn ist: Es ist Stoßzeit, und die Wagenkolonne zieht sich bis zum Horizont. Sie sind müde. Sie haben Hunger. Und jetzt sind Sie absolut wütend – irgendein Idiot ist an den rechten Rand ausgeschert, hat sich an der ganzen Kolonne stehender, überhitzter Wagen vorbeigepreßt, und jetzt quetscht er sich genau vor Ihrer Nase wieder in die Spur!

Sie können jetzt in Ihrer Zornaufwallung schmoren, bis Sie Ihr Blutdruck durch das Wagendach katapultiert – oder sie sofort entschärfen. Tun Sie folgendes:

Physischer Ausdruck. Schreien Sie ruhig mal. Sie werden sich sofort besser fühlen. Oder boxen Sie mit der Faust in den Beifahrersitz. Physischer Ausdruck kann die Wut kurzfristig erleichtern. Die Lösung des zugrundeliegenden Konflikts, der die wütenden Gefühle ausgelöst hat, kann allerdings länger dauern.

Durchatmen und zählen. Atmen Sie tief durch, und zählen Sie bis zehn. Wenn das nicht hilft, dann probieren Sie, zweimal tief durchzuatmen und bis 20 zu zählen. Fühlen Sie beim Ausatmen, wie die Spannung aus Ihrer Brust strömt.

Das sind schnelle Lösungen für vorübergehende Frustrationen. Doch was ist, wenn es nicht um irgendeinen Kerl geht, der Sie durch seinen rücksichtslosen Fahrstil auf die Palme treibt? Wenn es zum Beispiel Ihr

DEM ZORN AUF PHANTASIEVOLLE WEISE LUFT MACHEN

Die meisten Menschen tragen den Zorn von 20 Jahren als brodelnde Masse in ihren Eingeweiden herum. Mit folgender Methode können Sie diese Last abwerfen:

Beschimpfen und schlagen Sie die Bezugsperson, die den Streß in ihr Leben bringt; das kann ein Elternteil sein, Freund oder Freundin, frühere oder gegenwärtige Ehepartner, Kinder oder Geschwister.

Doch es passiert nicht der Person selbst gegenüber.

Und so geht es: Überlegen Sie zunächst, mit wem in Ihrer Umgebung Sie mal gern ein Hühnchen rupfen würden.

Rollen Sie eine Zeitung zu einem Schläger zusammen, und gehen Sie damit in ein ruhiges Zimmer. Stellen Sie zwei Stühle einander gegenüber, und setzen Sie sich auf einen davon.

Stellen Sie sich nun vor, daß Ihr Gegenspieler auf dem anderen Stuhl sitzt. Sagen Sie laut zu ihm oder ihr: «Ich habe dich hierhergebeten, weil ich dir sagen will, wie es mir geht.»

Sagen Sie nun genau, wie wütend Sie sind, und verwenden Sie dazu Sätze wie, «Ich ärgere mich über dich, weil...», oder «Ich fühle mich verletzt, weil...,», oder «Ich werde zornig, wenn...»

Satzformen wie «Du bringst mich dazu...» oder «Du bist schuld an...» drücken zwar die Kränkung aus, doch Sie bleiben damit in einem Muster, in dem Sie der anderen Person Schuld zuweisen und sich emotional zurückziehen.

Wenn Sie hingegen sagen «Ich fühle mich...» oder «Ich werde zornig...», dann bringen Sie Ihren Zorn zum Ausdruck und geben sich mehr Macht, weil Sie Ihre Gefühle in bezug auf eine bestimmte Erfahrung mitteilen.

Schlagen Sie, während Sie Ihre Gefühle zum Ausdruck bringen, auf den Stuhl, auf dem die imaginierte Person sitzt.

(bitte umblättern)

Ehepartner oder Ihr Vorgesetzter ist, den Sie einen Volltrottel nennen wollen? Was tun Sie in diesem Fall? Dieser Zorn ist nicht ungefährlich, und ein Wutausbruch könnte schwere Konsequenzen haben. Sollten Sie den Deckel draufhalten und warten, bis der Zorn verraucht ist? Die Antwort ist nein.

Zorn sofort zum Ausdruck bringen. Es ist ein Irrglaube, daß man Zorn vergessen könne, und daß er einfach verschwindet. Tatsache ist, daß er nicht und nicht vergeht. Die meisten Menschen tragen eine Last an Wut und Zorn mit sich herum, die sich im Verlauf von 20, 30, 40 Jahren angesammelt hat. Diese Akkumulation wütender Gefühle ist bei vielen Krankheiten, darunter Suchtkrankheiten, eine schwerwiegende Komponente. Wir zahlen in der einen oder anderen Weise dafür.

Setzen Sie den Zorn in dem Augenblick frei, in dem Sie ihn empfinden. So können sich Zorn- und Haßgefühle nicht aufstauen und eines Tages in einem Tobsuchtsanfall entladen. Sie werden nicht mit zusätzlicher Energie aufgeladen. Wenn Sie Zorn empfinden, dann sind Sie in der Lage, geradeheraus zu sagen: «Ich bin nicht Ihrer Meinung» oder «Was Sie sagen, lehne ich ab».

Angemessener Ausdruck. Gehen Sie nicht auf die Zielscheibe Ihres Zorns los, selbst wenn es Sie erleichtern würde. Aber stellen Sie sich auch nicht tot. Sprechen Sie es aus. Sagen Sie zu Ihrem Gegenüber: «Reden wir über unsere Meinungsverschiedenheiten», oder «Da ist etwas, das mich wirklich stört.» Ihr Ziel sollte sein, die emotionale Hitze zu senken, damit sich niemand daran verbrennt.

Beschuldigen Sie nicht. Sie können erklären, was Sie in Zorn geraten läßt, ohne Ihr Gegenüber anzugreifen.

Verwenden Sie Formulierungen mit «ich», wenn Sie Zorn oder Verletztheit oder Enttäuschung ausdrücken wollen. So können Sie der anderen Person mitteilen, wie Sie sich fühlen, ohne in Beschuldigungen zu verfallen. Sagen Sie «Ich werde zornig, wenn ...», nicht aber «Du machst mich zornig ...» Mit diesem Vorgehen geben Sie sich selbst mehr Kontrolle über die Situation.

Schreiben Sie, wenn Sie es nicht sagen können. Wenn Sie so verärgert sind, daß Sie sich vielleicht nicht klar äußern können, dann schreiben Sie dem Menschen, der Sie verärgert hat, einen Brief. Vielleicht entschließen Sie sich später, den Brief nicht abzuschicken, aber Sie sind Ihren Zorn losgeworden.

ÄNGSTE ABFANGEN

Eine weitere Emotion, die normalerweise eher von inneren als äußeren Dämonen verursacht wird, ist die Angst. Angst kann viele verschiedene Formen annehmen, die alle intensiv sind. Wenn Sie schon beim Gedanken daran, eine Rede zu halten, den Mund nicht mehr aufbringen, wenn Ihre Handflächen feucht vor Schweiß werden und sich Ihr Magen zusammenzieht, dann handelt es sich vermutlich um Leistungsangst. Angst kann auch sozial motiviert sein (Schüchternheit) oder den eigenen Informationsstand betreffen (Angst davor, dumm zu wirken). In ihrer intensivsten Form tritt die Angst als anfallartige Panik auf. Und es gibt die Phobien: Hier wird die Angst vor einem bestimmten Objekt bzw. einer Situation so übermächtig, daß der Betroffene alles in seiner Macht Stehende tut, um sie zu vermeiden. Häufige Objekte von Phobien sind Brücken, Aufzüge, offene Fenster, Hunde oder das bloße Verlassen des Hauses. Schnelle Erleichterung bei derartigen Angstzuständen können die folgenden Mittel bringen.

Medikamente wirken. Angstzustände können mit Medikamenten, wie etwa Betablockern oder Benzodiazepinen, behandelt werden. Sie erreichen ihre maximale Wirksamkeit nach etwa sechs Wochen Behandlung; danach ist kaum mehr eine weitere Besserung zu erwarten. Die Symptome können jedoch nach dem Absetzen von Benzodiazepinen wiederkehren. Eine Untersuchung ergab, daß die Ängste bei 69 bis 80 Prozent der Patienten innerhalb eines Jahres erneut auftraten.

Therapie wirkt besser. Experten empfehlen eine kurzfristige, zielgerichtete Therapie, um die Angst zu reduzieren, bei der Meditations- und Entspannungstechnik, Biofeedback und körperliche Betätigung zum Einsatz kommen können.

Das Leben ist auch ohne Ängste schon schwer genug. Eine kurzfristige, zielgerichtete Therapie kann sehr nützlich sein.

Patienten, die sich in der Klinik behandeln lassen, stellen fest, daß 12 bis 20 Sitzungen erforderlich sein können, bis eine Besserung eintritt. Das Wissen, daß es nicht jahrelang dauert, bis man Angst bewältigen lernt, kann Sicherheit geben.

Ein bestimmte Zeit für das Nachdenken über die Angst reservieren. Chronisch besorgte Menschen, die sich eine Stunde Zeit nehmen, um über ihr Problem nachzudenken, verbringen insgesamt weniger Zeit damit, sich Sorgen zu machen.

Die Atmung kontrollieren. In entspanntem Zustand atmet man langsam und gleichmäßig. Wenn man jedoch ängstlich oder verärgert ist, neigt man zu unregelmäßiger Atmung. Sobald Sie merken, daß Sie sich verkrampfen, sollten Sie daher zu sich sagen: «Halt.» Atmen Sie danach sanft und nicht zu tief aus und ein. Wiederholen Sie die Technik gleich noch ein- oder zweimal.

Einen flotten Spaziergang machen. Durch die Bewegung wird überschüssiges Adrenalin verbrannt, das die Angstgefühle fördert. Untersuchungen zeigen, daß ein regelmäßiges sportliches Trainingsprogramm dazu beiträgt, in angstbeladenen Situationen schneller wieder zu sich zu finden. Körperliche Betätigung setzt Endorphine frei, und diese hoch wirksamen körpereigenen Substanzen können dazu beitragen, Angst und depressive Verstimmung zu blockieren.

Stellen Sie sich vor, wie Sie die Situation bewältigen. Schließen Sie die Augen, und stellen Sie sich die angstbesetzte Situation vor. Bemühen Sie sich, in Ihrer Vorstellung so selbstbewußt zu agieren, wie Sie gerne wären. Das kann Ihnen helfen, selbstsicherer zu sein, wenn die Situation real eintritt.

Die Krise als Herausforderung. Versuchen Sie, streßreiche, angstmachende Situationen nicht als Hemmnisse, sondern als Herausforderungen zu sehen. Diese positive Einstellung wird Ihnen mehr Energie verleihen.

Einem Glockenspiel zuhören. Wenn Streß übermächtig wird, gibt es nichts Besseres als das Geräusch eines Glockenspiels im Wind. Die zufällig entstehenden Melodienstränge können entspannend wirken, man sollte aber darauf achten, daß das Glockenspiel gut gestimmt ist, damit die Töne miteinander harmonieren. Am besten sind Glockenspiele aus Kupfer oder Aluminium mit einer einer Länge von 30 cm bis 45 cm.

Besser kein Koffein. Koffein ist eine anregende Substanz mit deutlicher Wirkung auf das Zentralnervensystem. Koffein schärft das Denkvermögen, vertreibt Müdigkeit, erhöht die Sinneswahrnehmung und wirkt aufmunternd. Doch es kann auch zum Alptraum für die seelische Gesundheit werden. Ein Übermaß an Koffein kann Hände- und Muskelzittern, Ruhelosigkeit, Nervosität und Kopfschmerzen verursachen – alles Symptome, die auch Teil einer Angstreaktion sind.

AUS DEM TIEF AUFTAUCHEN: DEPRESSIONEN

Die große Traurigkeit kann jeden mal erwischen, wie uns zahllose Schnulzen kundtun. So gut wie niemand ist immun gegen Gefühle wie «du fehlst mir so» oder «wie ich meinen Job hasse». Depressionen dieser Art sind ein universelles Phänomen.

Doch das ist nur die leichtere Form des Problems. Eine schwere Depression verändert das seelische Gefüge. Sie äußert sich in Symptomen wie Mattigkeit, Schlaflosigkeit oder im Gegenteil übermäßigem Schlafen, Entscheidungsschwäche, Verlust des sexuellen Verlangens, Veränderung der Eßgewohnheiten, Phobien, Schuldgefühlen, Verzweiflung, Hilflosigkeit, Reizbarkeit, Rückzug aus dem sozialen Umfeld, sowie körperlichen Problemen, darunter Brustschmerzen, Übelkeit, Kältegefühl, Schweißausbrüche und Gefühllosigkeit in Händen oder Füßen. Schwere Depressionen sind nicht so weit verbreitet wie leichtere Verstimmungen, doch sie treten immer noch relativ häufig auf. 20 bis 50 Prozent aller Erwachsenen machen irgendwann in ihrem Leben eine Depression durch.

Der traditionelle, auf Introspektion gerichtete Ansatz der Psychotherapie, der jahrelange Bemühungen erfordert, wird nicht als effiziente Behandlungsform betrachtet, während die medikamentöse Behandlung mit Antidepressiva und kurzfristige Verhaltenstherapie schneller zu Resultaten führen. Antidepressiva helfen etwa 70 Prozent der depressiven Patienten, die sie einnehmen. Es kann jedoch eine gewisse Zeit dauern, bis man durch Versuch und Irrtum das richtige Medikament gefunden hat; in der Folge kann 6 bis 18 Monate lang die Einnahme einer Erhaltungsdosis erforderlich sein.

Kognitive Verhaltenstherapie ist der Schlüssel zu einer raschen Besserung. Sie geht die Depressionssymptome schnell an, sobald es erste Anzeichen dafür gibt, daß sich das Netz der Krankheit enger um den Patienten legt. Jede verhaltenstherapeutische Technik ist von Patient zu Patient unterschiedlich gut geeignet, doch im folgenden bringen wir einige Strategien, die Sie ausprobieren können.

Negative Gedanken ausschalten und durch positive ersetzen. Um Depressionen überwinden zu können, muß man vor allem lernen, die trübe Stimmung in den Griff zu bekommen und etwas anderes an ihre Stelle zu setzen. Sie können lernen, das negative Denken abzustellen, wie Sie einen Lichtschalter ausmachen. «Ich werde nie einen Mann/eine Frau finden», ist eine sehr negative Äußerung. Ein positiver und realistischerer Gedanke ist: «So wie ich mich derzeit fühle und gebe, bin ich nicht attraktiv, aber ich kann mein Verhalten ändern.»

Die rosarote Brille aufsetzen. Wer die Welt in rosaroten Farben sieht, ist möglicherweise gesünder, glücklicher und erfolgreicher als Zeitgenossen mit einer realistischeren Sicht. Untersuchungen zeigen, daß unentwegte Optimisten härter und länger arbeiten und für ihre Ausdauer oft belohnt werden. Realistische Personen werden mit größerer Wahrscheinlichkeit depressiv.

Verwöhnen Sie sich. Gönnen Sie sich eine Massage, hören Sie Musik, gehen Sie im Park spazieren, rufen Sie einen Freund an. Schaffen Sie für sich ein positives Verhaltensmuster. Versuchen Sie, sich jeden Tag etwas besonders Angenehmes zu gönnen.

Ein Hobby finden. Es kann enorme Befriedigung geben, etwas nur um des puren Vergnügens willen zu tun. Fangen Sie mit Astrophysik an, oder lernen Sie Gitarre spielen – was immer Ihnen Spaß macht. In der Zwischenzeit lenkt Sie das Erlernen des Hobbys von Ihren Problemen ab.

Ein fröhliches Gesicht machen. Wie Untersuchungen belegen, kann man durch den Gesichtsausdruck andere Emotionen hervorrufen. Lächeln Sie also, wenn das Herz wehtut, und vielleicht lächelt bald auch das Herz mit.

Laufen oder gehen, um das Glück zu finden. Viele Menschen, die an Depressionen leiden, stellen die körperliche Betätigung ein – und haben dann zusätzlich zur ohnedies schweren emotionalen Bürde noch Schuldgefühle. Sportliches Training, Musikgymnastik oder ein individuelles Programm von Spaziergängen jeden Tag fördert die allgemeine Gesundheit und hebt die Stimmung.

Schokolade besser wegschenken. Große Mengen an Zucker in der Ernährung können zu einem emotionalen Tief führen. Auf ein Zuviel an Zucker im Organismus hin wird vermehrt Insulin freigesetzt, das den Blutzucker senkt. Die Folge können depressive Verstimmung, Nervosität und Schwäche sein. Nehmen Sie statt Süßigkeiten lieber vermehrt komplexe Kohlenhydrate (z. B. Bohnen, Vollkorn, Gemüse) und Eiweiß (Geflügel, Fisch, Milchprodukte) zu sich.

Das richtige Frühstück. Studien haben gezeigt, daß ein Mangel an Vitamin B1, Vitamin B6 und Folsäure Reizbarkeit und Depression zur Folge haben kann. Nehmen Sie also zum Frühstück Vollkornflocken (für das Vitamin B1), obendrauf Bananenscheiben (Vitamin B6) und dazu ein großes Glas Organgensaft (Folsäure).

Erkundigen Sie sich beim Arzt nach Medikamentenwirkungen. Manchmal ist es nicht eine Krankheit, die depressiv macht, sondern ein Medikament. So fand man bei einer Untersuchung an 18 Herzpatienten an der Mount Sinai School of Medicine in New York, daß bei elf von ihnen ein Zusammenhang zwischen der Einnahme von Digitalis und Depressionen bestand. Depressionen können unter anderem auch von folgenden Arzneimitteln verursacht werden: Kortisone, zentral wirkende blutdrucksenkende Medikamente, Narkotika, Antikonvulsiva, Prostaglandinhemmer, hormonelle Mittel, Antihistaminika und bestimmte Beruhigungsmittel. Sollten Sie seit Beginn der Behandlung eine Stimmungsveränderung bemerkt haben, besprechen Sie sich mit Ihrem Arzt.

Hin und wieder einen Tag die Seele baumeln lassen. Wenn Sie am Montag morgen deprimiert aufwachen und am liebsten im Bett bleiben würden, dann ziehen Sie sich doch die Decke noch einmal über den Kopf. So ein Rückzug von allem ist manchmal sehr gesund. Und während Sie schwänzen, können Sie sich einen lustigen Film ansehen, sich etwas Neues zum Anziehen kaufen oder eine unordentliche Schublade aufräumen. Tun Sie, was Ihnen Spaß macht. Vielleicht trägt Sie das Gefühl bis in den nächsten Tag, und Sie können der Welt wieder ein Lächeln zeigen.

Weinen. Tränen sind vielleicht genau das, was Sie brauchen. Nehmen Sie sich Zeit zum Traurigsein und zum Nachdenken über Ihr Problem. Setzen Sie die Tränen ein, um Ihrer Traurigkeit einen klar begrenzten Ausdruck zu geben, aber setzen Sie sich ein Zeitlimit beim Weinen, damit Sie die Kontrolle über Ihre Gefühle behalten. Arbeiten Sie danach weiter an Ihrem positiven Ich.

GEBEN SIE SICH SELBST AUFTRIEB

Ein Nebenprodukt von Depressionen ist eine «vergiftende» Emotion: sich nutz- und wertlos zu fühlen. Viele Depressive führen Selbstgespräche, die sich häufig um negative Gedanken über die eigene Person drehen, wie zum Beispiel:

«Ich bin zu alt.»

«Ich bin zu dick.»

«Sie schüchtert mich ein.»

«Unfähig wie ich bin, brauche ich mich um den Job gar nicht erst zu bewerben.»

Solche Gefühle treten bei allen Leuten hin und wieder in einer depressiven Phase auf. Man kann dieses Neben-

• EIGENE OPTIONEN FINDEN

Wenn Sie einer der unabwendbaren Schläge des
Schicksals belastet, können Sie dagegen das unten
skizzierte, höchst aufschlußreiche Arbeitsblatt einsetzen,
das Dr. Harriet B. Braiker entwickelt hat. Auf einer Seite des
Blattes notieren Sie die unabänderliche Tatsache, die Sie
deprimiert. Auf der anderen Seite entwickeln Sie eine Liste
aller Optionen, die für Sie zur Wahl stehen – finden Sie
möglichst viele Optionen, und schreiben Sie auch
pessimistische oder lächerliche Möglichkeiten auf.
    Hier ein Beispiel:
Ich akzeptiere, daß ich nichts daran ändern kann, . . .

1. Daß ich an meinem nächsten Geburtstag 65 Jahre
   alt werde.

Aber ich habe folgende Optionen:

1. Dankbar sein, daß ich noch am Leben bin.
2. Mich an die guten Zeiten erinnern und ein neues
   Abenteuer planen, zum Beispiel eine
   Geburtstagsparty oder eine Reise.
3. Mein Alter vergessen. Ich fühle mich noch immer
   wie mit 39, und das war ein tolles Jahr.
4. Trainieren, um gesund und in bester Form zu
   bleiben.
5. Mehr Kontakte pflegen und aufhören, über mich
   selbst nachzudenken.
6. Daheim sitzen und deprimiert sein.

Wenn Sie das Arbeitsblatt geschrieben haben, dann
kleben Sie es an den Spiegel im Badezimmer, und
unterstreichen Sie die Optionen, die Ihnen am besten
gefallen. Immer wenn Sie anfangen, über Ihre Falten oder
das graue Haar zu brüten, können Sie die Liste Ihrer
Optionen durchlesen.
    Die oben angeführte Liste wurde von einer Patientin
von Dr. Braiker geschrieben, die es nützlich findet, sich auch

(bitte umblättern)

EIGENE OPTIONEN FINDEN – *Fortsetzung*

folgenden Satz immer wieder vorzusagen: «Ich kann nichts daran ändern, daß ich an Jahren älter werde, aber ich habe die Wahl, mir eine jugendliche Einstellung zu bewahren und jedes kostbare Jahr, das mir noch bleibt, so zu leben, daß es für mich zählt.»

produkt von Depressionen schnell umgehen, indem man das eigene Denken ändert.

Erträumen Sie sich einen besten Freund. Sprechen Sie mit dem Freund in Ihrer Vorstellung. Imaginierte Freunde sind nicht bloß etwas für Kinder. Der herbeiphantasierte Freund kann Ihr Selbstwertgefühl heben und eine emotionale Stütze sein. Bei einer Umfrage unter Studenten stellte sich heraus, daß alle bis auf einen zugaben, in ihrer Phantasiewelt einen «freundschaftlichen Geist» zu haben.

Eine Bandaufnahme kann positive Gedanken inspirieren. Sie spielen vielleicht seit Jahren im Kopf eine negative, schmerzvolle und selbstzerstörerische Beschreibung von sich selbst ab. Ersetzen Sie dieses negative geistige Tonband durch ein neues – ein echtes Tonband mit einer positiven Nachricht. Nehmen Sie eine halbe Stunde mit Zitaten aus der Bibel oder aus anderen Büchern auf, die Sie positiv inspirieren. Legen Sie das Band neben Ihr Bett, und hören Sie die guten Worte jeden Abend vor dem Einschlafen und jeden Morgen beim Aufwachen. Lassen Sie Ihr ganzes Denken von diesen positiven Gedanken durchdringen.

Eine Liste machen. Führen Sie gleich neben der Liste mit Dingen, die zu erledigen sind, eine zweite, in die Sie alles eintragen, was Sie im Lauf des Tages erreicht haben. Die Aufzählung all Ihrer Leistungen wird eine Liste ergeben, die Ihr Selbstwertgefühl hebt. Das Ergebnis? Eine weniger kritische Einstellung sich selbst gegenüber.

WINTERDEPRESSION AUFHELLEN

Manchmal sind Stimmungen und Emotionen gut vorhersehbar. Bei manchen Menschen gibt die Jahreszeit den Ausschlag für die Emotionen. Im Sommer sind sie sonnig, warm und kontaktfreudig. Aber Vorsicht im Winter! Je kürzer die Tage werden, um so mehr verfinstert sich ihre Persönlichkeit. Sie fühlen sich ähnlich wie Bären – und reagieren auch so: Am liebsten wäre ihnen, viel zu essen und dann bis in den Frühling Winterschlaf zu halten. Sie sind von Ende September, Anfang Oktober bis in den späten März oder Anfang April melancholisch.

Experten sprechen von Winterdepression bzw. saisonal abhängiger Depression (SAD), einer Störung, die rund 20 Prozent der Bevölkerung betrifft. Der Hauptunterschied zwischen Winterdepressionen und klassischen Depressionen liegt darin, daß Menschen, denen Winterdepressionen Probleme bereiten, sich im Sommer wohl, im Winter jedoch schrecklich fühlen. Ein weiteres Merkmal ist, daß die Betroffenen dazu neigen, viel zu essen und die ganze Zeit schlafen wollen.

Die schnellste und einfachste Kur für Winterdepressionen ist, Licht in die Sache zu bringen. Man kann das Problem auch aussitzen – und ein halbes Jahr leiden. Man kann Antidepressiva nehmen und drei Wochen warten, bis die Depression vergeht. Doch die meisten Menschen, die an Winterdepression leiden, können schon durch eine Woche Lichttherapie geheilt werden.

In künstlichem Sonnenlicht baden. Ein bis zwei Stunden täglich kann die lichtempfindlichen Biorhythmen verändern, so daß man nicht mehr ständig müde ist. Die dafür verwendeten Speziallampen haben 10.000 Lux (Lux ist die Einheit der Lichtintensität), während Sonnenschein im Sommer mit 100.000 Lux und eine normale Schreibtischlampe mit 100 Lux strahlt. Lichttherapiekliniken verleihen die Speziallampen oft an ihre Patienten. Doch in der Regel bezahlen auch die Krankenkassen die etwa 1.600 DM teuren Speziallampen. Achtung: Verwenden Sie keine Bräunungslampen, um das sommerliche Sonnenlicht zu simulieren. Neben dem Sonnenbrand- und Hautkrebsrisiko können Bräunungslampen auch die Augen schädigen.

Eine Reise ins Licht. Fliegen Sie, um Ihre Winterdepressionen rasch zu lindern, in den Süden, oder verbringen Sie eine Woche im Sonnenschein des Hochgebirges. Helles Sonnenlicht wirkt genauso gut wie

Speziallampen; allerdings müssen die meisten Betroffenen nach der Rückkehr die Lichttherapie fortsetzen.

In den Süden ziehen. Ein Umzug mit Kind und Kegel mag eine radikale Option sein, doch im Vergleich dazu, jeweils das Winterhalbjahr in düsterer Stimmung hinzubringen, ist es eine Maßnahme von rascher und bleibender Wirkung.

PANIKATTACKEN IN DEN GRIFF BEKOMMEN

Akute Angstanfälle zählen zu den erschreckendsten emotionalen Problemen. Man empfindet ein unerklärliches Gefühl des bevorstehenden Verderbens. Die Pulsfrequenz schießt hoch, das Herz klopft wie verrückt, die Brust wird eng, als würde man gleich ersticken. Dem Betroffenen wird heiß und kalt, er zittert am ganzen Körper, und es können Todesvorstellungen aufkommen.

Die Ursache dieser Panikattacken ist unklar, allerdings scheint die Anfälligkeit dafür familiär gehäuft zu sein. Frauen erleiden häufiger Panikattacken als Männer.

Eine komplette Behandlung in einer Klinik kann 12 bis 20 Sitzungen in Anspruch nehmen. In diesem Zeitraum kann es zu einer deutlichen Besserung kommen, doch schon ein paar Minuten genügen, um mit Hilfe der folgenden Tips und Hinweise zukünftige Anfälle zu lindern oder zu verhüten.

Lassen Sie die Panik ausbrechen. Das ist kein Scherz. Lassen Sie die Symptome Ihren Körper durchfluten. Die physiologische Komponente des Anfalls – die körperlichen Symptome – halten 20 Sekunden bis zu ein paar Minuten an, wenn Sie nicht dagegen ankämpfen. Wenn Sie hingegen Widerstand leisten und versuchen, die Symptome zu verhindern oder ein Gefühl peinlichen Bewußtseins aufkommen lassen, kann das die Dauer der Symptome verlängern. Nehmen Sie den Anfall daher als das, was er ist. Sagen Sie sich: «Ich fühle mich furchtbar, aber es passiert mir nichts.» Die Forschung zeigt, daß Angstanfälle wahrscheinlich weniger schwer und lang sind, wenn man diesen Schritt gemeistert hat.

Atmung kontrollieren. Sie atmen zwar schon, seit Sie zur Welt gekommen sind, doch das heißt nicht unbedingt, daß Sie all die Jahre richtig geatmet haben.

Viele Paniksymptome können mit Hyperventilation zusammenhängen. Da viele Menschen flach atmen, braucht es nicht viel, um sie in einen Zustand der Hyperventilation zu stürzen. Wenn die Angst aufwallt, beginnen sie plötzlich, schneller zu atmen und wums! – schon hat die Panik die Oberhand.

Beim gezielten Atmen lernen Sie, langsamer und vom Zwerchfell weg zu atmen. Zählen Sie die Atemzüge, um sich bewußt zu werden, wie schnell Sie atmen. Im Idealfall sollten Sie auf 8 bis 14 Atemzüge pro Minute kommen.

Um die Zwerchfellatmung zu erlernen, legen Sie eine Hand zwischen Brust und Nabel auf den Bauch. Die Bewegung beim Atmen sollte am unteren Teil der Hand entstehen, sie sollte aus dem Bauch kommen. Es hilft, wenn man statt durch den Mund durch die Nase atmet. Nützlich ist auch, sich vorzustellen, man hätte einen Ballon im Bauch, der langsam aufgeblasen wird und aus dem die Luft beim Ausatmen wieder entweicht.

Üben Sie die langsame Zwerchfellatmung zweimal täglich 10 bis 15 Minuten lang. Tun Sie es anfänglich in einem ruhigen Zimmer; wenn Sie die Technik besser beherrschen, sollten Sie auch in anderen Situationen üben, beispielsweise beim Autofahren, damit Sie sich gedanklich auf die Atmung konzentrieren können. Regelmäßiges Üben kann Ihnen zu besserer Atemtechnik – und damit weniger Anfällen von Hyperventilation – verhelfen.

Adrenalin abarbeiten. Als Reaktion auf Streß schüttet der Körper vermehrt Adrenalin aus, wodurch es zu Hyperventilation und Herzklopfen kommen kann. Ein flotter Spaziergang hilft dem Organismus, das Adrenalin abzubauen.

Ängste, die oft Panikattacken und Hyperventilation verursachen, lassen sich durch körperliche Betätigung ausgezeichnet bekämpfen. Viele Experten vertreten die Ansicht, daß ein Trainingsprogramm von mindestens 20 Minuten täglich nicht nur dem Körper guttut, sondern auch für die Seele Wunder wirkt.

Katastrophenerwartungen abbauen. In nur zwölf Wochen lernen Patienten, die an Panikattacken und Hyperventilation leiden, wie sie die Anfälle durch langsames Atmen und Abbau ihrer Befürchtungen unter

Kontrolle halten können. Eine wichtige Komponente des zwölfwöchigen Behandlungsprogramm ist, den Patienten beizubringen, Befürchtungen abzubauen, die die physischen Symptome des Angstanfalls betreffen. Die Patienten lernen, daß die Symptome der Angst zwar unangenehm sind, daß jedoch keine schädlichen Folgen wie Herzinfarkt, Schlaganfall oder Verlust der Kontrolle über sich selbst zu befürchten sind.

Die meisten Patienten, die unter akuten Angstanfällen leiden, interpretieren die Symptome als Vorboten einer Katastrophe und befürchten schädliche Folgen, die es in dieser Form nicht gibt. Oft löst die Hyperventilation allein eine Form der Angst aus, die aus einer Mücke einen Elefanten macht. Viele Patienten befürchten, daß die Panikanfälle zu Herzversagen führen könnten. Alle Aufmerksamkeit ist auf die Atmung und andere Körperfunktionen gerichtet; die Veränderungen des inneren körperlichen Zustandes verursachen Streß und Anspannung.

Laster aufgeben. Mit Koffein und Alkohol gießen Sie bei Hyperventilation möglicherweise Öl ins Feuer. Beide Substanzen können Empfindungen auslösen, die bei katastrophenhafter Interpretation zu Angst oder Panik führen können.

Gesicht mit kaltem Wasser benetzen. Die Schockwirkung der plötzlichen Kälte lenkt von den körperlichen Symptomen der Angst ab.

In die Tüte atmen. Bei Hyperventilation muß man natürlich auch die bekannte Papiertüte erwähnen. Das Mittel hilft zwar nur kurzfristig, doch man kann damit das Gleichgewicht zwischen Kohlendioxid und Sauerstoff wiederherstellen.

Wenn man aufgrund von Angst oder Erschrecken sehr schnell und tief atmet, wird viel Kohlendioxid aus dem Körper geblasen. Weil zuviel CO_2 ausgeatmet wird, wird das Blut basisch, wodurch es zu den Symptomen einer Panikattacke kommt. Hält man sich beim Atmen eine Papiertüte vor Mund und Nase, so reichert sich die Atemluft mit mehr Kohlendioxid an, und der Zustand normalisiert sich. Das Grundproblem wird dadurch allerdings nicht aus der Welt geschafft – denn das sitzt in der Seele, nicht in der Lunge.

An einem Pfirsich schnüffeln. Bestimmte Aromen können die Stimmung heben und den Blutdruck senken. Pfirsichgeruch kann bei Panikattacken manchmal beruhigen.

STRATEGIEN ZUR BEKÄMPFUNG VON PHOBIEN

Vielleicht mögen Sie keine Aufzüge. Oder Sie beginnen beim Anblick von Brücken zu zittern. Oder Flugzeuge, schwarze Katzen, Autobahnen...

Von einer Phobie spricht man dann, wenn der Betroffene beginnt, etwas zu meiden, weil er die Angst nicht bewältigen kann. Ihre phobische Angst vor Aufzügen ist kein Problem, solange Sie in einem Gebäude mit nur drei Stockwerken arbeiten. Doch was ist, wenn Ihre Firma in ein 32-stöckiges Hochhaus umzieht? Sie stehen plötzlich vor der Alternative, sich entweder einen neuen Arbeitsplatz zu suchen oder Ihre Phobie zu überwinden.

Selbst wenn sich die Situation nicht so dramatisch darstellt, ist es vernünftig, an der Überwindung der Angst zu arbeiten – denn Phobien neigen dazu, mehr zu werden. Die Angst, die Sie heute vor dem Aufzug empfinden, kann morgen zu einer Angst vor geschlossenen Räumen werden.

Phobien müssen meist professionell behandelt werden. Manche sprechen am besten auf Medikamente an, wie etwa Antidepressiva, Mittel gegen Bewegungskrankheit, Antihistaminika oder angstlösende Mittel. Diese Art der Therapie kann ein bis vier Jahre in Anspruch nehmen.

Der Angst ins Auge sehen. Manche Phobien können im Keim erstickt werden, wenn man dem Motto folgt: «Wenn du vom Pferd fällst, steig sofort wieder auf.»

Binsenweisheiten werden immer wieder zitiert, weil in ihnen ein Körnchen Wahrheit steckt. Wenn man nach einer negativen Erfahrung beginnt, die betreffende Situation zu meiden, wird sie noch furchterregender. Am besten ist es, das auszuprobieren, vor dem man sich so fürchtet.

Langsam anfangen. Versuchen Sie, die Angst schrittweise abzubauen. Üben Sie dazu jeden Schritt so lange, bis Sie sich dabei wohlfühlen, bevor Sie zum nächsten übergehen. Im Fall der Angst vor Aufzügen kann das etwa wie folgt vor sich gehen. Erster Schritt: Aufzugtüren anschauen. Zweiter Schritt: Ein- und aussteigen. Dritter Schritt: Eine kurze Fahrt machen. Es wird nicht lange dauern, bis Sie es in den 32. Stock geschafft haben.

VERZÖGERUNGSTAKTIK AUSSCHALTEN

Wenn Sie dazu neigen, Arbeiten hinauszuschieben – selbst wenn Sie letztlich Ihre Termine einhalten –, dann könnte das gewohnheitsmäßige Hinauszögern Ihr Problem sein. Der dadurch verursachte Streß kann Sie teuer zu stehen kommen und Ihr Risiko von Kopfschmerzen und Magengeschwüren erhöhen.

Als Hinauszögerer würden Sie dieses Problem wohl am liebsten erst später mal angehen. Doch wenn Sie die folgenden schnellen Schritte tun, können Sie sofort anfangen, Ihren Streß zu reduzieren.

Prioritäten setzen. Entscheiden Sie, welche Termine unaufschiebbar und welche flexibel sind. Termine, die Sie sich selbst gesetzt haben, wie etwa das Wohnzimmer noch vor Weihnachten auszumalen, sind flexibel. Die Steuererklärung bis zum festgesetzten Termin fertigzumachen, hingegen nicht. Setzen Sie solche Aufgaben, die «unbedingt zu erledigen» sind, ganz oben auf Ihre Liste.

In kurze Einheiten zerlegen. Schätzen Sie, wieviel Zeit ein bestimmtes Projekt bis zum Abschluß in Anspruch nehmen wird, und unterteilen Sie die Arbeit in Einzelschritte von 15 Minuten. 15 Minuten lang kann man fast jede Tätigkeit ertragen. Wenn Sie den Arbeitsschritt hinter sich gebracht haben, notieren Sie, was als nächstes zu tun ist.

Langeweile bis zum Stumpfsinn. Wenn Sie sich fühlen, als könnten Sie jetzt wirklich absolut nichts tun, dann tun Sie eben nichts. Setzen Sie sich auf einen Stuhl, die Hände untätig im Schoß. Nach einiger Zeit werden Sie sich so langweilen, daß Sie eher bereit sind, die Arbeit anzupacken, die Sie bis dahin aufgeschoben haben.

ZWANG ZUR PERFEKTION ABBAUEN

Vielleicht schieben Sie Ihre Arbeit nie bis morgen auf. Vielleicht fangen Sie unverzüglich an, damit Sie jede Minute nutzen können, um die Aufgabe ganz sicher perfekt zu erledigen.

Doch wie es so schön heißt: Niemand ist vollkommen. Manche Leute glauben aber, sie müßten es sein. Sie glauben, ihr Wert als Mensch hinge davon ab, alles, was sie anfassen, perfekt zu machen. Sie konzentrieren sich so ausschließlich darauf, nicht zu versagen, daß sie ihre Leistungen gar nicht mehr wahrnehmen können. Sie nehmen sich nicht die Zeit, einen Erfolg zu genießen, weil sie zu sehr damit beschäftigt sind, sich sofort in das nächste Projekt zu stürzen.

Eine Studie, an der 700 Personen mitwirkten, brachte zutage, daß Perfektionisten keineswegs ein perfektes Leben haben. Sie sind mit ihrer beruflichen Karriere und ihrem Privatleben oft unzufrieden oder sogar verzweifelt. Und trotz ihres Perfektionismus sind sie nicht erfolgreicher als andere Zeitgenossen mit weniger Drang zur Vollkommenheit.

Sie können sich nun darauf konzentrieren, herauszufinden, warum Sie nicht ganz perfekt sind (für Perfektionisten ein logischer Schritt) oder aber Ihre Kräfte für eine Verhaltensänderung einsetzen – und mit ein paar Schritten eine Wende herbeiführen.

Achten Sie darauf, wann Sie mit sich unzufrieden sind. Seien Sie weniger hart im Urteil gegen sich selbst, wenn Sie Ihre Ziele nicht erreichen. Erlauben Sie sich, nicht perfekt zu sein. Lernen Sie, sich mit 90 Prozent zufrieden zu geben.

Konzentrieren Sie sich auf die Aufgabe, nicht auf das Resultat: Sagen Sie zu sich selbst. «Nicht schon wieder über die Zukunft grübeln. Ich will lieber jetzt mein Bestes geben.» Und handeln Sie danach.

NUR MUT BEI SCHÜCHTERNHEIT

Es gibt viele Gemeinsamkeiten zwischen dem Verlangen, Aufgaben perfekt zu erledigen und einen perfekten Eindruck machen zu wollen, und dem Phänomen der

Schüchternheit. Stellen Sie sich vor, Sie stehen an einer Tür und hören eine Gruppe fremder Leute auf der anderen Seite. Es fällt Ihnen schwer, die Schwelle zu überschreiten, obwohl gedämpftes Gelächter und Partygeräusche durch die Tür dringen. Und was ist, wenn ich keinen perfekten Eindruck mache?

Das Gefühl, das Sie befallen hat, ist weit verbreitet: Schüchternheit. Ein paar schnelle Tricks reichen jedoch meist, um das Problem zu bewältigen.

Den ersten Satz proben. Die größte Hürde ist der Anschluß an die Gruppe. Um sie zu überwinden, ist es hilfreich, den ersten Satz, den Sie sagen wollen, einzuüben, bevor Sie sich in die reale Situation begeben.

Ein Satz ist so gut wie der andere, aber versuchen Sie es mit etwas Einfachem: «Wie lange sind Sie schon hier?» – «Tolle Schuhe. Wo haben Sie die her?» – «Was machen Sie beruflich?»

Schüchterne Menschen sind allzu selbstkritisch. Sie wollen ängstlich vermeiden, Platitüden oder Banalitäten von sich zu geben, und sagen sich im Geiste: «Wenn ich das Schweigen breche und etwas sage, dann muß das aber wirklich gut sein.»

Die Kunst des Small Talk ist die Kunst, Platitüden auszutauschen. Small Talk dient dem «Warmwerden» miteinander.

Treten Sie näher. Nähern Sie sich der Gruppe ein wenig mehr, als Sie normalerweise als angenehm empfinden würden. Untersuchungen zeigen, daß schüchterne Menschen in Gruppendiskussionen mit Fremden oft einen zu großen Abstand einhalten, wodurch sie am Gespräch nicht teilnehmen können und sich schließlich ausgeschlossen fühlen.

Reden Sie mit. Stellen Sie Fragen, die eine längere Antwort erfordern als ein bloßes ja oder nein. Haken Sie nach. Wenn Sie Ihre Aufmerksamkeit statt auf Selbstkritik auf die soziale Interaktion lenken, wird die Schüchternheit schwinden, ohne daß Sie merken, was passiert.

Körpersprache einsetzen. Nehmen Sie Blickkontakt auf. Verschränken Sie die Hände nicht vor der Brust – seien Sie auch körperlich der Gruppe gegenüber offen.

Mit Hilfe dieser schnellen, einfachen Schritte können Sie beginnen, die emotionalen Schlaglöcher im Leben zu vermeiden oder doch ihre Auswirkungen zu begrenzen. Manches ist ohnedies unvermeidlich. Es wird immer Zeiten geben, in denen Ihnen im täglichen Leben ein rauher Wind ins Gesicht bläst und die Tränen in die Augen treibt – oder Zorn und Groll entfacht. Auch Schüchternheit kann immer wieder aufkommen. Doch mit Hilfe dieser Techniken können Sie langfristig Streß vermeiden und glücklicher sein.

SELBSTVERTRAUEN FÜR REDEN AUFBAUEN

Auch wenn Sie es nicht gewohnt sind, vor Publikum zu sprechen, können Sie in Ton und Auftreten den Eindruck eines Profis vermitteln.

Stellen Sie sich vor, daß Sie die Aufgabe gut erfüllen. Denken Sie positiv – seien Sie sicher, daß es Ihnen gelingen wird. Stellen Sie sich vor, daß das Publikum mit freundlichem Applaus reagiert.

Schließen Sie Freundschaft mit dem Publikum. Schließen Sie mit möglichst vielen Zuhörern Bekanntschaft, bevor Sie die Rede halten. Stellen Sie sich einzelnen Zuhörern vor, und fragen Sie, woher sie kommen oder was sie hierhergeführt hat. Wenn Sie einige Zuhörer persönlich kennengelernt haben, dann sehen Sie da unten nicht Fremde sitzen, sondern eine Gruppe von Freunden.

Marschieren Sie flott durch den Saal. Tun Sie das, bevor Sie Ihre Rede halten. Wenn Sie eine Garderobe haben, in der das Publikum Sie nicht sehen kann, können Sie ein paar Hampelmann-Sprünge machen oder eine Minute im Stand laufen. Kurze, schwungvolle körperliche Betätigung kann das flaue Gefühl im Magen vertreiben. Es wirkt, und zwar schnell. Lesen Sie dazu die folgende Geschichte.

Bei der Weltmeisterschaft für öffentliche Reden in Philadelphia 1982 gab es neun Bewerber, und als der Moderator Teilnehmer Nummer fünf ankündigte, warf er einen Blick zum Tisch des Redners, aber der war nicht da. Im Skript stand, der Redner sei vorzustellen, also tat der Moderator das. Und gerade als er den Namen von Nummer fünf sagte, kroch der Teilnehmer unter dem Tisch hervor. Er hatte da unten Liegestütze gemacht. Und das war der Mann, der die Meisterschaft gewann.

KAPITEL 11

ERKÄLTUNG UND GRIPPE

S ie meinen also, Sie hätten Atemprobleme? Denken Sie doch bloß mal an den armen Teufel, der (Jetzt bitte tief Luft holen!) *ultramikroskopische Pneumosilikovulkanokoniose* hatte, eine durch das Einatmen von Silikatstaub verursachte Lungenkrankheit – denn schon der Versuch, diesen Begriff auszusprechen, läßt Arzt und Patient nach Luft schnappen.

Normalerweise aber braucht es keine Krankheit mit 45 Buchstaben, um Atembeschwerden entstehen zu lassen. Ob durch Viren oder lebenslanges Rauchen verursacht – viele leichter aussprechbare Krankheiten können atemraubender sein als ein Treffer von Amors Pfeilen.

Doch Sie können etwas tun, um das Naselaufen niederzuringen, die Erkältung rauszuzwingen, dem Husten etwas zu husten, und ganz allgemein erleichtert aufzuatmen, wenn Sie diese Quälgeister los sind – und das alles geht schneller, als Sie ultramikroskop ... (na, Sie wissen schon) sagen können.

- Sie können eine verstopfte Nase in Sekundenschnelle – die nicht länger als ein paar tiefe Atemzüge dauern – befreien, indem Sie die Nase mit einer Salzwasserlösung durchspülen oder Dampf inhalieren.
- In nur einer Minute können Sie durch Erkältung, Bronchitis oder Allergien verlegte Atemwege wieder freimachen – *und* dabei gleichzeitig Ihre Lust auf pikantes Essen befriedigen.
- Sie können das Risiko, an einer Vielzahl von

Atemwegbeschwerden zu erkranken, sowie die Schwere bestehender Leiden binnen einer Woche drastisch reduzieren, indem Sie aufhören zu rauchen.

Sie können also aufatmen – oder doch beinahe. Für eine ganze Reihe von Problemen, die Ihnen heute den Atem und die Energie rauben, ist Abhilfe rascher möglich, als Sie vielleicht glauben.

DER «KALTE KRIEG» – WAS MAN GEGEN ERKÄLTUNGEN TUN KANN

Sie meinen, Mutters selbstgemachte Hühnersuppe war schwer zu schlucken, wenn man als Kind eine verstopfte Nase hatte? Sie können noch von Glück sagen, daß Sie nicht im alten Griechenland lebten, wo das empfohlene Mittel gegen die häufigste Krankheit der Welt – die allzu gewöhnliche Erkältung – Aderlässe mittels Blutegeln waren. Das römische Volksmittel hingegen war, eine Maus zu küssen.

Mittel gegen Erkältungen gab es im Lauf der Geschichte immer in großer Zahl – und, wie Sie sicher bemerkt haben, auch Erkältungen. Doch die Angaben über ihre Wirksamkeit sind immer gleich: Eine Erkältung dauert mit Medikamenten eine Woche und ohne sieben Tage. Ganz gleich, was man tut – die Erkältung wird ihren Lauf nehmen, und das dauert von einigen Tagen bis zu einigen Wochen.

Doch natürlich kann man ohne großen Aufwand einiges tun, um Erkältungen vorzubeugen.

Mit Vorsicht verhüten. Erkältungen sind Infektionskrankheiten, die von Viren verursacht werden, und diese Viren werden durch Kontakt mit Menschen übertragen. Da man in der Regel nicht alle menschlichen Kontakte vermeiden kann (sofern Ihr Traumwohnsitz nicht ein einsamer Berggipfel in Tibet ist), ist die beste Methode zum Schutz gegen Erkältungsviren, sich so oft wie möglich die Hände zu waschen, insbesondere wenn man häufig Kontakt mit erkälteten Personen hat. Ein- bis zweiminütiges Händewaschen entfernt einen Großteil der rund 200 verschiedenen Viren, die Erkältungen verursachen und die stundenlang in der Luft, an Kleidungsstücken, auf festen Oberflächen oder an den Händen weiterleben können.

Warm bleiben... Wenn Sie im Freien frieren oder naß werden, beeinträchtigen Sie durch diese Belastung die Widerstandskraft des Körpers. Vorher waren Sie vielleicht imstande, das Virus abzuwehren. Doch wenn die Abwehrkräfte geschwächt sind, ist Ihr Körper dazu möglicherweise nicht mehr in der Lage. Nehmen Sie sich also besonders bei kaltem, feuchtem Wetter ein paar Minuten Zeit, um sich warm einzupacken.

...und auskühlen. Selbst wenn Ihr Körper allzeit schön warm ist, kann Streß dazu führen, daß Sie sich wie ein alter Putzlappen fühlen; auch das schwächt die Abwehrkräfte, und Sie sind ein vorzüglicher Kandidat für eine Erkältung. Bauen Sie also streßlösende Techniken in Ihren Alltag ein: Das können einige Minuten Atemübungen sein, eine Stunde Bewegung oder Beschäftigung mit Ihrem Lieblingshobby. Menschen, die unter großem Streß stehen, sind besonders anfällig für Erkältungen. Wer sich bemüht, den Streß im eigenen Leben zu reduzieren, kann die Widerstandskraft gegen Erkältungen stärken.

Vitamine nehmen. Besonders wichtig sind die Vitamine A und C, denn sie tragen zur Aktivierung der weißen Blutkörperchen bei, die Infektionen bekämpfen, und stärken das Immunsystem (was wiederum zur Bekämpfung von Erkältungen beiträgt). Verschiedene Studien haben einen Zusammenhang zwischen diesen Vitaminen und einer Schutzfunktion gegen Erkrankungen der Atemwege festgestellt. Es nimmt nur ein paar Minuten in Anspruch, Spinat, Brokkoli oder Möhren zu essen, die reich an Vitamin A bzw. Betakarotin sind; oder Zitrusfrüchte, Kohl oder Paprika, die viel Vitamin C enthalten.

Luft befeuchten. Haben Sie sich je gefragt, warum die kalte Jahreszeit auch die Zeit der Erkältungen ist? Die Winterkälte hat weniger mit den Erkältungen zu tun, als die geheizten Räume, in die wir vor der Kälte flüchten.«Im Winter ist die Luft in geschlossenen Räumen sehr trocken, und dieser Mangel an Feuchtigkeit bietet Erkältungsviren gute Lebensbedingungen. Wie trocken ist die Luft? In einem geheizten Raum, z. B. einem Klassenzimmer, besteht normalerweise eine relative Luftfeuchtigkeit von etwa 20 Prozent – weniger als in der Sahara, wo die relative Luftfeuchtigkeit 25 Prozent beträgt. Dazu kommen noch die vielen Virusüberträger, die sich nicht die Hände waschen; wenn sich nun viele Menschen in einem Raum drängen und nahe aneinander atmen, dann sind alle Bedingungen für eine Erkältungswelle erfüllt.

Doch für mehr Luftfeuchtigkeit zu sorgen, dauert nicht länger, als man braucht, um «Gesundheit!» zu sagen. Ideal sind 45 Prozent relative Luftfeuchtigkeit. Je mehr Feuchtigkeit, um so besser lassen sich Erkältungen verhüten. Um die Luftfeuchtigkeit zu erhöhen, kann man während des Duschens die Badezimmertür offenlassen, viele Zimmerpflanzen ziehen (sie sorgen für mehr Luftfeuchtigkeit), und Wasserschalen aufstellen (besonders in der Nähe von Öfen und Heizkörpern). Sinnvoll ist auch ein Luftbefeuchter, der mit einem Filtersystem ausgestattet ist, damit sich kein Schimmel bilden kann (der andere Erkrankungen der Atemwege verursacht). Wenn man sich jedoch für diese Lösung entschließt, muß man das Gerät regelmäßig reinigen und das Wasser wechseln, was viele Leute leider vernachlässigen.

Das Schlimmste rezeptfrei hinter sich bringen. Doch auch die besten Strategien helfen oft nicht – und trotz aller Vorkehrungen haben Erwachsene im Durchschnitt vier Erkältungen pro Jahr (mehr, wenn sie Kinder haben), während Kinder sechs- bis achtmal pro Jahr davon heimgesucht werden. Wenn die Erkältung einmal da ist, sollten Sie so bald wie möglich zum Medikamentenschrank eilen. Das vernünftigste ist, die empfohlene Dosis Aspirin®, Paracetamol oder Ibuprofen zu nehmen und sich gründlich auszuruhen. Die Erkältung nimmt dann zwar ihren Verlauf, doch es sollte Ihnen schon sehr bald, binnen einer Stunde, besser gehen. Warnung: Kinder und Jugendliche unter 18 sollten kein Aspirin® einnehmen, wenn sie Fieber haben; die anderen Schmerzmittel bergen keine Gefahr.

FIEBERSENKEN IN 30 MINUTEN

Fieber kann unangenehm sein, doch es stellt nur selten eine Gefahr dar. Eigentlich ist Fieber etwas Positives, denn die Erhöhung der Temperatur gehört zu den normalen Abwehrmaßnahmen, die der Körper gegen Infektionen,

Verletzungen und Entzündungen einsetzt. Fiebersenkende Maßnahmen – die in nur 30 Minuten wirksam werden können – scheinen die Genesung trotzdem nicht zu beeinträchtigen.

Wenn die Temperaturmessung im Mund 37,8°C oder mehr ergeben hat, können Sie folgendes tun:

Zusätzliche Decken und Kleidungsstücke ablegen. Auch der Thermostat sollte niedriger eingestellt werden. Wenn Sie sich von unnötigen Isolierschichten befreien, strahlt der Körper rascher Wärme ab, und die Körpertemperatur sinkt.

Ein angenehmes Bad nehmen. Das Ziel ist sanfte, allmähliche Abkühlung. Beim Baden oder Waschen mit kaltem Wasser verengen sich die Blutgefäße; man fröstelt, und die Körpertemperatur kann sogar steigen – ganz zu schweigen davon, wie unangenehm ein kaltes Bad ist, wenn man sich ohnedies übel fühlt. Kühle Bäder oder lauwarmes Badewasser mit einer Temperatur um 27° sind eine Qual für einen Menschen, dessen Körpertemperatur um 10° oder mehr darüberliegt.

Alle vier Stunden Azetylsalizylsäure, Paracetamol oder Ibuprofen nehmen. Diese rezeptfreien Mittel wirken fiebersenkend. Die Wirkung von Paracetamol ist nicht ganz so stark wie die von Azctylsalizylsaine und Ibuprofen, doch es kann dann helfen, wenn der Magen die beiden anderen Mittel nicht verträgt.

In der Medizin wird Azetylsalizylsäure (Aspirin®) seit mehr als hundert Jahren als fiebersenkendes Mittel eingesetzt. Nehmen Sie dennoch nicht mehr als die empfohlene Dosis. Das Fieber sinkt trotzdem nicht schneller, und sowohl Azetylsalizylsäure als auch Paracetamol wirken in überhöhter Dosis giftig.

Wasser, Suppe und Fruchtsaft trinken. Die Zufuhr von ausreichend Flüssigkeit beugt der Gefahr der Dehydrierung vor.

Rufen Sie den Arzt, wenn das Fieber zwei bis drei Tage oder länger anhält. Fieber klingt normalerweise mit oder ohne Behandlung nach ein bis zwei Tagen ab. Bei hartnäckigem Fieber oder Temperaturen über 39,4° sollten Sie den Arzt rufen. Dasselbe gilt, wenn das Fieber mit Schüttelfrösten, starken Kopfschmerzen, Übelkeit und Erbrechen, Schläfrigkeit oder extremer Lichtempfindlichkeit einhergeht. All diese Symptome können Anzeichen einer schweren Krankheit sein.

Da wir schon bei den Warnungen sind, hier eine Liste von Dingen, die bei der Fieberbehandlung zu vermeiden sind:

- Keine Alkoholeinreibungen verabreichen. Alkohol kühlt die Hautoberfläche zu rasch ab. Sobald der Alkohol verdunstet, beginnt der Patient zu frösteln, und der Körper reagiert darauf mit erneuter Wärmeproduktion.

- Bei Windpocken und Grippe, bei einem Magengeschwür oder bei einer Allergie gegen Aspirin sollte keine Azetylsalizylsäure genommen werden.
- Bei Lebererkrankungen darf Paracetamol nicht verabreicht werden.
- Kinder oder Jugendliche mit Fieber sollen kein Aspirin® bekommen. Das Fieber könnte auf Grippe oder Windpocken zurückgehen, und bei der Behandlung mit Aspirin® hat es dann schwere Nebenwirkungen gegeben.

VORWÄRTSVERTEIDIGUNG GEGEN DAS GRIPPEVIRUS

Drei Dinge im Leben wünscht sich niemand: eine Rauferei mit einem Typen namens Rübezahl, einen Ritt auf einem wilden Mustang und einen Kampf gegen das Influenzavirus.

Die ersten beiden Ereignisse sind vermeidbar, doch die Grippe ist ein winterliches Ritual, das so vorhersehbar ist wie leere Autobatterien – und Ihnen noch weniger Energie läßt. Die Krankheit beginnt meist recht harmlos mit Unwohlsein, vielleicht Halsweh oder Kopfschmerzen. Doch ein paar Stunden später kommen Schüttelfröste, Fieber, Husten, Gelenkschmerzen. Sie fühlen sich, als wären Sie mit Rübezahl aneinandergeraten – und danach auf einem wilden Mustang geritten.

Grippe ist eine ernstzunehmende Krankheit, durch die besonders diejenigen gefährdet sind, die ohnehin nicht ganz gesund sind. Was können Sie tun, damit Sie nicht als eines der beklagenswerten Todesopfer in der Zeitung auftauchen?

Rechtzeitig einen Stich gegen das Virus machen. Mit einer Grippeimpfung läßt sich der Krankheit vorbeugen oder zumindest die Schwere des Verlaufs zu reduzieren. Besonders ältere Menschen und Personen, die an Asthma, Bronchitis, Herzkrankheiten, zystischer Fibrose oder anderen Erkrankungen, die die Lunge betreffen, leiden, sollten sich jedes Jahr gegen Grippe impfen lassen. Da die Grippeviren meist zwischen Dezember und Februar zuschlagen, sind Oktober oder November der richtige Impfzeitpunkt.

Ruhe ist die erste Krankenpflicht. Manchmal verhindert die Impfung jedoch nicht, daß die Grippe trotzdem zuschlägt. Dann überwindet man die Grippe am schnellsten durch ausgiebige Bettruhe. Nicht, daß man große Lust hätte, etwas anderes zu tun – und vermutlich kann man es auch gar nicht, denn Grippe verlangsamt die Reaktionsgeschwindigkeit und beeinträchtigt die Sehfähigkeit, so daß Arbeiten, Autofahren und andere Tätigkeiten schwierig werden. Bei einer Untersuchung, die an der University of Sussex in England durchgeführt wurde, stellte sich sogar heraus, daß Autofahrer «unter Grippeeinfluß» zehnmal langsamer reagierten als alkoholisierte Fahrer. Dazu ist wohl nicht mehr viel zu sagen – eine Grippeerkrankung ist sicher nicht die richtige Zeit, um am Haus anzubauen oder die Steuererklärung zu machen.

Werden Sie zum Trinker. Bleiben Sie im Bett, nehmen Sie öfter kleine Mahlzeiten zu sich, und trinken Sie viel. Geeignete Flüssigkeiten sind Säfte und Suppen. Warme oder kalte alkoholfreie Getränke ersetzen die durch das Fieber verlorene Körperflüssigkeit, unterstützen den Körper bei seinem Kampf gegen die Krankheitserreger und liefern die notwendigen Nährstoffe. (Alkoholische Getränke hingegen lassen die bereits erhöhte Körpertemperatur weiter steigen.)

Heizen Sie den Viren im Rachen richtig ein. Heiße Flüssigkeiten haben den Vorteil, daß Sie die Temperatur im Rachen steigern, was die Vermehrung der Viren bremst.

Geben Sie ihnen Saures. Der Säuregehalt von Tee mit Zitrone, Tomaten- und Orangensaft ist vorteilhaft, weil Viren in einem sauren Milieu nicht überleben können.

Und langweilen Sie sie mit dem Essen zu Tode. Da Grippe kaum den Feinschmecker im Patienten herausbringt, halten sich die meisten Betroffenen lieber an Speisen wie Bananen und Toast, die leicht zu kauen und auch leicht verdaulich sind.

Hilfe durch Medikamente. Die am schnellsten wirksamen drei Dinge gegen Grippe sind Paracetamol, Flüssigkeit und Bettruhe. Hiermit werden die Beschwerden binnen Stunden reduziert (auch wenn die Grippe selbst wahrscheinlich einige Tage dauert). Lassen Sie aber besser die Finger von den meisten anderen rezeptfrei erhältlichen Mitteln gegen Erkältung, denn dadurch können Symptome unterdrückt werden, was Ihnen den falschen Eindruck vermittelt, wieder gesund zu sein.

Wässrige Lösung gegen Heiserkeit. Grippe ist meistens atemraubender als ein Nonstop-Konzert von Pavarotti. Doch wer Rachen und Luftröhre gut befeuchtet, erträgt Heiserkeit und Halsschmerzen, die mit Grippe einhergehen, meist besser. Das läßt sich in nur zehn Minuten pro Tag bewerkstelligen (wenn man annimmt, daß es eine Minute dauert, ein Glas Wasser zu trinken). Trinken Sie täglich zehn Gläser Wasser von Zimmertemperatur. Meiden Sie dagegen Pfefferminz- oder Mentholbonbons zur Beruhigung einer rauhen Kehle. Sie trocknen den Hals zu sehr aus. Halten Sie sich lieber an Hustentropfen oder normale harte Lutschbonbons.

Glimmstengel ausmachen. Muß es überhaupt gesagt werden? Das Tabakkraut ist so ziemlich das Schlimmste, was sich ein Grippekranker antun kann. Rauchen raubt dem Körper Vitamin C, verursacht noch mehr Schaden an Rachen und Lunge und behindert die Tätigkeit der feinen Flimmerhärchen, die fremde Eindringlinge aus der Lunge fernhalten. Überdies verzögert Rauchen die Genesung, beeinträchtigt das Immunsystem und kann ernsthaftere Atemwegerkrankungen hervorrufen.

Es dauert nicht länger als sieben Tage, um den Körper völlig von Nikotin, der suchtbildenden Substanz in Zigaretten, zu befreien. Wenn Sie es schaffen, diese erste Woche ohne Zigaretten zu überstehen, haben Sie den größten Schritt in Richtung eines rauchfreien Lebens getan. Die schnellste Lösung für alle Atemwegprobleme ist, mit dem Rauchen aufzuhören. (Entwöhnungsstrategien siehe Kapitel 10.)

EIN «NEIN» ZUR LUNGENENTZÜNDUNG

Die üblichen Symptome sind Fieber, Kopfschmerzen, Mattigkeit, Schüttelfröste, Husten ... ist das ein déjà-vu-Erlebnis? Sicher, Sie könnten an einer Erkältung oder Grippe leiden. Doch wenn Sie eine dieser beiden Krankheiten hinter sich gebracht haben und noch immer nicht gesund sind, ist zu vermuten, daß Sie eine Lungenentzündung haben, die durch Viren oder in ernsteren Fällen Bakterien verursacht ist. Als Symptome zeigen sich Fieber, Schüttelfröste, beschleunigte, schmerzhafte Atmung, Bauchschmerzen und Husten, wobei es sich anfänglich um trockenen Reizhusten handeln kann, während später ein rostroter Auswurf zu beobachten ist. Als Lungenentzündung bezeichnet man ein Krankheitsbild, bei dem sich die kleinen Luftbläschen in der Lunge mit Flüssigkeit und Partikeln statt mit Luft füllen. Was ist dagegen zu tun?

Zum Arzt gehen. Sie brauchen unverzüglich medizinische Betreuung. Mit Lungenentzündung ist nicht zu spaßen. Manchmal ist es schwierig, eine virale von einer bakteriellen Lungenentzündung zu unterscheiden, da beide ähnliche Symptome hervorrufen. Je nach Art des Erregers wird die Krankheit jedoch unterschiedlich behandelt.

Bettruhe und reichlich Flüssigkeit. Bakterielle Lungenentzündung wird mit Antibiotika behandelt, was normalerweise ein bis zwei Wochen in Anspruch nimmt, doch wenn das richtige Antibiotikum ausgewählt wird, fühlt man sich schon nach einigen Tagen besser. Da Antibiotika gegen virale Lungenentzündungen wirkungslos sind, wird in diesem Fall normalerweise mindestens 48 Stunden Bettruhe verordnet. Aber man hat ohnedies kein Bedürfnis, etwas anderes zu tun. Das beste ist, es sich bequem zu machen und reichlich zu trinken, um die Atemwege vom Schleim zu befreien. Bis zur vollständigen Wiederherstellung kann es allerdings bis zu acht Wochen dauern, da zur viralen Lungenentzündung oft noch eine bakterielle Infektion hinzutritt, die dann die Einnahme von Antibiotika erforderlich macht.

Feuchte Luft hilft. Auch bei dieser Erkrankung ist es nützlich, die Luftfeuchtigkeit nach Möglichkeit zu erhöhen. Ein Luftbefeuchter oder auch nur die Feuchtigkeit aus der Dusche läßt den Schleim dünner werden, so daß man ihn leichter aushusten kann. Doch Achtung: Selbst nach dem Abklingen der Infektion kann der Husten noch mehrere Tage oder sogar Wochen bestehenbleiben.

KEINE CHANCE FÜR BRONCHITIS

Man kann Bronchitis als eine Art Ätna unter den Atemwegleiden betrachten: Es beginnt mit einem dumpfen Grollen, einem Jucken in der Kehle, leichten Beschwerden. Dann wird das Husten lauter, tiefgründiger, massiver ... und plötzlich: AUSBRUCH! Aus den Tiefen der Brust wird Schleim ausgeworfen, und es klingt, als wären Sie ein Fall für die Eiserne Lunge. Manchmal läßt sich nur mit Hilfe von Röntgenaufnahmen erkennen, ob es sich um eine Lungenentzündung oder eine Bronchitis handelt. Doch falls Sie unter Bronchitis leiden, hier die schnellsten Methoden, um den Ausbruch zu beenden.

Weiterhusten. Husten ist vielleicht ekelig, doch es ist ein wirksamer und notwendiger Mechanismus. Die beste Behandlung für Bronchitis ist, das Zeug heraufzuhusten, das sich da unten in der Lunge angesammelt hat. Es soll sich nicht da unten festsetzen, denn dadurch kann ein Kollaps der Lunge oder weitere Bronchitis ausgelöst werden, und es könnte sich eine Lungenentzündung entwickeln.

Das Problem verflüssigen. Nehmen Sie reichlich alkoholfreie Flüssigkeit zu sich – von Mutters heißer Hühnersuppe über kaltes Wasser bis zu Fruchtsäften -, denn das ist eine der besten und am schnellsten wirksamen Methoden, um das Sekret zu verdünnen und das Aushusten zu fördern. Dabei spielt es keine Rolle, welche Temperatur die Flüssigkeit hat. Die Ansicht, daß heiße Getränke den Schleim besser verflüssigen und eine leichtere Befreiung der Atemwege bewirken, ist Unsinn. Ob ein Getränk mit 15° oder 50° konsumiert wird, ist unwichtig, denn im Körper hat alles die gleiche Temperatur. Wichtig ist nur, reichlich Flüssigkeit zu sich zu nehmen.

Es dauert normalerweise rund zwei Wochen, bis eine akute Bronchitis abklingt, doch der Prozeß kann beschleunigt werden, indem man täglich mehr als zehn Gläser Flüssigkeit zu sich nimmt. Wasser ist bei der Behandlung von Bronchitis die Hauptsache. Je mehr, um so besser.

Greifen Sie zum Paprika. Verlegte Atemwege gehören zu Bronchitis wie Hochzeiten zu Zsa Zsa Gabor.

Ein schnell wirksames, billiges und geschmackvolles Mittel dagegen ist, scharfe Speisen zu essen. Für die Schärfe, beispielsweise in Paprika und Pfefferonis, ist eine Substanz namens Capsaicin verantwortlich. Wenn die Augen wässrig werden, werden auch Nase und Lunge angeregt, Wasser abzusondern. Die Empfindung von Schärfe, die von pikanten Nahrungsmitteln wie Paprika, Senf, Curry oder Knoblauch ausgelöst wird, stimuliert einen Reflex in der Zunge, im Rachen, Magen und höchstwahrscheinlich auch in der Lunge, durch den der Schleim seine Klebrigkeit verliert und leichter ausgehustet werden kann. Die Nahrungsmittel lösen eigentlich genau dieselben Reflexreaktionen aus wie populäre Hustenmittel.

Das schönste daran ist, daß die Wirkung unmittelbar nach Genuß des Nahrungsmittels eintritt – Paprika oder Chillischoten, Meerrettich, Tabasco oder Curry, um nur einige zu nennen. Personen mit Magen-Darm-Leiden sollten jedoch ihren Arzt konsultieren, bevor sie es mit diesem Mittel versuchen.

Lassen Sie sich anschauen. Da gerade von Ärzten die Rede ist – es ist sinnvoll, zum Arzt zu gehen, wenn Sie befürchten, an Bronchitis oder Lungenentzündung erkrankt zu sein. Meist handelt es sich zwar um eine Virusinfektion (wie bei Erkältung oder Grippe), so daß Antibiotika nicht helfen. Doch es ist auch möglich, daß Bronchitis durch Bakterien hervorgerufen wird, und in diesem Fall läßt sie sich in rund zwei Wochen durch Antibiotika kurieren.

Warm einhüllen. Temperaturveränderungen beeinflusssen möglicherweise die Abwehrmechanismen der Lunge, was Rückwirkungen bei Bronchitis hervorrufen könnte. Es ist bekannt, daß Asthamanfälle durch einen kalten Luftzug ausgelöst werden können. Daher nehmen sich Asthma-Patienten ein wenig Zeit, um Nase und Mund in einen Schal einzupacken und so kalte Luftzüge zu vermeiden. Bei Bronchitis empfiehlt es sich, dasselbe zu tun.

Die meisten Leute finden es nicht zu aufwendig, sich im Winter warm anzuziehen, bevor sie aus der molligen Stube in die Eiseskälte draußen gehen. Doch wie steht es im Sommer? Passagiere von Kreuzfahrten, die oft zwischen kühlen, klimatisierten Innenräumen und heißem Wetter draußen wechseln, entwickeln häufig Infekte der oberen Atemwege; meist handelt es sich um Bronchitis. Man sollte daher auch im Sommer Vorsicht walten lassen.

Zigaretten sein lassen. Wie wir schon sagten, und noch öfter sagen werden: Lassen Sie das Rauchen sein! Die beste Maßnahme zur Behandlung oder Vorbeugung von Bronchitis ist, nicht zu rauchen. Chronische Bronchitis ist in der überwiegenden Mehrheit aller Fälle eine direkte Folge des Rauchens. Wenn Sie heute unter Bronchitis leiden und zu rauchen aufhören, wird die Bronchitis nicht plötzlich verschwinden – vor allem, wenn Sie seit Jahrzehnten rauchen. Doch die Beschwerden werden sich bessern.

DEN NASENBESCHWERDEN ETWAS HUSTEN

Wenn die Nebenhöhlen Probleme machen, dann heißt das unvermeidlich, daß sie entweder «tröpfeln» oder «austrocknen». Manchmal geschieht beides gleichzeitig. Im Winter trocknet der Schleim normalerweise aus, und durch die Nase eindringende Partikel werden zäh und klebrig. Die Folge ist ein Tröpfeln aus den Nebenhöhlen in den Rachenraum. So können Sie dieses lästige Phänomen bekämpfen:

Die Taschentuch-Taktik. Schneuzen bringt bei rinnender Nase am schnellsten Abhilfe. Man atmet sofort freier, und irritierende Partikel werden ausgeschieden. Das Problem vergeht nach und nach von selbst, was meist etwa zwei Wochen dauert.

Eine Nase voll Salzwasser bringt Linderung. Eine wässrige Salzlösung, in die Nase gesprüht, verdünnt zähflüssigen Schleim und trocknet Sekret auf. Die Wirkung tritt unmittelbar ein und hält etwa 20 Minuten an. Auch Dampfinhalationen und feuchte Luft bringen zusätzliche Feuchtigkeit in die Nase ein, wodurch sich die Verstopfung lockert und eine momentane, aber nur kurzfristige Erleichterung erzielt wird.

Do-it-yourself-Fans, aufgepaßt: Sie können die Salzlösung selbst herstellen, indem Sie 1/2 Teelöffel Salz (bei Bluthochdruck 1/3 TL) in einem Viertelliter Wasser auflösen. Saugen Sie die Lösung in einen Inhalator, legen

Sie den Kopf zurück, und ziehen Sie das Salzwasser durch Einatmen in ein Nasenloch; spucken Sie die Lösung danach aus, und putzen Sie sich die Nase. Da Rachen und Nase verbunden sind, hilft auch das Gurgeln mit Salzwasser, um überschüssigen Schleim, der aus den Nebenhöhlen in den Rachenraum tröpfelt, loszuwerden.

Schleimhäute befeuchten. Salzhaltige Nasentropfen wirken fast sofort gegen Trockenheit und verstopfte Atemwege. Zum «Verdünnen» eignen sich aber auch andere Methoden: Verdampfer, schluckweises Trinken dampfender Getränke (z. B. Tee), in der dampfenden Dusche stehen, und die weiter oben beschriebenen Maßnahmen zur Steigerung der Luftfeuchtigkeit.

Vorsicht mit Arzneien in Form von Nasensprays. Es scheint ganz logisch, einer verstopften Nase mit Nasensprays zu Leibe zu rücken, oder? Falsch, meinen die Experten. Nasensprays können die Verstopfung lösen, aber auch verursachen. Denn wenn man Nasenspray länger als drei Tage verwendet, kann ein «Rückfalleffekt» auftreten, sobald man damit aufhört.

Anders gesagt, man wird davon abhängig. Anfänglich ziehen sich die Nasenschleimhäute jedesmal zusammen, wenn man das Spray einsetzt, doch danach schwellen sie wieder an (was zu verlegten Nebenhöhlen, Sehstörungen und Naseninfekten führen kann). Nasensprays können eine Zeitlang helfen, doch die Beschwerden können intensiver werden, sobald man sie absetzt. Es ist dringend zu empfehlen, vor dem Einsatz von Sprays den Arzt zu konsultieren.

LASSEN SIE SICH VON EMPHYSEMEN NICHT VERGRÄMEN

Es muß leider gesagt werden, daß es für Emphyseme keine Schnellösung gibt. Charakteristisch für dieses Leiden ist ein Verlust der Lungenelastizität, was dazu führt, daß die feinen Verästelungen der Atemwege beim Ausatmen kollabieren. Der Betroffene kann nicht vollständig ausatmen, und so wird der Atemvorgang insgesamt schwierig. In der Folge können schon leichte körperliche Anstrengungen, wie etwa ein Zimmer zu durchqueren, beinahe unmöglich sein.

Es gibt keine Schnellösung, weil ein Emphysem keine «schnelle» Krankheit ist. Emphyseme entwickeln sich langsam und treten meist erst nach dem 50. Lebensjahr auf. Vererbung kann dabei eine Rolle spielen; manche Menschen werden mit einem Mangel an einem Protein geboren, das normalerweise für den Abbau schädlicher Enzyme sorgt. Doch meist betreffen Emphyseme langjährige Raucher oder Personen, die über lange Zeit einer Belastung durch Schadstoffe, wie etwa Kohlenstaub, Industrieabgase oder andere lungenschädliche Substanzen, ausgesetzt waren.

Während es für diese degenerative Erkrankung – die zu Herzversagen führen kann, weil Emphyseme die Durchblutung der Lunge behindern und dadurch das Herz belasten – keine schnelle Kur gibt, kann man durch rasche Maßnahmen eine weitere Ausbreitung des Schadens verhindern helfen und das beste aus der schlimmen Situation machen.

Vitamin C nehmen. Möglicherweise verringert Vitamin C das Ausmaß des Schadens in der Lunge, der durch die Prozesse verursacht wird, die Emphyseme und andere chronische Erkrankungen der Atemwege hervorrufen. Erste Forschungsarbeiten deuten darauf hin, daß Personen, die große Mengen an Vitamin C konsumieren, geringere Lungenschäden davontragen.

Wenn Fremdkörper, wie etwa Bakterien, Schwebstoffe oder irritierende Substanzen, in die Lunge geraten, wird eine ganze Reihe von Schutzreaktionen ausgelöst, um die Eindringlinge abzuwehren. Dabei werden im Grunde toxische Verbindungen freigesetzt, die zwar die irritierenden Eindringlinge umbringen, doch auch den Lungenzellen selbst schaden. Vitamin C unterstützt die Reparatur der Lungenzellen; außerdem ist es ein Oxidationshemmer und hat daher möglicherweise eine direkte Schutzwirkung. Da Vitamin C nicht toxisch wirkt und wasserlöslich ist, besteht keine Gefahr einer Überdosierung; überschüssiges Vitamin C wird mit dem Harn ausgeschieden. Allerdings kann zuviel Vitamin C Durchfall auslösen.

Versuchen Sie auch Vitamin A und E. Es wird angenommen, daß auch Vitamin E und Betakarotin, eine Form des Vitamin A, ähnlich positiv auf die Lunge wirken.

Investieren Sie also beim Einkauf von Lebensmitteln ein paar Minuten, und halten Sie nach Spinat, Brokkoli, Karotten und Süßkartoffeln Ausschau, die reich an Betakarotin sind; kaufen Sie außerdem Mandeln, Feigen und Sonnenblumenkerne, die viel Vitamin E enthalten. Wer noch mehr Zeit sparen will, sollte beachten, daß die Vitamine A und E in großen Mengen toxisch wirken; entsprechende Vitaminpräparate sollten daher nur mit ärztlicher Zustimmung eingenommen werden.

Nichts versalzen. Salzreiche Kost erhöht die Gefahr aller Arten von Atemwegerkrankungen, darunter auch Emphysemen. Die Ursache dafür ist der nachteilige Einfluß, den ein Mißverhältnis zwischen Natrium und Kalium auf das Nervensystem hat. Entzündungen der Atemwege unterliegen dem Bekämpfungsmechanismus des Nervensystems. Wenn das Nervensystem aufgrund überhöhter Salzzufuhr überreagiert, treten Lungenschäden auf. Empfehlung: Wenn Sie viel Salz konsumieren, können Sie den potentiellen Schaden ausgleichen, indem Sie dem Körper als Ergänzung reichlich Kalium zuführen, das sich vor allem in Bananen, Orangensaft und Kartoffeln findet.

Kleine Mahlzeiten. Bei einem Emphysem füllt sich die Lunge ballonartig mit Luft und läßt keinen Platz mehr für den mit einer reichlichen Mahlzeit überfüllten Magen, was zu Völlegefühl führt. Um das zu vermeiden, ist es sinnvoll, öfter kleinere Mahlzeiten einzunehmen.

Das Rauchen einstellen. Es stimmt zwar, daß das Teufelskraut schon Schaden angerichtet hat, indem es diese gefürchtete Krankheit über Sie gebracht hat. Und auch wenn Sie jetzt zu rauchen aufhören, können Sie das Leiden nicht mehr rückgängig machen (aber auch durch anderes verschwindet es nicht mehr). Doch wenn Sie die Nikotinsucht jetzt aufgeben, verlangsamt sich zumindest der Verfall Ihrer bereits geschädigten Lunge. Hören Sie auf zu rauchen, und Sie verbessern damit sofort Ihre Bewegungsfähigkeit – und Bewegung brauchen Sie, um die Leistungsfähigkeit der Lunge zu steigern.

Den Kopf beim Atmen einsetzen. Konzentriertes Atmen, wie es auch Menschen lernen, die zu Panikattacken neigen, führt dazu, daß Ein- und Ausatmen effizienter vonstattengehen. Das bedeutet, daß weniger

Energie eingesetzt wird, wodurch Sie tatsächlich leichter und freier atmen. Üben Sie die Zwerchfellatmung, und versuchen Sie, doppelt so lang auszuatmen als einzuatmen, um die abgestandene Luft aus der Lunge zu blasen.

KAPITEL 12

FRAUENLEIDEN

A lles nett und wunderbar, besser noch als letztes Jahr – oder vielleicht doch nicht alles? Ein Großteil der Frauen im gebärfähigen Alter leidet mehr oder minder ausgeprägt unter prämenstruellen Brustschmerzen (prämenstruelles syndrom, PMS). Auch eine Krankheit namens Endometriose macht vielen zu schaffen. Und irgendwann im Laufe ihres sexuell aktiven Lebens wird wohl jede Frau einmal Opfer von Hefepilzen, die Scheidenentzündungen verursachen.

Zum Glück gibt es eine ganze Reihe vernünftiger und zeitsparender Tricks und Maßnahmen, mit denen Sie sich helfen können, wenn mal etwas nicht in Ordnung ist. Zum Beispiel:

- In 30 Sekunden können Sie den ersten Schritt machen, um prämenstruelle Brustschmerzen, die von überspannten Nervenfasern herrühren, zu vermeiden.
- In drei Minuten können Sie prämenstruelle Krämpfe verbannen.
- Fünf Minuten täglich reichen für vorbeugende Maßnahmen gegen Gebärmuttervorfall.
- Zehn Minuten dauert die Abwehr von Nachtschweiß in den Wechseljahren.

Und so geht's.

MENSTRUATIONSBESCHWERDEN ÜBERWINDEN

Durch Beschwerden während oder vor der Menstruation zeigt der Körper an, was in ihm vorgeht, wenn am ersten

Tag des Zyklus die Monatsblutung einsetzt.

Die Symptome lassen sich vier Grundkategorien zuordnen. Manche Frauen leiden unter Wasseransammlungen im Körper, Brustspannen und Blähungen. Andere ermüden leicht und gieren nach Süßigkeiten. Für die dritte Gruppe sind besonders psychische Spannung, Reizbarkeit und heftige Krämpfe eine Belastung, während in der vierten Gruppe Depressionen, Verwirrtheit und Zurückgezogenheit auftreten.

Die Menstruation wird von den Hormonen Östrogen und Progesteron gesteuert, und wenn diese vermehrt ausgeschüttet werden, beeinflussen sie das Zentralnervensystem. Normalerweise stehen die beiden Hormone in einem ausgewogenen Verhältnis zueinander. Wenn jedoch die Östrogenkonzentration stark ansteigt, kann es zu psychischer Anspannung und Reizbarkeit kommen. Wenn hingegen Progesteron dominiert, sind

MENSTRUATIONSBESCHWERDEN IN ZWEI MINUTEN LINDERN

Schon eine oder zwei Minuten täglich mit «Wachträumen» zu verbringen, kann Beschwerden vor oder während der Menstruation merklich lindern.

Versuchen Sie es mit der Visualisierungsübung «Der Wüstensand». Am besten praktizieren Sie sie drei- bis viermal täglich, jeweils eine bis zwei Minuten lang. Beginnen Sie beim ersten Anzeichen von prämenstruellen Beschwerden damit und machen Sie die Übung täglich, bis die Periode zu Ende geht.

Schließen Sie die Augen, und atmen Sie dreimal ein und aus. Stellen Sie sich vor, Sie wären in der Wüste. Bedecken Sie Ihren Körper mit Sand. Lassen Sie die Sonne darauf scheinen und den Sand an Ihrer Haut festbacken. Fühlen Sie, wie der Sand das im Körper aufgestaute Wasser aufsaugt und die Sonne den Sand trocknet. Öffnen Sie danach die Augen.

depressive Verstimmung und Übermüdung die Folge.

Wie kann man diese Probleme schnell abwehren? Hier einige Vorschläge.

DIE RICHTIGE ERNÄHRUNG GEGEN TRÜBSINN

Für viele Frauen wirkt eine einfache Umstellung der Ernährungsgewohnheiten Wunder. Versuchen Sie, Ihren Menstruationsbeschwerden mit folgenden Tips beizukommen.

Auf Koffein verzichten. Wenn Sie in den Tagen vor dem Einsetzen der Monatsblutung angespannt oder gereizt sind, kann ein völliger Verzicht auf Koffein das Problem schnell lösen. Wenn Sie an Koffein gewöhnt sind, sollten Sie es allerdings in den zwei Wochen vor der Periode nicht einfach absetzen – denn dadurch kann die Reizbarkeit noch zunehmen. Beginnen Sie den Entzug statt dessen in einer Woche des Zyklus, in der es Ihnen normalerweise gut geht.

Für Magnesium sorgen. Vollkornflocken zum Frühstück und Gemüse enthalten viel Magnesium – dieser Mineralstoff kann Ihnen helfen, die als Krämpfe fühlbaren Kontraktionen der muskulösen Gebärmutterwand zu lösen. Fragen Sie Ihren Arzt, ob auch Magnesiumpräparate sinnvoll sein könnten. Manche Ärzte empfehlen bei Krämpfen während der Periode 500 bis 1.000 Milligramm Magnesium. (Das Mineral hilft auch bei Reizbarkeit, aufgedunsenem Gesicht oder Körper, Brustspannen und Blähungen.) Sie können mit diesen Maßnahmen an jedem beliebigen Punkt im Monatszyklus beginnen. Die ersten Resultate sind nach ein paar Tagen zu erwarten, doch die maximale Wirkung zeigt sich erst nach etwa drei Monaten.

Vitamin B6 versuchen. Vitamin B_6 wirkt auf die oben beschriebenen Probleme ähnlich positiv wie Magnesium. 100 bis 300 Milligramm B_6 täglich sind normalerweise empfehlenswert. Eine Dosis von 300 Milligramm pro Tag sollte nicht überschritten werden, um toxische Wirkungen des Vitamins zu vermeiden.

Sie können mit der Einnahme an jedem beliebigen Tag im Zyklus beginnen. Auch B_6 bringt nach einigen Tagen Besserung, während mindestens drei Monate verstreichen sollten, bis Sie die Wirksamkeit der Einnahme beurteilen können. (Es gibt Hinweise darauf, daß hochdosiertes Vitamin B_6 Nervenschäden verursachen kann. Die Einnahme sollte daher unter ständiger ärztlicher Kontrolle stattfinden.)

Kalziumpräparate in Betracht ziehen. Frauen, die unter PMS litten und täglich 1.000 Milligramm Kalziumkarbonat einnahmen, berichteten von einer merklichen Besserung innerhalb von drei Monaten nach Beginn der Behandlung. Sie hatten weniger Schmerzen, der Organismus speicherte nicht so viel Wasser, der Eisprung brachte weniger massive Stimmungsumschwünge mit sich und auch die Beschwerden während der Monatsblutung selbst gingen zurück.

Nach Meinung der Forscher sollten Frauen, die unter PMS leiden, mit dem Arzt über eine mögliche Einnahme von Kalziumpräparaten reden.

Tierische Fette und Eier meiden. Die Fettsäure Arachidonsäure ist in tierischen Fetten in großen Mengen vorhanden. Sie kann im Körper die Produktion einer Substanz anregen, die Krämpfe verursacht.

Zehn Tage vor der Monatsblutung fette und scharf gewürzte Speisen meiden. Zu diesem Zeitpunkt zirkuliert im Körper das meiste Progesteron. Progesteron trägt unter anderem zur Entspannung der glatten Muskulatur bei, was zur Folge haben kann, daß die Verdauungsorgane weniger effizient arbeiten.

SCHMERZEN KÖRPERLICH BEGEGNEN

Vor und während der Menstruationsphase gehen vom Körper Schmerzen, Spannung und Beschwerden aus. Doch mit einfachen Atemtechniken und Bewegung können Sie den Körper auch zur Quelle von Schmerzlinderung und Entspannung machen.

Tief atmen. Üben Sie langsames und tiefes Ein- und Ausatmen. Flache Atmung, wie sie von vielen Menschen unbewußt praktiziert wird, mindert Ihre Energie und erhöht die Spannung, wodurch die Schmerzen schlimmer werden.

Eine Yoga-Dehnübung machen. Knien Sie auf dem Boden nieder, und setzen Sie sich auf die Fersen. Senken

Sie die Stirn zum Boden, und legen Sie die Arme neben dem Rumpf am Boden ab. Schließen Sie die Augen, und bleiben Sie in dieser Stellung, solange es Ihnen angenehm ist. Etwa drei Minuten sollten reichen, um die Krämpfe zu lösen.

Bewegung gegen Schmerzen. Machen Sie flotte Spaziergänge an der frischen Luft, schwimmen Sie, laufen Sie, gehen Sie in einen Ballett- oder Karatekurs – verschaffen Sie Ihrem Körper täglich Bewegung bei etwas, das Sie genießen. Maßvolles Training fördert den Kreislauf, trägt zur Muskelentspannung bei, wirkt dem Speichern von Körperflüssigkeit entgegen und kurbelt die Produktion schmerzstillender Endorphine im Gehirn an. Auch ein täglicher flotter Spaziergang von 20 Minuten ist eine akzeptable Bewegung.

Auch intensiveres Training kann helfen. Untersuchungen zeigen, daß 5 bis 30 Minuten Laufen zum Abbau von psychischer Spannung beiträgt; viermal wöchentlich 30 bis 40 Minuten zu laufen, kann Brustspannen und Flüssigkeitsstauungen abbauen, wenn das Laufprogramm mindestens vier Monate durchgehalten wird. Schwimmen, Schifahren und Laufen haben sich als gute Mittel gegen prämenstruelle Spannung und Kopfschmerzen erwiesen.

Am Anfang müssen Sie sich vielleicht zur Bewegung zwingen, wenn Sie Menstruationsbeschwerden haben, doch Sie werden wahrscheinlich feststellen, daß es Ihnen an den «schlimmen Tagen» viel besser geht, wenn Sie sich zu körperlicher Aktivität aufraffen. Mit der Zeit können die «schlimmen Tage» ganz aufhören.

Ein mineralisiertes Bad nehmen. Mischen Sie eine Tasse Salz und eine Tasse Speisesoda in einer Wanne mit warmem Wasser, und baden Sie 20 Minuten darin. Durch die Mineralstoffe ist das Wasser angenehmer für die Haut, die Wärme fördert die Durchblutung und trägt zur Muskelentspannung bei, wodurch Krämpfe gelöst werden.

MEDIKAMENTE, DIE HELFEN KöNNEN

Manchmal bleiben menstruelle Symptome trotz aller

Anstrengungen mit Kostumstellung und Bewegung hartnäckig bestehen. Medikamente können (wie Sie sicher schon oft gehört haben) rasch Abhilfe schaffen.

Ibuprofen gegen Krämpfe und Verdauungsstörungen. Rezeptfrei erhältliche Medikamente mit dem Wirkstoff Ibuprofen (z.B. Aktren®, Dismenol N®) können bei Krämpfen der Gebärmutter sowie Bein-, Rücken- und Kopfschmerzen eingesetzt werden. Zu Beginn der Periode werden im Körper erhöhte Mengen von Prostaglandinen freigesetzt. Die Hauptfunktion dieser Hormone im Genitalbereich ist, die Gebärmutter zur Kontraktion anzuregen, um die Blutung in Gang zu bringen. Krämpfe, Bein-, Rücken- und Kopfschmerzen bedeuten jedoch, daß die Prostaglandinmengen sehr hoch sind, was allzu heftige und lange Kontraktionen der Gebärmutter auslöst, die Schmerzen verursachen. Ibuprofen und andere, rezeptpflichtige Mittel hemmen die Prostaglandinproduktion.

Sehr große Mengen an Prostaglandinen können auch zu Durchfall, Übelkeit und Erbrechen während der Menstruation führen. Auch diese Verdauungsstörungen können durch den Einsatz von Medikamenten, die die Prostaglandinproduktion einschränken, gelindert werden.

Die Dosierung von Ibuprofen entspricht der Menge, die normalerweise zur Schmerzbekämpfung angewendet wird: eine oder zwei Tabletten á 200 Milligramm, sobald sich die Symptome bemerkbar machen. Einnahme entsprechend dem Beipacktext wiederholen, bis die Symptome abklingen. Die Tabletten sollten mit Milch oder beim Essen genommen werden. (Frauen, die unter Magengeschwüren leiden oder Aspirin® nicht vertragen, sollten Ibuprofen nicht nehmen.) Paracetamol ist weniger wirksam, weil es die Prostaglandinausschüttung nicht beeinflußt.

Wenn die Menstruation schwere Depressionen verursacht, an Östrogentherapie denken. Frauen, die jeden Monat Depressionen bekommen, sich von ihrer Umwelt zurückziehen, an Gedächtnisverlust leiden oder Selbstmordgedanken haben, brauchen in den letzten zwei Wochen des Zyklus unter Umständen kleine Östrogengaben.

SCHNELLE MITTEL GEGEN BRUSTBESCHWERDEN

Sie haben sicher schon vom selbstreinigenden Backrohr gehört, aber wußten Sie auch, daß die weibliche Brust über einen ähnlichen Mechanismus verfügt? Die «Selbstreinigung» tritt am Ende der Periode in Aktion. Jetzt «weiß» der Körper, daß kein Baby unterwegs ist und nimmt die Körperflüssigkeit und die zusätzlichen Brustzellen wieder auf, die zur Vergrößerung der Milchgänge geschaffen wurden.

Doch bei 30 bis 40 Prozent aller Frauen bleibt Gewebe in der Brust erhalten, das eigentlich wieder aufgenommen werden sollte, und es entstehen Zysten, die sich als Unebenheiten bemerkbar machen.

Die Unebenheiten können über einen großen Bereich verstreut sein. Man fühlt da und dort Verdickungen. Das fühlt sich anders an als ein richtiger Knoten, um den man den Finger legen kann. Ein Knoten ist wie ein kleiner Ball – und muß vom Arzt untersucht werden.

Zysten sind nicht das einzige Problem. Wenn die Flüssigkeit nicht aufgenommen wird oder die Brüste sich zu sehr auf eine Schwangerschaft vorbereiten, kann es zu starken Schwellungen kommen. (Durch Schwellungen werden die Nervenfasern überdehnt, was beträchtliche Schmerzen verursachen kann.) Viele Frauen leiden unter so unangenehmen allmonatlichen Veränderungen der Brust, daß sie sich in ihrer Lebensqualität beeinträchtigt fühlen.

Hier einige rasche Methoden zur Linderung der Beschwerden, die mit diesen monatlichen, gutartigen Brustveränderungen einhergehen.

Auf Sorbet umsteigen. Sorbet enthält weniger Fett als Eiscreme. Verwenden Sie auch Magermilch statt Vollmilch, enthäutetes Geflügel statt Rindfleisch und fettarmes Salatdressing statt schwerer Saucen.

In einer kanadischen Studie wurden 21 Frauen untersucht, die konstant unter starken zyklischen Brustbeschwerden litten. Zehn von ihnen begannen mit fettreduzierter Ernährung, bei der nur 15 Prozent der aufgenommenen Kalorien aus Fett stammten (zum Ausgleich nahmen sie mehr Kohlenhydrate zu sich). Nach sechs Monaten stellten sechs Frauen aus dieser Gruppe fest, daß sich Schmerzen, Schwellungen und Gewebeverdickungen «deutlich gebessert» hatten. Die übrigen elf Frauen reduzierten den Fettanteil an ihrer Ernährung nicht. Aus dieser Gruppe zeigte sich nach Ablauf von sechs Monaten nur bei zwei Frauen eine Besserung. Der Körper erzeugt verschiedene Formen von Östrogen, und eine davon, das sogenannte Östradiol, könnte für die Probleme verantwortlich sein. Fettreiche Ernährung regt die Eierstöcke möglicherweise an, mehr Östradiol zu erzeugen, als für den Körper gut ist, was eine Überproduktion an Brustzellen und daher die Entstehung von Verdickungen mit sich bringt.

Einen Stütz-BH tragen. In einer halben Minute können Sie beim ersten Anzeichen von Brustbeschwerden den BH wechseln. Eine stärkere Stütze hindert die Brüste an starken Bewegungen, was der schmerzauslösenden Überdehnung der Nervenfasern entgegenwirkt.

Koffein absetzen. Frauen, die ihren Koffeinkonsum signifikant einschränken, verzeichnen innerhalb eines Jahres eine Reduktion oder völliges Abklingen der Brustbeschwerden.

Stillen. Bei stillenden Müttern werden die Brüste merklich weicher. Das Stillen spült die Milchgänge durch und löst teilweise Blockaden auf. Bei vielen Frauen verschwindet die Neigung zu Gewebeverdickungen durch das Stillen.

UTERUSPROBLEME RECHTZEITIG BEHANDELN

Aus dem Muskelgewebe der Gebärmutter können sich Myome entwickeln; wenn versprengte Gebärmutterschleimhaut außerhalb des Uterus wächst, spricht man von Endometriose; schließlich kann es auch vorkommen, daß der Stützapparat der Gebärmutter zusammenbricht, was zum Gebärmuttervorfall (Uterusprolaps) führt: drei ernste medizinische Probleme, die für 80 Prozent aller Gebärmutterentfernungen (Hysterektomien) verantwortlich sind. Sie sollten jedoch nicht davon ausgehen, daß auf jeden Fall eine Operation notwendig ist, wenn Ihr Arzt eines dieser Probleme diagnostiziert hat. Mittlerweile behandeln die Ärzte wieder konservativer. Zu diesen Therapien zählen Östrogensalben und -tabletten, spezielle Übungen und Stützen gegen Gebärmuttervorfall, Medikamente zur Schmerzbekämpfung bei Endometriose und zur Verkleinerung von Myomen, sowie Operationstechniken, bei denen nur die Myome oder das schmerzhafte Schleimhautgewebe bei Endometriose entfernt werden und nicht die ganze Gebärmutter herausoperiert wird. Folgendes sollten Sie darüber wissen.

MIT MYOMEN FERTIGWERDEN

Ein Drittel aller Frauen über 35 haben Myome, die aber vielfach kaum Probleme machen. Mehr als die Hälfte aller Myome besteht überhaupt symptomfrei. Man kann sie als Knoten über der Blase ertasten oder fühlt sie als «etwas, das sich während des Geschlechtsverkehrs im Körper bewegt».

Die harten Knoten aus Muskelfasern, die aus der muskulösen Uteruswand wachsen, können allerdings so groß werden, daß sie Nieren, Blase oder andere Organe in Mitleidenschaft ziehen. Ein möglicher Auslöser für das Wachsen von Myomen sind überhöhte Östrogenwerte, und zu den potentiellen Folgen zählen Menstruationsprobleme, Eisenmangelanämie, Schmerzen im Beckenbereich, Verstopfung, Unfruchtbarkeit und Fehlgeburt. Die Schwere der Symptome schwankt zwischen leicht und heftig. Wenn in zunehmendem Maß ungewöhnliche Blutungen eintreten oder die Myome auf den Harntrakt oder den Darm drücken, ist eine Operation oft unumgänglich.

Wenn ein Myom zunächst Schmerzen verursacht, die später wieder vergehen, kann es sein, daß das Myom so groß geworden ist, daß es aus dem Unterleib herausgetreten ist. Das ist ein Signal, daß Maßnahmen notwendig sind. Hier einige Vorschläge.

Die Menopause abwarten. Abwarten und beobachten kann die beste Politik sein, wenn man auf die Wechseljahre zugeht. Myome werden von Östrogen genährt, von dem der Körper in den Wechseljahren immer weniger erzeugt. Wenn Sie gemeinsam mit Ihrem Arzt zur Auffassung kommen, daß das Myom keine Schwierigkeiten verursacht und daß das Klimakterium ohnehin bevorsteht, kann es am klügsten sein, einfach abzuwarten.

Neue Alternativen zur Gebärmutterentfernung bringen schnellere Heilung. Wenn die Entfernung von Myomen notwendig wird, bedeutet das nicht unbedingt, daß die ganze Gebärmutter entfernt werden muß. Viele

Operationen, bei denen früher die Bauchdecke auf-
geschnitten werden mußte, können heute mit Hilfe eines
Hysteroskops oder – in selteneren Fällen – eines Lapar-
oskops durchgeführt werden, um Myome zu entfernen.

Ein Hysteroskop ist eine teleskopartige Sonde, die
durch die Scheide in die Gebärmutter eingeführt wird, um
dort kleine Myome abzuschneiden. Da die Einführung des
Hysteroskops keinen Schnitt erfordert, bleibt dem Körper
das Trauma eines großen operativen Eingriffs erspart.

Das Laparoskop wird durch einen kleinen Einschnitt
in der Bauchdecke eingeführt und kann zur Lokalisation
und Entfernung von Myomen an der Außenseite der
Gebärmutter eingesetzt werden. Da der Einschnitt so
klein ist, dauert der Heilungsprozeß nur einige Tage statt
Wochen. Allerdings sind Myome, die durch Laparoskopie
entfernt werden können, meist nicht so groß, als daß sie
Probleme verursachen würden.

*Leuprorelin kann Myomausschälungen erleich-
tern.* Leuprorelin (z.B. Enantone Gyn)® ist ein synthetisches Hormon, ein GnRH-Analogon, das die
Östrogenproduktion im Körper lahmlegt. Der Mangel an
Östrogen «hungert» die Myome aus und läßt sie
schrumpfen. Bei der üblichen Behandlung mit Leuprorelin ist nach sechs bis zwölf Wochen eine durchschnittliche Reduktion der Myomgröße um 35 Prozent zu
erwarten. Das Hormon versetzt den Organismus in den
Zustand der Wechseljahre und kann daher auch
entsprechende Symptome, wie Trockenheit der Scheide,
hervorrufen. Vor allem besteht das Risiko des Abbaus von
Knochenmasse. Bei einer Behandlung mit Leuprorelin
muß sorgfältig überwacht werden, ob es zu einem
Schwund an Knochenmasse kommt. Im Lauf der Zeit
kann es zur Entkalkung kommen.

Ein weiteres Problem von Leuprorelin ist, daß nach
dem Absetzen des Hormons «alles wieder beim alten» ist.
Am besten setzt man das Mittel ein, um die Myome zur
Erleichterung einer nachfolgenden Operation zu verkleinern.

ENDOMETRIOSE EIN ENDE BEREITEN

Wie die Myome, ist Endometriose von einer reichlichen

Versorgung mit Östrogen abhängig und klingt in den Wechseljahren ab. Im Gegensatz zu den Gewächsen verursacht Endometriose jedoch oft Schmerzen. Die Krankheit entsteht, wenn Gewebe aus der Gebärmutterschleimhaut (Endometrium), die das Innere des Uterus auskleidet, außerhalb der Gebärmutter wächst, so etwa an der Außenwand des Uterus oder an anderen Organen wie den Eierstöcken, dem Darm oder der Harnblase. Dabei verwächst das Gewebe unter Bildung kleiner, netzartiger Narben mit dem Organgewebe.

Während der Monatsblutung schwillt das versprengte Gewebe an und blutet ebenfalls. Da das Blut nicht auf normalem Weg ausgeschieden werden kann, läßt es Schwellungen und Entzündungen entstehen. Das entzündete Gewebe kann beim Stuhlgang oder beim Geschlechtsverkehr Schmerzen verursachen oder zu heftigen Krämpfen während der Monatsblutung führen. Wenn die Eileiter betroffen sind, kann die Fruchtbarkeit herabgesetzt sein.

Wie auch bei Myomen gibt es verschiedene Behandlungsmöglichkeiten für Endometriose.

Ibuprofen nehmen. Das Hormon Prostaglandin regt die Uterusmuskulatur zu Kontraktionen an, so daß Schleimhaut und Blut während der Periode aus der Gebärmutter ausgeschieden werden. Diese Kontraktionen können selbst dann unangenehme Krämpfe verursachen, wenn keine Endometriose besteht. Durch die Krankheit können die Schmerzen jedoch wesentlich heftiger werden. Auch in diesem Fall hilft Ibuprofen, da es die Prostaglandinproduktion hemmt. sprechen Sie mit Ihrem Arzt über die richtige Dosierung.

Koffeinkonsum einschränken. Trinken Sie Fruchtsaft oder Kräutertee. Wenn Sie Ihren Koffeinkonsum reduzieren, können die Symptome erträglicher werden. Koffein regt an, und anregende Substanzen verschlimmern jedes Problem. Sie schalten den ganzen Organismus in einen schnelleren Gang.

Verwendung von Danazol sorgfältig erwägen. Danazol ist ein gebräuchliches Medikament gegen Endometriose. Es hemmt die Produktion von Hormonen im Körper, die das Endometriumgewebe wachsen lassen. Danazol ist nur auf ärztliche Verordnung erhältlich. Eine

VIDEO UND LASER: MIT LICHTGESCHWINDIGKEIT GEGEN ENDOMETRIOSE

Die Bezeichnung Video-Laseroskopie könnte vermuten lassen, daß es sich um ein neues Angebot aus der Videothek handelt – in Wirklichkeit jedoch steht der Name für eine brandneue Operationstechnik, die den Genesungsprozeß nach operativer Behandlung von Endometriose und Eierstockzysten um Tage verkürzen kann.

Wie die Bezeichnung vermuten läßt, kommen bei dieser Technik Laserstrahlen in Kombination mit einer miniaturisierten Videokamera und einer Teleskoplinse zum Einsatz. Der Chirurg macht einen kleinen Einschnitt in der Bauchdecke, durch den er ein Laparoskop einführt. An einem Ende dieses langen, dünnen Röhrchens befindet sich eine Mini-Kamera. Sie liefert Bilder aus dem Körperinneren, die der Chirurg auf einem Bildschirm sieht. Zur Entfernung des störenden Gewebes werden Laserstrahlen eingesetzt.

Die neue Technik hat gegenüber traditionellen Verfahren zur Behandlung von Endometriose eine Reihe von Vorteilen.

Durch den Einsatz der Video- und Lasertechnik ist es möglich, noch am Tag der Operation aus dem Krankenhaus entlassen zu werden und schon einige Tage später wieder zur Arbeit zu gehen. Das Verfahren ist weniger traumatisch als eine große Operation und bedingt weniger Blutverlust. Die traditionelle Operationstechnik erfordert einen mehrtägigen Krankenhausaufenthalt und bringt eine Rekonvaleszenzperiode von einigen Wochen mit sich. Der verkürzte Krankenhausaufenthalt verursacht natürlich auch weniger Kosten.

Überdies hinterläßt die Video-Laseroskopie eine kleinere Narbe, da der Chirurg nur einen kleinen Einschnitt machen muß. Er betrachtet die Bauchhöhle auf dem Videoschirm, anstatt den Bauch mit einem langen Schnitt zu öffnen.

Die Technik scheint besonders für Frauen geeignet zu sein, die an Endometriose leiden und schwanger werden wollen. Wenn Endometriose der einzige Grund dafür ist, daß ein Paar keine Kinder haben kann, liegt die Erfolgsquote, gemessen an eingetretenen Schwangerschaften nach der Operation, bei 60 bis 75 Prozent.

Weitere mögliche Anwendungsgebiete für die neue Technik sind Operationen von Eierstockzysten oder verlegten Eileitern, wenn Vernarbungen an den Enden der Eileiter oder in der Nähe der Eierstöcke bestehen.

Besserung kann bereits nach einmonatiger Behandlung eintreten, doch es dauert möglicherweise bis zu einem halben Jahr, bis das Medikament seine volle Wirksamkeit entfaltet.

Wie jedes Medikament hat auch Danazol Nebenwirkungen. Eine vergleichende Untersuchung ergab, daß Frauen, die Danazol nahmen, mehr Probleme mit Gewichtszunahme, Muskelschmerzen und depressiver Verstimmung hatten als eine zweite Gruppe, die mit dem Wirkstoff Nafarelin behandelt wurde. Auch Probleme mit den Leberenzymen und Cholesterinwerten traten auf.

Synarela-Spray. Nafarelin ist als Nasenspray unter dem Namen Synarela® verfügbar. Dadurch scheint Endometriose kontrollierbar zu sein, ohne daß Gewichtsverlust, Muskelschmerzen oder Veränderungen der Cholesterinwerte auftreten, wie sie bei Danazol beobachtet wurden. Synarela® kann jedoch Hitzewallungen und Irritation der Nasenschleimhaut auslösen und führt eher zu Trockenheit der Scheide als Danazol.

Auch dieses Medikament ist rezeptpflichtig. Die Behandlung beginnt normalerweise in den ersten vier Tagen des Zyklus und wird zweimal täglich angewendet. Insgesamt wird die tägliche Therapie im allgemeinen drei bis sechs Monate fortgesetzt. Die Wirkung beruht darauf, daß das Mittel die Produktion jener Hormone, die die Gebärmutterschleimhaut vor der Monatsblutung anschwellen lassen, vorübergehend unterdrückt. In Studien hat sich ein teilweises oder vollständiges Abklingen der durch Endometriose verursachten Schmerzen im Verlauf von sechs Monaten gezeigt; die Besserung kann jedoch schon nach einem Monat fühlbar werden.

STÜTZEN GEGEN GEBÄRMUTTERVORFALL

Für Gebärmuttervorfall gilt dasselbe wie für Myome und Endometriose: eine Entfernung des Organs ist durchaus nicht immer erforderlich. Zum Vorfall (Prolaps) kommt es, wenn die Muskeln und Bänder, die den Uterus stützen, schwach werden, was meist eine Folge von Schwangerschaften und Geburten ist. Die Schwerkraft tut das Ihre, der Uterus senkt sich und rutscht im Extremfall durch die Scheide, so daß er außen sichtbar wird. (Auch die Hormonumstellung während der Wechseljahre trägt zum Erschlaffen der Muskeln und Bänder bei, die Scheide, Gebärmutter und Harnblase halten.)

Ein Warnzeichen für das Absinken der Gebärmutter ist ein loses Gefühl in der Scheide beim Geschlechtsverkehr. Auch Kreuzschmerzen oder ein Gefühl, als säße ein Knoten in der Scheide, deuten auf eine Senkung hin. Hier einige Alternativen zur Gebärmutterentfernung.

Kegelübungen machen. Bei einer leichten Senkung können Kegelübungen den Stützapparat wieder festigen. Die Übungen haben oft eine «merkliche Besserung» zur Folge und verhindern ein weiteres Absinken der Gebärmutter.

Wie macht man Kegelübungen? Setzen Sie sich dazu am besten hin. Ziehen Sie die Beckenmuskeln zusammen, als würden Sie versuchen, den Harnstrahl beim Urinieren anzuhalten. Zählen Sie bis zehn, und entspannen Sie die Muskeln danach. Wiederholen Sie den Vorgang zehnmal, und machen Sie die Übung dreimal täglich oder öfter. Es dauert etwa zwei Monate, bis sich der Effekt einstellt.

Östrogentabletten oder -salbe verlangen. Östrogen fördert den Muskeltonus in der stützenden Muskulatur von Scheide, Gebärmutter und Harnblase.

Beim Arzt nach einem Pessar erkundigen. Pessare sind ringförmige Stützen für Gebärmutter und Scheidenwände, die in die Scheide eingesetzt werden. Sie können ständig oder nur bei besonderer Belastung des Uterus getragen werden. So wird zum Beispiel von einer Frau über vierzig berichtet, die Aerobic-Kurse leitete. Bei dieser Arbeit traten Prolapssymptome auf – sie empfand Druck im Beckenbereich. Abhilfe schaffte ein aufblasbares Pessar, das in schlaffem Zustand eingesetzt wird und dann je nach Bedarf aufgepumpt werden kann. Damit konnte sie herumspringen, soviel sie wollte, und das Pessar danach einfach herausnehmen.

Um Entzündungen, unangenehmen Ausfluß oder Geschwürbildung zu verhindern, ist es notwendig, Pessare oft zu wechseln und zu reinigen; die Anpassung muß vom Arzt durchgeführt werden.

Kleine Stiche, große Hilfe. Wenn Sie erst seit kurzem den Verdacht haben, daß sich die Gebärmutter senkt, dann machen Sie zunächst einmal regelmäßig Kegelübungen. Wenn das – in Kombination mit Östrogen – nicht hilft, ist ein operativer Eingriff unter Umständen nicht zu vermeiden. Kegelübungen und Östrogen bessern zwar den Muskeltonus, doch sie haben keinen Einfluß auf die Bänder, die den Uterus halten. Bei bereits überdehnten Bändern sind die Erfolgsaussichten besser, wenn Sie sie möglichst bald operativ verkürzen lassen. Warten Sie damit allzu lange, kann sich die Situation soweit verschlechtern, daß ein größerer Eingriff erforderlich wird, um alle Organe wieder richtig zu positionieren.

Die Operation zur Verkürzung der Bänder dauert rund 30 Minuten, und die meisten Frauen können oft schon am nächsten Tag heimgehen. Nach fünf Tagen sind sie wieder arbeitsfähig, doch es können drei bis vier Wochen nach der Operation noch Schmerzen im Sitzen auftreten, ähnlich wie nach einer Entbindung. Falls Sie nach einem derartigen Eingriff ein Kind bekommen, muß die Operation natürlich wiederholt werden.

WENN EINE HYSTEREKTOMIE NOTWENDIG WIRD

Sie haben alles in Ihrer Macht Stehende getan, um eine Hysterektomie zu vermeiden, aber nichts hat geholfen. Nach Beratung mit dem Arzt steht fest, daß die Gebärmutter entfernt werden sollte. Welche Optionen haben Sie? Bei dieser Form des Eingriffs ist High-Tech-Medizin mit einem Laser nicht zweckmäßig: Das Skalpell ist schneller als Laser.

Wenn Sie und Ihr Arzt zur Ansicht gekommen sind, daß eine Hysterektomie unumgänglich ist, kann die Operation von einem erfahrenen Chirurgen in 20 bis 40 Minuten durchgeführt werden.

DIE WECHSELJAHRE BEWÄLTIGEN

Der Rückgang der Östrogenproduktion in den Wechseljahren setzt einen Prozeß psychischer und physiologischer Veränderungen in Gang, der sich bis zu zehn Jahre nach der letzten Regelblutung fortsetzen kann. Für viele Frauen beginnen diese Veränderungen irgendwann nach dem 40. Geburtstag. Es muß sich nicht um schwerwiegende Phänomene handeln. So ergab eine Studie, bei der über einen Zeitraum von fünf Jahren 2.500 Frauen in den Wechseljahren beobachtet wurden, daß 85 Prozent der befragten Frauen nie unter depressiver Verstimmung litten.

Ob die Wechseljahre eine Zeit der Reife und des Übergangs in eine neue Lebensphase oder ein scheinbar endloses Dahinquälen sind, hängt zum Teil davon ab, wie gut Sie lästige Symptome, wie Hitzewallungen, Nachtschweiß, Schlaflosigkeit, Reizbarkeit, trockene Haut und Änderungen des vaginalen Tonus in den Griff bekommen. Die folgenden Tips helfen, mit den unangenehmen Phänomenen rasch fertigzuwerden.

HITZEWALLUNGEN ABKÜHLEN

Was steckt hinter diesen Wellen von Hitze, die den Körper wie Lava überfluten, so daß Sie bei Tag nach Abkühlung lechzen und bei Nacht die Leintücher mit Schweiß tränken? Die moderne Forschung hat keine eindeutige Antwort darauf. Man weiß jedoch, daß Östrogen die Produktion von Neurotransmittern beeinflußt, die Botschaften an das Gehirn und vom Gehirn übermitteln. Bei sinkenden Östrogenwerten kann es zu Fehlern im körpereigenen Informationssystem kommen, die den Thermostat vorübergehend beeinträchtigen. Eine mögliche Auswirkung ist die plötzliche Erweiterung der Blutgefäße, wodurch jene Hitzeempfindungen ausgelöst wird, die man als «Hitzewallungen» bezeichnet. Hitzewallungen können in kurzen Abständen von 10 bis 30 Minuten auftreten; ihre Dauer ist individuell verschieden.

Mit den folgenden Mitteln können Sie das innere Feuer eindämmen.

Abkühlen. Ziehen Sie den Pullover aus, nehmen Sie ein kühles Getränk zu sich, öffnen Sie die Fenster. Alles, was an einem schwülen Sommertag Kühlung bringt, eignet sich auch zur Bekämpfung hormonbedingter Hitzewellen. Für die seltenen Gelegenheiten, wenn auf Hitzewallungen heftiges Frösteln folgt, sollten Sie darauf vorbereitet sein, sich einige Minuten später wieder zur erwärmen, indem Sie einen Pullover anziehen oder warmen Tee trinken.

Als vorbeugende Maßnahme gegen Nachtschweiß können Sie vor dem Zubettgehen ein Bad in lauwarmem Wasser nehmen. Bleiben Sie in der Wanne, bis das Wasser auskühlt (was etwa zehn Minuten dauern sollte). Im Winter ist es zweckmäßig, die Raumtemperatur vor dem Zubettgehen auf etwa 16°C zu senken.

Vitamin E kann helfen. Bei manchen Frauen reduziert die Einnahme von 400 I.E. Vitamin E zweimal täglich mit den Mahlzeiten die Häufigkeit von Hitzewallungen. Das Vitamin scheint eine ausgleichende Wirkung auf die Östrogenmenge im Körper zu haben. Die Behandlung kann bereits nach zweieinhalb Wochen Wirkung zeigen. Wenn jedoch nach drei Wochen noch keine Besserung eingetreten ist, gehören Sie vermutlich zu den Frauen, denen Vitamin E nicht hilft.

Konsultieren Sie Ihren Arzt, bevor Sie mit der Einnahme von Vitamin E-Präparaten beginnen. Vitamin E wird allgemein als risikolos eingestuft, es kann jedoch

---

●PSYCHISCHE KRAFT KÜHLT HITZEWALLUNGEN

Daß Sie die Wechseljahre durchlaufen, bedeutet nicht, daß Sie die Kontrolle über den Wärmehaushalt Ihres Körpers komplett verloren haben. Sie können sogar Ihre geistige Kraft einsetzen, um die Intensität der Hitzewallungen zu senken.

Praktizieren Sie zunächst die auf Seite 225 beschriebene Entspannungsübung. Schließen Sie die Augen. Lassen Sie vor Ihrem geistigen Auge einen kühlen Gebirgsbach entstehen. Steigen Sie ins Wasser, und fühlen Sie, wie kalt es an Ihren Füßen ist. Fühlen Sie die Kälte in Ihrem Körper bis in den Kopf aufsteigen. Sehen Sie sich selbst, wie Sie sich mit Wasser überschütten – soviel Sie brauchen, um angenehm abgekühlt zu sein.

Ah – das Feuer ist gelöscht.

blutverdünnend wirken oder die Wirkung anderer Medikamente beeinträchtigen.

EIN LOGBUCH FÜHREN UND ENTSPANNUNG LERNEN

Notieren Sie bei jeder Hitzewallung Datum und Uhrzeit, und schreiben Sie auf, wie intensiv die Hitzeempfindung war und wie lang sie dauerte. Machen Sie außerdem eine Notiz über die Situation, in der die Hitzewallung auftrat und über Ihre emotionale Befindlichkeit zu diesem Zeitpunkt. Führen Sie dieses Logbuch einige Zeit, und versuchen Sie dann, anhand Ihrer Notizen festzustellen, ob es bestimmte Muster gibt. Vielleicht gelingt es Ihnen, die Auslöser zu vermeiden, an denen sich Hitzewallungen entzünden.

Nein zu Alkohol, Nikotin und Koffein. Alle drei Substanzen können bei entsprechend disponierten Frauen Hitzewallungen auslösen – wie Sie vielleicht aus Ihrem Logbuch ersehen können.

Zeit zum Entspannen nehmen. Streß steigert die Häufigkeit, Intensität und Dauer von Hitzewallungen. Eine gute Methode zur Streßbekämpfung ist tägliches Üben einer Entspannungstechnik (siehe «Tiefenentspannung», Seite 225).

HAUTTROCKENHEIT LOSWERDEN

In den Wechseljahren wird die Haut dünner und trockener. Schuld daran ist die abnehmende Östrogenausschüttung, denn Östrogen trägt zur Bildung des wichtigen Hautbestandteils Kollagen bei. Auch die Schweißdrüsen verkleinern sich während der Wechseljahre. Was ist zu tun?

Das Gesicht mit sanfter Seife verwöhnen. Verwenden Sie für Körper und Gesicht eine Spezialseife für empfindliche Haut. Scharfe, parfümierte Seifen verschlechtern den Zustand von trockener Haut.

Weniger oft baden, Wasser lauwarm temperieren. Da die Schweißdrüsen kleiner werden, sind stark parfümierte Seifen und häufige Bäder vielleicht nicht mehr notwendig. Langes Baden in heißem Wasser trocknet die Haut noch mehr aus. Baden Sie daher, wenn überhaupt, nicht in allzu heißem Wasser, und verwenden Sie ein feuchtigkeitsspendendes Badeöl, um weiterem Feuchtigkeitsverlust vorzubeugen.

Lotion auftragen. Wenden Sie eine Feuchtigkeitslotion an, solange die Haut nach dem Bad noch feucht ist, denn so «versiegeln» Sie das Wasser auf der Haut.

STIMMUNG AUFHELLEN

Es ist wahr, daß die Hormonumstellung in den Wechseljahren das emotionale Wohlbefinden beeinträchtigen kann. Wahr ist aber auch, daß Sie kein hilfloses Opfer von Depressionen werden müssen. Eine Studie, bei der über einen Zeitraum von fünf Jahren 2.500 Frauen in den Wechseljahren beobachtet wurden, ergab sogar, daß 85 Prozent der befragten Frauen nie unter depressiver Verstimmung litten. Sollten Sie jedoch feststellen, daß Sie anfällig für Depressionen sind, dann versuchen Sie die folgenden zwei Strategien, um ihre Stimmung mit wenig Zeitaufwand zu heben.

Übermüdung bekämpfen. Wenn Sie reizbar sind, weil Sie durch Schlafstörungen oder Nachtschweiß um den erholsamen Schlaf gebracht werden, empfiehlt es sich, einen Mittagsschlaf einzulegen.

Flotte Spaziergänge zur Abwehr von Depressionen. Forschungsergebnisse lassen annehmen, daß regelmäßige, schwungvolle Bewegung die Gemütslage durch erhöhte Ausschüttung von Endorphinen bessern kann. (Endorphine sind vom Gehirn produzierte Hormone, die für gute Stimmung sorgen. Die Endorphinausschüttung sinkt in den Wechseljahren.)

TROCKENHEIT DER SCHEIDE UND VERLUST DES MUSKELTONUS VERHINDERN

Die Scheide hat im weiblichen Körper eine bedeutsame und intime Funktion und reagiert besonders sensibel auf die großen Veränderungen im Lauf der Wechseljahre. Sie bedarf aus drei wichtigen Gründen besonderer Pflege.

- Der Östrogenabbau im Organismus kann dazu führen, daß die Scheidenwände trockener und dünner werden, wodurch ihre Anfälligkeit für Irritationen steigt.

- Die Hormonumstellung beeinträchtigt auch den empfindlichen Ausgleich zwischen sauren und basischen Elementen im Scheidenmilieu. Bei verändertem pH-Wert können sich leichter Hefepilze und Bakterien ansiedeln.
- Die Muskeln, die Harnblase, Gebärmutter und Scheide stützen, können an Spannkraft verlieren.

Was können Sie tun? Hier die Empfehlungen unserer Experten.

Verführen Sie Ihren Mann. Regelmäßige sexuelle Aktivität (einmal pro Woche oder öfter) fördert die natürliche Befeuchtung und den Muskeltonus im Beckenbereich.

Vor dem Sex in einem warmen Bad entspannen. Ein warmes Bad hilft, Spannungen abzubauen, die als Folge von Wechselbeschwerden auftreten.

Kegelübungen stärken die Beckenmuskulatur. Kegelübungen sind speziell darauf ausgerichtet, entscheidende Muskelgruppen zu kräftigen: Man zieht dabei dieselben Muskeln zusammen, mit denen man einen Harnstrahl beim Urinieren anhalten kann. Üben Sie' das Zusammenziehen der Beckenbodenmuskulatur zehnmal pro Tag: fünf kurze Kontraktionen plus fünf Kontraktionen, die Sie drei bis fünf Sekunden halten. Steigern Sie die Anzahl schrittweise bis auf 50 bis 100 Kontraktionen pro Tag.

CANDIDA ALBICANS ERFOLGREICH BEKÄMPFEN

Wenn sich eine Hefepilzinfektion in Ihrem Körper breitmacht, dann haben Sie ein Problem. Die Details des Problems: Jucken und Brennen der Scheide und weißer, käsiger Ausfluß.

Die Ursache des Problems ist der Pilz *Candida albicans*.

Normalerweise hat die Scheide einen ausgezeichneten Selbstreinigungsmechanismus und erhält ein ausreichend saures Milieu, das Infektionen keine Chance gibt. Dieses heikle Gleichgewicht kann jedoch durch vielerlei Faktoren gestört werden: Scheidenspülungen mit chemischen Substanzen, Spermizide, Antibiotika, Antibabypille oder Schwangerschaft. Wenn das Gleichgewicht verlorengeht, können sich die Hefepilze – die oft im Organismus vorhanden sind, ohne Symptome zu verursachen – schlagartig vermehren und Ihnen großes Ungemach bereiten.

Glauben Sie nicht, selbst beurteilen zu können, um was für eine Infektion es sich handelt – Sie brauchen einen Arzt, der den Ausfluß unter dem Mikroskop betrachtet und die richtige Behandlung verordnet. Hefepilzinfektionen werden meist mit fungiziden (pilzabtötenden) Salben behandelt, die abends vor dem Schlafengehen in die Scheide eingebracht werden.

Ihre eigenen Maßnahmen daheim können nur zu rascherer Heilung und Verhütung einer erneuten Erkrankung beitragen.

Milch und Zucker meiden. Der Konsum von großen Mengen an Milchprodukten, Zucker oder künstlichem Süßstoff – wodurch mehr Zucker in den Harn gerät – kann Hefepilzinfektionen auslösen und verschlimmern. Zucker ist ein gutes Nährmedium für Hefepilze.

Ein Sitzbad nehmen. Füllen Sie die Badewanne nur hüfthoch mit Wasser, dem Sie eine halbe Tasse Essig beigeben. Das trägt zum Ausgleich des pH-Wertes bei, der im Fall von Pilzinfektionen meist unter 4,5 liegt.

Nur Baumwollslips und -unterwäsche tragen. Unterwäsche aus Baumwolle ist die beste Vorsichtsmaßnahme gegen Scheideninfektionen, weil Baumwolle im Gegensatz zu Nylon und anderen Kunststoffen «atmet», so daß Feuchtigkeit verdunsten kann. Besonders unter Strumpfhosen sind Baumwollslips zu empfehlen.

Wenn Sie bei sportlichen Aktivitäten Kleidung aus undurchlässigem Gewebe tragen, bleibt die Feuchtigkeit dicht an der Haut, so daß Bakterien und Pilze einen perfekten Nährboden vorfinden. Luftdurchlässige Baumwolle hingegen trägt dazu bei, daß die Feuchtigkeit verdunstet. Je besser die Luft zirkulieren kann, um so geringer ist die Gefahr einer Infektion.

Nach dem Baden gründlich trocknen. Wenn die Schamgegend feucht bleibt, könnten sich die immer vorhandenen Bakterien und Pilze vermehren, das empfindliche Scheidengewebe angreifen und eine Infektion auslösen. Verwenden Sie zur Sicherheit einen kühl eingestellten Fön, damit keine Feuchtigkeit zwischen den Beinen zurückbleibt.

Kondome verwenden. Die Verwendung von ungerippten, nicht befeuchteten Kondomen kann verhindern, daß Sie und Ihr Partner sich gegenseitig immer wieder anstecken.

KAPITEL 13

FUSSLEIDEN

Es wäre nett, wenn man vor Fußleiden einfach davonlaufen könnte. Und tatsächlich ist Gehen im allgemeinen gut für die Gesundheit der Füße.

Jede Anregung des Herz-Kreislauf-Systems ist gut für die Füße, weil die Durchblutung gefördert wird.

Wenn man Probleme mit den Füßen ignoriert, harren sie meist an Ort und Stelle aus. Doch mit den richtigen Schritten kann man alles – vom Fußpilz bis zur Sohlenwarze – in kürzerer Zeit kurieren, als Carl Lewis für den 100-Meter-Sprint braucht. Nun, vielleicht nicht ganz so schnell, aber immer noch flott. Denken Sie etwa an folgende Möglichkeiten:

- Ein zehnminütiges warmes Fußbad lindert die Schmerzen von entzündeten Fußballen.
- In nur 15 Minuten kann eine spezielle Paste Schwielen ablösen.
- In nur vier Tagen kann man Hühneraugen mit Wein vertreiben.

Die Schnelligkeit, mit der manche Mittel wirken, ist angesichts der Struktur des menschlichen Fußes verblüffend. Immerhin hat jeder Fuß 26 Knochen, dazu jede Menge Gelenke, Bänder, Sehnen und Muskeln.

Wir fordern viel von unseren Füßen, wenn man bedenkt, daß ein Mensch im Laufe seines Lebens durchschnittlich 185.000 km geht – das entspricht einer Wegstrecke viermal um den Äquator. Kein Wunder, daß die Füße hin und wieder nach rascher Hilfe rufen!

SCHMERZBEKÄMPFUNG BEI ENTZÜNDETEN FUßBALLEN

Bei entzündeten Fußballen entsteht ein lästiges Überbein an der Außenseite der großen Zehe. Es schmerzt, wenn man nicht richtig geht oder wenn der Schuh gegen dieses fehlplazierte Knochengewebe drückt.

Bei Personen unter 30 ist die Neigung zu entzündeten Fußballen oftmals vererbt, und sie sind wie ungeliebte Verwandte schwer loszuwerden. Für Personen über 40 sind sie eher wie unerwünschte Freunde, die man besser nicht kennengelernt hätte.

Bequemeres Schuhwerk tragen. Schuhe aus weichem Leder können die Schmerzen sofort lindern, besonders wenn sie den Zehen viel Spielraum bieten.

Weiche Einlagen tragen. Einlagen wirken als Stoßdämpfer und entlasten die schmerzenden Stellen von Druck.

- -

HIGH TECH · NEUE OPERATIONSMETHODE BEI ENTZÜNDETEN FUßBALLEN ERLAUBT SCHNELLE GENESUNG

Nach einer Operation am Fußballen aufstehen und gehen?

Ja, das ist jetzt möglich.

Bioengineering-Technik und eine einzige Schraube bringen den Patienten nach einer Operation am Fußballen rasch wieder auf die Füße – und das fast schmerzfrei.

Die herkömmlichen Operationsverfahren zur Korrektur des Überbeins an der Seite der großen Zehe erfordern einen vier- bis fünftägigen Aufenthalt im Krankenhaus, gefolgt von einem Gipsverband und mehreren Monaten eingeschränkter Gehfähigkeit.

Der neue Eingriff hingegen kann ambulant durchgeführt werden, und schon drei Wochen danach kann der Patient wieder normale Schuhe tragen.

Das wird vor allem durch eine Schraube ermöglicht, die die Knochen nach der Operation in der richtigen Stellung hält. Es sind einige Nachuntersuchungen erforderlich, und die Schraube muß nach vier bis sieben Monaten entfernt werden. Doch in der Zwischenzeit kann man mit relativ geringen Schmerzen umherlaufen.

- -

Warme Fußbäder nehmen. Ein zehnminütiges, warmes Fußbad lindert vorübergehend verschiedene Fußleiden, darunter auch entzündete Fußballen. In leichten Fällen kann das Abheilen durch Kohlensäurebäder und Ultraschall beschleunigt werden.

Aspirin® nehmen. Aber übertreiben Sie es nicht – es ist bestenfalls eine vorübergehende Lösung. Befolgen Sie die Anweisungen des Beipacktextes. Wenn Methoden zur Schmerzbekämpfung nichts ausrichten, sollten Sie zum Arzt gehen.

Operation. Diese langfristige Lösung nimmt nur 30 bis 40 Minuten in Anspruch. Im allgemeinen kann man nach ein bis zwei Tagen wieder gehen.

KÜHLER RAT FÜR HEISSE FÜSSE

Es gibt vermutlich 45 bis 50 verschiedene Ursachen für Brennen in den Füßen. Wenn man von Krankheiten einmal absieht, sind die häufigsten Ursachen aber zuviel Schweiß, zuviel Reibung oder eine Reaktion auf Nylonstrümpfe.

Zu den potentiell schwerwiegenden Ursachen, die man kennen sollte, gehören Diabetes, Alkoholismus und Kreislaufprobleme.

Eine weitere, recht häufige Möglichkeit ist eine Nervenentzündung, die oft zwischen der dritten und vierten Zehe auftritt und als Neurom bezeichnet wird.

Tragen Sie ein Metatarsalkissen. Dieses Kissen kommt unter den Fußballen und kühlt das Brennen rasch ab.

Wechseln Sie zu Baumwollsocken. So bekämpfen Sie Reibung und Reizungen.

In locker sitzende Schuhe schlüpfen. Sie können auch Einlagen tragen, um die Reibung weiter zu dämpfen.

Füße atmen lassen. Dazu sind beispielsweise Lederschuhe ideal. Schuhe aus synthetischem Material oder Gummi hingegen «atmen» nicht.

Viele Schuhen haben ein synthetisches Obermaterial. Golfspieler klagen beispielsweise häufig über brennende Füße an heißen Tagen. Gummisohlen heizen den Fuß auf, weil sie Reibung erzeugen und Wärme nicht so gut abstrahlen wie Leder. Selbst Gummistiefel, die bei

Regen und Schnee getragen werden, können heiße, brennende Füße zur Folge haben.

SCHWIELEN: DEN DRUCK BEWÄLTIGEN

Schwielen entstehen als Reaktion des Körpers auf übermäßigen Druck oder Reibung – eigentlich haben sie eine Schutzfunktion. Oft sind sie nur unansehnlich, verursachen aber keine Schmerzen.

Manchmal aber können diese verdickten Hautpartien wehtun, vor allem an den Fußballen.

Fußbad und bürsten. Diese Doppelstrategie sollte man nur für Schwielen einsetzen, die nicht sehr dick sind und keine großen Schmerzen verursachen. Bürsten Sie die Schwiele mit einer extraharten Bürste, und cremen Sie sie danach ein, um die Haut weicher zu machen.

Mit Paste einreiben. Folgende Behandlung hat sich für sehr schmerzhafte Schwielen als erfolgreich herausgestellt: Stampfen Sie fünf oder sechs Aspirintabletten zu Pulver, und verreiben Sie es mit einem Eßlöffel Wasser und einem Eßlöffel Zitronensaft zu einer Paste. Diese tragen Sie auf die Schwielen dick auf. Stecken Sie die Füße danach in eine Plastiktüte, und wickeln Sie ein warmes Handtuch darum. Bleiben Sie zehn Minuten in der Packung. Reiben Sie die Füße, nachdem Sie die Packung entfernt haben, kräftig mit Bimsstein ab (der rauhe Bimsstein eignet sich zum Glätten der Haut; er ist in Drogerien erhältlich). Die abgestorbene, schwielige Haut sollte dabei in Flocken abgehen.

Spezielle Einlegesohlen. Einlegesohlen mit stoßdämpfenden Eigenschaften werden aus gummiartigem Material hergestellt, wie es auch für Taucheranzüge Verwendung findet.

Mit Hilfe eines Lippenstifts können Sie die Einlagen noch besser nutzen:

Markieren Sie die Schwiele mit dem Lippenstift, und schlüpfen Sie dann vorsichtig in den Schuh, damit die Farbe nicht verschmiert. Gehen Sie ein paar Schritte, und ziehen Sie den Schuh wieder aus. Rund um die mit Lippenstift gefärbte Stelle können Sie nun mit Klebstoff oder Kautschukkitt Moleskin-, Schaumstoff- oder Filzstreifen ankleben. (Moleskin oder Englischleder ist ein besonders festes Baumwollgewebe.) Beim Gehen liegt dann mehr Gewicht auf dieser Polsterung als auf den Schwielen.

HEILMITTEL FÜR HÜHNERAUGEN

Diese Verhärtungen an den Zehen werden meist – Sie haben's erraten – durch Druck und Reibung von den Schuhen verursacht.

Hühneraugen polstern. Legen Sie kleine Kissen oder Moleskin über die schmerzenden Hühneraugen. Und da Sie schon dabei sind, können Sie auch gleich die Zehen mit einem Pflaster nach unten fixieren. Diese kombinierte Strategie reduziert die Reibung durch das Schuhleder.

Mehr Spielraum für die Zehen. Kaufen Sie sich neue Schuhe, die den Zehen mehr Bewegungsfreiheit lassen. Wie bei den meisten Fußleiden ist das die naheliegende natürliche Lösung.

Versuchen Sie das Weinpflaster. Hier eine eher ungewöhnliche Kur: Baden Sie den Fuß in warmem Wasser. Tauchen Sie gleichzeitig ein gepolstertes Pflaster in Rotwein und danach in eine zehnprozentige Salizylsäurelösung. Legen Sie das Pflaster auf das Hühnerauge, und belassen Sie es vier Tage an Ort und Stelle. Baden Sie den Fuß danach erneut in warmem Wasser, und jetzt sollte das Hühnerauge reif zum Entfernen sein. Selbst wenn es keine permanente Lösung ist, so kann man sie doch probieren, wenn sie vorübergehend hilft.

Vorsicht ist hingegen bei rezeptfrei erhältlichen Lösungen geboten, die Hühneraugen angeblich «garantiert» kurieren. Wenn die Lösung scharf genug ist, um ein Hühnerauge zu entfernen, dann kann sie auch die Haut verätzen.

Ein kleiner chirurgischer Eingriff. Diese Option ist risikoloser als das Herumexperimentieren mit Säurelösungen. Der Eingriff dauert nur rund 15 Minuten, und die Ursache des Problems ist auf lange Sicht beseitigt.

FUSSPILZ NICHT FUSS FASSEN LASSEN

Die Werbung, die Fußpilz als loderndes Feuer am Fuß darstellt, ist gar nicht so weit von der Wirklichkeit entfernt. Denn Fußpilz kann zu Brennen, Jucken, rissiger Haut und Blasen führen.

Wenn Sie nichts dagegen unternehmen, müssen Sie mit chronischen Schwierigkeiten rechnen. Investieren Sie ein wenig Zeit, und das Problem ist lösbar.

Badesandalen tragen. Es dauert nur ein paar Sekunden, sie anzuziehen, und Ihre Füße sind in Bereichen mit viel «Fußverkehr», wie etwa Duschen und Umkleideräumen im Fitneßklub, besser geschützt. Falls andere Benutzer Fußpilz haben, wollen Sie sicher vermeiden, daß sich die Erreger auch an Ihren Füßen festsetzen.

Zwischen den Zehen abtrocknen. Nehmen Sie sich die Zeit, nach dem Bad die Falten zwischen den Zehen gründlich zu trocknen. Das ist deshalb so wichtig, weil der Pilz meist im Bereich zwischen den Zehen im buchstäblichen Sinn Fuß faßt. Feuchtigkeit begünstigt den Pilzbefall. Schuhe schaffen leider eine fast dschungelartige Atmosphäre – warm, dunkel, feucht -, die für das Pilzwachstum ideal ist. Im Kampf gegen den Pilz ist es daher auch günstig, die Füße dem Sonnenlicht auszusetzen.

Zwei- bis dreimal täglich Socken wechseln. Diese Maßnahme ist sinnvoll, weil dadurch ein Anstieg der Feuchtigkeit verhindert wird. Man kann auch Einlagen gegen Fußgeruch verwenden, die den Schweiß aufsaugen.

Schuhe regelmäßig wechseln. Wenn ein Paar Schuhe ein bis zwei Tage nicht getragen wird, hat es Zeit, trocken zu werden; besonders günstig ist es, wann immer möglich leichtes, luftiges Schuhwerk zu tragen, das die Schweißentwicklung reduziert und Pilzbefall hemmt.

Fußbad mit warmer Salzwasserlösung. Die Salzlösung ist für das Überleben von Pilzen ungünstig und macht die betroffene Haut weicher.

Rezeptfreie Cremes oder Puder gegen Pilze. Mittel der ersten Wahl ist Clotrimazol (z. B. in Canesten®, Ovis®, Mycofug®). Sie können auch Tolnaftat (z. B. Tonoftal®, Sorgoa®, Tinatox®) probieren. Diese wirkungsvollen Pilzmittel sind rezeptfrei erhältlich. Die Anwendung nach einem Fußbad läßt das Mittel tiefer eindringen.

Schuhe und Füße pudern. Nach Meinung der Fachärzte wird die Wirksamkeit des Puders dadurch erhöht.

Hydrokortisonsalbe anwenden. Hydrokortison ist ein Arzneimittel, dessen Anwendung als aggressive Behandlung gewertet wird. Es ist dann sinnvoll, wenn das Jucken gar nicht mehr aufhören will. In ein bis zwei Tagen klingt der Juckreiz ab. Vorsicht ist jedoch geboten: Eine Behandlung über mehr als eine Woche hinweg kann erneuten Juckreiz und einen Ausschlag verursachen. In schwacher Konzentration sind solche Salben seit Mitte 1996 auch in Deutschland rezeptfrei erhältlich.

BLASEN DAS BRENNEN NEHMEN

Schuld an Blasenbildung ist das Zusammenwirken von zuviel Reibung und Schweiß. Und da die Flüssigkeit, die sich in Blasen ansammelt, einen perfekten Nährboden für Bakterien abgibt, besteht ein echtes Infektionsrisiko.

Klebeband mitnehmen. Vorbeugen ist auch in diesem Fall leichter und schneller als Heilen. Deshalb nimmt er zu jedem Marathonlauf, den er ärztlich betreut, eine Rolle Klebeband mit. Wenn ein Läufer merkt, daß sich eine Blase zu bilden droht, braucht er bloß ein kleines Stück Klebeband abzuschneiden und es mit sanftem Druck direkt auf die schmerzende Stelle zu kleben. Dieser Trick funktioniert an allen Stellen des Körpers, wo sich durch Reibung eine Hautirritation entwickelt.

Wunde zupflastern. Wenn Sie die Tätigkeit, die zur Blasenbildung geführt hat, wieder ausführen müssen und nicht darauf warten können, daß die Blase abheilt, können Sie es mit Compeed® versuchen. Es handelt sich um ein Pflaster, dessen Material den Druck von außen dämpft und die Reibung auf der bereits beschädigten Haut vermindert. Es saugt die Feuchtigkeit der Wunde auf, und unter dem Pflaster kann sich eine neue Haut bilden.

Geben Sie dem Drang nach – stechen Sie die Blase auf. Wenn Sie die Blase ein bis zwei Stunden, nachdem sie entstanden ist, aufstechen, wächst die Haut rasch wieder an.

Gehen Sie wie folgt vor. Säubern Sie die Stelle mit Alkohol, und erhitzen Sie eine saubere Nadel in einer Flamme. Stechen Sie die Blase damit auf. Die Haut sollte unbedingt an Ort und Stelle bleiben, damit sie zuheilen kann. Als zusätzliche Vorsichtsmaßnahme kann man die verbleibende Haut mit einem Verband oder einem sterilen Stück Gaze oder Pflaster bedecken.

Socken einseifen. Wenn Ihnen Blasen häufig Probleme bereiten, helfen geseifte Socken. Dazu stülpen·Sie die Innenseite der Socken nach außen und reiben sie mit einem Stück Seife ein. Ziehen Sie die Socken mit der seifigen Seite nach innen an. Dieser kleine Trick stammt von professionellen Basketballspielern. Auch für eifrige Tennis- oder Racketballspieler empfiehlt sich die Methode.

Füße mit Einlagen abfedern. Die zusätzliche Polsterung kann Reibung und Schweiß weiter reduzieren.

Moleskin auf die drückende Stelle. Mit Moleskin lassen sich zukünftige Probleme abwenden. Die Methode soll aber nicht angewendet werden, wenn Sie bereits eine Blase haben, denn beim Abnehmen kann die Blase mit abreißen.

KEINE ANGST VOR FUSSGERUCH

Fast jeder Mensch hat irgendwann Probleme mit Fußgeruch – bitten Sie bloß einmal zehn Leute in einem überfüllten Raum, ihre Schuhe auszuziehen und sehen, oder vielmehr riechen Sie, was passiert.

Fußgeruch wird im allgemeinen durch den Abbau von Bakterien auf der Haut verursacht. Da Bakterien Schweiß lieben, ist bei starkem Fußschweiß mit entsprechend starker Geruchsentwicklung zu rechnen.

Füße täglich waschen. Das ist sozusagen ein guter erster Schritt, doch Sie tun das vermutlich ohnehin.

Socken und Schuhe wechseln. Häufiges Wechseln nimmt nicht viel Zeit in Anspruch und kostet nichts. Fußschweiß kann auf diese Weise wirkungsvoll bekämpft werden.

Laufschuhe waschen. Waschbares Schuhwerk sollte gewaschen werden.

Schuhe mit Einlagen gegen Fußgeruch versehen. Die Einlagen sind ein bequemer, billiger Weg, üblen Fußgeruch zu bekämpfen. Denken Sie auch daran, alte Einlagen gegen neue auszutauschen.

Roll-on-Deodorant. Am besten verwenden Sie dasselbe Deo, das Sie für die Achselhöhlen benutzen, auch für die Füße. Schweißdrüsen sind schließlich überall gleich. Um das Risiko einer Hautreizung möglichst auszuschalten, empfiehlt sich ein Roll-on-Stift.

Tee für die Füße. Baden Sie die Füße zweimal täglich je 15 Minuten lang in starkem Tee. Auch das ist eine gute Methode, Fußschweiß zu verringern.

Fußbad mit Essig. Bei chronischem Fußgeruch empfiehlt es sich, die Füße drei- bis viermal wöchentlich in warmem Wasser, vermischt mit etwa einer halben Tasse Essig, zu waschen.

VON SCHMERZEN IN DER FERSE FREIWERDEN

Wenn die Ferse schmerzt, ist die Ursache meist ein Fersensporn.

Das ist eine Knochenzacke an der Unterseite des Fußes; es lagert sich mehr und mehr Kalzium an, so daß der Sporn nach unten vorsteht und die Plantarfaszie berührt. Die Plantarfaszie ist eine dicke Gewebeschicht, die von der Ferse bis zum Fußballen reicht; darüber befindet sich die Haut der Fußsohle.

Wie erkennt man, ob es sich um dieses Problem handelt? Um sicher zu sein, muß man zum Arzt gehen, doch entscheidend ist, in welchem Zustand die Ferse am Morgen ist. Wenn sie beim Aufstehen schmerzt, später aber weniger Probleme macht, ist die Ursache wahrscheinlich ein Sporn.

Was tun?

Aspirin® oder Paracetamol nehmen. Um akute Schmerzen zu lindern, sind rezeptfreie Schmerzmittel wie Aspirin® oder Paracetamol geeignet.

Ruhe. Die Entzündung rund um den Sporn geht bereits nach ein, zwei Tagen eingeschränkter Bewegung zurück.

Füße hochlagern und mit Eis behandeln. 20 Minuten hochlagern und Eis auflegen sollte helfen.

Fersen abpolstern. Es sind verschiedene Arten von Fersenkissen im Handel erhältlich.

Fußgewölbe stützen. Wenn die schmerzenden Fersen mit einer Schwäche im Fußgewölbe einhergehen, bringt es schnelle Besserung, stützende Einlagen zu verwenden oder Laufschuhe zu tragen, die normalerweise mit einem stützenden Fußbett ausgestattet sind.

Fragen Sie den Arzt nach einer Leitungsanästhesie. Das ist die dramatischste Behandlungsform. Es wird dabei der Tibialnerv am Knöchel durch lokale Betäubung ausgeschaltet, so daß die Unterseite des Fußes gefühllos wird. Danach kann ein entzündungshemmendes Steroid direkt in den Bereich des Sporns injiziert werden. Dieses Verfahren, das vom Facharzt durchgeführt wird, verschafft sofortige Schmerzlinderung.

ERSTE HILFE BEI EINGEWACHSENEN ZEHENNÄGELN

Eine Seite des Nagels bohrt sich – nein, gräbt sich in die Haut. Aua!

Ein Fehler beim Nägelschneiden genügt, um das Problem auszulösen. Die Zehennägel sollten nie rund oder zu kurz geschnitten werden. Zehennägel sollten immer in gerader Linie gekürzt werden.

Den Zehen Freiraum geben. Wählen Sie Schuhe, die nicht zu eng sind, oder schneiden Sie den Teil des Schuhs aus, der auf die Zehen drückt. In warmem Klima können Sie vorne offene Sandalen tragen. Diese Strategien vermeiden den Druck auf die schmerzende Stelle.

Zehen in Glaubersalzlösung baden. Ein Fußbad mit Glaubersalz (Magnesiumsulfat) hilft, die Infektion herauszuholen.

MITTEL GEGEN METATARSALSCHMERZEN

Metatarsalschmerzen machen sich im Fußballen bemerkbar. Den Ausgangspunkt für Schmerzen in diesem Bereich können Nerven, Muskeln, Blutgefäße, Knochen, Gelenke, Bänder, Sehnen oder Schleimbeutel bilden.

Oft sind es die Gelenke oder die an ihnen fixierten Sehnen, die von Entzündungen betroffen sind. Bei manchen Menschen ist das Problem durch die Fußform bedingt. Wenn das Fußgewölbe hoch ist, sind diese Schmerzen wahrscheinlicher.

20 Minuten Eis anwenden. Die Anwendung von Eis ist eine schnelle und sichere Methode zur Bekämpfung von Entzündungsprozessen.

Rezeptfreie Schmerzmittel nehmen. Analgetika bringen schnell eine vorübergehende Schmerzlinderung, doch man sollte auch andere, nicht weniger einfache Schritte tun, um eine langfristige Besserung zu erzielen.

Aus den Schuhen schlüpfen. Wie so oft bei Fußproblemen, sind die Schuhe oftmals zumindest teilweise schuld daran. Versuchen Sie, Ihre Füße öfter von den Schuhen zu befreien, und tragen Sie statt dessen vielleicht Sandalen.

Polster oder Einlagen. Möglicherweise reicht es schon, wenn Sie gepolsterte Einlagen oder eine Metatarsalpolsterung im Schuh tragen.

Machen Sie jede Stunde fünf Minuten Pause. Sie sollten die Möglichkeit nicht ausschließen, daß Sie Ihre Füße einfach zu sehr belasten. Falls das zutrifft, nehmen Sie ihnen die Last für kurze Zeit ab. So läßt sich wahrscheinlich verhindern, daß Sie womöglich länger nicht auf Ihren Füßen stehen können.

SOHLENWARZEN BESEITIGEN

Warzen an den Füßen zeigen sich meist an den Sohlen, sie können aber auch am oberen Teil oder an der Seite in Erscheinung treten. Verursacher ist ein Virus, das meist durch eine Schnittverletzung oder eine andere Öffnung in die Haut eindringt.

Es gibt rezeptfrei erhältliche Lösungen zum Einpinseln der Warzen, doch manche Ärzte raten davon ab, weil sich das Virus durch diese Behandlung leicht ausbreiten kann, was bloß mehr Warzen zur Folge hat.

Gehen Sie zum Profi. Sohlenwarzen durch Kälte- oder Wärmebehandlung zu entfernen, was in der Praxis des Arztes problemlos möglich ist, haut meist beim ersten Mal hin. Es dauert jedoch einige Wochen, bis die betroffenen Hautpartien am Fuß vollständig abgeheilt sind. Eine zweite Option ist Laserchirurgie. Der Eingriff ist in Minutenschnelle erledigt, die Warze ist weg, und die Haut verheilt in ein paar Tagen.

WAS GESCHWOLLENEN FÜßEN GUTTUT

Füßen schwellen generell im Lauf des Tages ein wenig an –

deshalb sollte man Schuhe immer gegen Abend kaufen –, doch ausgeprägte Schwellungen können Anzeichen eines wesentlichen Gesundheitsproblems sein.

Geschwollene Füße können als Symptom von Nierenkrankheiten, Blutstauungen am Herzen oder Krampfadern auftreten. Daher ist eine ärztliche Untersuchung erforderlich, wenn massive Schwellungen auftreten.

Natürlich kann die Schwellung auch durch eine Verletzung, beispielsweise einen verstauchten Knöchel, bedingt sein. Auch eine Infektion, verursacht durch einen Splitter oder einen Mückenstich, ist ein möglicher Grund.

Füße hochlagern und ausruhen lassen. Das ist leicht zu tun und kann überraschend schnell Besserung bringen.

Füße auf Eis legen. Eine andere bewährte Methode zur Bekämpfung von Schwellungen ist, die Füße 20 Minuten mit Eis zu behandeln. Wie auch bei schmerzenden Fersen, sollte man die Füße dabei hochlagern.

Eine Schnellmassage. Sanftes Kneten kann die Schwellung binnen weniger Minuten zurückgehen lassen und Fußbeschwerden vertreiben. Massage ist besonders nach einer Fußoperation sinnvoll, denn dadurch wird die Durchblutung der betroffenen Region angeregt, was den Heilungsprozeß beschleunigt.

Das beste daran ist, daß man die Füße selbst massieren kann. Sie können die Füße auch mit einem warmen Fußbad vor der Massage vorwärmen.

Man beginnt mit warmem Wasser und erhöht die Temperatur allmählich; danach senkt man sie wieder ... bis die Füße prickeln und erfrischt sind.

Für die Massage legt man ein Bein über das andere, so daß die Fußsohle nach oben zeigt: Zur Massage setzt man die Daumen ein; man bewegt beide in kräftigen Kreisen und konzentriert sich jeweils auf kleine Bereiche.

Dabei arbeitet man sich langsam von den Zehenspitzen zur Ferse vor. Die Bewegung sollte mit Druck in Herzrichtung ausgeführt werden, damit die «stagnierende» Durchblutung wieder in Gang kommt. Man massiert mit den Daumen von den Zehen zum Knöchel und bis zur Wade hinauf.

MÜDE, SCHMERZENDE FÜßE MÜSSEN NICHT SEIN

Die Füße sollten am Abend nicht wehtun, selbst wenn sie den ganzen Tag über den Körper getragen haben, beispielsweise beim Servieren. Probleme sind meist strukturell bedingt, etwa durch Plattfüße.

Laufschuhe anziehen. Tragen Sie, wann immer möglich, Laufschuhe. Sie gehören heute zu den besten Allheilmitteln. Schauen Sie sich um, und Sie werden viele Frauen über 70 sehen, die Laufschuhe tragen. Dieses Schuhwerk polstert den Fuß und stützt ihn.

Ein warmes Fußbad nehmen. Klingt das bekannt? Dieses Mittel kostet nicht viel Zeit und schafft vorübergehend Abhilfe. Es steht sicher außer Streit, wie angenehm ein warmes Fußbad ist.

Übungen zur Kräftigung der Füße. Manchmal sind müde Füße einfach untrainierte Füße. Die folgenden, von Experten empfohlenen Übungen lassen sich in Sekundenschnelle durchführen, können aber langfristige Besserung bringen.

Fangen Sie an, indem Sie Ihre Zehen aufstellen und danach einziehen. Stehen Sie abwechselnd ein paar Sekunden auf den Zehenspitzen und in normaler Position. Wiederholen Sie beide Übungen zehnmal.

Setzen Sie sich zur Kräftigung der Fersen- und Wadenmuskeln mit ausgestreckten Beinen auf den Boden, und beugen Sie die Füße so weit wie möglich zu sich.

Gegen Schmerzen und Spannung im Fußgewölbe hilft es, das Körpergewicht auf die Außenseite der Füße zu verlagern und die Füße nach innen abzurollen.

Schließlich können Sie in entspannter Sitzhaltung, die bloßen Füße auf dem Boden, etwas für die Zehen und die Muskeln an der Oberseite des Fußes tun: Versuchen Sie, mit den Zehen einen Gegenstand aufzuheben, etwa ein Handtuch oder einen Bleistift.

GEISTIGE LEISTUNGSFÄHIGKEIT

Sie glauben vermutlich, daß Genialität in den Genen steckte, daß Menschen mit großer Intelligenz schon so geboren werden. Sie glauben das wahrscheinlich, weil ihnen als Kind gesagt wurde: «Was man im Oberstübchen mitbekommen hat, daran ändert sich ein Leben lang nichts mehr.»

Doch denken Sie einen Augenblick lang über eine ganz andere Aussage nach: «Menschen, die gemeinhin als Genies bezeichnet werden, wenden viele schnelle Methoden zur Verbesserung der geistigen Leistungsfähigkeit an, die andere nicht kennen.» Psychologen und Pädagogen, die diese Auffassung vertreten, glauben, daß die Schnellösungen, die Genies zur Steigerung ihres intellektuellen und kreativen Potentials sowie zur Verbesserung von Gedächtnis und Konzentration einsetzen, für jeden Menschen anwendbar sind. Viele dieser Abkürzungen für geistige Arbeit führen dazu, daß die Aufgabe nicht nur schneller, sondern auch besser gelöst wird.

Experten haben Methoden erarbeitet, die unter anderem folgendes bewirken:

- Lösung von Spannungen, die das Gehirn blokkieren, in nur einer Minute.
- Verbesserung des Erinnerungsvermögens in 60 Sekunden.
- Energie- und Produktivitätssteigerung für langdauernde Aufgaben in zehn Minuten.

Die Forschung, die sich mit dem menschlichen Lernverhalten beschäftigt, hat schnelle und leicht anwendbare Methoden verfügbar gemacht. Das folgende Kapitel bietet Ihnen Anweisungen, mit denen Sie auf schnelle Weise mehr geistige Kapazität in Ihr Leben bringen.

INTELLIGENZ BELEBEN

Ein schnelles Mittel, um die Intelligenz zu fördern, besteht darin, den alten IQ-Wert zu vergessen. Intelligenz wird heute nicht mehr durch Testergebnisse definiert, sondern durch die vielen Fähigkeiten, mit deren Hilfe der Mensch im Laufe seines Lebens lernt und sich entwickelt – Fähigkeiten, an denen man jederzeit arbeiten kann.

Reale Intelligenz bedeutet, daß man fähig ist, etwas im realen Leben zu tun. Jede Minute, jede Stunde, jeder Tag ist ein Intelligenztest.

Um auf kürzestem Weg zu einem guten Ergebnis bei diesem Test zu gelangen, müssen Sie das Beste aus Ihrer persönlichen Intelligenz machen – anstatt nach einer von anderen aufgebauten Idee zu streben, wie Intelligenz auszusehen hätte.

Die sieben Intelligenzstile entdecken. In den letzten zehn Jahren entdeckte man, daß es mindestens sieben verschiedene Arten menschlicher Intelligenz gibt, die auf unterschiedliche Lernstile ansprechen. Beim herkömmlichen Intelligenztest werden nur zwei Formen (sprachliche und logisch-mathematische Fähigkeiten) gemessen, doch auch die übrigen fünf (musikalische, visuelle, körperlich-kinästhetische, interpersonale und intrapersonale Fähigkeiten) bieten Wege zum Lernen, die nicht weniger nützlich sind. (Mehr darüber weiter unten.) Es läßt sich leicht herausfinden, zu welchem Lerntypus man gehört. Nehmen Sie sich dazu in den kommenden Tagen ein wenig Zeit, und notieren Sie, was Ihre Lieblingsbeschäftigungen sind und wie Sie sie erlernt haben. Haben Sie durch Gespräche mit Ihrer Mutter zu stricken begonnen? Gingen Sie zum erstenmal wandern, nachdem Sie ein Buch über Bergsteiger gelesen hatten? Suchen Sie nach Ähnlichkeiten in Ihren Methoden – so erhalten Sie Hinweise, auf welche Weise Sie gern lernen.

Den Lernstil einordnen. Nutzen Sie die Hinweise auf Ihr Lernverhalten nun, indem Sie sie einem bestimmten

Intelligenzstil zuordnen. Das folgende Beispiel beschreibt, wie die verschiedenen Typen einen Golfschlag erlernen würden:

- Sprachlich orientierte Lerner könnten sich eine Tonbandkassette oder ein Buch besorgen, in dem der beste Schlag beschrieben wird.
- Logische Typen würden vielleicht analysieren, wie ein Profi den Schlag setzt, und ihn zu kopieren suchen.
- Der kinästhetische (körperliche) Typ würde einfach zu üben beginnen, ohne den Schlag vorher groß zu studieren.
- Visuelle Lerner würden sich zuerst ansehen wollten, wie der Schlag ausgeführt wird und wohin der Ball geht.
- Der musikalische Typ würde sich am Rhythmus des Schlags orientieren.
- Personen mit ausgeprägten interpersonalen Fähigkeiten würden eine Beziehung zum Golflehrer aufbauen und über den Schlag sprechen.
- Personen mit eher intrapersonaler (auto-didaktischer) Ausrichtung würden sich überlegen, warum ihnen Golf wichtig ist und einen indivi-duellen Lernstil kreieren.

Welcher Lernstil entspricht Ihnen am meisten? Das Lernen wird Ihnen viel leichter fallen, wenn Sie die Methode einsetzen, die Ihnen am meisten liegt. Das Lernen geht leichter und schneller, wenn es Ihrem persönlichen Stil entspricht. Doch das ist nicht die einzige schnelle Methode.

Dynamisches Dekodieren. Etwas Neues zu erlernen, kann ziemlich frustrierend sein – doch das liegt hauptsächlich daran, daß die Menschen glauben, sie müßten einen neuen Gegenstand gleich zur Gänze erfassen. «Dekodieren» Sie statt dessen die Geheimnisse eines neuen Themas, indem Sie damit anfangen, ohne zu erwarten, daß Sie alle Details sofort meistern könnten. Nehmen wir zum Beispiel an, Sie wollen einen Kurs über EDV machen. Gehen Sie vorweg in eine Buchhandlung oder Bibliothek, und sehen Sie sich eine Weile in der Computerabteilung um. Blättern Sie ein paar Bücher durch, lesen Sie in den Einleitungen und im Inhaltsverzeichnis. Mit dieser kurzen Einführung verschaffen Sie sich einen Überblick und bereiten sich geistig auf weitere Informationen vor.

Hilfe von Bach und Beethoven. Lernen mit Hilfe von Musik ist eine besonders günstige Methode, wenn Sie zum «musikalischen» Typus gehören. Ein Lernspezialist namens Lozanov in Bulgarien fand heraus, daß manche Menschen neues Lernmaterial besser im Gedächtnis behalten, wenn sie beim Studium Barockmusik hören. (Lozanov hatte mit seiner Methode besonders beim Fremdsprachenerwerb Erfolg.) Barockmusik und klassische Musik hat eine geordnete, logische Rhythmik, die dem Lernenden hilft, seine Gedanken zu ordnen und die den Lernprozeß beschleunigt. Zu den besonders wirkungsvollen Stücken gehören die Violinkonzerte von Bach, Scarlatti und Vivaldi, die Fünfte, Sechste und Siebente Symphonie von Beethoven, die Erste, Zweite und Vierte Symphonie von Brahms, die Wassermusik von Händel sowie Mozarts Jupitersymphonie und seine Kammermusik.

Spickzettel anbringen. Wenn Sie ein «visueller» Typ sind, ist dieser Tip für Sie richtig. Der Geist kann visuelle Informationen in der Umgebung selbst dann aufnehmen, wenn man nicht bewußt darauf achtet. Machen Sie sich diese zeitsparende Eigenschaft zunutze, indem Sie sich mit Symbolen und Bildern umgeben, die mit Ihren Zielen zusammenhängen. Wenn Sie beispielsweise Russisch lernen wollen, können Sie eine Schautafel mit dem kyrillischen Alphabet an die Wand hängen.

Gedanken aufzeichnen. Der visuelle Teil des Gehirns ist entwicklungsgeschichtlich wesentlich älter als der für logisches Denken zuständige. Um das große primitive Potential Ihres Gehirns anzuzapfen und den Lernprozeß so zu beschleunigen, können Sie neues Material in Zeichnungen darstellen. Es wird von einer Studentin berichtet, die eine große Rolle in einem dreistündigen Theaterstück zu lernen hatte. Ein solches Projekt kann unter normalen Umständen eine Woche in Anspruch nehmen, sie hingegen schaffte es in einer Nacht, indem sie Bilder zeichnete und sich diese einprägte, anstatt die Zeilen zu memorieren. (Genaueres

● VISUELLES DENKEN ALS LERNHILFE

Ein Pädagoge für integratives Lernen stellte fest, daß man verschiedene Inhalte – von der Einkaufsliste bis zu Drei-Stunden-Skripten – leichter erlernen kann, wenn man die Worte in Bilder umwandelt. Es ist ganz einfach, wie Sie sehen werden.

Sie sehen weiter unten eine Liste mit zehn Begriffen (damit Sie die Wörter nicht lesen können, sind sie verkehrt gedruckt). Bitten Sie jemanden, Ihnen die Liste laut vorzulesen, und machen Sie sich Notizen – doch statt die Wörter aufzuschreiben, halten Sie sie in symbolischen Zeichnungen fest. Eine Zeichnung soll nicht mehr als ein paar Sekunden in Anspruch nehmen.

Sobald Sie fertig sind, schreiben Sie den Begriff, den die Skizzen bezeichnen, daneben auf, ohne die Liste zu konsultieren. Sie werden sich wahrscheinlich an mindestens neun der zehn Begriffe erinnern.

5. Idee	10. Gott
4. Verwirrung	9. Thesaurus
3. Gedanken	8. Information
2. Verspielt	7. Geist
1. Katzennahrung	6. Glühbirne

über diese Technik finden Sie im untenstehenden Kasten unter der Überschrift «Visuelles Denken als Lernhilfe».)

Sagen Sie sich, daß Sie klug sind. Manchmal können wir nicht lernen, weil wir uns selbst einreden, wir seien nicht intelligent. Diese negative Selbstsuggestion kann man mit einem selbstgemachten Tonband bekämpfen. Sprechen Sie positive Aussagen wie «Ich bin sehr kreativ» oder «Ich halte gerne Reden vor großem Publikum» auf Band. Sie können entweder eine kurze Aussage aufnehmen, die immer wieder wiederholt wird (wie auf dem Anrufbeantworter), oder ein ganzes Band aufnehmen und jeden Tag ein Stück davon einsetzen.

Spielen Sie bei jeder Sitzung klassische oder Barockmusik, und stellen Sie das Tonband mit Ihrer positiven Aussage so leise ein, daß sie es gerade noch hören können. Wenn man sein ganzes Leben lang zu hören bekommen hat, daß man nicht kreativ sei, und dann bewußt vom Band die Aussage «Ich bin sehr kreativ» hört, kann man sie nicht ernstnehmen, und das Band wirkt nicht. Doch die Kombination von Musik mit sogenannter subliminaler Beeinflussung (bei dem die Worte vom Unterbewußtsein, dem Speicher der negativen Aussagen, wahrgenommen werden) kann verblüffend schnell zu bleibenden Resultaten führen.

Hören Sie das Band täglich 15 Minuten lang ab.

LASSEN SIE IHRE KREATIVITÄT DURCHSTARTEN

Wenn Durchschnittsbürger eine kreative Person angeben sollen, werden sie unweigerlich die Namen der bedeutendsten Denker der Weltgeschichte aufsagen – Einstein, Edison, Leonardo da Vinci und Michelangelo.

Warum sehen wir diese Persönlichkeiten als kreativ? Weil sie einzigartige Ideen hatten, und weil diese Ideen eine perfekte Lösung für ein gestelltes Problem boten – ob das nun die Ausschmückung einer Kapellendecke war, eine neue Theorie über das Universum, die ein überholtes Gedankengebäude ablöste, oder ein neuer Weg, ein Bedürfnis (nach Beleuchtung) zu befriedigen (durch elektrisches Licht).

Doch die beiden genannten Kriterien sind nicht nur auf Probleme anwendbar, mit denen sich «Genies» beschäftigen, sondern auf jede beliebige Situation. Unsere persönlichen Glanzleistungen bewegen sich meist nicht auf der Ebene weltweiter Bedeutung wie jene berühmter Menschen, doch für unser alltägliches Leben sind sie genauso wichtig.

Die Erkenntnis, selbst innovativ zu sein, kann dem ganzen Prozeß eine ungeheure Dynamik verleihen. Es gibt Durchbrüche mit 20 Volt – und solche mit 100.000 Volt. Es geht darum, dieses Durchstarten der Kreativität im eigenen Leben zu erkennen, zu respektieren und zu wiederholen.

Einfälle festhalten. Eine Idee ist in Sekundenschnelle notiert, doch es kann Stunden dauern, sich einen brillanten Gedanken wieder ins Gedächtnis zu rufen – falls es nicht überhaupt mißlingt. Da die großartigen Ideen nicht nur kommen, wenn Sie mit dem Tagebuch vor sich am Schreibtisch sitzen, lohnt sich ein Aufwand von ein paar Minuten, um für plötzliche kreative Eingebungen gerüstet zu sein. Sorgen Sie für einen Recorder im Auto, führen Sie ein Notizbuch mit, legen Sie Schreibblock und Stift neben dem Bett und im Bade-zimmer zurecht. Diese kleinen Vorbereitungen können den Fluß der Gedanken weiter stimulieren, denn wenn die Kreativität anerkannt wird, blüht sie auf.

Tagträumen. In der Schule wurde uns beigebracht, daß Tagträumen kontraproduktiv sei. Doch Tagträume geben dem Geist eine Chance, mit neuen Ideen zu spielen. Für kurze, konstruktive Tagträume empfiehlt sich eine Technik, die «Bilderstrom» heißt. Setzen Sie sich ruhig hin, schließen Sie die Augen, und lassen Sie sich rund 15 Minuten alles durch den Kopf gehen, was im Denken auftaucht. Sicher wird sich Ihr Denken dem einen oder anderen Problem in Ihrem Leben zuwenden; legen Sie sich einen Block oder Recorder bereit, um Ihre neuen Ideen unverzüglich festzuhalten.

Urteil aufschieben. Ein geistiger Zustand, in dem die Gedanken unkritisch und für alles empfänglich dahinfließen, ist der Schlüssel zur Kreativität. Wenn man neu auftauchende Ideen verwirft, schneidet man den Gedankenfluß ab. Das ist, als würden Sie beim Auto-fahren gleichzeitig aufs Gas und auf die Bremse treten. Für ein wirkungsvolles «Brainstorming» sollten Sie sich ein knappes Zeitlimit setzen und bis dahin möglichst viele Gedanken sammeln – doch ohne sofort zu überlegen, ob ein Gedanke gut oder schlecht ist. Beurteilen Sie die Gedanken erst danach; und selbst dann sollten Sie die Bremse nur vorsichtig ziehen. Eine Idee, die heute sinnlos aussieht, kann sich morgen als brillant herausstellen – oder Sie zu einem anderen Gedanken führen, der Sie ans Ziel bringt.

Spielen. Ein «Objekt-Kombinations-Spiel» ist ein einfacher Weg, Kreativität aufzubauen. Schauen Sie sich in Ihrem Wohnzimmer um, und richten Sie Ihre Auf-merksamkeit auf zwei zufällig gewählte Objekte. Überlegen Sie, welche – logischen oder unsinnigen – Zusammenhänge Sie zwischen den Objekten herstellen können. Spielen Sie das Spiel oft und mit unterschiedlichen Objekten, oder laden Sie Freunde dazu ein, und vergleichen Sie die Antworten. Zum Beispiel: Hier ist die Lampe mit dem Elvis-Motiv, und da ist die Blumenvase. Was verbindet die beiden? Beide sind aus Keramik, beide sind blau und weiß. Elvis liegt unter der Erde, und darüber wachsen Blumen. Wenn er öfter an Blumen gerochen hätte, würde er sie jetzt vielleicht nicht düngen. Doch die Elvis-Lampe wirft ein schönes Licht auf die Blumen. Die Lampe und die Vase schaffen einen Ausgleich beim Dekor: Die Vase ist elegant, die Lampe ist kitschig. Andererseits ist die Vase ein Dutzendartikel, während die Lampe einzigartig ist. Elvis macht sich auf Lampen besser als auf Vasen. Bei Elvis denkt man an Musik, an Rhythmen und an die Wechselfälle des Lebens, während Blumen an die Elementarkraft und Schönheit des Lebens erinnern.

PROMPTES LÖSEN VON PROBLEMEN

Problemlösung ist ein Teilbereich der Kreativität. Kreative Menschen setzen ihre geistige Freiheit ein, um schwierige Fragen am Arbeitsplatz, in der Schule und daheim auf schnelle und originelle Weise zu lösen. So beginnt man damit:

Einfache Fragen stellen. Wir glauben meist, wir verstünden unsere Probleme. Doch wenn wir unsere grundsätzlichen Annahmen in bezug auf ein Problem in Frage stellen, kommen wir möglicherweise zu besseren Lösungen. Nehmen Sie sich ein paar Minuten Zeit, um sich folgende Fragen zu stellen: Wer ist an dem Problem beteiligt? Wie ist es entstanden? Wieviel Zeit haben wir für die Lösung? Was geschieht, wenn wir es nicht lösen? Wenn mir eine gute Fee zu Hilfe käme – wie würde sie das Problem lösen?

Mehrere Lösungen erarbeiten. Ein schneller Weg zur Problemlösung ist, sich viele Lösungsmöglichkeiten auszudenken, und dann die beste zu wählen. Wenn Sie die erste Lösung akzeptieren, die Ihnen einfällt, bringen Sie sich vielleicht um die Chance, durch weiteres Überlegen zu einer besseren zu kommen.

HEILEN IM SCHNELLTEMPO

Das Positive sehen. Der Begriff «Problem» hat einen negativen Klang. Doch wenn man nur die negative Seite eines Problems betrachtet, übersieht man die Chancen für Entwicklung und Wachstum, die es bieten kann. Nehmen Sie sich eine Minute Zeit, sich die Frage zu stellen: «Was ist gut an diesem Problem?» Das ist keineswegs nur eine Übung in sinnlosem Optimismus – das positive Herangehen erlaubt Ihrem Geist, klarer und leichter zu denken.

Wissen als Ausgangspunkt für kleine Ausflüge. Nehmen Sie Papier und Stift, und schreiben Sie ein Wort, das Ihr Problem zusammenfaßt, in die Mitte der Seite. Schreiben oder zeichnen Sie danach rundherum Ideen, die mit dem zentralen Gedanken zu tun haben, und verbinden Sie sie wie die Speichen an einer Radnabe. Schreiben Sie die Ideen wertfrei nieder, ohne zu urteilen, und arbeiten Sie rasch, um die Gedanken in Fluß zu halten. Wenn Sie alle möglichen Verbindungen notiert haben, erkennen Sie vielleicht einen Aspekt des Problems, der Ihnen nie zuvor bewußt war – und eine Lösung, an die Sie noch nie gedacht haben.

Tragen Sie den Müll hinaus, während Sie die Relativitätstheorie zu verstehen suchen. Probleme zu lösen, ist wesentlich einfacher, wenn Sie es nicht erzwingen wollen. Halten Sie inne, wenn Ihr Gedankenfluß an eine Blockade stößt. Tun Sie etwas anderes, das sich von der Aufgabe, an der Sie gerade arbeiten, soweit wie möglich unterscheidet. Wenn Sie sitzen, dann machen Sie einen Spaziergang. Wenn Sie Ihren Kontostand durchrechnen, räumen Sie eine Lade auf. Wenn Sie einen Bericht schreiben, dann waschen Sie das Geschirr ab. Die kurze Pause gibt Ihrem Geist die Chance zur Inkubation – das heißt, das Unterbewußtsein übernimmt die Denkarbeit, die Ihrem Bewußtsein zuviel wird. Wenn Sie etwas später zu Ihrer Aufgabe zurückkehren, präsentiert sich Ihnen möglicherweise bereits die Lösung.

ELF SCHNELLE WEGE ZU EINEM BESSEREN GEDÄCHTNIS

Man kann sich das Gedächtnis wie einen leistungsstarken Computer vorstellen. Sie erwarten von Ihrem

Gedächtnis, daß es alle möglichen Informationen aufnimmt und bei Bedarf in Sekundenschnelle verfügbar
macht. Damit das Gedächtnis erstklassig funktionieren
kann, muß man – wie beim Computer – die Informationen
so effizient wie möglich eingeben, damit sie leicht abruf-
bar sind. Dabei können folgende Methoden helfen:

Tun Sie es gleich. Das Hinausschieben ist ein großer
Feind, wohlorganisiertes Verhalten hingegen ein großer
Freund des Gedächtnisses. Es ist viel besser, etwas gleich
dann zu erledigen, wenn es einem einfällt, als darauf zu
hoffen, man würde sich später daran erinnern. Das gilt
besonders für Situationen, die sehr emotional aufgeladen
sind oder Zeitdruck verursachen, denn dabei ist das
Gedächtnis am schwächsten.

Zum Handeln gerüstet sein. Es kann natürlich
sein, daß Ihnen etwas einfällt, was zu tun wäre, das im
Augenblick aber nicht notwendig oder schwierig zu erledigen ist. In diesem Fall empfiehlt es sich, vor-
auszudenken und eine visuelle Gedächtnisstütze zu
Hilfe zu nehmen. Legen Sie ein Päckchen Haftzettel
bereit, und notieren Sie den Gedanken bei Bedarf. Den
Zettel kleben Sie an eine Stelle, wo Sie ihn nicht übersehen können. Nehmen wir an, Sie sind für morgen zum
Abendessen eingeladen und müssen noch eine Geburtstagstorte dafür besorgen. Bringen Sie die Notiz unü-
bersehbar an – auf der Handtasche oder am
Armaturenbrett des Autos -, und Sie werden sich daran
erinnern, sobald Sie die Notiz sehen.

Man sollte dieses System jedoch sparsam einsetzen,
denn wenn man zu viele Aufkleber verwendet, ignoriert
man sie möglicherweise.

Die Torte auf dem Lenkrad. Visuelle Assoziationen
bieten eine weitere Möglichkeit, sich an anstehende Ver-
abredungen oder Erledigungen zu erinnern. Machen Sie
sich ein geistige Bild. Assoziieren Sie die Geburtstagstorte
beispielsweise mit Ihrem Wagen. Stellen Sie sich vor, die
Torte liegt auf dem Lenkrad, und sagen Sie dazu: naja,
nicht sehr stabil.... Wenn Sie dann einsteigen und das
Lenkrad sehen, werden Sie daran denken, zur Konditorei
zu fahren.

Katzenkiste auf dem Eßtisch. Anders gesagt, geben
Sie Ihrem Gedächtnis durch ein wenig Chaos einen Stoß.

Ziehen Sie etwa einen Stuhl vom Eßtisch weg, wenn Sie sich an etwas Bestimmtes erinnern wollen, und legen Sie eine Notiz oder das betreffende Objekt auf den Stuhl. Sie können ein Kissen so neben das Bett legen, daß Sie beim Aufstehen daraufsteigen. Oder legen Sie Päckchen in den Flur, so daß Sie darüber stolpern müssen, falls Sie vergessen, es mitzunehmen und auf die Post zu tragen.

Nutzen Sie Ihr visuelles Gedächtnis. Wenn Sie sich bestimmte Worte nur schwer merken, kann eine visuelle Vorstellung davon helfen. Ein Beispiel: Den Gästen einer Frau fiel immer wieder eine ihrer Zimmerpflanzen auf, eine Anthurie. Sie fragten nach dem Namen. Um die Antwort parat zu haben, merkte sich die Frau ein Wortspiel. «Ich stellte mir vor, daß eine Ameise (engl. 'ant') auf dem Boden kriecht. Jetzt sehe ich die Ameise und das 'Ant'-thurium immer in einem Bild und erinnere mich sofort an den Namen», erklärt sie.

Absurde Verbindungen. Bilder kann man auch einsetzen, indem man absurde visuelle Assoziationen zwischen Gesichtern und Namen erfindet. Danielle Lapp nennt ihren eigenen Namen und ihr Gesicht als Beispiel. Bei ihrem Familiennamen etwa bräuchte man bloß an 'Lappen' zu denken. Und das Gesicht? «Man würde das auffälligste Detail auswählen», meint sie. «Ich habe sehr große blaue Augen, also würde man sich darauf konzentrieren.» Wenn man nun die Augen zum Lappen tut, ergibt das Bild einen Lappen mit einem Paar blauer Augen darauf – das ist die visuelle Verbindung zwischen Gesicht und Name.

Berechenbar sein. Die «Verortungsmethode» ist ein einfacher Weg, sich an Gegenstände zu erinnern, die man leicht verlegt, wie Schlüssel und Brille. Legen Sie den Gegenstand immer an denselben Ort, und machen Sie einen geistigen Schnappschuß davon – an diesen Haken kommen die Schlüssel, auf diesen Tisch die Brille.

Selbstgespräche führen. Aufmerksamkeit ist ein wichtiger Faktor für die Gedächtnisleistung, und man sollte es daher so weit wie möglich vermeiden, die Erinnerung dem Autopiloten zu überlassen. Das geht leicht, indem man beispielsweise in Gedanken kommentiert, was man gerade tut: Sagen Sie zu sich: «Ich lege meine Brille auf den Schreibtisch», während Sie es tun.

Setzen Sie alle Sinne ein. Das Erinnerungsvermögen wird am wirksamsten angeregt, wenn man mehr als einen Sinn daranhängt. Ein Beispiel ist das Abstellen des Wagens auf dem Parkplatz eines Einkaufszentrums: Lassen Sie sich ein paar Sekunden Zeit, um Ihre Umgebung wahrzunehmen. Gehör: Sie hören lauten Verkehrslärm, weil Ihr Parkplatz in der Nähe einer vielbefahrenen Straße liegt. Geruchssinn: Sie befinden sich in der Nähe eines chinesischen Restaurants und erinnern sich daran, weil Sie den Geruch nach Ingwer mögen. Sehen: Sie betreten das Kaufhaus durch die Herrenabteilung und sehen die Anzüge beim Eingang.

Die eine Minute Zeitaufwand lohnt sich, denn wenn Sie später wegfahren wollen, wird Sie höchstwahrscheinlich zumindest einer der Sinneseindrücke zurück zu Ihrem Wagen führen.

Motivation. Studenten sind hochmotiviert, wenn es darum geht, neuen Stoff zu erlernen, doch nach diesem Stadium muß man eine künstliche Motivation einführen. Sie könnten sich zum Beispiel vornehmen, sich an dieses Kapitel zu erinnern, um einer Freundin davon zu erzählen: «Joan interessiert sich sicher für diese Tips.» Motivation ist essentiell für die Gedächtnisleistung.

Treiben Sie es neonbunt. Die altbewährte Methode, wichtige Informationen während des Lesens mit Neonstiften zu markieren, funktioniert noch immer, doch sie läßt sich verfeinern. Verwenden Sie beispielsweise einen blauen Stift, um die grundlegenden Informationen zu markieren, und eine andere Farbe, um in jedem Absatz einen Kernsatz anzustreichen. Gehen Sie das Material nach dem Markieren noch einmal durch. Wiederholung stärkt das Gedächtnis.

DIE GEHEIMNISSE GEISTIGER ENERGIE

Eine Hauptbedingung für klares Denken ist geistige Energie – den Tag über geistig wach zu sein. Nichts ist frustrierender, als geistig arbeiten zu wollen, wenn das Denkvermögen nachläßt.

Um die Konzentrationsfähigkeit zu erhalten und sich zu erfrischen, müssen Sie vor allem erkennen, wie die innere Uhr des eigenen Körpers funktioniert und sich mit

Hilfe schneller und einfacher Techniken Ihrem natürlichen Energierhythmus anpassen. Und so geht's:

Sägen Sie mal richtig. Schlafen Sie genug, und Sie werden wacher sein. Klingt nicht schwierig, doch wieviel Schlaf ist genug? Die traditionelle Vorstellung, acht Stunden seien für jeden Menschen ausreichend, muß nicht unbedingt stimmen. Jeder Mensch hat ein individuelles Schlafbedürfnis, das oft wesentlich höher ist als acht Stunden. Wenn Sie mehr schlafen, nehmen Wachheit und Aufmerksamkeit untertags deutlich zu. Sie können herausfinden, wieviel Schlaf für Sie optimal ist, wenn Sie einige Tage hindurch eine halbe bis eine Stunde früher zu Bett gehen. Sobald Sie von selbst (ohne Weckerläuten) aufwachen und sich munter fühlen, haben Sie die optimale Schlafzeit gefunden. Wenn Sie danach beginnen, wirklich genug zu schlafen, werden Sie im Wachzustand weniger oft «abschalten».

Gleich aufstehen. Wenn Sie am Morgen aufwachen, sollten Sie auch wach bleiben. Aus Studien, die sich mit geistiger Wachheit beschäftigen, geht hervor, daß der Start in den Tag für eine positive Einstellung wichtig ist. Im Bett liegen zu bleiben, kann negative Gedanken hervorrufen und Sie matt und schläfrig machen, wenn Sie noch einmal einschlafen. Schwingen Sie daher die Beine aus dem Bett, sobald die Augen offen sind.

Beim Frühstück auftanken. Aus dem Haus zu stürmen und im Büro ein Stück süßes Gebäck zu verschlingen, mag wie ein schneller Start in den Tag aussehen – bis Sie dann so gegen 10 Uhr allmählich schlappmachen. Ein Frühstück aus Vollkornflocken, Magermilch und Obst ist in 10 bis 15 Minuten zubereitet und gegessen – und der Zeitaufwand macht sich später durch mehr Energie und Wachheit bezahlt. Das Eiweiß in der Milch weckt Ihr Gehirn auf, und da der Körper Kohlenhydrate langsam verarbeitet, halten Sie mit Getreide und Obst bis zur Mittagszeit durch.

Gesundes Mittagessen. Lassen Sie beim Mittagessen das Fett beiseite. Nichts hemmt die geistige Beweglichkeit mehr als ein Hamburger mit Fritten und ein Milkshake zu Mittag. Wählen Sie lieber aus dem Salatangebot auf der Speisekarte.

Sagen Sie sich, wie sehr Sie Ihre Arbeit mögen.

Die ersten paar Minuten bei der Arbeit können sehr anstrengend sein. Der Tag mit seinen Bergen von Dingen, die zu erledigen sind, dehnt sich endlos vor Ihnen, und es ist ungewiß, womit Sie beginnen sollen. Halten Sie Stehsätze für diese Augenblicke bereit, wie etwa «Meine Arbeit macht mir Spaß», «Ich freue mich aufs Anfangen», «Ich werden jetzt eine halbe Stunde an Projekt A arbeiten und dann überlegen, was ich weiter mache».

Schreiben Sie an sich. Sie machen weniger leicht schlapp, wenn Sie jeden Abend in einer Notiz festhalten, womit Sie am Morgen beginnen wollen.

Zehn Minuten Pause bringt neuen Schwung. Die Forschung zeigt, daß die meisten Menschen rund 90 Minuten konzentriert arbeiten können. Wenn Sie diese Zyklen beobachten, wird Ihnen vermutlich auffallen, daß Ihre Aufmerksamkeit nach 1 1/2 Stunden Arbeit nachläßt. Schieben Sie eine zehnminütige Pause ein, wenn das passiert, und tanken Sie damit rasch für die nächsten produktiven 90 Minuten auf. Nutzen Sie die Pause für ein paar leichte Dehnübungen, holen Sie sich ein Glas Wasser, oder machen Sie einen flotten, kurzen Spaziergang.

Im Takt marschieren. So wie ruhige Musik gestreßte Nerven beruhigt, kann stark rhythmische Musik Geist und Körper in Bewegung bringen. Hören Sie ein paar Minuten schwungvolle Märsche von Sousa oder ähnlich anregende Musik, wenn Ihre Dynamik erlahmt. Noch besser ist, die flotte Musik vom Kassettenrecorder mit einem zehnminütigen Spaziergang an der frischen Luft zu kombinieren.

Kräutertee schlürfen. Die Zubereitung von Kräutertee dauert kaum länger als das Wasser braucht, um zu kochen. Sorgen Sie für einen Vorrat an anregenden Sorten. Kräuterkenner empfehlen beispielsweise Ingwertee als wunderbares natürliches Stimulans.

Aufhellung des Gesichtsfelds. Warme Farben wie Orange, Gelb und Rot machen wach und helfen beim Denken. Jedesmal, wenn Sie die Farbe sehen, unterstützt sie Ihr Gehirn beim Denken. Setzen Sie Ihrem Arbeitsplatz Farbtupfer auf, beispielsweise mit einer knallroten Kaffeetasse oder dem Bild eines Sonnenaufgangs über dem Schreibtisch. Übertreiben Sie dabei

● TIEFENENTSPANNUNG

Nach einem mühevollen Tag in den Lehnstuhl im Wohnzimmer zu sinken, an einem verschlafenen Sommersonntag träge in der Hängematte im Garten zu baumeln, in der Sonne zu dösen, während eine kühlende Meeresbrise über die Haut streicht und warmes Wasser um die Zehen spielt – nichts in der Welt ist mit völliger Entspannung vergleichbar. Geist und Körper scheinen zu schweben, sorgenvolle Gedanken verebben, und man läßt den Alltagsstreß in Minuten hinter sich.

Ein bequemer Stuhl, eine Hängematte oder ein Strand eignen sich wunderbar zum Entspannen, doch wenn Sie die Technik der Tiefenentspannung erlernen, können Sie sich fast überall entspannen, indem Sie ein Wort oder ein Bild als Auslöser heraufbeschwören. Sobald Sie das Erreichen der Tiefenentspannung meistern, können Sie diesen Zustand für Visualisierungsübungen nutzen, die nicht nur Ihren geistig-seelischen Zustand, sondern auch Ihre körperliche Gesundheit fördern. Auf diese Weise haben Sie auch am meisten von anderen Übungen, die Sie im vorliegenden Buch unter dem Titel «Mentales Minutentraining» finden.

Die meisten Psychologen und Experten für Streßbewältigung bringen ihre Klienten mit der Technik der «Progressiven Muskelrelaxation» (nach Jacobson) auf den Weg zu weniger Spannung und größerer mentaler Kraft. Das Grundkonzept der Technik besteht darin, kontrolliert zu atmen, die Muskulatur dabei zu entspannen und sich auf mentale Szenen, Begriffe oder Empfindungen zu konzentrieren, die als mentale «Stichworte» angewendet werden.

Der Zustand der Tiefenentspannung, den Sie durch dieses Konzept erreichen können, verleiht Visualisierungsübungen ihren größten Wert. Und sobald Sie die Methode gut beherrschen, können Sie die

(bitte umblättern)

TIEFENENTSPANNUNG – *Fortsetzung*

Tiefenentspannung einfach durch den Einsatz Ihres «Stichwortes» erreichen.

Ausschlaggebend dafür ist natürlich die Übung. Um die Technik wirklich zu meistern, müssen Sie sie mindestens einmal täglich 20 Minuten lang praktizieren. Bei regelmäßiger Übung ist die Chance, die Fertigkeit zu erlernen, wesentlich größer. 20 Minuten sind schließlich kein so großer Brocken von Ihrem Zeitbudget – bloß 1,38 Prozent der täglich zur Verfügung stehenden 1.440 Minuten.

Suchen Sie sich für die Entspannungsübung zunächst einen Ort, wo Sie ungestört sind und sich bequem hinsetzen oder hinlegen können. Achten Sie dabei auf eine stützende Unterlage für den Kopf und auf Kleidung, die nicht einengt.

Schließen Sie nun die Augen, und konzentrieren Sie sich auf Ihre Atmung. Wichtig ist, nicht aus der Brust, sondern vom Zwerchfell weg zu atmen. Die Brustatmung setzt der Körper eigentlich nur in Notfällen ein, wenn alle Mechanismen in der Brust arbeiten müssen.

Die Zwerchfellatmung ist wesentlich langsamer und tiefer. Um sie richtig zu üben, können Sie eine Hand auf den Bauch legen – der kleine Finger berührt den Nabel, während sich der Rest der Hand Richtung Brust erstreckt. Die Hand sollte sich heben und senken, als würde ein kleiner Ballon im Bauch aufgeblasen werden. Mit diesem System können Sie die Anzahl der Atemzüge pro Minute auf rund acht (sonst zehn bis zwölf) senken.

Sobald Ihre Atmung langsamer wird, geht es darum, den Geist von störenden Gedanken zu befreien. Denken Sie dazu an den Ort, an dem Sie sich am liebsten entspannen. (Beliebte Orte sind der Meeresstrand, die Berge oder der Wald.) Konzentrieren Sie sich auf diese Szene. Wie fühlen Sie sich darin? Wärmt Sie die Sonne? Streicht ein leichter Wind über Sie hinweg? Zwitschern Vögel? Ziehen Wolken am Himmel?

Sobald Sie das Gefühl haben, ganz in diese Umgebung eingetaucht zu sein, können Sie Ihr mentales «Stichwort» (Wort/ Bild/ Empfindung) einführen und danach mit der progressiven Muskelentspannung beginnen. (Sie können

(bitte umblättern)

TIEFENENTSPANNUNG – *Fortsetzung*

dazu die Szenerie verwenden, die Sie in Ihrer Vorstellung geschaffen haben, oder etwas Einfacheres wählen.) Auch einen Begriff, wie «Friede» oder «Liebe», können Sie als Stichwort verwenden, der eindeutig ist und in dem nichts Negatives mitschwingt. Möglich ist auch, sich Glockenläuten oder einen angenehmen Geruch vorzustellen.

Denken Sie bei jedem Ausatmen an den einmal gewählten Begriff, und beginnen Sie dann mit der Muskelentspannung. Fangen Sie mit dem linken Fuß an. Strecken Sie den Fuß von sich weg, und spannen Sie das Sprunggelenk an. Konzentrieren Sie sich darauf, welche Empfindung der angespannte Muskel auslöst. Entspannen Sie den Fuß wieder. Vergessen Sie nicht, währenddessen die Zwerchfellatmung beizubehalten und Ihr «Stichwort» zu wiederholen.

Stellen Sie nun die Zehen des linken Fußes so auf, daß sie zum Körper zeigen, und spannen Sie den Knöchel erneut an. Lassen Sie nach einigen Sekunden los, und empfinden Sie den entspannten Zustand. Spannen Sie nun die linke Wade an, und lassen Sie wieder los. Danach kommt der linke Oberschenkel – anspannen, loslassen.

Gehen Sie nun den Wechsel von Anspannen und Loslassen in derselben Weise mit dem rechten Bein durch, und arbeiten Sie sich den Rumpf hinauf, indem Sie alle größeren Muskelgruppen anspannen und entspannen – Gesäß, Bauch, Brust und Schultern. (Ziehen Sie die Schultern zum Anspannen nach hinten, danach lassen Sie wieder los). Beim Hals können Sie die Muskeln steif machen oder durch Drücken anspannen – dann wieder entspannen. Vergessen Sie dabei nicht, Ihr «Stichwort» immer weiter zu wiederholen.

Spannen und entspannen Sie nun alle Gesichtsmuskeln. Sie können sogar Lippen und Zunge einbeziehen, indem Sie die Lippen eng zusammenpressen, während Sie die Zunge gegen den Gaumen drücken.

Kneifen Sie die Augen fest zusammen, und rümpfen Sie die Nase, um die Muskeln in der Mitte des Gesichts

(bitte umblättern)

jedoch nicht – schaffen Sie nur Farbflecke in einer sonst neutralen Umgebung. Zuviel Farbe kann allzu stimulierend sein.

STREß VERSCHEUCHEN

Streß und Anspannung sind oft selbstgemacht. Die meisten Menschen schaffen sich Streß aufgrund ihrer Bedürfnisse und Erwartungen. Wenn die Wirklichkeit diesen Bedürfnissen nicht entspricht, fühlen sie sich gestreßt.

Selbstgemachter Streß kann in jeder Situation auftreten, vom Autofahren («Ich sollte schon im Büro sein; ich werde Probleme kriegen, weil ich zu spät komme.») bis zum Blick in den Spiegel am Morgen («Der Fön ist kaputt. Ich sehe heute schrecklich aus.»)

Doch wenn der meiste Streß im Leben selbstgemacht ist, kann man ihn auch selbst beseitigen. Es gibt verschiedene, von Experten erarbeitete Methoden, um den Streß in hohem Bogen rauszuwerfen. Hier einige davon.

Gedanken notieren. Halten Sie ihre Gedanken in einem Tagebuch fest. Das bloße Aufschreiben der negativen Gedanken, die Ihnen durch den Kopf gehen, läßt Sie erkennen, wie nutzlos sie sind.

Singen gegen Streß. Musikhören ist ein ausgezeichnetes Mittel zum Streßabbau. Viele Musiktherapeuten wählen zu diesem Zweck leichte klassische Werke oder New-Age-Musik, doch es ist auch wichtig, auf den eigenen Geschmack einzugehen. Vielleicht finden Sie Rock- oder Jazzmusik beruhigender, wenn das Ihre Vorliebe ist. Auf jeden Fall sollten Sie für streßreiche Situationen, wie Flugreisen oder Zahnarzttermine, die Musik Ihrer Wahl zur Hand haben.

Mit Kräutertee zur Ruhe kommen. Eine Tasse Kamillentee eignet sich für diesen Zweck.

Sich selbst bremsen. Wenn Sie mit einer besonders streßreichen Situation konfrontiert sind, sollten Sie besonders achtsam reagieren. Sagen Sie sich selbst vor: «Langsam bewegen, langsam denken.» Sie können in einem Notfall umsichtiger vorgehen, wenn Sie sich selbst zureden, die Ruhe zu bewahren.

Eine Minute bewußt atmen. Das ist wahrscheinlich die schnellste Methode zum Streßabbau. Lenken Sie Ihre Aufmerksamkeit statt auf die Umwelt kurz auf Ihren eigenen Körper. Konzentrieren Sie sich eine Minute lang darauf, wie Sie durch die Nase ein- und ausatmen. Das wird Sie sofort beruhigen.

Aus dem Bauch atmen. Die meisten Menschen atmen nicht richtig. Wir sollten vom Zwerchfell statt von der Brust aus atmen. Wenn Sie so tief atmen, daß sich der Bauch (und nicht die Brust) sanft hebt und senkt (siehe auch die Tiefenentspannungsübung auf Seite 225, eröffnen Sie sich einen schnellen Weg zum Streßabbau. Zwerchfellatmung kann überall und jederzeit eingesetzt werden. Niemand merkt, ob Sie es tun. Sie können die Zwerchfellatmung daher anwenden, wenn Sie im Büro unter Druck sind – oder wenn die Kinder beim Abendessen verrückt spielen.

«Spannende» Körperpartien suchen. Spannung kann sich in Ihren Körper einschleichen – und nicht mehr weichen. Eine «Spannungsfahndung» ist ein schnelles Gegenmittel. Schließen Sie die Augen, atmen Sie tief durch, und suchen Sie im Geist alle Körperregionen nach verspannten Stellen ab. Wenn Sie eine verspannte Stelle finden, dann spannen Sie den betroffenen Muskel kurz an, und lassen Sie ihn wieder los – stellen Sie sich dabei vor, wie sich die Spannung löst.

Durch Gehen abreagieren. Es gibt wenige Mittel, die besser zum Streßabbau taugen, als Gehen. Es ist einfach, jeder weiß, wie man es macht, und der Nutzen stellt sich fast sofort ein.

GEWOHNHEIT UND SUCHT

ewohnheitsmäßiges Handeln ist eine Strategie, mit der die Natur unsere Leistungsfähigkeit hebt. Jeder Mensch hat Gewohnheiten beim Sprechen, Fahren, Schreiben, Essen, Denken, Anziehen, Problemlösen und bei vielen anderen Alltagstätigkeiten. Gewohnheiten geben uns die Freiheit, uns anderen interessanten und erfreulichen Aspekten des Lebens zuzuwenden. Die Gewohnheit macht es möglich, nicht nur zu gehen und dabei Kaugummi zu kauen, sondern auch noch die Rosen am Wegrand zu riechen.

Das ist die gute Seite. Das Schlimme ist, daß sich unsere Gewohnheiten manchmal gegen uns wenden können, wenn sie ihren ursprünglichen Zweck überlebt haben oder eine dunkle, zwanghafte Seite zeigen. Niemand entwickelt absichtlich eine schädliche Sucht. Bei genauerer Betrachtung läßt sich immer ein positiver Zweck erkennen, der dahintersteckt.

Ein Beispiel wäre ein Raucher, der vor Jahren zu rauchen begonnen hat, um sich bei der Arbeit zu entspannen. Jetzt aber wird ihm klar, daß diese «Entspannung» ihn um ein langes Leben in Gesundheit bringen könnte.

Zu wissen, daß man eine schädliche Angewohnheit oder Sucht entwickelt hat, ist eine Sache – damit Schluß zu machen, eine ganz andere. Der Mensch ist nun mal ein Gewohnheitstier. Doch vergleichen Sie einmal die paar schlimmen Wochen, die es Sie kosten würde, mit dem Rauchen aufzuhören, mit dem jahrelangen Leiden, das ein Emphysem oder eine andere durch Rauchen begün-

---

• EINEN SATZ AUFSCHREIBEN
. . . .

Setzen Sie die Macht des geschriebenen Wortes ein, um sich von Suchtverhälten zu befreien. Formulieren Sie einen Satz, der möglichst persönlich, positiv und kraftvoll ausdrückt, was es für Sie bedeutet, sich von einer Sucht zu befreien. Wenn Sie beispielsweise zu rauchen aufhören wollen, könnte der Satz in lebendiger Weise zum Ausdruck bringen, was daran für Sie am positivsten ist. Zum Beispiel: «Ich möchte erleben, wie mein Enkel sein Studium abschließt.» Wenn Sie zu trinken aufhören wollen – selbst wenn Sie nicht alkoholkrank sind -, könnte der Satz lauten: «Ich will aus eigener Kraft schaffen, im Umgang mit anderen Menschen locker zu sein.»

Schreiben Sie den Satz auf einen Zettel, den Sie in Ihrer Brieftasche mit sich tragen, und wiederholen Sie ihn bei sich möglichst oft, Wort für Wort. Dieses «Ritual» kann ihnen später helfen, den Drang zum Rückfall in die alte Gewohnheit abzuwehren.

---

stigte Erkrankung verursachen könnte. Eine kleine Anstrengung kann Sie sehr weit bringen.

Zum Beispiel:

- In nur 15 Minuten können Sie sich das Rauchen verleiden.
- In zwei Wochen können Sie herausfinden, wie weit Sie an Alkohol gewöhnt sind.
- In nur drei Wochen können Sie sich von Koffein entwöhnen.

Wenn Sie mehrere Gewohnheiten loswerden wollen, sollten Sie mit jener beginnen, die Ihnen am wenigsten suchtbildend und problematisch erscheint. Geben Sie sich mindestens acht Wochen, um damit fertigzuwerden, bevor Sie sich ein neues Ziel setzen.

DIE NIKOTINSUCHT AUSLÖSCHEN

Falls Sie es noch nicht gehört haben: In Deutschland rauchen 17 Millionen Menschen. Sechs Millionen von ihnen gelten als behandlungsbedürftig. Die Zahl der Toten durch Tabakkonsum schätzt die Deutsche Hauptstelle gegen Suchtgefahren auf 90.000 jedes Jahr. Rauchen ist ein führender Risikofaktor für Herz-Kreislauf-Erkrankungen, die tödlich enden. 83 Prozent aller Lungenkrebs-Erkrankungen und fast ein Drittel aller Krebstoten gehen auf das Konto dieser Sucht. Darüber hinaus ist Rauchen eine der Hauptursachen von Bronchitis und Emphysem, Krankheiten, die die Funktionsfähigkeit der Lunge zerstören.

Das Risiko einer Herzerkrankung sinkt mit dem Augenblick, an dem Sie die Zigaretten aufgeben. Das Lungenkrebsrisiko sinkt ebenfalls kontinuierlich und ist nach 13 Jahren fast so niedrig, als hätten Sie nie geraucht. Probleme mit chronischer Bronchitis verschwinden normalerweise. Selbst wenn bereits ein Emphysem besteht, geht es dem Betroffenen nach der Entwöhnung besser, und seine Lebenserwartung nimmt zu.

Doch es ist hart, dem Tabak zu entsagen. Die Nikotinsucht schlägt in doppelter Weise zu. Anfänglich raucht man, um sich wohlzufühlen oder unter dem Druck gleichaltriger Freunde. Das Rauchen ist eine Beschäftigung, mit der man Unruhe unterdrücken oder sich bei Streß künstliche Beruhigung verschaffen kann. Doch sobald man danach süchtig ist, raucht man, um die Entzugssymptome zu vermeiden.

Nikotin wirkt stark suchtbildend, mehr als Heroin, Kokain oder Crack. Das Aufhören fällt dem Raucher schwer, weil er an einen ständig vorhandenen Nikotinspiegel in seinem Organismus gewöhnt ist.

Doch auch wenn das Aufhören schwerfällt, sind die Hälfte aller Menschen, die je geraucht haben, heute Ex-Raucher, wie aus einer Umfrage hervorgeht. Nehmen Sie sich vor, ohne Verzug zu dieser Gruppe zu stoßen. Und so geht's:

Ein Datum festlegen. Setzen Sie einen bestimmten Tag fest, an dem Sie aufhören wollen. Das Datum sollte nicht mehr als drei Wochen weit entfernt sein. Arbeiten

Sie in der Zwischenzeit daran, sich geistig darauf einzustellen.

Selbstentwöhnung. Die meisten Ex-Raucher haben das Rauchen aus eigener Kraft aufgegeben, und ihre Erfolgschance ist fast doppelt so hoch wie jene von Rauchern, die Entwöhnungsprogramme in Anspruch nehmen. Der Grund dafür könnte allerdings sein, daß die Raucher, die den Entzug ohne Hilfe schaffen, schon vorher einen relativ geringeren Zigarettenkonsum haben

- -

HIGH TECH ● EINE GESUNDE NEGATIVE EINSTELLUNG ENTWICKELN

In einem Raum ist eine Gruppe angehender Nichtraucher versammelt. Alle halten ihre Zigaretten auf unbequeme Weise zwischen Ringfinger und kleinem Finger, wie sie es normalerweise nicht tun und paffen, ohne zu inhalieren. Dabei sehen sie eine Diaschau, die nebeneinander Zigarettenwerbung und Photos von nikotingeschädigten Organen zeigt. Ein Tonband erzeugt als Hintergrundgeräusch «weißes Rauschen», und dazu wird von einem Betreuer ein Text mit der Aussage vorgelesen, daß ihnen Zigaretten keinerlei Vergnügen bereiten, sondern daß sie vielmehr eine zunehmende Fähigkeit an sich bemerken, mit der Sucht fertigzuwerden. Die Rauchschwaden im Raum werden immer dichter, und die ganze Szene wirkt einigermaßen lächerlich.

Selbst hartnäckigen Rauchern gelingt es nicht, bei dieser «Negativrauchtechnik» Genuß am Rauchen zu finden.

Hier ein «Rauchfrei-Programm», das aus vier Einheiten zu je 1 1/2 Stunden besteht. Die letzten zehn Minuten jeder Einheit sind der Negativrauchtechnik gewidmet; sie hilft den Entwöhnungswilligen, negative Assoziationen zum Rauchen zu entwickeln, die alle fünf Sinne – Sehen, Riechen, Schmecken, Hören und Tasten – einbeziehen. Bei anderen Aversionstechniken werden die Teilnehmer aufgefordert, ganz schnell immer wieder an einer Zigarette zu ziehen, oder den Mund mit Rauch zu füllen, den Rauch herumzuwirbeln, ohne zu inhalieren, und ihn dann wieder aus dem Mund zu blasen.

Die Teilnehmer lernen auch, sich dieses widrige Erlebnis lebhaft zu vergegenwärtigen, um den Drang zu rauchen abzuwehren, sollte er später wieder auftreten.

- -

(unter 25 Zigaretten täglich). Starke Raucher können nach Meinung der Forscher von professioneller Hilfe profitieren.

Countdown bis zum Tag X. Wenn Sie auch sonst Ihre besten Leistungen erbringen, indem Sie in vielen kleinen Schritten ein Ziel anstreben, könnte das auch bei der Nikotinentwöhnung die Methode der Wahl für Sie sein. Beginnen Sie etwa eine Woche vor dem festgesetzten Datum, Tag für Tag ein paar Zigaretten weniger zu rauchen, und hören Sie am Tag X ganz auf.

Gehen Sie in ein Entwöhnungsprogramm. Wenn Sie professionelle Hilfe wünschen, können Sie an einem Entwöhnungsprogramm teilnehmen. Sie werden dort im Verlauf einiger Wochen und in Gesellschaft anderer Entwöhnungswilliger wertvolle Hilfe und die Unterstützung der Gruppe bekommen, wodurch die physischen und psychischen Probleme des Entzugs leichter zu bewältigen sind.

Sich das Rauchen verleiden. Aversionstherapie kann zur Überwindung eingefleischten Suchtverhaltens beitragen. Der Therapeut wird Sie beispielsweise anweisen, alle sechs Sekunden an einer Zigarette zu ziehen – den meisten Rauchern wird bei dieser Übung nach rund 15 Minuten übel. Forschungsarbeiten zeigen, daß rund die Hälfte aller entwöhnungswilligen Raucher von dieser Technik in Kombination mit anderen Entwöhnungsstrategien profitieren.

Kaugummi kauen. Nikotinhaltiges Kaugummi ist auf ärztliche Verordnung erhältlich. Es dämpft die Entzugssymptome und reduziert die vorübergehende Gewichtszunahme, vor allem bei starken Rauchern. Am besten wirkt es, wenn Sie das Kaugummi ganz langsam kauen, bis sie einen pfefferartigen Geschmack oder ein leichtes Brennen im Mund spüren. Meist reicht es, 15mal zu kauen; individuelle Schwankungen sind möglich. Hören Sie danach zu kauen auf, und «parken» Sie den Kaugummi zwischen Wange und Zahnfleisch, bis der Geschmack und das Brennen fast ganz vergangen sind (es dauert etwa eine Minute). Dann kauen Sie langsam weiter, bis Geschmack oder Brennen wiederkehren. Hören Sie wieder zu kauen auf, und «parken» Sie das Kaugummi an einer anderen Stelle im Mund. Im

Anfangsstadium des Entzugs sollten zehn bis zwölf Kaugummis mit je 1 Milligramm Nikotin ausreichend sein. An einem Tag sollten insgesamt nicht mehr als 30 Kaugummis zu je 2 Milligramm verwendet werden. Durch das Kaugummi wird Ihr Organismus sofortig von Teer und Kohlenmonoxid, zwei der giftigsten Substanzen im Tabak, befreit. Außerdem setzt das Kaugummi geringere Nikotinmengen frei als Zigaretten. Reduzieren Sie das Kaugummikauen allmählich, während Sie sich an Ihr neues Leben als Nichtraucher gewöhnen, und hören Sie nach drei bis sechs Monaten ganz damit auf.

Ein Pflaster auflegen. Das rezeptfreie, nikotinhaltige Pflaster bietet dieselben Vorteile wie Nikotinkaugummi, jedoch mit konstanter Dosierung und ohne den ekelhaften Geschmack. Das kleine Pflaster wird an irgendeiner Hautstelle aufgeklebt, und der Körper resorbiert das darin enthaltene Nikotin allmählich im Verlauf von sechs bis acht Stunden. Für die meisten Entwöhnungswilligen ist es am besten, das Pflaster gleich am Morgen aufzulegen, wenn sie normalerweise die erste und genußreichste Zigarette des Tages rauchen würden. Kurz danach beginnt das Nikotin, durch den Kreislauf zu strömen. Starke Raucher brauchen unter Umständen ein zweites Pflaster zu einer späteren Tageszeit, oder sie wählen ein stärker dosiertes. Ein Vorrat von Nikotinpflastern für einen Monat sollte binnen Wochen einen Nichtraucher aus Ihnen machen.

Mit Entzugssymptomen rechnen. Schon das Wissen, daß Sie vermutlich körperliche Entzugssymptome spüren werden, kann Ihnen helfen, sie durchzustehen. Bedenken Sie, daß die Symptome nur Anzeichen der sofortigen Besserung des Gesundheitszustands sind. Am schlimmsten sind sie vermutlich an den ersten beiden rauchfreien Tagen. Danach ist der Organismus nikotinfrei.

Konzentrations- und Denkschwäche sowie Schwindelgefühl können auftreten, während sich das Gehirn an eine gesunde Sauerstoffversorgung gewöhnt. Der Kreislauf arbeitet effizienter, was zu Prickeln in Armen und Beinen führen kann. Häufiges Husten zeigt an, daß die Lunge daran arbeitet, Rauchrückstände loszuwerden. Sie haben möglicherweise Kopfschmerzen oder sind nervös.

Ertragen Sie diese Symptome mit Geduld. Denken Sie daran, daß sie vorübergehen und ein sicheres Zeichen dafür sind, daß Ihr Körper gesundet.

Dem Drang widerstehen. Vor allem in der ersten Woche als Ex-Raucher empfinden Sie möglicherweise immer wieder ein heftiges Verlangen nach Nikotin. (Der Drang schwindet meist nach zwei bis drei Wochen.) Die Attacken mögen endlos scheinen, sie dauern jedoch in Wahrheit nicht länger als rund 20 Sekunden und vergehen immer von selbst, egal, was man tut.

Lenken Sie sich mit einer der folgenden, erprobten Methoden ab, wenn Sie den Drang verspüren. Sobald Sie damit fertig sind, ist auch das Verlangen vorbei.

- Berühren Sie zehnmal die Zehen.
- Laufen Sie auf der Stelle, und zählen Sie bis 30.
- Tiefes Durchatmen kann die Attacken abkürzen und leichter machen. Atmen Sie kräftig ein, so daß sich die Bauchdecke so weit wie möglich hebt, und atmen Sie langsam aus. Das Ausatmen sollte mindestens doppelt so lange dauern wie das Einatmen. Wiederholen Sie die Übung zwei bis drei Minuten lang, bis Sie völlig entspannt sind.

Koffein einschränken. Koffein verstärkt die Symptome des Tabakentzugs während der streßreichen ersten Tage nach dem Aufhören. Als Sie noch rauchten, wirkte Koffein vermutlich weniger stimulierend auf Sie, weil es vom Körper rascher umgesetzt wurde. Binnen vier Tagen nach der letzten Zigarette verlangsamt sich der Stoffwechsel jedoch, und so könnte zur Anspannung des Nikotinentzugs auch noch koffeinbedingte Zittrigkeit und Nervosität kommen. Auf einen Ex-Raucher können zwei Tassen Kaffee wie fünf wirken. Trinken Sie daher weniger davon.

Bewegung machen. Machen Sie zu Beginn jeden Tag einen halbstündigen Spaziergang. Die Bewegung verbraucht nicht nur Kalorien, sie hilft auch, Streß abzubauen und hebt die Stimmung. Für viele Raucher ist der Nikotingenuß eine selbstzerstörerische Methode der Streßbewältigung. Mit moderater körperlicher Betätigung zu beginnen, wie etwa ein Spiel Tennis oder ein langer Spaziergang, ist eine sinnvollere Methode, mit Belastungen fertigzuwerden. Bewegung kann auch gegen depressive Gefühle helfen, verleiht mehr Energie und hebt das Wohlbefinden insgesamt.

Ein häufiges Motiv, nicht mit dem Rauchen aufzuhören, ist vor allem bei Frauen die Angst, Gewicht zuzulegen. Regelmäßige körperliche Betätigung löst dieses Problem. In Wahrheit nehmen Ex-Raucher im Schnitt nicht mehr als fünf Pfund zu, und auch das nur vorübergehend. Die Angst vor dem Dickwerden ist ein fadenscheiniger Vorwand, wenn man sich dafür weiterhin dem Risiko von Krebs und Herzkrankheiten aussetzt.

Viel Wasser trinken. Wasser beschleunigt den Abbau von Nikotin und sollte daher reichlich getrunken werden. Die große Flüssigkeitsmenge schwemmt den Körper vorübergehend auf, was dem Verlangen nach Tabak ebenfalls entgegenwirkt. Ein weiterer, möglicherweise überraschender Effekt ist, daß Wasser ein natürliches Diuretikum ist und den Körper anregt, die überflüssigen Wassermengen auszuscheiden, wodurch es leichter fällt, das Gewicht zu halten oder sogar abzunehmen.

Ein stärkendes Frühstück. Weil die Stoffwechselprozesse langsamer ablaufen, kann man sich am Morgen furchtbar schlapp fühlen. Ein herzhaftes Frühstück mit frischem Obst, Vollkornbrot und einem Glas entrahmter Milch sorgt für einen guten Start.

An Zimtstangen saugen. Für die ersten zwei Wochen der Entwöhnung sind Zimtstangen ein perfekter oraler Ersatz. Sie ähneln Zigaretten in Form und Größe, schmecken aber erfrischend. Eine oder zwei Packungen aus dem Gewürzregal des Lebensmittelladens sollten reichen.

Sich an Obst und Gemüse sattessen. Tabak ist ein Gift für die Geschmacksknospen. Nach sieben Tagen ohne Zigaretten haben sich die abgestorbenen Geschmacksknospen erneuert. Das Essen schmeckt nicht nur besser, wenn man zu rauchen aufhört – man möchte unter Umständen auch mehr essen, weil die appetithemmende Wirkung des Nikotins wegfällt. Dann empfiehlt es sich, zusätzlich zu einer ausgewogenen, gesunden Ernährung verschiedenes rohes Obst und Gemüse zu naschen.

• DEM TABAK ENTSCHWEBEN

Entspannungstechniken können das Verlangen nach Nikotin während des Entzugs beseitigen und die Nervosität abbauen, die man während der ersten Wochen als Ex-Raucher empfindet. Die im folgenden beschriebene «Schwebeübung» sollten Sie zweimal täglich je 15 Minuten lang praktizieren.

Setzen Sie sich bequem in einen Stuhl, und schauen Sie gerade nach oben, in Richtung Ihrer Augenbrauen, dann höher zur oberen Seite des Kopfs. Schließen Sie die Augen langsam, und lassen Sie Ihre Augäpfel ausruhen. Atmen Sie tief ein, und halten Sie die Luft eine Sekunde lang. Atmen Sie danach langsam aus, bis Ihr Körper ganz schlaff und entspannt ist.

Schalten Sie alle Umgebungsgeräusche aus, denken Sie nur an Ihren Körper und was Sie im Augenblick erleben. Stellen Sie sich vor, daß Sie unbegrenzt Zeit haben, sich darauf zu konzentrieren, wie Sie mit Ihrem Körper besser und entspannter umgehen können. Entspannen Sie sich langsam und fühlen Sie, wie ein angenehmes, prickelndes Gefühl Sie von Kopf bis Fuß durchströmt.

Atmen Sie tief, langsam und regelmäßig. Während Ihre Atmung leichter und tiefer wird, fühlen Sie sich immer entspannter. Nun empfinden Sie ein Gefühl der Leichtigkeit, das sich in Ihrem Körper ausbreitet. Sie werden so leicht, als würden Sie schweben. Sehen Sie sich durch den Raum schweben, ganz leicht, frei von Anspannung, sehr friedvoll und sicher. Setzen Sie Ihre Phantasie ein, um sich dieser Vorstellung des Durch-den-Raum-Schwebens immer mehr hinzugeben. Der Raum umgibt Sie an allen Seiten, Sie schweben immer weiter, leicht und glücklich, immer weiter weg von der Welt.

Rollen Sie nun die Augäpfel der noch immer geschlossenen Augen nach oben, in Richtung Stirn. Öffnen Sie die Augen langsam. Sie werden sich vollkommen entspannt und wach fühlen.

Besser sauer als süß. Viele Ex-Raucher entwickeln eine Gier nach Süßem. Interessanterweise läßt sich der Drang oft stillen, indem man etwas Saures ißt, wie beispielsweise ungezuckerten Joghurt oder ein Stück Dillgurke.

Gönnen Sie sich etwas – ohne Kalorien. Die Belohnung für das Nichtrauchen sollte möglichst nicht aus Essen bestehen. Verwöhnen Sie sich auf andere Weise, indem Sie sich beispielsweise ein neues Kleidungsstück kaufen oder am Samstag mal richtig lange schlafen.

Eine Träne vergießen. Der Verzicht auf die Zigarette kann massive emotionale Auswirkungen haben, da das Rauchen nicht nur körperlich, sondern – und manchmal in noch größerem Maß – psychisch abhängig macht.

Zigaretten aufzugeben ist für manche Menschen, als würden sie einen guten Freund verlieren. Andere Raucher, für die Zigaretten vor allem Genuß bedeuten, können frustiert sein, wenn dieser Genuß plötzlich nicht mehr da ist.

Bringen Sie also Ihre Emotionen ruhig zum Ausdruck. Wenn Ihnen nach Weinen zumute ist, dann weinen Sie. Wenn Sie wütend sind, dann schreien Sie mal richtig heraus. Je mehr man die Gefühle herausläßt, um so schneller verschwinden sie – meist nach einigen Wochen.

Zeit zur Erholung. Nach einer Operation springt man auch nicht vom Operationstisch und geht zurück an die Arbeit. Die Nikotinentwöhnung ist nicht anders. Man gibt eine massive Sucht auf und braucht Zeit, um sich zu erholen.

Nehmen Sie sich einen Tag oder eine Woche Urlaub. Sie sollten auch mehr schlafen. Wenn Sie zwölf Stunden Schlaf pro Tag brauchen, dann schlafen Sie eben so lange. Tun Sie alles, was zur Heilung notwendig ist.

Rückfälle überwinden. Der erste Versuch, mit dem Rauchen aufzuhören, ist oft nicht erfolgreich. Wenn man rückfällig wird – was vielen passiert -, sollte man nicht zu hart mit sich ins Gericht gehen. Es ist wie bei einem Kind, das Gehen lernt. Wenn es nach ein paar Schritten hinfällt, wird es die Mutter auch nicht packen und schreien: «Vergiß es, Kleiner, du schaffst es doch nie!» Wenn Ihnen ein Ausrutscher passiert, dann versuchen Sie es wieder. Geben Sie sich noch eine Chance auf ein gesünderes Leben.

ALKOHOL DEN BACH RUNTERGEHEN LASSEN

Ein paar Biere oder hin und wieder ein Glas Wein zu trinken, ist für viele Menschen ein echtes Vergnügen. Doch wer dem Genuß allzusehr frönt, bezahlt teuer dafür: Nicht nur die Getränke haben ihren Preis, sondern man vertut auch viele kostbare Stunden, die man für eine positive, kreative Tätigkeit nutzen könnte. Und wer auswärts trinkt, läuft Gefahr, sich durch Alkohol am Steuer in eine lebensbedrohende (und gesetzlich sanktionierte) Situation zu begeben. Selbst wenn man das überlebt, sind bohrende Kopfschmerzen und ein ganzer Tag, an dem man geistig nicht auf der Höhe ist, zu erwarten, sowie mögliche Gesundheitsschäden und negative Auswirkungen auf zwischenmenschliche Beziehungen. All das ist schlimm genug; doch vielleicht beschleicht Sie überdies auch der – gesunde – Verdacht, daß das Leben mehr zu bieten haben könnte, als Abend für Abend in der Kneipe zu sitzen und mit wildfremden Leuten Gespräche zu führen, denen man die schwere Zunge der Beteiligten anmerkt.

Für manche Menschen ist Alkoholismus ein echtes Problem. (Siehe Abschnitt «Abstinenz vom Alkoholismus» weiter unten.) Das gilt jedoch nicht für jeden. Einerseits gibt es Leute, die in vorübergehenden Streßsituationen Alkohol als Krücke mißbrauchen; andere hingegen sind zwar starke Trinker, haben sich jedoch noch immer so weit in der Hand, daß sie nach zwei, drei Drinks aufhören können.

Selbst wenn Ihr Alkoholproblem noch nicht so groß ist, kann Abstinenz zu Entzugserscheinungen führen, darunter Anspannung, Magenverstimmung, Durchfall, Schwäche, Schweißausbrüche, Reizbarkeit, Schlafstörungen und Appetitmangel. Sie können erwarten, daß diese Beschwerden rund 36 Stunden nach dem letzten alkoholischen Getränk wieder abklingen.

Hier einige zeitsparende und wirksame Methoden, den Alkohol unterzukriegen, bevor er Sie unterkriegt.

ABSTINENZ VOM ALKOHOLISMUS

Nach Schätzungen der Hauptstelle gegen Suchtgefahren sind
2,5 Millionen Deutsche alkoholkrank. Die Zahl der Toten durch
Alkoholmißbrauch wird auf jährlich 40.000 geschätzt; die
gesellschaftlichen Folgekosten des Alkoholkonsums auf 30 bis
80 Milliarden DM.

Die meisten Alkoholiker haben eine ererbte, genetisch
bedingte Neigung, das Problem zu entwickeln. Etwa die Hälfte
aller Alkoholiker in den USA kommt aus Familien, in denen
Alkoholismus vorherrscht. Wenn ein Elternteil Alkoholprobleme
hat, ist das Alkoholismusrisiko der Kinder um 30 Prozent höher
als in Familien, in denen kein solches Problem besteht. Das
Risiko erhöht sich auf das Fünffache, wenn beide Eltern
Alkoholiker sind.

Alkoholiker werden oft als Menschen angesehen, denen es
bloß an Willensstärke oder moralischem Rückgrat mangelt; doch
Alkoholismus ist eine Krankheit, ähnlich wie Diabetes. Beide
Krankheiten sind chronisch und progressiv. «Chronisch»
bedeutet, daß es keine Heilung gibt; im Fall des Alkoholikers
heißt das, daß die körperliche Empfänglichkeit für Alkohol
lebenslang bestehenbleibt. «Progressiv» heißt, daß die Anzahl
und Schwere der Symptome zunimmt, solange die Krankheit
unbehandelt bleibt.

Was als Vergnügen begonnen hat, verursacht bei
Alkoholikern im Lauf der Jahre Probleme, die von
unkontrollierbaren Räuschen bis zu schweren,
lebensgefährlichen Gesundheitsstörungen gehen, darunter
Magengeschwüre, Leber- und Herzkrankheiten, Störungen des
Immunsystems, Störungen der sexuellen Funktionen und
Zerstörung von Hirngewebe.

Bei Alkoholproblemen, die Sie selbst oder einen Menschen
in Ihrer Umgebung betreffen, können Sie sich an ein örtliches
Krankenhaus oder ein Programm zur Behandlung von
Alkoholismus wenden, wo man die Situation professionell
beurteilen kann. Der nächste Weg könnte Sie zu den Anonymen
Alkoholikern führen, deren höchst erfolgreiches (und
kostenloses) Zwölf-Schritte-Programm vor allem auf
Eigenverantwortung und einem starken Rückhalt in der Gruppe
aufbaut.

Abhängig von der Schwere der Krankheit kann es auch

sinnvoll sein, drei bis vier Wochen zur stationären Behandlung in ein Krankenhaus oder privates Entwöhnungsprogramm zu gehen. Die Vorteile eines derartigen Programm sind, daß medizinische Hilfe im Fall schwerer Entzugssymptome (z. B. epileptische Anfälle) zur Verfügung steht, und daß der Trinker zu den Orten und Personen, die die Krankheit möglicherweise gefördert haben, Abstand gewinnt. Dazu kommt wertvolle Aufklärung, therapeutische Hilfe und Beratung.

Ein Trinktagebuch führen. Tragen Sie ständig einen Stift und ein kleines Notizbuch bei sich. Führen Sie darin mindestens zwei Wochen lang genaue Aufzeichnungen über Ihren Alkoholkonsum: Was Sie getrunken haben, Ort und Zeit des Konsums, der Grund dafür, welche Gedanken und Gefühle Sie etwa 20 Minuten nach dem Drink hatten, und die Folgen – Was haben Sie getan, wie haben andere reagiert? Notieren Sie all das jeweils sofort. Schon das Führen des Tagebuchs kann Ihnen helfen, das Trinken einzuschränken. Alten Gewohnheiten ist schwer beizukommen, oft weil die auslösenden Reize dafür weiter vorhanden sind. Wenn Sie jeden Freitag oder immer bei der Sportschau trinken, dann werden Sie höchstwahrscheinlich und trotz bester Absichten am Freitag oder während der Sportschau Lust auf etwas zu trinken bekommen.

Das Trinktagebuch hilft Ihnen, Situationen zu erkennen, in denen das Risiko des Alkoholmißbrauchs besonders hoch ist. Sie können sich vornehmen, solche Situationen zu meiden, indem Sie beispielsweise nicht an Ihrer alten Stammkneipe vorbeigehen oder auf Einsamkeit nicht automatisch mit einer Dose Bier reagieren. Allein die Pflicht, Aufzeichnungen zu machen, hilft manchen Trinkern, den Alkoholkonsum einzuschränken. Dieser Erfolg kann seinerseits die Motivation stärken, noch weniger zu trinken.

Bewegung statt Alkohol. Bewegung ist ein menschliches Grundbedürfnis und ein ausgezeichneter Ersatz für das Herumsitzen und Trinken. Wenn Sie sich nicht sportlich betätigen, ist ein täglicher Spaziergang von 20 bis 30 Minuten ein gutes Programm. Sie können laufen, tanzen oder ein Fitneßprogramm absolvieren, wenn Sie sich kräftiger oder energiegeladener fühlen. Durch die körperliche Betätigung schlafen Sie besser, sind weniger depressiv und gewinnen mehr Selbstachtung.

Ortswechsel. Wenn Sie das Trinken aufgeben oder einschränken, sollten Sie die ersten Monate hindurch alle Orte, an denen Sie Alkohol konsumiert haben, zur verbotenen Zone erklären. Wenn die Kegelbahn der Ort ist, an dem man sich allabendlich vollaufen ließ, dann motten Sie Ihre Kugel für eine Weile ein, und wählen Sie eine andere Sportart. Wenn Sie sich daheim, an der wohlsortierten Hausbar, Cocktails gemischt haben, dann entfernen Sie allen Alkohol aus dem Haus. Gehen Sie statt dessen irgendwo hin, wo Sie noch nie waren. Probieren Sie ein neues Restaurant. Fahren Sie mit dem Fahrrad aus. Setzen Sie sich an einen Strand, und betrachten Sie den Sonnenuntergang.

Neue Freunde suchen. Die Freunde von Trinkern trinken meist selbst; man sollte sie daher meiden. Wenn Sie das Trinken einstellen oder einschränken, müssen Sie sich wahrscheinlich einen neuen Bekanntenkreis suchen. Treten Sie einem Verein bei, oder schließen Sie mit Nachbarn und Arbeitskollegen Bekanntschaft, die nicht trinken.

Ausgewogene Ernährung. Alkohol kann die Aufnahme, den Transport und die Speicherung von Nährstoffen im Körper beeinträchtigen. Tun Sie sich den Gefallen einer ausgewogenen Ernährung, wenn Sie den Alkohol aufgeben oder den Konsum limitieren.

Spannung sanft abbauen. Viele Menschen trinken als Reaktion auf Streß. Entwickeln Sie gesündere Alternativen. Legen Sie sich eine halbe Stunde in ein warmes Bad, wenn der Streß zuschlägt. Versinken Sie ein paar Stunden lang in einem fesselnden Buch. Lassen Sie Musik auf sich wirken. Machen Sie Entspannungsübungen. Sie werden sich schlicßlich gelassener fühlen und froh sein, daß Ihre Form der Entspannung gesund für Sie ist.

Ziele setzen. Setzen Sie sich zwei Ziele – eines, das in drei bis sechs Monaten zu erreichen ist, und ein zweites, das möglicherweise erst in Jahren erreichbar sein wird. Sie könnten zum Beispiel planen, in drei Monaten Urlaub zu machen. Das zweite Ziel könnte sein, an die Universität zu gehen und ein Studium abzuschließen.

Teilen Sie den Weg bis dahin in überschaubare Segmente auf. Sie können beispielsweise jede Woche eine bestimmte Summe für den Urlaub auf die Seite legen und Ihren Kursplan für die Uni semesterweise planen. Denken Sie dabei auch an mögliche Hindernisse, und finden Sie Mittel und Wege, sie zu überwinden. Dann können Sie losgehen und das Gefühl genießen, auf ein Ziel im Leben zuzusteuern. Sich neuen Herausforderungen zu stellen, lenkt vom Gedanken an alte Gewohnheiten ab, gibt Selbstvertrauen und eine positive Einstellung zur Zukunft.

KOFFEIN AUFGEBEN

Kaffee und andere koffeinhaltige Substanzen sind nicht notwendigerweise ungesund. Koffein regt stark an; es stimuliert die Ausschüttung von Adrenalin im Organismus, hebt den Blutzuckerspiegel und gibt Gehirn und Körper frischen Schwung. Mit ein, zwei Tassen Kaffee kann man Müdigkeit oder Schläfrigkeit bekämpfen, die Aufmerksamkeit heben und die Reaktionszeit verkürzen. Die Wirkung ist 30 Minuten nach dem letzten Schluck am größten, und das Koffein bleibt fünf bis sieben Stunden im Körper.

Koffein regt den Körper an, zur Energiegewinnung mehr Fett zu verbrennen. Eine Untersuchung an Läufern ergab, daß sie nach einer Koffeingabe, die zwei Tassen starkem Kaffee entsprach, 15 Minuten länger laufen konnten. Eine andere Studie zeigte, daß Radfahrer nach Koffeinzufuhr stärker in die Pedale traten.

Trotz gelegentlicher Aussagen in diese Richtung konnte in Forschungsstudien bis heute kein definitiver Zusammenhang zwischen mäßigem Kaffeegenuß und Herzkrankheiten nachgewiesen werden. Behauptungen, daß Kaffee krebsfördernd sei, wurden widerlegt. Entscheidend ist hier das Wörtchen «mäßig», das heißt zwei bis drei Tassen pro Tag. Mehr zu konsumieren, könnte Probleme hervorrufen.

Koffeingewöhnung wird normalerweise nicht in eine Reihe mit ernsten Formen der Abhängigkeit, wie Nikotin- oder Medikamentensucht, gestellt. Kaum jemand wird bereit sein, für eine Tasse Kaffee eine Meile weit barfuß zu laufen – zumindest nicht im Schnee.

So weit, so gut. Energie, Fettverbrennung, davon kriegt man keinen Krebs. Aber wer ist eigentlich hier der Boss – Sie oder eine miese kleine Bohne? Fühlen Sie sich physisch und emotional elend, wenn kein unbegrenzter Vorrat der braunen Brühe zur Verfügung steht? Nervt es Sie, daß Sie von dem Zeug offenbar abhängig sind? Wenn es Ihnen reicht, den Teppich zwischen sich und der Kaffeemaschine abzutreten, können Ihnen die folgenden Tips helfen, schnell etwas daran zu ändern.

Den Körper koffeinfrei machen. Durch eine langsame Entwöhnung vom Koffein über drei bis vier Wochen kann sich der Organismus an die Veränderung anpassen, und Sie bleiben eher dabei. Nehmen Sie koffeinfreien oder koffeinarmen Kaffee, um den Übergang zu erleichtern. Sie können auch eine Packung normalen und eine Packung koffeinfreien Kaffee kaufen und sich eine 1:1-Mischung machen. Edle Gourmetkaffeemarken enthalten oft bis zu einem Drittel weniger Koffein als normaler Kaffee. Bei der Produktion von Instant-Kaffeepulver kommt ein Gefriertrocknungsverfahren zur Anwendung, das den Koffeingehalt auf 30 bis 120 Milligramm pro Tasse senkt, während normal gekochter Kaffee 50 bis 150 Milligramm pro Tasse liefert. «Koffeinfreie» Kaffeesorten enthalten überhaupt nur Spuren von 2 bis 5 Milligramm Koffein pro Tasse und sind frei von Verbindungen, die den Magen übersäuern.

Vorsicht mit Koffein in anderer Form. Tee, Schokolade und Cola-Getränke enthalten ebenfalls Koffein; schränken Sie den Konsum ebenfalls ein.

Nicht mehr als zwei Tassen. Wie viele andere, fühlen vielleicht auch Sie morgens nach dem Aufwachen ein heftiges Verlangen nach Koffein. Nach einer koffeinfreien Nacht sind die Hirnzellen nach dem Aufwachen empfänglicher dafür. Die erste Tasse Kaffee des Tages wirkt nach wenigen Minuten und hält Sie stundenlang wach und munter. Trinken Sie am Morgen eine, höchstens zwei Tassen, und nehmen Sie eine weitere Tasse, wenn Sie am späten Nachmittag etwas Anregendes brauchen.

Entzugssymptome aussitzen. Vielleicht haben Sie

sich entschlossen, das Koffein ganz aufzugeben. Tun Sie das – aber seien Sie auf Entzugssymptome gefaßt. (Auch wenn Sie den Genuß nur einschränken, gibt es Entzugssymptome – wenn auch in leichterer Form.) Binnen 18 Stunden nach der letzten Tasse fühlen Sie sich möglicherweise ermüdet und gereizt. Zur Beruhigung empfiehlt sich ein genüßliches Bad, ein flotter Spaziergang oder ein Schläfchen. Es können auch pulsierende Kopfschmerzen auftreten. Koffein verengt die Blutgefäße, und wenn man es plötzlich aufgibt, erweitern sie sich rasant, wodurch Kopfschmerzen entstehen. Nehmen Sie Ihr übliches Kopfwehmittel dagegen, doch hüten Sie sich vor Medikamenten, die Koffein enthalten.

Nicht alle Menschen leiden unter dem Entzug. Es gibt Leute, die mal Kaffee trinken, dann wieder wochenlang damit aufhören, ohne daß sich irgendeine Auswirkung zeigt. Andere gewohnheitsmäßige Kaffeetrinker sind völlig aufgelöst, wenn sie keinen bekommen. Selbst heftige Entzugssymptome sind vorübergehender Natur und verschwinden nach ein paar Tagen.

Die richtige Kost zum Wachbleiben. Wenn Sie Kaffee zur Anregung der kleinen grauen Zellen einsetzen, sollten Sie in Ihrer Ernährung auf Speisen achten, die dieselbe Wirkung haben. Nahrungsmittel mit hohem Eiweißgehalt, wenig Fett und einem sehr geringen Gehalt an Kohlenhydraten tragen dazu bei, den Geist wach und tatkräftig zu erhalten. Bringen Sie sich für einen anstrengenden Nachmittag in Form, indem Sie zu Mittag Meeresfrüchte, Fisch, Huhn ohne Haut, Kalbfleisch, sehr mageres Rindfleisch oder fettarme, eiweißreiche Milchprodukte essen. Meiden Sie fettiges Fleisch, harte Käsesorten, Vollmilch und Joghurt mit normal hohem Fettgehalt.

Eine Pause machen. Das dringende Bedürfnis nach einer Kaffeepause um drei Uhr nachmittags ist oft nicht so sehr ein Bedürfnis nach Kaffee als nach der Pause. Die Stimmung ist anders, der Schwung ist weg, und man braucht einfach mal Ruhe. Probieren Sie zur Pause am Nachmittag ein Glas entrahmte Milch, oder laufen Sie einmal um den Block. Sie brauchen keinen Kaffee, um sich zu erfrischen.

KAPITEL 16

HAAR

Delila machte viel Lärm darum, Rapunzels Freund fand es zum Hochklettern, und die alten Ägypter begruben ihre Toten damit.

Die Rede ist vom Haar. Es ist seit jeher ein eindrucksvolles Symbol für Schönheit, Kraft, Sinnlichkeit und Jugend. In den sechziger Jahren erklärte man sich zur Protest- und Jugendkultur zugehörig, indem man den Haarschnitt verweigerte. Ein Jahrtausend davor markierte die Tonsur den Mönch oder Kleriker. Doch wenn Sie nicht gerade in ein Kloster wollen, ist anzunehmen, daß Ihnen ein schöner, dichter Haarschopf am liebsten ist.

Wie schnell wachsen Haare? Sie brauchen nicht die Luft anzuhalten – Rennen wird es kaum gewinnen. Im Durchschnitt hat der Mensch um die 100.000 Haare auf dem Kopf, die pro Monat kaum mehr als 1 cm wachsen.

Jedes Haar durchläuft einen Wachstumszyklus, der sich in drei Phasen gliedert. Am Anfang steht die Wachstumsphase, die vier bis fünf Jahre dauert. Zu jedem Zeitpunkt befinden sich 85 bis 90 Prozent des Haars in dieser Phase. Als zweiter Abschnitt folgt eine kurze Übergangsphase. Die übrigen 15 bis 10 Prozent des Haars sind in der zwei- bis dreimonatigen Ruhephase (Phase drei). Nach der Ruhephase fallen die Haare aus – was Sie nicht erschrecken sollte, selbst wenn Sie sich fühlen wie ein Hund, der das Fell wechselt. Im Rahmen des Wachstumszyklus ist es normal, wenn täglich bis zu hundert Haare ausfallen.

Wenn Sie die gruseligen Szenen in Horrorfilmen nicht sehen mögen, dann verschließen Sie am besten auch vor einer anderen erschreckenden Tatsache die Augen: Was Sie da auf dem Kopf tragen, sind lebende Tote. Lebendig sind die Haare nämlich nur an ihrem Ursprung, der Kopfhaut. Der ganze übrige Rest der Lockenpracht hingegen ist abgestorbenes, lebloses Material. Sie können Ihr Haar also mit Shampoo, Balsam oder Spülungen behandeln, damit es besser aussieht und sich besser anfühlt – entscheidend ist jedoch, was Sie mit der Kopfhaut tun. Wenn Sie den Boden (die Kopfhaut) hegen und pflegen, dann gedeiht auch die Pflanze (das Haar).

Die Frage lautet also: Wie können Sie Ihr Haar so schnell wie möglich in Topform bringen? Wie wäre es mit:

- Einer Injektion gegen Haarausfall bei Frauen (dauert 1 Minute)?
- Einer Methode, die Ihr Anti-Schuppen-Shampoo in fünf Minuten wirksamer macht?
- Einer 20-Minuten-Behandlung für trockenes Haar?

Diese und andere zeitsparende, haarrettende Tips sind für Sie in Reichweite.

NAHRUNG UND PFLEGE FÜR DAS HAAR

Wenn Sie in einer perfekten, schadstofffreien Umwelt lebten, in optimaler körperlicher und seelischer Verfassung wären, und wenn alle Ihre Vorfahren dichtes, wunderschönes Haar gehabt hätten, dann wären Ihre Chancen gut, selbst prachtvolle Locken auf dem Kopf zu tragen. Doch seien wir ehrlich: Dank Sonne, Umweltverschmutzung, ätzenden Chemikalien, täglicher Streßbelastung und Erbfaktoren haben die meisten von uns irgendein Problem. Um Ihre Mähne in guter Form zu halten, hier einige schnell wirksame Vorschläge für die Gesundheit des Haars.

Unter die Dusche stellen. Sie waschen sich täglich das Gesicht, oder? Warum? Weil die Haut schmutzig wird und die Poren verstopfen. Dasselbe gilt für Haar und Kopfhaut. Wenn Sie nicht gerade mitten auf einem kristallklaren Gletscher wohnen (und das wirft auch wieder Probleme auf), dann sollten Sie Schmutz- und Staubpartikel, Zigarettenrauch und sonstige Rückstände aus dem Haar spülen. Waschen Sie Ihr Haar daher täglich mit einem milden oder verdünnten Shampoo. Meist genügt einmaliges Shampoonieren. Eine oder zwei Minuten einschäumen läßt den Schaden verschwinden, den der Schmutz eines ganzen Tages anrichten kann.

Der Fingerspitzen-Boogie. Ein Abend, mit schwungvollem Boogie-Woogie verbracht, läßt die Wangen in gesundem Rosa erstrahlen. Warum sollte es nicht auch der Kopfhaut so gut gehen? Auch sie braucht Anregung. Die meisten Haarpflege-Profis raten, die Kopfhaut mit den Fingerspitzen zu massieren, aber nicht mit den Nägeln zu kratzen. Eine Kopfhautmassage löst Spannungen und beschleunigt das Ausfallen von Haaren, die am Ende ihres Lebenszyklus angelangt sind. Spreizen Sie die Finger seesternartig, und arbeiten Sie vom Nacken weg mit den Fingerspitzen langsam nach vorne, gegen den Strich. Denken Sie daran, beim Massieren den Druck ständig aufrecht zu erhalten. Die Massage kann ganz kurz sein – nicht mehr als 60 Sekunden – oder bis zu zehn Minuten dauern. (Eine Massage, während das Haar trocknet, erhöht auch die Fülle).

Die Bürste weglegen. Ob Sie es glauben oder nicht, Haarpflege-Profis und Dermatologen verweisen Großmutters Rat, fleißig zu bürsten, ins Reich der Legende. Jeden Abend 100 Bürstenstriche mit Ihrer liebsten Schweineborstenbürste sind nicht der beste Weg zu glänzendem Haar. Man darf nicht vergessen, daß die Menschen früher, als diese Methode allgemein beliebt war, ihre Haare bei weitem weniger oft wuschen. Auch austrocknende Geräte und Chemikalien waren nicht in Gebrauch. Kräftiges Bürsten brachte die Haare vermutlich deshalb «zum Glänzen», weil dadurch Staub entfernt und ölige Sekrete der Kopfhaut auf dem Haar verteilt wurden. Heute warnen Experten vor allzu heftigem Bürsteneinsatz, der dazu führen kann, daß Haare abreißen oder brechen. Wenn Sie auf das Bürsten nicht verzichten wollen, tun Sie es sanft und nicht öfter als ein-, zweimal pro Woche, jeweils ein paar Minuten lang.

Nasses Haar in Ruhe lassen. In keinem Fall sollte man nach Auskunft der Experten nasses Haar bürsten. Das Haar ist am empfindlichsten, wenn es naß ist, und kann beim Bürsten Schaden nehmen. Verwenden Sie

einen grobzahnigen Kamm, wenn Sie die nasse Lok-
kenpracht entwirren wollen, oder kämmen Sie einfach mit
den gespreizten Fingern vorsichtig von den Haarwurzeln
bis zu den Spitzen. Zwei Minuten langsames, vorsichtiges
Entwirren, und Sie geraten nicht in Gefahr, Haare auszureißen, die erst nach Monaten wieder nachwachsen.

Eßgewohnheiten überdenken. Mangel an Vitaminen und Mineralstoffen kann zu Problemen mit trock-
enem, sprödem Haar oder sogar Haarausfall beitragen.
Haare bestehen zu 97 Prozent aus Eiweiß, eine pro-
teinreiche Kost ist daher besonders wichtig. Milchprodukte und mageres Fleisch sind eine gute Proteinquelle,
und die meisten Gemüsesorten sowie grünes Blattgemüse liefern die für gesundes Haar notwendigen Vitamine. Nehmen Sie sich daher ein paar Minuten Zeit, und
denken Sie ehrlich über Ihre Eßgewohnheiten nach.
Wenn sie nicht ganz ideal sein sollten, können Sie sich an
einen Arzt oder Ernährungsspezialisten wenden. Bedenken Sie auch, daß die Fähigkeit des Körpers, lebensnotwendige Nährstoffe aufzunehmen, mit zunehmendem
Alter geringer werden kann, so daß die Bedeutung
gesunder Ernährung noch wichtiger wird. Selbst bei einer
radikalen Kostumstellung dauert es einige Monate, bis
am Haar Ergebnisse bemerkbar sind.

RETTUNGSMASSNAHMEN FÜR TROCKENES UND STRAPAZIERTES HAAR

Wenn Sie andauernd über sprödes, fliegendes Haar und
gespaltene Haarspitzen zu klagen haben, ist das Problem
zu große Trockenheit. Als Ursachen kommen aggressive
chemische Behandlungen (Färben, Bleichen), ein
Übermaß an direkter Wärmeeinwirkung (Sonne, Trockenhaube, Fön), überheizte Raumluft im Winter oder eine
Kombination dieser Faktoren in Frage. Doch fassen Sie
Mut. Es gibt eine Menge schneller Mittel, um den lustlo-
sen Locken neues Leben einzuhauchen.

Essigspülungen. So können Sie Ihrem Haar besonders schnell wunderbaren Glanz geben. Mischen Sie
einen Teil Apfelessig mit sieben Teilen Wasser, und spülen
Sie das Haar nach der Haarwäsche damit. Essigspülungen sind besonders für strapaziertes, durch Chemikalien

angegriffenes Haar zu empfehlen und beleben auch eine schlappe Dauerwelle.

Creme und Dampf. Cremes und Öle sind nicht nur für die Haut eine Wohltat, sondern auch für Haar und Kopfhaut. Die Fachleute aus der Frisörzunft sind allgemein der Ansicht, daß eine gelegentliche Behandlung mit Creme und Dampf für trockenes, glanzloses Haar Wunder wirkt. Massieren Sie doch einen Haarpflegebalsam auf Cremebasis in Haar und Kopf ein. Danach wird ein heißes Handtuch um den Kopf gewickelt. Die Hitze wirkt als Katalysator und läßt die Wirkstoffe tief eindringen. Wenn das Handtuch nach einer Wartezeit von 20 bis 30 Minuten ausgekühlt ist, wird das Haar mit einer Essigspülung durchgespült. Das Ergebnis ist glanzvoll!

Eine Mayo-Packung. Viele Experten für Haarpflege sagen, daß Mayonnaise eine günstige Wirkung auf das Haar hat. Lassen Sie die «Garnierung» fünf Minuten bis zu eine Stunde einwirken, und waschen Sie das Haar danach gründlich mit Shampoo.

Den Stecker ziehen. Elektrischer Strom wirkte für Frankenstein und seine Braut Wunder, aber haben Sie je ihre Frisuren bemerkt? Bleiben Sie Ihrer Prachtmähne mit Elektrogeräten lieber fern, oder verwenden Sie sie zumindest nicht allzu oft. Sie sparen dabei Zeit und ersparen Ihrem Haar zusätzliche Belastungen. Zu häufiger Einsatz von elektrischen Lockenwicklern, Fön oder Brennschere verletzt das Haar und läßt es trocken werden. Wenn man täglich elektrische Trockenwickler verwendet, dann hat man die falsche Frisur. Am besten probiert man einen anderen Schnitt oder eine lockere Dauerwelle. Wenn ein Fön sein muß, empfiehlt es sich, ein Gerät mit maximal 1000 Watt Leistung zu verwenden und einen langsameren und kühleren Luftstrom einzustellen, je trockener das Haar wird.

Mit den Fingern spazierengehen. Das Haar sollte so oft wie möglich an der Luft trocknen. Eine einfache Technik kann dabei für die Fülle sorgen, die Sie sonst mit dem Fön erreichen: Streichen Sie während des Trocknens immer wieder mit den Fingern durch das Haar, um es in die richtige Form zu bringen, und heben Sie die Strähnen von der Kopfhaut ab. Wenn Sie sich dabei vorbeugen, kommt Ihnen auch die Schwerkraft zu Hilfe und verleiht zusätzliche Fülle. Die Fingertechnik ist besonders zu empfehlen, wenn Sie gespaltene Haarspitzen haben, die anfällig für weitere Schäden durch Hitze sind.

Fön mit Luftdusche. Wenn Sie unbedingt mit dem Fön arbeiten müssen, können Sie im Kosmetikladen eine Luftdusche kaufen, die sich in Sekundenschnelle auf den Fön aufstecken läßt. Sie schützt das Haar, indem es die heiße Luft aus dem Fön stärker verteilt, so daß nicht alles direkt auf eine Stelle des Haares bläst.

Nicht zu lang fönen. Stellen Sie den Fön, auch mit Luftdusche, ab, bevor das Haar völlig trocken ist. Wenn die geringe Restfeuchtigkeit von selbst verdunsten kann, werden mögliche Fönschäden minimiert.

Den Befeuchter anstellen. Nichts ist für trockenes Haar schlimmer als trockene Raumluft. Tun Sie daher etwas gegen die übliche trockene Luft in geheizten Räumen, sobald der Winter kommt. Es dauert nur ein paar Minuten, einen Luftbefeuchter zu reinigen und zu befüllen, während es für die Gesundheit des Haars viel bringt. Wenn Sie den Befeuchter im Schlafzimmer aufstellen, profitiert das Haar Nacht für Nacht acht Stunden davon.

Schönes Haar bei Sonnenschein. Auch wenn es endlich wieder Sommer wird, ist noch lange nicht alles in Butter. Die Luftfeuchtigkeit ist höher, aber auch die Sonne steht höher am Himmel. Und allzuviel Sonnenschein schadet dem Haar genauso wie der Haut; er raubt der Lockenpracht den Glanz, macht sie trocken und spröde. Wenn Sie die Sonneneinstrahlung nicht einschränken können, sollten Sie nach der Haarwäsche daher einen Balsam mit Sonnenschutzfaktor verwenden. Im Notfall können Sie sogar Ihr übliches Sonnenschutzmittel in die Haare schmieren.

Gut behütet. Schicke Hüte und Kappen als Schutz gegen Sonnenlicht sind wieder modern. Sie sind eine superschnelle Alternative zum Einsatz von Sonnenschutzmitteln – ein schattenspendender Hut ist in Sekundenschnelle aufgesetzt, bevor Sie in die grelle Sommersonne gehen.

Babyöl ins Haar. Zum Schutz gegen Schäden durch Chlor sollten Sie sich vor dem Sprung in ein Schwimmbecken ein paar Sekunden Zeit nehmen und das Haar mit 1/2 Teelöffel (bei langem Haar entsprechend mehr)

Babyöl einreiben. Das Öl bedeckt die Haarschäfte und verhindert so, daß ätzendes Chlor absorbiert wird. Waschen Sie das Öl nach dem Schwimmen mit Shampoo aus.

ZEITSPARENDE TIPS: SPITZE FÜR GESPALTENE HAARSPITZEN

Haarspaltereien kommen leider öfter vor, als man denkt – brüchiges Haar und gespaltene Spitzen sind ein Problem, das fast alle Menschen betrifft, die Haare auf dem Kopf haben. Dabei geht der Haarschaft in Richtung Kopfhaut buchstäblich entzwei, was durch Überbelastung mit Chemikalien (Färben und Bleichen) oder zuviel Hitzeeinwirkung bedingt sein kann. Auch wenn nasses Haar gebürstet oder gekämmt wird, kann es reißen. Hier einige schnelle Mittel gegen dieses allgegenwärtige Problem.

Öl als Festiger. Wenn Sie lockiges oder krauses Haar haben und in Minutenschnelle toll aussehen wollen, können Sie versuchen, die Haarspitzen ganz leicht mit ein wenig Babyöl einzusprühen. Es bedeckt die gespaltenen Spitzen, so daß sie vorübergehend zusammenhalten. Doch übertreiben Sie es nicht – Sie wollen schließlich nicht wie ein Baby duften oder mit fettigem Haar auftreten.

Spitzen schützen. Wenn Sie unbedingt gewelltes Haar haben wollen, sollten Sie zumindest die elektrischen Lockenwickler aufgeben, die zweifellos mit eine Ursache für Ihr Problem sind. Probieren Sie statt dessen folgenden Tip zum Schutz der Haarspitzen aus: Wickeln Sie die Haarenden in kleine Stoffstücke oder in die altmodischen weichen Wickler. So verhindern Sie direkten Kontakt zwischen Haarsträhnen und Wicklern und schützen Ihr Haar vor den schädlichen Auswirkungen direkter Hitzeeinwirkung.

Ein Frisörtermin bringt Abhilfe. Die schnellste Kur für gespaltene Spitzen ist natürlich ein Anruf bei Ihrem Frisör, um einen Haarschneide-Termin zu vereinbaren. Die gespaltenen Spitzen fallen in Sekundenschnelle, und wenn Sie das Haar danach sorgfältig pflegen, können Sie erneutes Haarespalten vermeiden. (Schnippeln Sie jedoch besser nicht daheim an den Haaren herum. Das Ergebnis ist oft unansehnlich. Lassen Sie sich lieber öfter einen Haarschnitt verpassen, um das Haar langfristig in guter Form zu halten.)

FLOTTE KUREN FÜR FETTES HAAR

Wenn Sie fettiges Haar haben, wissen Sie das auch. Im allgemeinen sind überaktive Talgdrüsen in der Kopfhaut dafür verantwortlich. Doch machen Sie sich nicht zu viele Sorgen darum – es gibt viele schnell wirksame Methoden gegen die Überproduktion fettiger Substanzen, die aus Ihrem Problemhaar eine tolle Mähne machen.

Den Wasserhahn aufdrehen. Dieser Rat ist einfach, aber wirksam. Waschen Sie Ihr Haar so oft wie nötig – wenn es sein muß, zweimal täglich. Ihr Ziel ist saubere, fettfreie Kopfhaut, und wenn dafür eine zehnminütige Haarwäsche reicht, dann ist die Zeit gut investiert.

Die richtigen Produkte verwenden. Verwenden Sie ein Spezialshampoo für fettiges Haar. Sie erzielen eine bessere Wirkung, wenn Sie das Shampoo fünf Minuten einwirken lassen, damit es sich durch das Öl arbeiten kann. Bei extrem fettem Haar hilft zweimaliges Shampoonieren. Verzichten Sie entweder auf Haarbalsam – der Fett enthält -, oder wählen Sie ein fettfreies Produkt.

Zwei Zitronen auspressen. Mit einer selbstgemachten Zitronenspülung können Sie Ihrem Haar auf rasche Weise Glanz verleihen und das überschüssige Fett sowie Shampoorückstände leicht entfernen. Mischen Sie dazu den Saft von zwei Zitronen in zwei Liter warmes Wasser. (Zur Abwechslung können Sie statt der zwei Zitronen eine Grapefruit verwenden.) Waschen Sie das Haar gründlich mit Shampoo, und spülen Sie es danach mit der wohlriechenden Mischung – geht ganz einfach.

Spielen Sie Klavier. Oder drehen Sie Daumen, oder feilen Sie Ihre Nägel. Anders gesagt, lassen Sie die Finger von Ihrem Haar. Am besten ist es, das Haar wenig zu bürsten und zu kämmen und möglichst wenig zu berühren. Fönen Sie das Haar, und damit genug. Der Trick ist, das Haar möglichst wenig mit der fettabsondernden Kopfhaut in Berührung zu bringen. Durch Bürsten und Kämmen wird das Haar nicht nur flach gegen die Kopfhaut gepreßt, es wird auch das abgesonderte Öl über die

Haarschäfte verteilt. Wenn Sie mit dem Haar spielen, gelangt Fett von den Handflächen auf die Locken.

Ein frischer Haarschnitt. Wenn Sie langes, extrem fettiges Haar haben, ist ein guter Schnitt gefragt, wie alle Frisöre meinen. Warum? Ein Haarschnitt beseitigt das Gewicht des Haars und verhindert, daß es an der fettigen Kopfhaut anliegt. Lassen Sie sich vom Frisör einen stufigen Haarschnitt verpassen, der das Haar flauschiger macht und von der Kopfhaut fernhält. Die Frisur wird besser aussehen und mehr Abwechslung erlauben.

Hut ab. Es ist ein Gebot der Vernunft, fettige Kopfhaut nicht nur zu reinigen, sondern auch atmen zu lassen. Verstecken Sie Ihr Haar daher nicht unter einem Hut, es sei denn, zum Schutz gegen die Sonne. Die Kopfbedeckung fördert bloß die Schweißbildung und preßt das Haar auf die fettige Kopfhaut – macht zwei Probleme. Denken Sie auch daran, wieviel Zeit und Geld Sie sich ersparen, wenn die lästige Suche nach dem Hut wegfällt.

SCHUPPEN SCHNELL STOPPEN

Wir alle wissen nur allzu gut, was Schuppen sind. Die lästige Fernsehwerbung hat uns eingebleut, wie peinlich die schneeweißen Flöckchen sein können. Sie entstehen, wenn die Kopfhaut in beschleunigtem Rhythmus tote Hautzellen abstößt. Normalerweise löst sich die abgestorbene Haut nach rund 28 Tagen in kleinen Stücken. Schuppen bilden sich, wenn das in einem Rhythmus von vier bis fünf Tagen geschieht, wobei größere Flocken als normal abfallen. Exzessive Schuppenbildung kann eine Form von Seborrhöe oder Psoriasis sein. Der Dermatologe kann Ihnen sagen, ob das der Fall ist. Folgende Mittel bekämpfen das «normale» Rieseln.

Trocknen lassen. Anders als meist vermutet, sind Schuppen ein Anzeichen für fettige Kopfhaut. Die weißen Flöckchen, die den dunklen Kragen zieren, sind nicht trocken, sondern fettig. Wer Schuppen fälschlicherweise als ein Zeichen für trockene Kopfhaut betrachtet, reibt die Kopfhaut womöglich mit Feuchtigkeits- oder anderen Cremes ein. Der erste Schritt ist deshalb, solche fetthaltigen Produkte hinauszuwerfen.

Fünf Minuten Zeit nehmen. Spezialshampoos gegen Schuppen sind nach Meinung von Dermatologen äußerst wirksam. Schon nach ein paar Tagen sollte eine Besserung spürbar sein. Damit die Produkte auch wirklich ihren Zweck erfüllen, sollten Sie das Schuppenshampoo volle fünf Minuten einwirken lassen. Kürzere Dauer schränkt die Wirkung ein.

Produktwechsel. Schuppenshampoos enthalten unterschiedliche Wirkstoffe. Manche enthalten Teer oder Pyrithion-Zink, andere Selendisulfid, Salizylsäure, Schwefel oder eine Kombination dieser Substanzen. Um die verschiedenen Zusammensetzungen möglichst optimal zu nutzen, sollte man regelmäßig zwischen zwei bis drei verschiedenen Produkten abwechseln. (Schuppenshampoos können sehr scharf sein; nehmen Sie zur Abwechslung daher auch hin und wieder Babyshampoo.) Eine Warnung: Die meisten Schuppenshampoos sind nicht für gebleichtes, blondes oder graues Haar gedacht – die Inhaltsstoffe können helles Haar verfärben. Es gibt jedoch auch Spezialshampoos für helles Haar: Achten Sie auf die Etiketten.

Helle Farben helfen. Die schnellste Maßnahme gegen das Flockenrieseln – bis andere Mittel Wirkung zeigen – ist eine gute Tarnung. Tragen Sie einfach helle Kleidung, auf der Schuppen nicht auffallen. Gemusterte Stoffe eignen sich besser als einfarbige. Vermeiden Sie tunlichst dunkle Kleidung – sie läßt die Schuppen deutlich hervortreten.

Keine Kunststoffe. Tragen Sie bei Schuppenproblemen vielmehr Kleidung aus Naturfasern. Kleine Partikel, so auch Schuppen, lösen sich von Baumwoll- und Schafwollfasern leichter als von synthetischem Material. Das heißt, daß viele der Flocken mit der Zeit einfach abfallen. Überdies genügt eine Minute Kontakt mit einem Flusenkamm, um sie zu entfernen. (Führen Sie in der Handtasche oder Aktentasche einen Flusenkamm für regelmäßige Schnellreinigungen mit.)

NEUE HILFE BEI KAHLHEIT

Wenn bei Ihnen als Mann das Haupthaar weniger wird, und wenn Sie außerdem sowohl von väterlicher als auch mütterlicher Seite kahlköpfige Verwandte haben, dann ist die Neigung zu Kahlköpfigkeit Ihr genetisches Erbe. Der sogenannte «Haarausfall männlichen Typs» führt schließlich zur bekannten, tonsurartigen Form, bei der ein oben kahler Kopf von einem kleinen Haarkranz umgeben ist. Bis zu 40 Prozent aller Männer über 40, 50 Prozent aller über 50jährigen und 60 Prozent der Männer über 60 sind davon betroffen.

Es gibt eine ganze Reihe von Gegenmaßnahmen, vom simplen Haarteil bis zu aufwendigen Operationen, vom Haarlift bis zur Kopfhautreduktion, wobei kahle Hautstellen entfernt und durch noch lebensfähiges Haar ersetzt werden. Bevor Sie sich jedoch für eine «große Lösung» entscheiden, sollten Sie die folgenden, weniger exotischen Optionen versuchen.

Kurz und gut. Widerstehen Sie der Versuchung, das verbleibende Haar lang wachsen zu lassen und über die kahlen Stellen zu kämmen. Kurzes Haar rundherum wirkt ordentlicher und entspricht meist eher den Proportionen Ihres Gesichts. Mit kurzem Haar ist es für Sie außerdem einfacher, sowohl Haar als auch Kopfhaut sauber zu halten. Das ist aus zwei Gründen von Bedeutung: Zum einen sieht sauberes Haar meist voller aus. Zum anderen ist die Hauptursache von Haarausfall männlichen Typs vermutlich ein Hormon namens DHT. Durch häufiges Shampoonieren wird der Hauttalg auf der Oberfläche der Kopfhaut, der viel Testosteron enthält, reduziert. Testosteron wird zu DHT umgebaut, das möglicherweise erneut von der Haut aufgenommen wird und den erblich bedingten Haarausfall von Männern beschleunigt.

Ein neuer Scheitel. Tupfen Sie Ihr Haar nach dem Duschen trocken, aber frottieren Sie es nicht. Versuchen Sie, den Scheitel im noch feuchten Haar neu zu ziehen. Verlegen Sie den Scheitel beispielsweise auf die andere Kopfseite. Das Haar wird automatisch voller erscheinen, weil Sie den Wurzeln eine neue Richtung vorgeben. Ein zurückweichender Haaransatz fällt weniger auf, wenn Sie den Scheitel etwas höher oder tiefer ziehen.

Einen Bart tragen. Um die Aufmerksamkeit von der oberen Hälfte des Kopfes auf das Gesicht zu lenken, ist vielleicht ein Bart die richtige Lösung. Versuchen Sie es mit einem sauber gestutzten Vollbart, einem Schnurrbart oder sogar einem Spitzbärtchen – was immer Ihnen gut zu Gesicht steht.

Flüssighaar aufbringen. Die Visagisten von Hollywood sind berühmt für ihre Leistungen an großen Nasen, schlechter Haut und sogar Glatzen. Ein Färbemittel für die Kopfhaut ist eine geheime «Sofortlösung», die schon Dutzenden Prominenten gute Dienste geleistet hat. Man bringt das Mittel mit einem Schwamm auf die Kopfhaut auf und kämmt das noch vorhandene Haar darüber. Das Mittel ist in fünf Farbtönen (hell-, mittel-, dunkelbraun, schwarz und grau) erhältlich und kostet relativ wenig. Eine Packung reicht für 60 Anwendungen. Zu bestellen bei Cinema Secrets, 4400 Riverside Drive, Burbank, CA 91505.

Kaufen Sie sich eine Melone. Bedecken Sie Ihr kahles Haupt statt mit Lamentos mit einem modischen Hut. Es gibt heute viele Optionen für Männer mit beginnender Glatze. Die Art der Kopfbedeckung hängt ganz vom persönlichen Stil des Trägers ab. Es gibt sportliche Schirmmützen, den klassischen Filzhut für geschäftliche Anlässe, oder Baskenmützen, wenn es etwas Ausgefalleneres sein soll. Fürs Wochenende sehr beliebt ist ein Cowboyhut zu Jeans und Lederjacke. Und selbst eine englische Melone kann mit Spazierstock oder Schirm spektakulär wirken, wenn man der richtige Typ dafür ist.

Ein Toupet besorgen. Eine weitere Sofortlösung für die hohe Stirn ist ein Haarteil. Eine maßgeschneiderte Sonderanfertigung kostet zwischen 800 und 3000 Mark und ist perfekt auf die vorhandenen Haare abgestimmt. Für sportbegeisterte Männer ist Kunsthaar günstiger, da es Schlechtwetter und Wasser besser verträgt und leichter sauber zu halten ist.

Haarteile aus Naturhaar sehen neu gut aus, doch die unsanften Verarbeitungsmethoden können dazu führen, daß sie schnell kaputtgehen. Oft ist eine Kombination aus Kunst- und Naturhaar besonders vorteilhaft. Denken Sie daran, daß der Preis die Qualität bestimmt, und kaufen Sie sich kein Toupet, das auffälliger ist als die Glatze. Pflegen und reinigen Sie Ihr Haarteil genauso sorgfältig wie Ihr eigenes Haar.

Versuchen Sie es mit Einweben. Es könnte sich

lohnen, es mit eingewebtem Haar zu versuchen. Dabei wird das vorhandene Haar mit natürlichen oder künstlichen Fasern verlängert. Die Verlängerungen müssen zwar alle vier bis sechs Wochen neu eingewebt werden, weil das Haar auswächst, doch Sie finden das möglicherweise weniger umständlich, als sich täglich mit einem Haarteil herumzuschlagen.

Bekennen Sie sich dazu. Sie haben Ihrer Männlichkeit Tribut gezollt, indem Sie Haare gelassen haben. Bekennen Sie sich dazu – tragen Sie Ihre Glatze ohne Scheu und seien Sie stolz darauf. Kahlköpfigkeit ist für viele Frauen untrennbar mit Männlichkeit verbunden. Denken Sie nur an Ex-007 Sean Connery, der von der Zeitschrift «People» einst (samt beginnender Glatze) zum «Mann mit dem meisten Sex-Appeal» gewählt wurde. Oder an Telly Savalas, der als Kojak weltberühmt wurde. Auch der Mann, der vom Magazin «Time» 1989 als «Mann des Jahres» ausgezeichnet wurde, Michail Gorbatschow, gehört in diese Reihe.

Mit Eigenhaar auffüllen. Wenn Bekennertum nicht Ihre Sache ist und Sie noch eigenes Haar haben, ist eine Transplantation möglich. Die Technik, bei der behaarte Hautpartien von einem anderen Teil des Kopf in den kahlen Bereich eingepflanzt werden, wird seit Jahrzehnten praktiziert. DM 4.000 bis 5.000 sind die Kosten für zwei bis drei Sitzungen, wobei beträchtliche Mengen transplantiert werden (150 Segmente zu je 15 Haaren pro Sitzung). Die Sitzungen dauern je zwei Stunden und werden in Intervallen von vier Monaten wiederholt.

Mehr eigenes Haar wachsen lassen. Wenn Sie zwischen 20 und 35 Jahre alt sind und der Haarausfall innerhalb der letzten fünf Jahre eingesetzt hat, oder wenn der kahle Fleck nicht mehr als 5 cm Durchmesser hat, hilft möglicherweise Minoxidil, das Wundermittel gegen Haarausfall männlichen Typs. Minoxidil (Präparat: Regaine®, in Österreich zugelassen, nicht aber in Deutschland) erweitert die Blutgefäße in der Kopfhaut, wodurch die Haarfollikel angeregt werden Haar zu produzieren. Doch was immer Sie darüber gehört haben, das Medikament wirkt keine Wunder. Es kann weder an kahlen Stellen neuen Haarwuchs bewirken noch das Zurückweichen des Haaransatzes verhindern. Manche

Experten meinen, daß es eher den Haarausfall bremsen als neues Haar zum Wachsen bringen kann, weil es bestehende Haarfollikel zu mehr Aktivität anregt. Der Erfolg hängt davon ab, wieviele Follikel noch vorhanden sind und wie gut sie auf Minoxidil ansprechen. Das Mittel muß zweimal täglich als Lösung aufgetragen werden (jede Anwendung nimmt 30 bis 60 Sekunden in Anspruch). Wenn Sie die Behandlung einstellen, geht das allenfalls neu gewachsene Haar binnen sechs Monaten wieder aus.

HAARAUSFALL AUS WEIBLICHER SICHT

Es gehört zu den unangenehmen Dingen im Leben, daß auch Frauen oft von dünner werdendem Haar und Haarausfall betroffen sind. Teilweise ist einfach der Alterungsprozeß verantwortlich, wenn das Haar mit den Jahren schütter wird. Auch Erbfaktoren, das Klimakterium, Medikamente, Krankheiten, Streß oder physische Traumata können katastrophale Folgen für Frauenhaar haben. Als ersten Schritt muß man daher die Ursache herausfinden – rufen Sie Ihren Arzt an, und vereinbaren Sie einen Termin. Vielleicht ist zur Verhütung weiteren Schadens nicht mehr erforderlich als ein Umstieg auf ein anderes Medikament oder Umstellungen in den Lebensgewohnheiten.

Haarausfall männlichen Typs ist für Frauen nur sehr selten ein Problem; trotzdem können viele der oben beschriebenen Tips auch von Frauen erfolgreich angewendet werden. So kann eine Haartransplantation oder eine Behandlung mit Minoxidil die Lösung bringen – besprechen Sie sich mit Ihrem Arzt. Vielleicht ist das schüttere Haar mit einer neuen Frisur weniger auffällig. Denken Sie auch daran, daß Perücken seit jeher pfiffige Accessoires sind und selbst von Frauen ohne Haarprobleme getragen werden. Doch Sie können noch mehr tun, um den Haarausfall in Grenzen zu halten oder so gut wie möglich zu kaschieren.

Lockerlassen. Der Prinz von Rapunzel lag ganz richtig, als er rief «Laß dein Haar herunter!» Dermatologen und Haarpflege-Profis sind sich einig, daß mechanische oder chemische Belastung dünner werdendes Haar weiter schädigt. Also besser kein straff nach hinten gebundener

• SCHÖNES HAAR HERBEITRÄUMEN

Schließen Sie die Augen . . ., und träumen Sie. Wie oft
haben Sie sich längeres, dichteres, schöneres Haar
gewünscht? Der Psychiater Dr. Gerald Epstein, Professor
der Psychiatrie am Mount Sinai Medical Center in New
York, ist überzeugt, daß die Phantasie wirken kann, wenn
man sie aktiv einsetzt.

Er nennt seinen Ansatz «imaginative Medizin» und
kann auf 16 Jahre klinischer Erfahrungen verweisen, die die
Wirksamkeit dieser Methode belegen, bei Krebs ebenso wie
bei Knochenbrüchen. Vor einiger Zeit konnte er auch einer
Patientin helfen, die acht Jahre lang völlig kahl war. Der
Haarausfall stand mit psychischen Faktoren, darunter ihrer
Reaktion auf Veränderungen der Umwelt, in
Zusammenhang. Nichts konnte ihr helfen – bis sie die
Imaginationstechnik regelmäßig praktizierte. Binnen drei
Monaten begann das Haar nachzuwachsen.

Dr. Epsteins Form der Imaginationstechnik geht wie
folgt.

Schließen Sie die Augen, und entspannen Sie sich.
Atmen Sie dreimal aus und ein. Sehen und fühlen Sie sich
als ein Gärtner, der neue Samen für den Haarwuchs aussät.
Ihre Kopfhaut ist der Garten. Die Samen sehen aus wie
Kugeln aus goldenem Licht. Sie sehen sich selbst beim
Aussäen, und jedes Samenkorn wird von einem Haarfollikel
aufgenommen.

Bewässern Sie nun die ganze Fläche mit einer Kanne
goldfarbenen Wassers. Sehen und fühlen Sie, wie die
Follikel das Wasser aufnehmen, so daß es ein goldfarbenes
Flüssigkeitsnetz bildet. Es durchströmt die ganze Kopfhaut,
nährt alle Follikel und läßt so neues Haar wachsen. Atmen
Sie aus. Sehen Sie, wie die Haarspitzen sprießen, die
Kopfhaut durchdringen und nach oben wachsen. Atmen Sie
aus, und öffnen Sie die Augen mit der Gewißheit, daß Ihr
Haar wächst.

(bitte umblättern)

Pferdeschwanz. Meiden Sie auch kräftiges Bürsten, reißendes Kämmen, Lockenwickler, ätzende Bleich- und Färbemittel sowie Dauerwellen. Wickeln Sie nasses Haar nicht auf Lockenwickler. Es springt beim Trocknen ein, und so kann die Kopfhaut Schaden nehmen, was den Haarausfall schlimmer machen könnte. Ihr Motto sollte sein: Weniger tun – dem Haar Ruhe gönnen. Überdies sparen Sie viel Zeit damit, wenn Sie all die Dinge nicht tun.

Greifen Sie zur Flasche. Ein tolles Naturmittel für festeres Haar steht bei der Sportschau oft in der Nähe des TV-Geräts herum: Bier kann wegen des hohen Malzgehalts Wunder für das Haar tun. Malz ist der Hauptbestandteil in den meisten Kosmetikprodukten für festeres Haar. Und in Bier ist sogar weniger Alkohol – der austrocknet – enthalten, als in diesen Produkten. Am besten sind Biere mit reinen Zutaten, die keine Zusatzstoffe enthalten. Und der Geruch von Ausschank, den man danach verströmt? Keine Sorge – das Aroma verfliegt zur Gänze, sobald das Haar trocken ist. Mischen Sie einfach Bier und Wasser in einer Sprühflasche, spritzen Sie die Mischung auf das nasse Haar, und bringen Sie es wie gewohnt in Form. Das Haar wirkt durch die Behandlung, die bloß eine Minute dauert, dicker und wunderbar voll.

Nehmen Sie Balsam. Kommerzieller Haarbalsam, der nach der Haarwäsche in Minutenschnelle aufgetragen werden kann, enthält oft Zutaten, die dem Haar mehr Fülle geben. Sie umhüllen und verdicken die Haarschäfte, wodurch die Frisur mehr Volumen erhält. Manche Mittel für festeres Haar enthalten ein spezielles Wachs, das zwar seine Funktion erfüllt, das Haar jedoch weniger glänzend und formbar macht als die Produkte auf Proteinbasis. Die Proteinprodukte werden direkt vom Haarschaft aufgenommen und sorgen für natürlichen, gesunden Glanz. Erkundigen Sie sich bei Ihrem Frisör über die verschiedenen Marken.

Die Ablenkungstaktik. Wenn Sie sehr schütteres Haar haben, können Sie auffällige Accessoires verwenden, wie etwa eine tolle Brosche. Ein eleganter Schal um den Hals oder eine beeindruckende Tasche lenkt vom Kopf ab. Meiden Sie große, auffällige Ohrringe, und verwenden Sie einfaches Makeup in natürlichen Farbtönen.

Einen Termin vereinbaren. Wenn der Haarausfall durch Erbfaktoren verursacht ist, sind Progesteroninjektionen in die Kopfhaut für Frauen eine Methode, um weiteres Ausdünnen zu vermeiden. Die Injektionen dauern nicht länger als eine Minute. Die Methode hat keine Nebenwirkungen und kostet nicht mehr als einen Besuch in der Praxis. Eine Behandlung pro Woche, zehn Wochen hindurch angewendet, reduziert den Haarausfall.

HALSBESCHWERDEN

Stellen Sie sich Ihren Hals als eine breite Straße mit mehreren Fahrspuren zwischen Ihrem Körper und einer trockenen, staubigen Umwelt vor. Der Verkehr läuft unaufhörlich, oder? Sie atmen Abgase ein, rufen nach einem Taxi, husten. Sie leiten Versammlungen, führen Ferngespräche, schimpfen mit den Kindern. Die Kehle ist konstant beschäftigt – zu sehr, um sich eine Woche Bettruhe zu gönnen.

Lassen Sie sich von Halsschmerzen und lästigem Husten nicht aus dem Takt bringen, und werden Sie nicht wegen Kehlkopfentzündung sprachlos.

- In Sekundenschnelle können Sie Ihrer Kehle eine Schutzschicht verpassen, damit alles, was Sie schlucken, leicht hinunterflutscht.
- In wenigen Minuten können Sie hustenfördernden Schleim verdünnen.
- In ein paar Monaten können Sie Ihre Sprechweise so ändern, daß Sie nie wieder heiser werden.

Halsschmerzen sind manchmal eine Folge ernster Infektionen, etwa mit Streptokokken. In diesem Fall sollten Sie einen Arzt aufsuchen. Doch meist kann man die Beschwerden problemlos zu Hause behandeln.

LINDERUNG FÜR DEN «DICKEN HALS»

Mit Halsschmerzen erinnert uns die Natur daran, was alles wir als selbstverständlich ansehen – beispielsweise Essen und Trinken. Ein Schluck Wasser fühlt sich mit rauhem Hals an wie eine Handvoll Reißnägel, und Göt-

HALSSCHMERZEN MIT VISUALISIERUNG LINDERN

Einfache Mittel können bei der Linderung von Halsschmerzen helfen. Doch vergessen Sie auch die Kraft des Geistes nicht – sie ist eine starke Medizin.

Sich den Heilungsprozeß visuell vorzustellen, lindert bei vielen Menschen die Symptome und kann manchmal zur Heilung beitragen. Sogar der Kreislauf bessert sich, wenn man sich auf die Durchblutung konzentriert. Auch die Endorphine, die der Organismus zur Schmerzbekämpfung ausschüttet, reagieren auf geistige Kommandos. Beides ist zur Bekämpfung verschiedener Halsbeschwerden wichtig.

Wenn man den Geist einsetzt, kann man Halsschmerzen in nur 15 Minuten lindern. Damit sich die psychischen Kräfte entfalten können, ist zunächst eine ruhige Grundstimmung vonnöten. Beginnen Sie daher mit der auf Seite 225 beschriebenen Entspannungstechnik.

Und das ist der nächste Schritt: Wählen Sie ein Bild aus. Konzentrieren Sie Ihre Aufmerksamkeit auf den schmerzenden Bereich. Stellen Sie sich diesen Bereich in allen Einzelheiten vor.

Geistige Vorstellungen sind von Mensch zu Mensch verschieden – lassen Sie Ihrem «geistigen Auge» die nötige Freiheit, aber entwickeln Sie das Bild möglichst detailliert. Ihr Hals soll für Sie in Farbe, Konturen und Beschaffenheit so real wie möglich werden. Sie können im Rachenraum in Ihrer Phantasie auch Topfpflanzen aufstellen oder Vorhänge aufhängen, ganz wie es Ihrer Phantasie entspricht.

Einer stellt sich vielleicht einen Hausmeister vor mit einem Eimer voll milder antiseptischer Lösung. Damit wischt er die Innenseite der Kehle gründlich ab, bis in den letzten Winkel.

Wichtig ist, ein Bild zu finden, das Ihnen liegt. Vielleicht finden Sie mehr Gefallen an einer Vorstellung, die sich an

(bitte umblättern)

HALSSCHMERZEN MIT VISUALISIERUNG LINDERN –
Fortsetzung

der Anatomie orientiert, und sehen die körpereigene Abwehr bei der Bekämpfung der Entzündung. Oder Sie ziehen eine stärker spirituelle Version mit heilsamen, weißen oder goldfarbenen Lichtstrahlen vor.

Die Visualisierung funktioniert besser und leichter, je mehr Übung man hat. Bei Halsschmerzen sollte man die Technik mehrmals täglich wiederholen und sich nicht entmutigen lassen, wenn sich nicht sofort eine Besserung einstellt. Üben Sie weiter, denn es kostet nichts, ist völlig risikolos und kann nicht schaden.

terspeise erzeugt ein Gefühl wie Sandpapier. Den Restaurantbesuch kann man sowieso vergessen – wer will schon ein feines Abendessen an einen wehen Hals verschwenden? Was also tun?

Ruhe als erste Pflicht. Erkältungen und Grippe, die häufig Halsschmerzen verursachen, sind oft hartnäckig – und auch der dicke Hals läßt sich nicht kurieren.

Jemand hat einmal gesagt, daß die Gesundung bei einer gewöhnlichen Grippe dem Körper soviel Energie abverlangt wie eine 60 km-Wanderung mit einem 20 kg schweren Rucksack. Geben Sie sich und Ihrem Hals daher einen Tag frei. Besser einen Tag im Bett liegen als sich eine Woche lang elend fühlen.

Feucht halten. Ein trockener, schmerzender Hals braucht viel Schmiermittel, wie ein heißgelaufener Motor. Lutschtabletten schaffen eine schützende Abdeckung und verringern schmerzhafte Reibung.

Zink gegen rauhen Hals. Zinkhaltige Lutschtabletten können helfen, wenn die Halsschmerzen von einer Erkältung herrühren. Das Zink geht geradewegs auf die wehe Stelle in der Kehle los. Wenn Sie alle zwei bis drei Stunden Zinktabletten nehmen, werden Sie die beruhigende Wirkung binnen eines Tages merken.

Gurgeln. Gurgeln mit warmem Salzwasser läßt schmerzhafte Schwellungen in Minutenschnelle abschwellen. Es wirkt außerdem keimtötend. Verrühren Sie dazu einen Teelöffel Salz in einer Tasse warmem

Wasser, legen Sie den Kopf zurück, und gurgeln Sie gründlich. Sie können die Anwendung wiederholen, sooft es Ihnen nötig erscheint.

Entzündung mit Ibuprofen bekämpfen. Dieses rezeptfreie Mittel wirkt als Schmerzmittel und bekämpft Entzündungen ebenso wie das damit verwandte Aspirin®, wird vom Magen jedoch unter Umständen besser vertragen. Folgen Sie den Anweisungen auf dem Beipackzettel.

DEM HUSTEN WAS HUSTEN

Nichts kann den Betroffenen mehr irritieren und mehr unwillige Zuhörer anziehen als ein kitzelnder, lästiger, explosiver Husten. Schwere Hustenanfälle können Rippenbrüche verursachen, und es ist nur zu verständlich, wenn die dabei Anwesenden am liebsten das Weite suchen würden. Schlimmer noch, Husten wird meist im unpassendsten Augenblick laut – zum Beispiel während des ersten Satzes einer Symphonie.

Der Körper schüttelt sich nicht vor Husten, weil es ihm Spaß macht. Der Hustenreflex dient dem Auswerfen von Schleim. Wenden Sie die folgenden Maßnahmen an, um dem lästigen Husten ein Ende zu bereiten, sobald er nicht mehr gebraucht wird.

Ein Schlückchen Hustensirup nehmen. Dicker, klebriger Schleim läßt sich nur mit einiger Hilfe loswerden. Leichter wird es, wenn Sie den Schleim mit Expektorantien (schleimlösenden Mitteln) verdünnen. Dazu zählen rezeptfrei erhältliche Grippemittel und Hustensäfte, die den Wirkstoff Guaifenesin enthalten.

Südliche Stimmung aufkommen lassen. Zumindest beim Abendessen. Feurig gewürzte Speisen mit Chili, Tabascosauce und Knoblauch wirken in Minutenschnelle schleimlösend und unterstützen die Lunge in ihrem Bemühen, das Zeug hinauszubefördern. Knoblauch wirkt außerdem als leichtes Antibiotikum.

Sie mögen mexikanische Küche nicht? Vier bis sechs Tropfen Tabascosauce, in einem Glas Wasser verrührt und eingenommen, regen die Sekretion in der Lunge an. Wenn Sie einen empfindlichen Magen haben, ist bei scharfen Mitteln natürlich Vorsicht geboten. Doch sonst ist ein «scharfes» Getränk, mehrmals pro Tag genossen, genau das Richtige, um die Säfte in Bewegung zu bringen.

Suppe schlürfen. Schon Großmutter schwor auf Hühnersuppe als bestes Hustenmittel. Die Wärme, die dampfende Suppe verströmt, läßt die Brust freier atmen, bevor Sie den Boden der Suppenschüssel erreicht haben. Das Beste daran: Sie brauchen kein Rezept.

Tee mit Honig und Zitrone trinken. Dieses traditionelle Hausmittel schmeckt nicht nur gut, sondern scheint echte Linderung bei Husten und verlegten Atemwegen zu bringen.

Man nehme ein wenig Öl.: Ätherische Öle können Husten oft in Minutenschnelle lindern. Man muß das Öl übrigens nicht auf die Brust reiben; es reicht auch, einen Tropfen unter der Nase zu plazieren. Das fördert die Schleimabsonderung. Die Wirkung tritt fast sofort ein, der Schleim lockert sich, und der Husten fördert Auswurf zutage.

Luft befeuchten. Schalten Sie den Luftbefeuchter ein, und lassen Sie das Gerät laufen, bis der Husten vergangen ist. In warmer, feuchter Luft wird der Schleim dünnflüssiger und lockert sich. Um die Wirkung zu verstärken, können Sie einen Schuß ätherisches Öl (Grüne Minze oder Pfefferminze) beigeben, das ähnlich wie Chili chemische Wärme verursacht, die zur Verflüssigung des Schleims beiträgt. Reinigen Sie den Luftbefeuchter täglich: Die hustenlindernde Feuchtigkeit fördert gleichzeitig die Vermehrung von Schimmelpilzen und Bakterien.

Dampf machen. Wenn die Lunge durch Husten Schleim loszuwerden versucht, brauchen Sie viel heiße, feuchte Luft. Nehmen Sie also ein heißes Bad oder eine dampfende Dusche. Oder Sie halten den Kopf über einen dampfenden Topf, vor allem, wenn das heiße Wasser mit ein wenig Menthol versetzt ist. Die Wirkung ist zeitlich begrenzt, aber deutlich spürbar. Legen Sie beim Inhalieren ein Handtuch über den Kopf, um den Dampf einzufangen.

EINE KITZLIGE SITUATION MEISTERN

«Kitzlig» mag nett klingen, aber ein Kitzeln im Rachen ist ganz und gar nicht lustig. Die Kehle ist trocken und kratzig. Vielleicht ist etwas steckengeblieben. Man räuspert sich, hustet, räuspert sich noch einmal... und noch einmal... und noch einmal. Heraus kommt – nichts, und das Kitzeln ist noch immer da. Jetzt beginnt der Hals auch wehzutun, und die Umgebung hält sich langsam die Ohren zu. Was kann man tun, um das Kitzeln rasch zu ersticken?

Viel Wasser trinken. Trinken Sie Wasser, soviel Sie können. Wenn es nur kitzelt, ohne zu schmerzen, ist der Hals vermutlich einfach zu trocken. Trockenheit tritt besonders bei älteren Menschen auf, aber zusätzliche Flüssigkeit schadet niemandem. Je mehr man die Kehle «schmiert», um so geringer ist die Gefahr einer Reizung.

Zäpfchen kühlen. Stellen Sie sich mal vor den Spiegel und sagen Sie «A». Sehen Sie das kleine Stückchen Gewebe, das wie ein Miniatursandsack hinten am Rachen hängt? Das ist das Gaumenzäpfchen (Uvula), das ein Kitzeln verursachen kann, wenn es angeschwollen ist. Ein großes Glas kaltes Wasser kann die Schwellung zurückgehen lassen und damit das Kitzeln beseitigen.

Zum Salz greifen. Gurgeln mit Salzwasser kann schnelle Linderung bringen.

Dem Kratzbedürfnis nicht nachgeben. Kitzeln im Rachen wird – wie Juckreiz – immer schlimmer, je mehr man kratzt. Wie kratzt man sich bei Kitzeln im Hals? Einmal kräftig husten, einmal lautstark räuspern. Doch wenn man dem Drang zu kratzen nachgibt, wird das Kitzeln stärker, weil man die Irritation verstärkt. Zur Unterdrückung des Kratzbedürfnisses kann man beispielsweise Hustensirup nehmen, der Dextromethorphan enthält; dieser Wirkstoff stellt den Hustenreiz binnen einer Stunde ab.

DIE STIMME SCHONEN

Heute soll die Premiere steigen. Nach monatelangen Proben und Arbeiten bis spät in die Nacht sollen Sie heute als Hamlet auf der Bühne stehen – nur leider haben Sie im letzten Augenblick eine Kehlkopfentzündung bekommen, die Sie völlig heiser gemacht hat. (Eigentlich klingt die Stimme ja mehr nach Esel.) Sie bleiben zu Hause, und ein anderer kriegt die Lorbeeren. Gute Nacht, schöner Prinz!

Was können Sie tun, um zu verhindern, daß eine Kehlkopfentzündung (Laryngitis) Ihnen die Show stiehlt? Bei akuter Laryngitis nicht viel. Akute Kehlkopfentzündung geht oft mit Erkältungen oder anderen Virusinfektionen einher und kann jede noch so melodische Stimme heiser und rauh machen – und manchmal ganz verstummen lassen. In diesem Fall kommt die Stimme zurück, sobald das Virus verschwunden ist.

Chronische Laryngitis hingegen ist eine hartnäckige Krankheit, die oft von einer Überbeanspruchung der Stimme oder falscher Sprechtechnik herrührt. Sie ist durch geeignete Maßnahmen gut in den Griff zu bekommen. Hier einige schnelle, leicht anwendbare Methoden, mit denen Sie Ihre Stimme vor Krächzen und Flüstern retten können.

Nicht «chronisch» werden lassen. Akute Kehlkopfentzündung und Heiserkeit gehen normalerweise nach einigen Tagen vorüber – wenn man die Stimme schont. Ohne Schonung können die Probleme wochenlang weitergehen. Die Stimme zu schonen, bedeutet leise zu sprechen und lieber zu lächeln als zu lachen. Flüstern Sie nicht, denn auch das strengt die Stimmbänder an.

Sagen Sie nichts. Schweigen Sie, solange Sie nicht unbedingt sprechen müssen. Gönnen Sie den Stimmbändern ein paar Stunden Ruhe, wenn Sie merken, daß Ihnen die Stimme versagt. Wenn Sie eine Stunde lang reden müssen, dann schweigen Sie danach eine Stunde.

Mund zu. Am günstigsten ist, den Mund zu schließen und durch die Nase zu atmen. Mundatmung trocknet die Stimmbänder aus, wodurch die Heiserkeit schlimmer wird.

Viel Wasser trinken. Wenn Sie dem Körper – und damit den Stimmbändern – ausreichend Wasser zuführen, wird die Stimmgewalt in ein paar Tagen zurückkehren. Wieviel Wasser? Ungefähr zehn Gläser pro Tag. Das ist sehr viel, aber man sollte sich dazu zwingen.

Kehle warm und feucht halten. Am besten ist Dampf. Machen Sie viermal täglich je fünf Minuten Dampfinhalationen.

Beißende Dämpfe vermeiden. Wenn Sie bei Tag Farbdämpfe und bei Nacht die Dämpfe von Lösungsmitteln einatmen, leidet die Stimme auf jeden Fall darunter

NEUE HILFE GEGEN KNÖTCHEN

Die rauhe, heisere Stimme des «Paten» Vito Corleone klingt für einen New Yorker Boss des organisierten Verbrechens gerade richtig. Die meisten Leute sind allerdings nicht darauf erpicht, zu klingen, als hätten sie den Mund voll Baumwolle. Wenn der «Pate» gewollt hätte, hätte er bloß eine Arztpraxis in der Nähe aufzusuchen brauchen, um sich ein unwiderstehliches Therapieangebot machen zu lassen.

Die Ursache von chronischer Heiserkeit sind oft Knötchen an den Stimmbändern. Diese als Sängerknötchen oder Schreiknötchen bezeichneten Verdickungen können, obwohl sie oft kleiner sind als eine geschärfte Bleistiftspitze, eine verheerende Wirkung auf die Stimme haben. Man kann sie als Schwielen auf den Stimmbändern bezeichnen. Sie entstehen durch eine Verdickung der Schleimhaut an dem Punkt, an dem die Stimmbänder am muntersten vibrieren.

Glücklicherweise sprechen die Knötchen auf Behandlung gut an. Ein operativer Eingriff, bei dem sie in Minutenschnelle mit mikroskopischen Instrumenten oder Laserstrahlen entfernt werden, bringt risikofrei die gewünschte Wirkung. Um ein erneutes Auftreten von Knötchen zu verhindern, dient Sprechtherapie, die man hier auch als «Sprechhygiene» bezeichnen kann. Dabei geht es darum, die Art, wie man die Stimme einsetzt, zu verbessern. Wenn die Stimme regelmäßig stark beansprucht wird, muß man ihr auch regelmäßige Erholungsphasen zugestehen. Halten Sie die Lautstärke niedrig. Vermeiden Sie übermäßiges Husten oder Räuspern – beides belastet die Stimmbänder unnötig.

Vermeiden Sie beim Sprechen «scharfe Angriffe auf den Stimmapparat». Das heißt, bringen Sie die Töne nicht mit so großer Gewalt hervor, daß der Kehlkopf eine Verletzung davonträgt. Mit anderen Worten: Sagen Sie «Hallo», sogar wenn Sie «HALLOO!» meinen. Sie werden sich trotzdem verständlich machen können, und Ihre Stimmbänder werden Ihnen die Schonung danken.

(ganz zu schweigen von der Lunge). Wenn Sie die Dämpfe nicht meiden können, dann atmen Sie zumindest durch die Nase, und tragen Sie eine Schutzmaske. Belüften Sie Ihren Arbeitsplatz.

Beim Arzt nach Steroiden erkundigen. Manchmal muß die Show – oder die Gerichtsverhandlung, die Unterrichtsstunde, die Rede nach dem Diner – einfach weitergehen. Steroide bringen die Schwellung, die Heiserkeit verursacht, schnell unter Kontrolle. Da die Nebenwirkungen gravierend sein können, werden Steroide nicht routinemäßig verschrieben. Erkundigen Sie sich beim Arzt danach, wenn gar nichts anderes mehr geht.

Zum Sprechtherapeuten gehen. Bei chronischer Laryngitis, ständiger Heiserkeit, Sängerknötchen oder Schreiknötchen (kleine «Schwielen» an den Stimmbändern) kann Sprechtherapie nach zwei bis drei Monaten zu einer Verbesserung führen. So können Sie das Schicksal abwenden, ein Leben lang wie der «Pate» zu klingen.

BRECHREIZ NIEDERRINGEN

Oh weh, denken Sie, es geht schon los. Der Zahnarzt ist gerade mit seinem Instrument an die Arbeit gegangen – würg! Er versucht es noch einmal. Es würgt Sie noch einmal. Sie sind einfach machtlos dagegen – zum Teufel! Sie wissen ja, daß der Zahnarzt das Instrument nicht in Ihre Kehle rutschen läßt, aber die Kehle ist da nicht ganz sicher.

Brechreiz kann ein peinliches Problem sein, ist aber nach Auskunft von Zahnärzten gar nicht selten. Bis zu 20 Prozent der Über-50jährigen – und rund zwei bis drei Prozent der jüngeren Patienten – leiden unter dem bekannten Würgen.

Warum? Die Ursache ist unbekannt. Der Brechreiz könnte auf außergewöhnlich hohe Sensibilität gegen Manipulationen in der Mundhöhle oder besonders große Angst vor dem Zahnarzt zurückzuführen sein. Welche Ursache auch zutreffen mag – das Würgen ist für die Patienten unangenehm und für die Zahnärzte zeitaufwendig. Was kann man dagegen tun?

Mund betäuben. Manche Zahnärzte betäuben das Gaumensegel lokal. Dieser weiche, hintere Teil des Gaumens ist am anfälligsten für Brechreiz. Wenn Sie zu den «Würgern» gehören, können Sie den Zahnarzt ersuchen,

Ihnen und sich selbst den Gefallen zu tun, das Gaumensegel zu betäuben.

Wegbürsten. Manche Menschen leiden selbst beim Zähneputzen unter Brechreiz. Dann können Sie den Kopf der Zahnbürste fest gegen die Innenseite der Wange pressen, sobald Sie Brechreiz überkommt.

Das Salz, bitte. Versuchen Sie, den Würgereflex zu eliminieren, indem Sie Salz auf die Zunge streuen. Warum diese Methode funktioniert, weiß man nicht; es könnte eine chemische Reaktion zugrundeliegen, aber vielleicht lenkt das Salz auch einfach ab.

Ablenkung suchen. Manche Leute leiden unter einem Gefühl des Kontrollverlustes. Wenn sie in irgendeiner Weise in den Prozeß eingebunden werden, geht das reflexartige Würgen zurück. Patienten, die zum Würgen neigen, könnten beispielsweise das Absaugröhrchen unter der Zunge festhalten, das Speichel aus dem Mund saugt und ihn so trocken hält. Wenn sich der Patient auf diese Aufgabe konzentriert, «vergißt» er das Würgen.

Oder schauen Sie sich um, statt auf dem Untersuchungsstuhl zu sitzen und das Schlimmste zu befürchten. Jede Ablenkung ist eine Hilfe. Hängt an der Decke ein Garfield-Poster? Zählen Sie die Schnurrbarthaare. Zählen Sie die Punkte an der Decke. Zählen Sie die Poren und Fältchen im Gesicht des Zahnarztes. Konzentrieren Sie sich auf irgendwas, bloß nicht auf Ihren Mund.

Anders atmen. Versuchen Sie, rasche, flache Atemzüge zu machen – oder umgekehrt langsam und tief zu atmen. Patienten, die sich beim Zahnarztbesuch auf verschiedene Atmungsmuster konzentrieren, bringen oft ganz Sitzungen ohne Würgen hinter sich.

Musik hören. Der schrille Ton des Zahnarztbohrers ist nicht gerade entspannend. Bringen Sie eine Kassette mit, und stellen Sie die Rockmusik richtig laut. Phantasieren Sie sich weit weg – zum Beispiel auf eine einsame Insel, wo niemand sagt «Weit öffnen».

Natürlich kann man nicht jedes Halsproblem in fünf Minuten loswerden. Husten läßt sich manchmal nicht bezähmen. Halsschmerzen können hartnäckig sein, bis sie sich langweilen und verschwinden. Vielleicht ertragen Sie heute nicht mehr als fünf Minuten beim Zahnarzt.

Das ist schon in Ordnung. Es geht nicht um Wunder, sondern darum, daß sich Ihr Problem so bald wie möglich bessert. Fangen Sie also an – es dauert nicht lange.

KAPITEL 18

HAUT UND NÄGEL

E s ist Zeit für ein kleines Quiz. Welches Ihrer Organe ist größer als das Gehirn, aber nicht so clever? Welches läßt Gänsehaut, aber keine Federn wachsen? Ist wasserdichter als ein Regenmantel, aber nicht so warm wie ein Pelzmantel?

Dalli, dalli! Die richtige Antwort lautet . . . die Haut. Sie ist das größte Organ des Körpers, beweglich, dehnbar, faltbar, zart und doch robust, eine lebende Rüstung, an die kein High-Tech-Material herankommt. Die Haut hält den Körper zusammen, schützt ihn vor Mikroben und den Unbilden der Witterung, fühlt sich angenehm an und paßt mit oder ohne Kleidung, blaß oder gebräunt.

Doch sie kann auch zum Problem werden. Es können Pickel, Furunkel und Warzen daraus wachsen, mit den Jahren wird sie faltig, bei Schuppenflechte kann sie abschuppen oder bei Ekzemen jucken. Und manchmal (tut uns leid, Herr Knigge) stinkt sie auch.

Für Ihre Haut sind Sie die Rettung. Was tun, wenn sie nach Hilfe ruft?

- Ein paar Minuten Eisbehandlung kann das Entstehen eines Pickels abwürgen.
- Fünf Minuten elektrische Hitze reichen, um eine Warze auszubrennen.
- Mit Aspirinpaste lassen sich die Schmerzen von Gürtelrose in 15 bis 20 Minuten lindern.

Mehr Informationen über risikolose, rasch wirksame Lösungen für Ihre Hautprobleme finden Sie im folgenden Kapitel.

DEN TEINT OHNE ZEITAUFWAND VERBESSERN

Sie könnten ein halbes Leben darauf verwenden, die Feuchtigkeitsbalance Ihrer Haut optimal einzustellen – nicht zu trocken, nicht zu ölig. Es gibt mehr als genug Kurorte und kosmetische Produkte, mit denen Sie experimentieren können.

Oder aber Sie gehen klug vor und erreichen in ein paar Minuten ebenso gute Resultate.

Versuchen Sie es mit «sanfter Seife»: Wenn Ihre Haut sehr trocken und empfindlich ist, dann lassen Sie beim Waschen die Seife weg, und verwenden Sie statt dessen Reinigungslotionen. Benetzen Sie die Haut mit lauwarmem Wasser, lassen Sie die Lotion nicht länger als eine Minute einwirken, und spülen Sie gründlich ab. Tupfen Sie die Haut danach trocken, und tragen Sie Feuchtigkeitslotion auf.

HIGH TECH • FEUERMALE DURCH LASER ENTFERNEN

Feuermale (Naevus flammeus) treten als flächige, rötliche bis violette Flecken im Gesichts- und Halsbereich auf und werden durch ein Übermaß an Blutgefäßen nahe der Hautoberfläche verursacht. Zu ihrer Entfernung eignet sich am besten der neuentwickelte «einstellbare Farblaser». Die Laserstrahlen lassen sich exakt auf die Wellenlänge «einstellen», die für ein bestimmtes Mal am günstigsten ist. Die Blutgefäße absorbieren die Strahlung, werden dabei erhitzt und zerstört. Das Verfahren hinterläßt wenig bis keine Narben.

Vor dem Aufkommen der Lasertechnologie gab es kaum gute chirurgische Möglichkeiten, um Feuermale zu entfernen. Anfangs setzte man Argon-Laser ein, die jedoch deutlich sichtbare Narben hinterließen. Eine vollständige Behandlung mit dem einstellbaren Farblaser kann mehrere Besuche im Krankenhaus erforderlich machen. Fast alle Feuermale können dadurch dramatisch verändert werden, und manche verschwinden völlig. Die Behandlungen werden ambulant durchgeführt – auch bei mehreren Sitzungen ist kein Krankenhausaufenthalt notwendig. Für Erwachsene ist die Prozedur relativ schmerzarm. Danach fühlt sich die Haut etwa so an, als hätte man einen Sonnenbrand.

Feuchtigkeitslotion auf feuchter Haut anwenden. Dabei kommt es vor allem auf den richtigen Zeitpunkt an. Tupfen Sie die Haut nach dem Duschen trocken, und tragen Sie am ganzen Körper Feuchtigkeitslotion auf; achten Sie dabei besonders auf rauhe, trockene Hautpartien. So nutzen Sie die Feuchtigkeitslotion am besten – mit spürbaren Resultaten.

Kurz und lauwarm duschen. Je länger Sie im Wasser sind und je heißer das Wasser ist, um so stärker wird der Haut ihre natürliche, feucht haltende Schutzschicht entzogen.

Bei fettiger Haut Feuchtigkeitsgel verwenden. Sogar fettige Haut fühlt sich hin und wieder trocken an. Das beste Mittel für mehr Feuchtigkeit, ohne ein öliges Gefühl auf der Haut hervorzurufen, ist, einen Feuchtigkeitsspender auf Gelbasis zu verwenden.

Luftbefeuchter installieren. Im Winter ist die Luft in Ihrer Wohnung so trocken wie in der Sahara. Ein Luftbefeuchter kann Ihre Haut vor dem Austrocknen schützen.

PICKEL: ACHTUNG, FERTIG, WEG DAMIT!

Pickel haben ihren Ursprung in den Haarfollikeln unter der Hautoberfläche. Bis ein Haarfollikel mit Talg, toten Hautpartikeln und Schmutz verstopft ist und sich ein voll ausgebildeter Pickel formt, dauert es nicht weniger als 90 Tage. Wenn durch die «Verstopfung» die Follikelwand reißt, werden weiße Blutkörperchen angelockt, die möglicherweise das Kollagen um die Pore zu verdauen beginnen. Als Folge bildet sich Narbengewebe. Zur Vermeidung von Aknenarben sollte man selbst bei leichter Akne Sofortmaßnahmen ergreifen. Wenn man zu lange wartet, können die physischen und seelischen Narben ein Leben lang erhalten bleiben.

Früher verschrieben die Hautärzte ihren Aknepatienten Tetracyclintabletten und hofften auf das Beste. Manchmal wurden auch UV-Bestrahlungen verordnet.

Doch mit diesem Antibiotikum gab es – abgesehen von den Nebenwirkungen – ein Problem: Es wirkte nicht besonders gut. Es war kaum wirksamer als ein Placebo.

In der Zwischenzeit gibt es eine Reihe von Möglichkeiten zur Bekämpfung von Akne und Pickeln, die besser und schneller wirken.

Reinigung mit Benzoylperoxid. Es muß keine Ewigkeit dauern, bis Mitesser verschwinden, obwohl sich Mitesser oder Pusteln oft sehr lange halten. In diesem Fall kann Benzoylperoxid helfen. Wenn Sie die unreine Haut morgens und abends mit einer rezeptfrei erhältlichen Benzoylperoxid-Reinigungslösung säubern, kommen die «Pfropfen» in der Haut leichter heraus, und auch die Bakterien, die für die Akne verantwortlich sind, werden abgetötet.

Zu Isotretinoin greifen. Isotretinoin ist ein Derivat der Vitamin-A-Säure, mit dem in manchen Aknefällen in nur sechs bis zehn Wochen eine Besserung erzielt werden kann. Das Mittel wird lokal angewendet (Isotrex Gel®) und führt dazu, daß sich die Haut an der Oberfläche und im Follikel selbst abschält. Dadurch kommt der Pfropfen schneller heraus und eine neuerliche Verstopfung von Poren und die Bildung von Narbengewebe wird verhindert. Isotretinoin macht die Haut überempfindlich gegen Sonnenlicht. Weil Isotretinoin den Embryo schädigen kann, ist seine Auwnendung in der Schwangerschaft strikt verboten. Diese schreckliche Wirkung kann die Substanz sogar dann haben, wenn man sie nur als Gel aufträgt. Frauen müssen in der Zeit, in der sie dieses Mittel anwenden, für einen sicheren Empfängnisschutz sorgen.

Pickel 1-2-3 K.O. schlagen. Die richtige Kombination von Erythromycin, Benzoylperoxid und Isotretinoin kann bei Mitessern, Pickeln und Eiterpusteln wesentlich schneller zum Erfolg führen als jedes der drei Mittel für sich allein.

Isotretinoin und Benzoylperoxid fördern das Abschälen der Haut; letzteres dringt außerdem in die Poren ein und vernichtet Aknebakterien. Lokal angewendetes Erythromycin tötet Bakterien, die Akne auslösen.

Eine Kombination dieser rezeptpflichtigen Medikamente kann binnen zwei Wochen die Akne bessern und schon nach zwei Monaten völlig abheilen lassen. Normalerweise wendet man morgens eine Lotion mit Erythromycin und abends Benzoylperoxid an, was nach ein bis zwei Stunden abgewaschen wird. Vor dem Zubettgehen wird eine 0,25-prozentige Vitamin-A-Säure-Zubereitung aufgetragen, um das Herausschälen von blockierendem Material aus den Poren zu fördern.

Fragen Sie Ihren Hautarzt, ob diese Vorgangsweise für Sie in Frage kommt.

Eruptionen mit Eis entschärfen. Sie sollen morgen ein wichtiges Gespräch führen – aber das wohlbekannte, komische Gefühl am Kinn sagt Ihnen, daß da ein Pickel im Entstehen ist. Legen Sie zur raschen Abwehr drei bis fünf Minuten lang Eis auf die Gefahrenzone, und achten Sie darauf, genug zu schlafen. Das Eis bremst die Entzündung, und so kann es der Innenhaut des Follikels gelingen, das Problem selbst zu lösen.

Finger weg davon. Das schlimmste überhaupt ist, an einem potentiellen Pickel herumzudrücken. Dabei kann der Aknepropfen tiefer in die Haut geschoben werden, so daß die Follikelwand reißt, was garantiert zu einem häßlichen Pickel führt. Wenn der Riß nahe der Hautoberfläche auftritt, braucht der Körper mindestens eine Woche, um die danach entstehende Pustel zu beseitigen. Entsteht der Riß in tieferen Hautschichten, so kann sich ein tiefsitzender, rötlicher Knoten bilden, der wochenlang nicht verschwindet.

Prednison für Aknepatientinnen über 30. Wenn Sie zu der wachsenden Zahl von Frauen gehören, die erstmals im Alter von 30, 40, 50 Jahren unter Akne leiden, dann können die Eruptionen, die mit dem Menstruationszyklus zusammenhängen, möglicherweise wirksam mit Prednison behandelt werden. Die Behandlung mit diesem Medikament, das in den Hormonhaushalt des Körpers eingreift, nimmt normalerweise mehrere Monate in Anspruch. Es kann einige Wochen dauern, bis sich erste Ergebnisse zeigen.

Normalerweise tritt Akne erstmals im Alter von zwölf Jahren auf und verschwindet durchschnittlich mit 23 wieder. Wenn erwachsene Frauen Akne bekommen, so liegt das in vielen Fällen an der Antibabypille (Beginn der Einnahme oder Absetzen) oder an streßbedingten Auswirkungen auf die hormonellen Veränderungen, die im Laufe jedes Menstruationszyklus stattfinden.

Bläschen mit Zink wegzaubern. Zink wirkt leicht entzündungshemmend. Wenn sich Akne in Form von

Bläschen, Pusteln und Knoten zeigt, können die weißen Blutkörperchen, die Akneläsionen vergrößern, durch Zink vermindert werden.

Dazu könnten Sie ein Zinkpräparat schlucken, das aber nicht mehr als 100 Milligramm Zink enthalten sollte. Sprechen Sie aber mit Ihrem Arzt, bevor Sie Vitamin- oder Mineralstoffpräparate nehmen.

FURUNKEL VERBANNEN

Ein gut funktionierendes Immunsystem braucht etwa zwei Wochen, um mit einem durchschnittlichen Furunkel fertigzuwerden. Doch manchmal sind Furunkel eine langwierigere Sache. Am schwierigsten ist es, Furunkel loszuwerden, die sich am Gesäß oder an anderen Stelle bilden, wo Kleidung daran reibt und sie verschlimmern kann.

Furunkel entstehen durch bakterielle Infektionen, die in einem Haarfollikel beginnen. Weiße Blutkörperchen eilen an die betroffene Stelle, um die Infektion zu bekämpfen, und aus der zunehmenden Zahl abgestorbener Blut- und Hautzellen sowie Bakterien bildet sich Eiter. Sobald der Furunkel platzt, tritt der Eiter aus, und die Haut kann abheilen.

Diesen Prozeß können Sie durch folgende Maßnahmen beschleunigen.

Feuchte Wärme anwenden. Wenn Sie einen Furunkel schnell loswerden wollen, können Sie eine heiße, feuchte Kompresse auflegen. Die Behandlung sollte viermal täglich je 20 bis 30 Minuten lang angewendet werden. Die feuchte Wärme erhöht die Blutzufuhr in die betroffene Region, wodurch der Furunkel schnell platzt.

Erkundigen Sie sich beim Arzt nach Antibiotika. Mit Hilfe von rezeptpflichtigen Antibiotika kann ein Furunkel in drei bis vier Tagen kuriert werden. Wenn hartnäckige Furunkel in größerer Zahl immer wieder auftreten, ist die Einnahme von Antibiotika die beste Behandlungsform.

Stichhaltige Therapie. Kleine Furunkel können ohne Probleme aufgestochen werden. Dazu sollten Sie warten, bis sich unter einer dünnen Hautschicht weißer Eiter zeigt – jetzt ist der Furunkel «reif». Halten Sie eine

Nadel zum Sterilisieren in eine Flamme, lassen Sie sie auskühlen, und stechen Sie den Furunkel an. Leichtes Drücken hilft, den Inhalt ins Freie zu befördern. Es kommt nicht oft vor, daß die Infektion durch das Drücken in tieferliegende Schichten gepreßt wird, und auch der Arzt würde in dieser Situation wahrscheinlich leicht drücken.

Salbe mit Antibiotikum auftragen. Sobald der Furunkel aufgeplatzt ist oder aufgestochen wurde, kann eine antibiotikumhaltige Salbe wie Nebacetin aufgetragen werden, die Ihnen der Arzt verordnen müßte.

Dränage erleichtern. Auch auf einen geöffneten Furunkel können Sie weiterhin warme Kompressen auflegen, um das Abheilen zu fördern.

Nach Wunsch verbinden. Sobald der Furunkel geöffnet ist und austrocknet, kann ein Verband angelegt werden, um die Stelle sauberzuhalten und die Kleidung vor abfließender Flüssigkeit zu schützen.

WUNDREIBEN VERTREIBEN

Sie wollen Ihrem Körper mal was richtig Gutes tun – sportliche Bewegung – und handeln sich für Ihre Mühe wundgeriebene Haut ein. Nach dem Laufen schwillt ein knallroter Streifen zwischen den Schenkeln, oder das Sitzfleisch ist nach dem Radfahren gerötet und wund. Wie können Sie Ihr Trainingsprogramm fortsetzen, ohne sich ständig wundzureiben?

Mit Schmiermittel geht's wie geschmiert. Wenn sich beim Gehen oder Laufen wunde Stellen zwischen den Beinen, im Bereich der Achselhöhlen oder an anderen Stellen, wo die Kleidung an der Haut scheuert, entwickeln, ist die einfachste Lösung eine Abreibung mit einem Schmiermittel wie Vaseline. Das dauert nicht länger als eine Minute, und viele der in Frage kommenden Mittel werden in kleinen Tuben angeboten, die man problemlos in der Hand tragen oder in die Hosentasche stecken kann. Noch effektiver schützt Hirschtalg, den es als Stift zum Auftragen zu kaufen gibt.

Wundspray. Sie können auch ein Wundspray verwenden, das die schmerzende Stelle binnen zehn Sekunden abdeckt.

Puder mal nicht auf die Nase. Talkum mindert ähnlich wie Vaseline die Reibung; so scheuern Hautpartien nicht gegeneinander, selbst wenn sie aneinander reiben.

Machen Sie sich Luft. Nehmen Sie ein bißchen Schweiß, zwei Hautstellen, die aneinander reiben, und schon kann die Haut wund werden. Tragen Sie luftdurchlässige Kleidung mit wenig Gewicht, damit sich der Körper auch während der Bewegung abkühlen kann.

Klebriger Schutz. Wenn die Brustwarzen am meisten unter scheuernder Kleidung leiden, so kann man das Problem in Sekundenschnelle beheben, indem man sie vor dem Sport mit einem Pflaster abklebt. Die meisten Marathonläufer gehen so vor.

Unterwäsche aus Baumwolle. Tragen Sie unter Kleidungsstücken aus Nylon stets Baumwollunterwäsche als Schutzschicht zwischen dem scheuernden Material und Ihrer empfindlichen Haut.

Wollenes zurück in den Schrank. Wollsachen sind wenig sanft zur Haut und können Probleme verursachen. Statt dessen empfiehlt sich Kleidung aus reiner Baumwolle.

Schenkel elastisch bandagieren. Wenn die Oberschenkel wund sind, können Sie beide mit elastischen Bandagen umwickeln, so daß nicht mehr Haut auf Haut, sondern Bandage auf Bandage reibt.

Sattel polstern. Wenn der «Wolf» vom Fahrradfahren oder Reiten kommt, läßt sich das Problem vermeiden, indem Sie das Sitzfleisch ausreichend abpolstern. So sollten Sie etwa keine Jeans tragen, deren dicke Nähte reiben und die Haut reizen können. Probieren Sie es statt dessen mit einer leichten Reithose, deren Nähte nicht auftragen, oder mit einer Radfahrerhose mit Sämischledersitz. Auch der Fahrradsattel sollte gut gepolstert sein.

EKZEM: DEN JUCKREIZ BESIEGEN

Ganz gleich, ob man von Ekzem oder von Dermatitis spricht, das Problem zeigt sich in Juckreiz, Rötung, Schwellungen oder Krustenbildung an der Haut. Es gibt vier Grundtypen der Krankheit, die zwar beherrschbar, aber derzeit nicht heilbar ist.

Das atopische Ekzem ruft bei Erwachsenen intensiven Juckreiz und verdickte, verfärbte Haut hervor. Das nummuläre Ekzem ist durch rote, nässende Flecken, die auch Krusten bilden können, gekennzeichnet. Abschuppende Haut (auch Kopfhaut) signalisiert seborrhoisches Ekzem, während Kontaktekzeme auftreten können, wenn die Haut mit einem Allergen, z. B. Nickel, in Berührung kommt.

Hydrocortisonsalbe und oral verabreichte Antihistaminika werden oft zur Bekämpfung von Ekzemen eingesetzt, ebenso wie Steinkohlenteersalben und UV-Bestrahlung.

Die folgenden Maßnahmen bringen in der Zwischenzeit Linderung.

Ekzemheilung durch Kratztherapie beschleunigen. Ekzeme sind nicht nur wegen der trockenen, schuppenden Haut ein Problem, sondern auch, weil sie jucken. Die Reaktion darauf ist Kratzen, wodurch sich der Zustand verschlimmert. Patienten, die lernen, wie man dem Drang zu kratzen widersteht, profitierten von der Anwendung von Hydrocortisonsalbe deutlich mehr als solche, die nur die Salbe auftragen.

Die Kratztherapie geht folgendermaßen. Zunächst lernten die Patienten, eine Minute lang fest auf die betroffene Hautpartie zu drücken, sobald der Juckreiz auftritt, und ihre Hände dann auf die Oberschenkel oder auf ein anderes Objekt zu legen. Später geht es darum, eine Berührung der betroffenen Hautpartie ganz zu meiden und die Hände gleich auf die Schenkel oder einen anderen Gegenstand zu legen.

Schutzhandschuhe aus Baumwolle. Es dauert bloß ein paar Sekunden, saubere, weiße Zwirnhandschuhe aus dünner Baumwolle anzuziehen, bevor Sie in Gummihandschuhe schlüpfen, doch so können Sie Ihren Händen tagelange Hautreizungen ersparen. Wenn Sie den Abwasch zu erledigen haben, im Garten arbeiten oder ein Hobby haben, bei dem Sie mit Säuren und Lösemitteln arbeiten, sollten Sie darauf achten, daß die Hände immer geschützt sind. Besorgen Sie sich mehrere Paar solcher Baumwollhandschuhe, dann können Sie sie

● KRATZFEST WERDEN

Was tun Sie lieber – kratzen oder reden? Schwedische Forscher führten eine Untersuchung an 16 Ekzempatienten durch, die in zwei Gruppen geteilt wurden. Eine Gruppe erhielt eine Kortisonsalbe, während die zweite Gruppe außerdem noch zwei Trainingssitzungen zur Verhütung des Kratzens durchmachte. Das Ergebnis: Nach 28 Tagen kratzen beide Gruppen deutlich weniger, doch die Trainingsgruppe kratzte im Vergleich nur halb so viel.

Sie können mit einem Freund oder Nachbarn üben. Zeigen und beschreiben Sie Ihrem Helfer zunächst, wie Sie kratzen. Das hilft Ihnen zu erkennen, an welchem Punkt der Juckreiz für Sie überwältigend wird. Beschreiben Sie die Situationen, in denen Sie dem Drang zu kratzen nicht widerstehen können. Sprechen Sie über die unangenehmen Folgen des Kratzens – es schadet der Haut, es ist peinlich, was auch immer.

Konzentrieren Sie sich darauf, die Hände eine volle Minute lang auf den juckenden Bereich zu legen, ohne zu kratzen. Legen Sie die Hände nach Ablauf der Minute auf die Schenkel, oder ergreifen Sie einen Gegenstand.

Stellen Sie sich die Situation vor, in der Sie den Drang zu kratzen am stärksten verspüren. Tun Sie, als wären Sie in der Situation, und halten Sie die juckende Stelle eine Minute lang, ohne zu kratzen. Legen Sie die Hände danach wieder auf die Oberschenkel.

Diskutieren Sie das Problem abschließend mit Ihrem Helfer, und machen Sie einen Test. Ihr Helfer sollte Sie daran erinnern, die mentale Übung einzusetzen, wenn Sie den Drang zu kratzen verspüren.

waschen und haben immer ein frisches Paar griffbereit. Auch Schweiß und fettige Hautabsonderungen können in größerer Menge die Haut reizen.

Auf Seifenersatz umsteigen. Auch die wenigen Minuten, die Sie zum Waschen von Gesicht und Händen verwenden, können nutzbringend eingesetzt werden, wenn Sie ein Seifenersatzmittel, ein sogenanntes Syndet, verwenden; diese Reinigungsmittel trocknen die Haut nicht aus und verschlimmern Ihr Ekzem damit nicht.

Vollbad für mehr Feuchtigkeit. Ein lauwarmes abendliches Vollbad mit Haferkleie-Badezusatz kann zum Wohlbefinden beitragen.

Salbe auftragen. Tragen Sie Ihre ärztlich verordnete Salbe oder eine unparfümierte, hauterweichende Creme auf, sobald Sie aus der Wanne gestiegen sind.

ALTERNDE HAUT: VIELVERSPRECHENDE WEGE, DIE UHR ZURÜCKZUDREHEN

Vielleicht wird die Werbung der ungezählten Kosmetikfirmen eines Tages wahr und es gibt wirklich ein Wundermittel, das Sie bloß heute auf Ihre Fältchen auftragen müssen, um schon morgen mit jugendlich straffer Haut zu erwachen.

Einstweilen aber sollten Sie eher mit einem Zeitaufwand von einigen Monaten rechnen, wenn Sie noch vor dem Klassentreffen eine radikale Verjüngung erhoffen. Es gibt Techniken, die Fältchen und Altersflecken reduzieren und jugendliche Frische bringen, doch sie erfordern einige Ausdauer. Der Lohn der Mühe? Ergebnisse, die früher einfach nicht möglich waren.

Und so geht's.

Fältchen mit Isotretinoin glätten. Wenn Sie beginnende Faltenbildung ernsthaft bekämpfen wollen, dann vergessen Sie gängige Kosmetika. Bitten Sie lieber Ihren Hautarzt, Ihnen Isotretinoin zu verschreiben. Dieses Derivat der Vitamin-A-Säure ist als Gel zu erhalten. Bei täglicher Anwendung kann dieser Wirkstoff in drei bis sechs Monaten viele kleine, oberflächliche Fältchen um Augen, Mund und Backenknochen zum Verschwinden bringen.

Isotretitoin scheint die Uhr zurückzudrehen. Es macht alternde oder durch Sonneneinstrahlung geschädigte Haut wieder straffer und geschmeidiger, beschleunigt den Zellstoffwechsel und erhöht die Produktion kleiner Blutgefäße, die die Haut mit Sauerstoff und

Nährstoffen versorgen. Die Haut sieht dadurch gesünder, rosiger und jünger aus.

Untersuchungen haben ergeben, daß das Mittel möglicherweise auch vorbeugend gegen die Neubildung von Fältchen wirkt.

Die meisten Ärzte empfehlen, die Anwendung von Isotretinoin nach einem Jahr auf ein- bis zweimal wöchentlich einzuschränken. Doch der verjüngende Effekt hält nur vor, solange man das Mittel anwendet.

An der University of Michigan wurde Isotretinoin in einer Doppelblindstudie an 30 Versuchspersonen getestet. Das Mittel wurde auf einen Unterarm mit sonnengeschädigter Haut aufgetragen, während auf dem anderen Unterarm ein Placebo verwendet wurde. Die mit Isotretinoin behandelte Haut zeigte im Vergleich zu den mit Placebo-Salbe behandelten Partien eine deutliche Besserung. Als einzige Nebenwirkung zeigten sich Hautirritationen.

Um Hautreizungen durch Isotretinoin zu verhindern oder möglichst gering zu halten, empfiehlt es sich, scharfe Seifen, Peeling-Lotionen und alkoholhaltige Kosmetikprodukte zu meiden. Verwenden Sie statt dessen eine sanfte Waschlotion, die Sie mit warmem Wasser abspülen; danach sollten Sie eine halbe Stunde warten, bevor Sie Isotretinoin auftragen. Achten Sie auch darauf, Ihre Haut täglich – und zwar den ganzen Tag hindurch – mit einem Sonnenschutzmittel (Schutzfaktor 15 oder mehr) zu schützen.

Chemisches Peeling zur Unterstützung natürlicher Prozesse. Durch Peeling werden abgestorbene Hautpartikel entfernt, und schönere, glattere Haut kommt zum Vorschein. Auch die Erneuerungsprozesse der Haut werden auf diese Weise angekurbelt. Die verjüngte Haut ist elastischer, hat mehr Glanz und zeigt weniger feine Fältchen.

Dermatologen setzen oft Trichloressigsäure ein, um eine bestimmte Hautpartie oder das ganze Gesicht zu «peelen», wodurch der natürliche Prozeß der Abstoßung toter Partikel beschleunigt wird und gleichmäßiger abläuft. Wenn Sie sich für ein volles Gesichtspeeling entscheiden, dauert die chemische Behandlung nur eine Minute, doch die Haut braucht vermutlich rund zwei

Wochen, um sich zu erholen. In diesem Zeitraum bilden sich Krusten, die schließlich abfallen. Die Haut kann sechs Wochen bis sechs Monate schmerzen und gerötet erscheinen, bis sich wieder der normale Teint einstellt. Während dieser Zeit ist es wichtig, nicht in die Sonne zu gehen.

NAGELPFLEGE (FAST) OHNE ZEITAUFWAND

Sie haben sich wahrscheinlich noch nie den Kopf darüber zerbrochen, wie sich Alterungsprozesse auf die Nägel auswirken – doch es gibt altersbedingte Veränderungen der Nägel. Nach dem 25. Lebensjahr verlangsamt sich allmählich das Tempo, in dem die Nägel nachwachsen. Nach dem 35. Lebensjahr können brüchige und rissige Nägel mehr Probleme als je zuvor verursachen.

Sie können Ihre Nägel mit minimalem Pflegeaufwand lebenslang gesund und attraktiv erhalten. Hier Ratschläge für die häufigsten Probleme:

Für Feuchtigkeit sorgen. Brüchige Nägel behandeln Sie am besten durch allabendliches Einweichen in warmem Wasser ohne Zusätze. Machen Sie also ein 15 bis 20 Minuten langes «Handbad», beispielsweise beim Fernsehen. Trocknen Sie die Nägel nach 20 Minuten, und wenden Sie eine Feuchtigkeitscreme an.

Nägel kurz halten. Mit einer guten Nagelschere können Sie die Nägel im Handumdrehen zurückstutzen. Falls Ihre Nägel spröde sind, ist die Zeit gut investiert. Kürzere Nägel sind viel weniger verletzungsanfällig als lange.

Vor dem Schneiden einweichen. Baden Sie die Nägel vor dem Schneiden 15 Minuten lang in einer Lösung aus einem Teil Badeöl auf vier Teile Wasser. Wenden Sie danach ein Feuchtigkeitsgel an, das Phospholipide enthält – diese Wirkstoffe machen die Nägel elastischer.

Nagellack restaurieren. Abgesprungenen Nagellack zu überdecken geht schneller, als die restliche Farbe zu entfernen und die Nägel frisch zu lackieren. Außerdem tun Sie Ihren Nägeln damit etwas Gutes, da Nagellackentferner die Nägel stark austrocknen kann. Verwenden Sie so selten wie möglich Nagellackentferner.

Niednägel vorsichtig mit sauberer Schere abschneiden. Tun Sie es nicht, so hängt der Niednagel wahrscheinlich noch eine oder zwei Wochen herum – denn so lange braucht der Körper, um ihn abzustoßen. Niednägel sind leicht zu vermeiden, wenn man für ausreichende Feuchtigkeit der Hände und Nägel sorgt.

SCHUPPENFLECHTE: LÄNGERE LINDERUNG DES LEIDENS

Schuppenflechte (Psoriasis) entsteht, wenn bestimmte Produktionszentren in der Haut allzu schnell arbeiten. Die Reifung einer Hautzelle dauert normalerweise 28 bis 30 Tage. Bei Schuppenflechte jedoch kommen die Zellen schon nach drei Tagen an die Hautoberfläche. Anstatt abgestoßen zu werden, klumpen sie zusammen und erzeugen so ein silbriges, schuppiges Aussehen. Die Rötung wird durch die Blutgefäße unter der Oberfläche verursacht, die das Zellwachstum ermöglichen.

Die Schwere der Erkrankung variiert von leichten Erscheinungsformen bis zu sehr schweren Fällen. Schuppenflechte ist meist chronisch, wobei wiederholte Attacken oft zyklisch von Phasen der Besserung abgelöst werden.

Die Krankheit ist gegenwärtig unheilbar, doch es gibt Maßnahmen, die helfen, die Schuppenschichten abzubauen und die Ausbrüche der Krankheit verhindern. Zu den derzeit verwendeten therapeutischen Mitteln zählen Salben auf Basis von Steinkohlenteer, Anthralin und Hydrocortison und Etretinat-haltige Medikamente, die oral verabreicht werden (Tigason)®; eine weitere Behandlungsform ist die sogenannte PUVA-Therapie, bei der Bestrahlung mit UV-Licht und ein Wirkstoff namens Psoralen, der die Lichtempfindlichkeit der Haut steigert, eingesetzt werden. Da die Behandlungen starke Nebenwirkungen haben können, müssen sie unter ärztlicher Aufsicht durchgeführt werden.

Was können Sie außerdem tun?

Feuchtigkeitscreme auftragen. Patienten mit Schuppenflechte übersehen oft die Bedeutung von ausreichender Feuchtigkeit für die Haut. Die Feuchtigkeitscreme sollte binnen drei Minuten nach einem Bad aufgetragen werden, solange die Haut noch nicht ganz trocken ist. Am besten eignen sich Salben oder Cremes – Feuchtigkeitslotionen sind nicht effektiv genug.

Einen Saunaanzug tragen. Wenn große Körperpartien von der Schuppenflechte betroffen sind, sollten Sie mit Ihrem Arzt besprechen, ob ein aus Nylon gefertigter «Saunaanzug», der dazu beiträgt, die Haut feucht zu halten, für Sie vorteilhaft wäre. Manche Betroffene tragen die Anzüge beim Schlafen, doch im Einzelfall sind immer ärztliche Anweisungen zum Einsatz der Spezialanzüge notwendig.

Entspannen lernen. Verschiedene Studien lassen unabhängig voneinander annehmen, daß Psoriasisattacken durch emotionalen Streß ausgelöst werden können. Wenn Sie sich selbst genau beobachten, entdecken Sie wahrscheinlich einen Zusammenhang zwischen den Krankheitsausbrüchen und Phasen großer Streßbelastung in Ihrem Leben. Die Erfahrung in der Praxis zeigt, daß die Anwendung der besten Salben und Medikamente allein weniger bringt als in Kombination mit Streßabbau. Eine gute Methode zum Streßabbau bietet die Tiefenentspannungsübung auf S. 225.

Den Arzt nach Fischöl fragen. Mehrere Untersuchungen lassen den Schluß zu, daß Fischölpräparate für Schuppenflechte-Patienten vorteilhaft sein können. Wenn Sie es mit Fischöl probieren wollen, sollten Sie vorher unbedingt mit Ihrem Arzt reden. Überhöhter Fischölkonsum kann zu unerwünschten Nebenwirkungen führen, weil die Vitamine A und D überdosiert werden können.

Zur Kur gehen. Wenn die Schuppenflechte auf UV-Bestrahlungen und Psoralentabletten (PUVA-Therapie) anspricht, Sie jedoch die Tabletten nicht gut vertragen, können Sie Ihren Hautarzt nach der Möglichkeit von Psoralenbädern fragen. Manche Psoriasis-Behandlungszentren experimentieren derzeit mit dieser Behandlungsform.

Die Therapie dauert fünf bis sieben Wochen, wobei pro Woche drei Bäder genommen werden. Für eine dauerhafte Besserung ist möglicherweise eine weiterführende Behandlung erforderlich. Diese Therapie kann keinesfalls in Eigenregie durchgeführt werden, da

Psoralen die Haut extrem lichtempfindlich werden läßt. Zur Verhütung von Hautschäden ist daher unbedingt medizinische Überwachung erforderlich.

FIEBERBLASEN VORBEUGEN

Sie waren den ganzen Tag Ski fahren, haben Sonnenschein, Schnee und schöne Landschaft genossen. Jetzt machen Sie sich für einen gemütlichen Abend in der Hütte bereit, wo Sie am Kamin von ein paar Pistenabenteuern erzählen und ein wenig flirten wollen. Ihr Haar sieht gut aus, Ihr Körper ist in Schuß, aber im Gesicht...? Lauert hier eine Fieberblase auf Ihren Lippen?

Könnte sein. Es wird oft angenommen, daß Fieberblasen vor allem durch das Wetter verursacht werden, doch in Wahrheit steckt dahinter ein Herpesvirus, das aktiviert wird, wenn es intensiver UV-Bestrahlung ausgesetzt ist, wie beispielsweise durch reflektierenden Schnee beim Skifahren. Fieberblasen können auch auftreten, wenn man am Strand eine Weile in der Sonne röstet. Mögliche andere Auslöser der irritierenden Minigeschwüre sind Fieber, Erkältungen und Streß.

Auch wenn keine Fieberblasen zu sehen sind, verbergen sich die Viren, die sie erregen, in den Ganglien, den Nervenzellen vor den Ohren, und sind so wenig aktiv, daß der Körper sie nicht entdecken und abtöten kann. Doch an einem schönen, sonnigen Tag können sie sich aufmachen und bis zu den Lippen gelangen. Wo sie sich niederlassen werden, läßt sich schon bis zu 12 Stunden vor ihrer Ankunft durch Juckreiz und Brennen ausmachen. Und platsch, da sind sie, spannen ihr krustiges, nässendes Zelt auf und rühren sich 7 bis 14 Tage nicht vom Fleck.

Sie können die lästigen Erreger vor dem Ende des kleinen Ausflugs hinauswerfen, wenn Sie rasch handeln.

Verbindung unterbrechen. Wenn Sie unter Fieberblasen leiden, können Sie sich Aciclovir besorgen. Es ist eines der wenigen wirksamen Medikamente, die gegen das Herpesvirus eingesetzt werden können. Wenn Sie es auftragen, sobald Sie das bekannte Prickeln auf der Haut spüren, tritt die Fieberblase vielleicht gar nicht erst auf.

Sonnenschutz. Tragen Sie stets Sonnenschutzmittel auf, vor allem dort, wo die Fieberblasen auftreten. Verwenden Sie einen Lippenbalsam mit einem Sonnenschutzfaktor von mindestens 15.

Abkühlen. Wenden Sie vier- bis fünfmal täglich zehn Minuten lang Eis direkt auf der Fieberblase an. Das Virus kriecht bei solcher Behandlung vielleicht schleunigst zurück in die Ganglien – und Ihre Leidenszeit verkürzt sich.

Waschen und abtrocknen. Halten Sie die Fieberblase sauber und trocken. Waschen Sie die Stelle mit Wasser und Seife, und tupfen Sie sie trocken, um eine Verschlimmerung zu verhüten.

Bürsten austauschen. Der rechtzeitige Umstieg auf eine neue Zahnbürste kann die Ausbreitung von Herpes in der Mundhöhle stoppen. In einer feuchten Zahnbürste kann sich das Herpesvirus bis zu sieben Tage halten, wodurch die Erreger bei jedem Zähneputzen erneut auf die Lippen und in die Mundhöhle geraten. Auch wenn Sie die Bürste trocknen und mit Mundwasser spülen, werden die Viren nicht abgetötet.

Kaufen Sie sich bei jedem neuen Ausbruch drei neue Zahnbürsten. Die erste ist im Prodromalstadium zu verwenden, wenn die Haut juckt, die Blase aber noch nicht sichtbar ist. Steigen Sie auf die zweite Zahnbürste um, sobald die Fieberblase «aufgeht», und wechseln Sie zum dritten Mal, wenn sie verschwindet.

Sanft trocknen. Legen Sie ein feuchtes, warmes Tuch auf die betroffene Stelle, das Sie mit dem schwach eingestellten Fön trocknen. Das lindert den Schmerz.

Fieberblasen B-siegen. Es kann nicht schaden, die Ernährung mit einem Vitamin-B-Präparat zu ergänzen. Untersuchungen belegen, daß einige Verbindungen aus dem Vitamin-B-Komplex, wie Riboflavin und Folsäure, besonders gut gegen Fieberblasen an den Lippenrändern und in den Mundwinkeln sind.

Weniger Arginin konsumieren. Arginin ist eine Aminosäure, die den Stoffwechsel des Herpesvirus antreibt. Wenn Sie weniger argininreiche Nahrungsmittel wie Schokolade, Erbsen, Nüsse und Gelatine zu sich nehmen, schränken Sie die Versorgung damit ein, und die Fieberblasen können weniger leicht gedeihen.

Mit Kampfer bekämpfen. Kampfer trocknet die Fieberblase aus und trägt zu ihrem Verschwinden bei. Man sollte jedoch vorsichtig damit umgehen, da der austrocknende Effekt des Mittels sehr stark ist – die Läsion kann reißen und bluten.

Zink bringt's. Bringen Sie eine Zink-Wasser-Lösung auf, sobald Sie das Prickeln verspüren, um den Heilungsprozeß zu fördern. Zink hemmt möglicherweise die Vermehrung der Viren. Vielleicht kombinieren Sie die beiden Behandlungsansätze, indem Sie sich in der Apotheke eine 0,025-prozentige Lösung von Zinksulfat in mit Kampfer versetztem Wasser anfertigen lassen. Diese Lösung tragen Sie dann bei Ausbruch der Fieberblasen alle 30 bis 60 Minuten auf.

Vorsicht beim Küssen. Wenn Sie eine Herpesblase haben, sollten Sie ab dem ersten Brennen auf der Haut bis zum Abfallen der trockenen Kruste im letzten Stadium besser nicht küssen – und schon gar nicht Personen, die rissige Lippen oder wunde Stellen am Mund haben. Denken Sie daran: Fieberblasen sind ansteckend.

Nicht berühren. Waschen Sie sich jedesmal sorgfältig die Hände, wenn Sie die Blase berührt haben, denn sonst besteht die Gefahr, die Viren auf die Augen oder Genitalien zu übertragen.

Jedem sein Becherlein. Der dritte Zwerg in «Schneewittchen» fragte zu Recht irritiert: «Wer hat aus meinem Becherlein getrunken?» Achten Sie darauf, daß im Badezimmer für jedes Mitglied des Haushalts ein eigener Becher steht. Auch Waschlappen, Handtücher und Zahnbürsten sollten nicht gemeinsam benutzt werden, denn die Viren gedeihen in der feuchten Umgebung tagelang und können sich auf diesem Weg ausbreiten.

SCHMERZBEKÄMPFUNG BEI GÜRTELROSE

Gürtelrose (Herpes zoster) ist eine Virusinfektion des Zentralnervensystems, die entlang der betroffenen Nervenbahn zu Blasenbildung und nässender Haut führen kann. Die Folge sind Juckreiz, Brennen, quälende Schmerzen – oder auch allgemeine Gefühllosigkeit.

Wenn Sie zum ersten Mal Gürtelrose bekommen, ist es am besten, den Selbstheilungsprozeß der Haut abzuwarten und inzwischen orale Schmerzmittel zu nehmen (es sei denn, der Arzt empfiehlt ein anderes Vorgehen). Lokal anwendbare Schmerzmittel eignen sich vor allem für Beschwerden, die nach dem Abheilen der Haut weiterbestehen.

Sichere Heilung für Gürtelrose kommt nur mit der Zeit. Zur raschen Linderung der Beschwerden empfehlen sich folgende Maßnahmen.

Nach Aciclovir fragen. Dieses rezeptpflichtige Medikament Zovirax® enthält Aciclovir. Es wird beim ersten Anzeichen von Gürtelrose oral eingenommen. Es läßt die Hauterscheinungen rasch abheilen und verhindert die Bildung neuer Eruptionen.

Zu Aspirin® greifen. Wenn die Schmerzen zuschlagen, ist es sinnvoll, sie sofort mit Aspirin® zu bekämpfen. Eine normale oder extrastarke Dosis kann Sie ausreichend von Schmerzen befreien, während sich der Körper erholt.

Sprechen Sie mit Ihrem Arzt darüber, falls Aspirin® nicht die erwünschte Wirkung tut. Vielleicht brauchen Sie ein anderes entzündungshemmendes Medikament, das rezeptpflichtig ist, um die betroffenen Nervenenden zu beruhigen.

Versuchen Sie es mit Aspirinpaste®. Als Postzosterneuritis bezeichnet man die Nervenschmerzen, die nach dem Abheilen des Ausschlags weiterbestehen können. Diese Methode wirkt vielleicht auch bei Ihnen: Zerreiben Sie zur Herstellung der Paste eine Aspirintablette, und rühren Sie das entstehende Pulver in zwei Eßlöffel Vaseline ein. Tragen Sie die Paste drei- bis viermal täglich auf die betroffene Hautpartie auf.

Sie sollten das Mittel allerdings keinesfalls probieren, falls Sie allergisch gegen Aspirin® sind. Sollte sich 15 bis 20 Minuten nach der Anwendung keine Wirkung zeigen, so ist auch später keine zu erwarten.

Capsaicin dick auftragen. Lassen Sie sich in der Apotheke eine Salbe heraussuchen, die viel Capsaicin enthält. Capsamol ist zum Beispiel so eine Flüssigkeit, die als Rheumamittel gebraucht wird. Tragen sie es dick auf: Wenn nach dem Abheilen der Herpesbläschen noch Schmerzen fühlbar sind, können Sie versuchen, ihnen damit beizukommen.

Die Wirkung von Capsaicin richtet sich gegen die Irritation der Nervenbahnen. Es ist der «brennende» Bestandteil von Paprikaschoten. Man nimmt an, daß durch den Schmerz, den der Wirkstoff selbst verursacht, jene chemischen Verbindungen im Körper aufgebraucht werden, die für die Weiterleitung von Schmerzimpulsen zwischen den Nervenzellen gebraucht werden; auch die Produktion dieser Substanzen wird gebremst.

Sie müssen allerdings damit rechnen, das Mittel zwei Wochen oder länger täglich fünfmal aufzutragen, bis sich herausstellt, ob es Ihnen hilft. Gehen Sie zum Arzt. Wenn Sie Gürtelrose haben, sollten Sie natürlich ohnedies in ärztlicher Betreuung sein. Doch wenn die Schmerzen auf Capsaicin nicht ansprechen oder länger als einen Monat anhalten, sollten Sie das unbedingt Ihrem Arzt mitteilen. Wenn Sie die Beschwerden ignorieren, könnten chronische Schmerzen die Folge sein.

WARZEN WEGZAUBERN

Wenn Sie eine Warze unbedingt, um jeden Preis, über Nacht wegzaubern wollen, können Sie heute auf Behandlungsmöglichkeiten zurückgreifen, um die Sie Ihr Großvater beneiden würde.

Doch vielleicht gehören Sie auch zu jenen, die es für das unaufwendigste Vorgehen halten, einfach der Natur ihren Lauf zu lassen. Die meisten Warzen verschwinden von selbst, was oft nur ein paar Monate dauert. Es können jedoch auch bis zu zwei Jahre vergehen, bis Ihr Immunsystem den Sieg über das Papillomavirus, das Warzen verursacht, davonträgt und Sie von dem Gewächs auf der Haut befreit.

Wenn Ihnen zwei Jahre zu lang sind, sollten Sie je nach Ihren Prioritäten die beste Behandlungsform wählen. Sind Sie bereit, bis zu zwölf Wochen lang täglich ein rezeptfreies Produkt anzuwenden? Wenn Sie es eilig haben, können Sie das Geld dafür ausgeben, sich die Warze in Minutenschnelle vom Arzt entfernen zu lassen – was allerdings nicht ganz schmerzlos geht.

Sie sollten sich von Anfang an darüber im klaren sein, daß keine Warzenbehandlung garantiert, daß die lästigen Gewächse nicht wieder auftreten. Das Papillomavirus ist ansteckend und hat sich möglicherweise bereits auf andere Hautstellen mit schwacher Abwehr ausgebreitet.

Wenn Sie bei einem Gewächs nicht sicher sind, ob es sich um eine Warze handelt, sollten Sie zum Arzt gehen.

Hier nun ein Überblick über die schnellsten Behandlungsmöglichkeiten für Warzen.

Im Keim ersticken. Je früher Sie die Warze erwischen, um so besser ist Ihre Chance, sie rasch zu vertreiben. Im Frühstadium ähnelt eine Warze einem kleinen, fleischfarbenen, festen Pickel. Sie können mit einem rezeptfreien Warzenpräparat dagegen vorgehen. Diese Präparate bestehen meist aus einer Säurelösung, beispielsweise Salicylsäure, und wirken gegen kleinere Warzen.

Den besten Effekt erzielen Sie, wenn Sie die Warze zunächst 15 bis 20 Minuten baden, trocknen lassen und dann mit Bimsstein abreiben. Tragen Sie danach das Medikament auf, und lassen Sie es eintrocknen. Schließlich kommt ein wasserdichter Verband auf die Stelle.

Warzenpflaster. Warzenpflaster geben eine Salicylsäurelösung ab, die die Haut resorbiert. Man legt sie abends auf und entfernt sie am Morgen wieder. Bis zur vollständigen Entfernung der Warze können bis zu zwölf Wochen vergehen.

Warzenpflaster sind für Diabetiker und Personen mit Kreislaufproblemen keine geeignete Behandlungsform.

Unter Strom setzen. Elektrokauterisation wirkt schnell und relativ schmerzfrei. Bei dieser Methode wird unter lokaler Betäubung elektrischer Strom angewendet, der Wärme erzeugt. Die Behandlung dauert rund fünf Minuten und verursacht kaum Schmerzen. Es können sich jedoch Narben bilden.

Abfrieren lassen. Nein, wir meinen keineswegs, Sie sollten die Warze in Eis packen. Doch Sie könnten sich beim Arzt über Kryochirurgie informieren, eine Technik, bei der die Warze mit flüssigem Stickstoff besprüht oder benetzt wird.

Die Prozedur dauert nur einige Minuten, doch bei tiefsitzenden Warzen muß sie möglicherweise mehrmals wiederholt werden. Oft läßt sie eine Blase entstehen, und die Warze wird normalerweise mit dem Häutchen über der

Blase entfernt. Danach kommt es zu mäßigen bis heftig pulsierenden Schmerzen, die je nach Position der Warze von ein paar Minuten bis zu einigen Stunden anhalten können.

Die Technik kann Narben und eine Verfärbung des behandelten Bereichs entstehen lassen.

Alpha-Interferon gegen erneutes Auftreten. Interferon ist ein Eiweißstoff, der Virusinfektionen bekämpft, und wird direkt in die Warzen injiziert. In Untersuchungen hat sich diese Behandlung zur Verhütung von erneutem Auftreten von Warzen wirksamer gezeigt als Kälte- und Hitzebehandlungen oder chemische Mittel. Sie ist jedoch kostspieliger und zeitaufwendiger.

KÖRPERGERUCH VERTREIBEN

Körpergeruch ist im sozialen Kontakt so peinlich, daß man ihn gar nicht schnell genug loswerden kann. Wer startet schon gern eine Massenflucht, wenn er die Schuhe auszieht oder die Arme hebt?

Sie sicher nicht.

Die eigene Duftmarke im Rahmen des olfaktorisch Akzeptablen zu halten ist einfach, wenn man die folgenden schnellen Methoden einsetzt. Neben der Verwendung von Deodorants gibt es auch andere wirksame Maßnahmen.

Mit antibakterieller Seife schrubben. Die Hauptursache von Körpergeruch sind Bakterien, deren Nährboden der Schweiß in den Achselhöhlen und im Genitalbereich ist. Am leichtesten wird man die Bakterien los, wenn man sich mindestens einmal pro Tag gründlich mit antibakterieller Seife wäscht.

Curry wegpacken. Gewürze, die dem Essen soviel Geschmack geben, können leider auch den Körpergeruch scharf werden lassen. Wenn Sie Probleme mit Körpergeruch haben, sollten Sie Gewürze wie Knoblauch, Curry und Kreuzkümmel besser weglassen. Wenn Ihnen das schwerfällt, können Sie versuchen, es immer nur mit einem Gewürz zu probieren. So läßt sich herausfinden, welches die Hauptursache für Ihr Problem ist, und Sie müssen nicht auf so viel verzichten.

Kühlen Kopf bewahren. Es gibt einen Zusammenhang zwischen Streß und Körpergeruch. Jede Methode, die Ihnen hilft, die Ruhe und einen kühlen Kopf zu bewahren, bremst das Problem. Versuchen Sie es mit der auf Seite 225 beschriebenen Entspannungsübung.

Zink als letzte Zuflucht. Wenn alles nichts hilft, können Sie es auch mit Zinkpräparaten versuchen. Ob Zink wirklich gegen Körpergeruch hilft, ist medizinisch nicht erwiesen, doch es gibt einige Hinweise in diese Richtung. Natürlich sollten Sie vor der Einnahme von Mineralstoffpräparaten immer Ihren Arzt konsultieren.

KAPITEL 19

HERZGESUNDHEIT

Die Statistik ist beeindruckend: Die Erkrankungen des Herz-Kreislaufsystems stellen nach wie vor die häufigste Todesursache dar. 430.542 Menschen in Deutschland starben 1994 daran. 86.915 Personen von ihnen starben an einem Herzinfarkt.

Tja, sagen Sie, niemand lebt ewig, an irgendetwas müssen wir alle sterben. Das stimmt, doch wir müssen bei weitem nicht so jung sterben, wie das der Fall ist. 22 Prozent aller Herzinfarkte betreffen Personen unter 65.

Zunehmendes Alter ist nun zwar ein Risikofaktor, doch eine großangelegte Studie, die «Framingham Heart Study», ergab, daß Herzkrankheiten für Personen über 65 kein unausweichliches Schicksal sind. In der Studie wurden 2.500 Freiwillige aus Framingham untersucht, die die 65 ohne Herzprobleme überstanden. Das bedeutet nicht, daß alle 2.500 ihr Bestes taten, um das Risiko zu senken – ganz im Gegenteil. Mit zunehmendem Alter stieg das Risiko von Herzkrankheiten für jene, die die schlechten Gewohnheiten ihrer jüngeren Jahre beibehielten – im Gegensatz zu den Personen, die weiterhin so lebten, daß ihr Risiko gering war.

Es gibt jede Menge Strategien, die man einsetzen kann, um das Risiko von Herzkrankheiten in sehr kurzer Zeit zu senken. Hier einige Beispiele:

- In nur drei Wochen können Sie Ihren Cholesterinspiegel um rund 20 Prozent senken, indem Sie mehr Bohnen essen.
- In nur einem Monat können Sie einen Schritt zur

Risikosenkung tun, indem Sie das Rauchen aufgeben.

- In nur drei Monaten können Sie das Verhältnis zwischen gutem und schlechtem Cholesterin zu Ihren Gunsten ändern, indem Sie fettarme Milch trinken.
- Mit einer speziellen Therapie zur Auflösung von Blutgerinnseln können Sie die Rekonvaleszenzperiode nach einem Herzinfarkt von sechs Wochen auf eine Woche verkürzen.

Es lohnt sich, einige Wochen daran zu wenden, das eigene Leben vielleicht um Jahre zu verlängern und für Gesundheit in diesen Jahren vorzusorgen. Sie werden außerdem feststellen, daß diese Wochen schnell vergehen, sobald Sie einen Anfang gemacht haben.

VERBANNEN SIE DEN TABAK AUS IHREM LEBEN

Beginnen wir mit der einschneidendsten Maßnahme zur Verhütung eines Herzinfarkts.

Zu rauchen aufhören. Ein Jahr nach der letzten Zigarette fällt das Risiko einer Herzkrankheit fast um die Hälfte. Es sinkt danach weiter, bis es zehn Jahre nach der Entwöhnung dem eines Nichtrauchers entspricht. Manche Risikofaktoren für Herzkrankheiten bessern sich noch schneller. An der Florida State University wurden 18 Frauen untersucht, die mit dem Rauchen aufhörten. Binnen 30 Tagen stiegen die Blutwerte an gutem HDL-Cholesterin von durchschnittlich 50 auf 60 an, was dem HDL-Cholesterinwert von Nichtrauchern entspricht.

Es reicht nicht, das Rauchen einzuschränken – man muß es ganz aufgeben. Zumindest für Frauen gibt es offenbar keine «gefahrlose» Nikotindosis. Schon ein paar Zigaretten täglich verdoppeln das Risiko von Herzkrankheiten.

Wenn Sie meinen, Sie brauchten für den Nikotinentzug einen besonderen Anreiz, dann brauchen Sie bloß lange genug zu warten: Ein Herzinfarkt als Warnsignal scheint für viele Menschen motivierend zu sein wie ein kräftiger Tritt ins Hinterteil. Fast die Hälfte aller Herzinfarktpatienten hören für mindestens ein Jahr mit dem Rauchen auf.

Doch Sie müssen nicht warten, bis Ihnen der Sensenmann auf diese Art auf die Schulter klopft. Erkundigen Sie sich bei Ihrem Arzt nach Nikotinpflastern und Entwöhnungsprogrammen, um die Sucht loszuwerden. Die Nikotinentwöhnung muß kein lebenslanger Kampf sein. (Detaillierte Informationen darüber, wie Sie das Rauchen aufgeben können, finden Sie in Kapitel 15.)

In Dänemark entwickelten Ärzte ein sehr erfolgreiches Schnellprogramm, bei dem die Teilnehmer Kaugummi mit je 4 Milligramm Nikotin verwendeten und im Verlauf von vier Monaten zu sechs Gruppentherapiesitzungen gingen. Bei der ersten Sitzung wurden die Teilnehmer aufgefordert, das Rauchen ganz einzustellen und zunächst täglich sechs bis 14 Stück Nikotinkaugummi zu kauen. Danach sollten sie den Kaugummigebrauch langsam reduzieren. Nach sechs Wochen hatten 81,5 Prozent der Teilnehmer keine Zigarette mehr angerührt. Nach einem Jahr waren noch 44,4 Prozent abstinent. Die Ärzte schrieben den Erfolg des Programms nicht nur dem Nikotinkaugummi zu, sondern auch der seelischen Unterstützung, Anerkennung und Ermutigung, die die Gruppensitzungen den Teilnehmern vermittelten.

SCHNELLE RISIKOSENKUNG DURCH KOSTUMSTELLUNG

Eine Beschränkung der Cholesterinzufuhr in der Ernährung senkt deutlich das Risiko, an einer Herzerkrankung sowie an bestimmten anderen Krankheiten zu sterben. Eine in den USA durchgeführte Großstudie ergab, daß eine Senkung der täglichen Cholesterinzufuhr um 200 mg/1.000 Kalorien das Sterberisiko (unabhängig von der Todesursache) um 37 Prozent senkte und die gesamte Lebenserwartung um 3,4 Jahre erhöhte. Dieselbe Studie zeigte, daß ein Blutcholesterinwert von maximal 200 mg/dl in Kombination mit einem systolischen Blutdruck von 120 mmHg sowie Nikotinabstinenz die Lebenserwartung um 11,8 Jahre erhöhte.

Das Risiko einer Herzerkrankung durch die Ernährung zu senken, bedeutet nicht unbedingt, daß Sie eine lange, schwierige Umstellungsphase durchstehen müssen. Es gibt viele schnelle, einfache Wege, um das schlechte LDL-Cholesterin zu senken und das gute HDL-Cholesterin anzuheben. Sie können sicher einige davon problemlos umsetzen, um rasch etwas für die Gesundheit Ihres Herzens zu tun.

BALLASTSTOFFE BRINGEN'S

Eine der jüngsten Studien, die den schützenden Effekt von Ballaststoffen in der Ernährung belegen, kommt von der University of California in San Diego. Die Forscher maßen die tägliche Ballaststoffzufuhr von 859 Personen im Alter von 50 bis 79 und sammelten dann Daten über die Todesfälle aufgrund von Herzerkrankungen, die in dieser Gruppe auftraten. Wie sich herausstellte, scheint 16 die magische Zahl zu sein. Bei den Personen, die täglich 16 Gramm Ballaststoffe zu sich nahmen, war das Risiko, an einer Herzkrankheit zu sterben, nur etwa ein Drittel so hoch wie bei jenen, die weniger als 16 Gramm konsumierten. Diese tägliche Dosis von Ballaststoffen können Sie sich mit Haferflocken zum Frühstück, einem Vollkornsandwich zu Mittag und einer halben Tasse Limabohnen abends holen.

Bestimmte Arten von Ballaststoffen senken den Cholesterinspiegel stärker als andere, doch man nimmt an, daß sie nicht nur cholesterinsenkend wirken, sondern auch in anderer Weise gut für das Herz sind. Unter anderem gibt es die Theorie, daß Ballaststoffe die Bildung von Blutgerinnseln behindern, die sich sonst in den Arterien festsetzen und Herzinfarkte oder Schlaganfälle verursachen können.

Haferkleie darüberstreuen. Schon mit einigen Eßlöffeln Haferkleie als Ergänzung zur täglichen Ernährung können die Cholesterinwerte gesunder junger Erwachsener gesenkt werden. Dabei sinkt vor allem der Gehalt an «schlechtem» LDL-Cholesterin, aber auch die Triglyzeridwerte verringern sich.

Mehr Bohnen essen. Auch Bohnen sind reich an cholesterinsenkenden, wasserlöslichen Ballaststoffen.

Einen Teelöffel Psyllium nehmen. Psylliumsamen oder Flohsamen sind als Abführmittel im Handel. Sie enthalten reichlich wasserlösliche Ballaststoffe. Mit

Wasser vermischt, ergeben Psylliumsamen eine gelartige Substanz. Neuere Studien haben gezeigt, daß der Cholesterinspiegel deutlich sinken kann, wenn man dreimal täglich einen Teelöffel voll Psyllium nimmt.

Eine Grapefruit zum Frühstück. Getreide und Bohnen sind nicht die einzigen Nahrungsmittel, die lösliche, cholesterinsenkende Ballaststoffe enthalten. Auch Obst enthält sie. Das in Grapefruits, Orangen, Zitronen und Limetten enthaltene Zitruspektin ist ein löslicher Ballaststoff, der zur Reduktion des Cholesterins ebensoviel beiträgt wie Haferprodukte.

Täglich ein paar Karotten. Mit dieser simplen Methode kann ein hoher Cholesterinwert beeindruckend gesenkt werden. Karotten enthalten den Faserstoff Pektin, der Gallensäure bindet und dadurch den Cholesteringehalt des Blutes reduziert. Auch andere beliebte Gemüsesorten, wie Brokkoli und Kohl, können ähnlich risikomindernd wirken.

MEHR ALS NUR BALLASTSTOFFE

Es geht bei der Ernährung nicht nur um Ballaststoffe, sondern auch um Fett oder Koffein. Es gibt Zusatzstoffe, die Nutzen stiften oder Schaden anrichten können. Eine Umstellung der Ernährung ist einfach, schnell durchzuführen und kann für ein gesünderes Herz viel bedeuten.

Kaffee mit Vorsicht genießen. Die Frage, wie sich Kaffee auf das Herz auswirkt, ist noch umstritten. Manche Untersuchungen stellen selbst bei mäßigem Kaffeegenuß einen dramatischen Anstieg der Cholesterinwerte und des Risikos von Herzerkrankungen fest, während andere keinen Zusammenhang sehen. Einige Studien kommen zum Schluß, daß Kaffee möglicherweise nachteilig wirkt und argumentieren, daß das Risiko bei mittlerem bis starkem Konsum entsteht; in anderen wieder heißt es, daß massive Koffeinzufuhr schadet.

Wie soll man sich nun verhalten? Gehen Sie auf Nummer sicher – meiden Sie Kaffee, oder trinken Sie nicht mehr als ein bis zwei Tassen pro Tag. Sie können auch auf eine koffeinfreie Marke oder auf Tee umsteigen.

Tun Sie Zwiebeln in den Hackbraten. Wenn es um den Cholesterinabbau geht, ist die Wirkung von Zwiebeln (und auch Knoblauch) ebenso kräftig wie ihr Aroma. Die Ernährung bietet neben den Ballaststoffen eine Vielzahl von Faktoren, die zur Senkung der Cholesterinwerte beitragen können, und sie alle können leicht und schnell in den täglichen Speisezettel integriert werden. Schneiden Sie für den Anfang etwas Zwiebel oder Knoblauch in die Bratpfanne, wenn Sie eine cholesterinreiche Speise zubereiten.

Eine Untersuchung zeigte einen engen Zusammenhang zwischen niedrigen Cholesterinwerten und dem wöchentlichen Verbrauch an Zwiebel und Knoblauch. Die niedrigsten Cholesterinwerte verzeichneten jene Personen, die wöchentlich mehr als 600 Gramm Zwiebeln (etwa drei Tassen) und 50 Gramm Knoblauch (17 Zehen) verzehrten; bei 200 Gramm Zwiebeln und 10 Gramm Knoblauch wöchentlich waren die Werte bereits höher, und das meiste Cholesterin im Blut wurde bei jenen Personen gemessen, die weder Zwiebel noch Knoblauch konsumierten.

Darüber hinaus kann das Risiko einer Herzerkrankung durch Zwiebel und Knoblauch auch in anderer Weise beträchtlich gesenkt werden: Beide verringern die Neigung zur Bildung gefährlicher, arterienblockierender Blutgerinnsel selbst nach einer fettreichen Mahlzeit.

Ein Glas fettarme Milch einschenken. Nicht nur scharfe, pikante Speisen wirken cholesterinsenkend, auch die atemfreundlichere entrahmte Milch schafft das. An der Chicago Medical School wurde eine Untersuchung an einer Gruppe von Männern durchgeführt, die täglich einen knappen Liter Milch mit 2 Prozent Fettgehalt zu sich nahmen. Nach nur drei Monaten hatte sich das Verhältnis von gutem HDL- zu schlechtem LDL-Cholesterin in ihrem Blut um 19,5 Prozent verbessert. Nach weiteren drei Monaten, in denen die gleiche Menge getrunken wurde, betrug die Verbesserung 31 Prozent.

Olivenöl drübergießen. Die Standard-Diät zur Senkung des Cholesterinspiegels ist heute eine fettarme Kost, die wenig gesättigte Fette und einen hohen Anteil an komplexen Kohlenhydraten enthält. Ein wenig Olivenöl als Ergänzung dieser Kost kann das Risiko von Herzkrankheiten weiter senken. Niederländische Forscher verglichen die cholesterinsenkende Wirkung beider

Ernährungsformen. Eine Gruppe von Personen erhielt die fettarme Standardkost mit hohem Gehalt an komplexen Kohlenhydraten, wobei 22 Prozent der Kalorien aus Fett stammten. Eine zweite Gruppe erhielt eine mit 40 Prozent relativ fettreiche Kost, wobei das Fett jedoch großteils aus Olivenöl bestand. Nach fünf Wochen wurden die Ergebnisse der Bluttests verglichen. Beide Ernährungsformen senkten den Cholesterinspiegel. Die Olivenöldiät senkte den Gesamtcholesterinwert um 46 Punkte, während die fettarme Standardkost eine Reduktion um 44 Punkte bewirkte. Durch die fettarme Ernährung ging jedoch auch der Blutwert des guten HDL-Cholesterins um 19 Punkte zurück, während er bei der Olivenöldiät um 3 Punkte stieg.

Mahlzeit mit Makrelen. Seefische, die reich an Omega-3-Fettsäuren sind, wie Thunfisch, Makrele oder Lachs, können das Risiko von Herzkrankheiten senken. Der Konsum von Fisch reduziert LDL-Cholesterin und Triglyzeridwerte. Fisch wirkt außerdem der Gerinnungsneigung des Blutes entgegen, verbessert die Sauerstoffzufuhr in Geweben, die durch feine Adern versorgt werden, fördert die Entspannung der Herzkranzgefäße und bremst die Entwicklung von Ablagerungen an den Arterienwänden.

Führen all diese Effekte zu einem Resultat? Ja – sie verlängern das Leben. Schwedische Forscher führten Aufzeichnungen über Personen, deren Fischkonsum sie in drei Kategorien – niedrig, mittel, hoch – einteilten. Nach 14 Jahren zogen sie Bilanz und stellten fest, daß das Risiko, an einer Herzkrankheit zu sterben, um so niedriger war, je mehr Fisch verzehrt wurde. Eine ähnliche Studie wurde über einen Zeitraum von 20 Jahren in den Niederlanden durchgeführt. Laut den holländischen Forschern war die Gefahr des Herztodes bei Männern, die Fisch aßen, nur etwa halb so groß wie bei jenen, die keinen Fisch konsumierten – obwohl einige der Fischfreunde mehr gesättigte Fette und Cholesterin zu sich nahmen als jene Gruppe, die keinen Fisch aß. Der Studie zufolge reichten bereits eine oder zwei Fischmahlzeiten pro Woche aus, um diesen Unterschied zu bewirken.

Vitamin-E-Zufuhr überdenken. Wenn Sie mehrfach ungesättigte pflanzliche Öle wie Distelöl, Sonnen-

MIT PRITIKIN DAS RENNEN UM DIE GESUNDHEIT GEWINNEN

Wollen Sie alle Risikofaktoren in nur sechs Wochen verbessern? Hätten Sie Interesse an einem Programm, das Ihre Abhängigkeit von Medikamenten möglicherweise reduzieren oder beseitigen kann, Ihnen eine Bypass-Operation vielleicht erspart, und bei dem Sie außerdem in kürzester Zeit etliche Pfund abnehmen können? Dann müßten Sie in die die USA reisen.

Während seines mehr als zehnjährigen Bestehens konnte das «Pritikin Longevity Center» (es gibt zwei davon, im kalifornischen Santa Monica und in Miami, Florida) Tausenden Menschen helfen, genau das und noch mehr zu tun. Das Programm des Zentrums ist weder eine Diät noch eine andere Form von Kur, sondern ein Ausbildungsprogramm, in dem die Teilnehmer eine neue Lebensform erlernen. Wenn das in Ihren Ohren nach langfristiger Verpflichtung klingt, dann betrachten Sie es doch so: In weniger als vier Wochen – wenn keine Symptome einer Herzkrankheit vorliegen, in zwei Wochen – können Sie Ihr Risikoprofil so radikal verändern, daß Sie nach dem Aufenthalt im Zentrum zur Niedrigrisikogruppe gehören oder mindestens auf bestem Weg dahin sind. Wenn Sie aus dem Programm kommen, werden Sie alles wissen, was notwendig ist, um weiter in Richtung eines gesunden, langen Lebens zu gehen.

Das Programm zeigt Wirkung, und zwar schnell. Das Zentrum hat mehr als 20 Studien veröffentlicht, die die Vorteile seines Programms belegen. Zu den positiven Effekten, die die Teilnehmer daraus mitnehmen, gehören unter anderem:

- Senkung von Cholesterin- und Triglyzeridwerten um durchschnittlich 25 Prozent.
- Reduktion von Bluthochdruck: Laut einer Untersuchung an über 800 Teilnehmern konnten 83 Prozent jener Teilnehmer, die zu Beginn des Programms mit Medikamenten gegen Bluthochdruck behandelt wurden, die Pillen nach Programmende absetzen.
- Linderung von Angina pectoris: In einer anderen Studie zeigte sich, daß 62 Prozent der Untersuchten, die Herzmittel nahmen, nach dem Programm darauf verzichten konnten.
- Vermeidung einer Bypass-Operation: Von 64 Patienten, die in einem Jahr am Programm teilnahmen statt sich

operieren zu lassen, brauchten 80 Prozent auch fünf Jahre später noch keine Operation.

- Abnehmen: Im Zuge des 26-Tage-Programms nehmen Übergewichtige im Durchschnitt 13 Pfund ab.
- Verringerung der Insulinmenge: Eine Studie untersuchte Diabetiker, von denen 50 Prozent nach Absolvierung des Programms kein Insulin mehr brauchten. Über 90 Prozent jener Diabetiker, die orale Medikamente erhielten, konnten diese nach dem Programm absetzen.
- Nikotinentwöhnung: Einer Untersuchung zufolge hatten 85 Prozent der Raucher am Ende des Programms das Rauchen aufgegeben.
- Förderung der Fitneß: Eine weitere Studie befaßte sich mit der körperlichen Leistungsfähigkeit von Angina-pectoris-Patienten; während sie zu Beginn des Programms im Durchschnitt nicht mehr als 800 m pro Tag gehen konnten, brachten sie es danach auf fast 9 km täglich.

Wie schafft das Pritikin Center diese Leistung in nur 26 Tagen?

Indem es den Teilnehmern auf Schritt und Tritt eine radikal andere Ernährungs- und Lebensweise vermittelt, die gesundheitsfördernd ist und die Risikofaktoren reduziert.

Das Personal des Zentrums weiß, daß es besonders schwierig ist, schlechte Gewohnheiten abzulegen, wenn man es im Alleingang versucht. Deshalb wird man im Zentrum nie alleingelassen. Die Teilnehmer werden durch den ganzen Erziehungsprozeß geführt.

Am Anfang steht eine gründliche Untersuchung, in der Gesundheitszustand und Kondition bewertet werden. Auf dieser Basis wird ein individuelles Trainingsprogramm «verschrieben». Tägliche Trainingskurse erleichtern die Mühsal, Muskeln am Körper zu entdecken, von denen man bis dato nichts wußte, und sie mit mehr und mehr Vergnügen einzusetzen.

Mehrere Stunden pro Tag sind der Ausbildung für eine neue Lebensweise gewidmet: Workshops zur Kontrolle des Körpergewichtes, Streßbewältigungskurse, Raucherentwöhnungsseminare, Kurse für einen neuen Lebensstil und Ernährungskurse.

Dazu kommt das Essen. Viele Teilnehmer fürchten vor dem Programmstart, daß sie Freunde bitten könnten, «richtiges» Essen einzuschmuggeln. Doch normalerweise sind sie es schließlich, die ihre Freunde zum Abendessen im Zentrum einladen. Die Pritikin-Diät besteht aus 75 bis 80 Prozent komplexen Kohlenhydraten, weniger als 10 Prozent Fett und 10 bis 15 Prozent Eiweiß. Der Küchenchef bringt Mahlzeiten aus einfachen, naturbelassenen Zutaten, wie Teigwaren, frisches Obst und Gemüse, Vollkornprodukte, Mais, Reis, mageres Geflügel, Fisch und Kartoffeln auf den Tisch.

Das Personal des Zentrums garantiert, daß man als Teilnehmer nie hungern muß, denn es gibt fünf Mahlzeiten pro Tag: drei große Mahlzeiten plus kleine Imbisse am Vormittag und am Nachmittag.

Doch eigentlich kann man sechsmal pro Tag essen, denn Sie können nach den täglichen Kochkursen die fertigen Köstlichkeiten probieren. Es gibt angeblich Teilnehmer, die den Kochkurs zweimal täglich besuchen.

Wenn Sie darüber hinaus individuelle Beratung oder ärztliche Betreuung brauchen, steht das Personal jederzeit zu Ihrer Verfügung.

Nach Abschluß des Programmes erhält jeder Teilnehmer eine Urkunde, ein Kochbuch mit fabelhaften Rezepten, ein «Lehrbuch» mit all den Informationen, die in den Kursen vermittelt wurden, und nicht zuletzt ein neues Ich, dessen Herzerkrankungsrisiko um etliche Prozentpunkte niedriger ist.

blumenöl oder Sojaöl verwenden, dann konsumieren Sie vermutlich ausreichend Vitamin E. Auch Weizenkeime sind reich an Vitamin E. Neuere Forschungsarbeiten haben gezeigt, daß Vitamin E die Menge an gutem HDL-Cholesterin im Blut steigern und die Wahrscheinlichkeit von arterienverengenden Blutgerinnseln senken kann, weil es die «Klebrigkeit» der Blutplättchen reduziert.

Informieren Sie sich über Niacin: Fragen Sie Ihren Arzt danach, denn wenn Niacin, das zum Vitamin-B-Komplex gehört, in hoher Dosierung eingenommen wird, wirkt es eher wie ein Medikament – das das Risiko von Herzkrankheiten sehr effektiv herabsetzt. In einer langfristigen Studie wurde Niacin im Vergleich zu anderen Therapien für Herzkrankheiten getestet. Die vorläufigen Ergebnisse der Studie besagen, daß Personen, die täglich 3 Gramm Niacin einnahmen, um 27 Prozent weniger nicht-tödliche Herzinfarkte hatten als Patienten, die andere Medikamente erhielten. Viele Jahre später wurde bei einer Nachfolgeuntersuchung festgestellt, daß die mit Niacin behandelte Gruppe auch ein um 9 bis 13 Prozent niedrigeres Sterberisiko (unabhängig von der Ursache) aufwies als die anderen Gruppen. Durch Niacin wird auch der Gehalt an gutem HDL-Cholesterin im Blut gesteigert.

GESCHLECHTSSPEZIFISCHE MAßNAHMEN GEGEN HERZINFARKT

Als Adam und Eva merkten, daß sie verschieden waren, da hatten sie wohl keine Ahnung davon, daß sie mit unterschiedlichen Behandlungen Herzinfarkte vermeiden könnten. Doch solange die folgenden zwei Mittel wirken, kann man nur sagen: Es lebe der kleine Unterschied!

Aspirin für Männer. An der Harvard Medical School wurde eine Fünfjahresstudie an über 22.000 Ärzten (ausschließlich Männer) im mittleren Alter durchgeführt. Es stellte sich heraus, daß ihr Herzinfarktrisiko durch Aspirin fast halbiert werden konnte. Der Mechanismus beruht darauf, daß Aspirin die Klebrigkeit der Blutplättchen und damit die Anfälligkeit für Blutgerinnsel, die zu Herzinfarkten führen können, reduziert. Nach heutigem Stand des Wissens reichen 100 mg Aspirin pro Tag, um die Wirkung zu erzielen. Sprechen Sie jedoch auf jeden Fall mit Ihrem Arzt, bevor Sie mit dieser Behandlung beginnen.

Östrogentherapie für Frauen. Bei Frauen scheint Aspirin die Blutgerinnungsneigung weniger zu dämpfen und daher auch keinen guten Schutz vor Herzinfarkten zu bieten. Doch Frauen nach der Menopause können sich durch eine Östrogentherapie schützen. Nach den Wechseljahren nimmt das Risiko von Herzkrankheiten für Frauen zu: Gesamtcholesterin, LDL-Cholesterin und Triglyzeride zeigen meist eine steigende Tendenz. Die Einnahme von Östrogen schützt vermutlich nicht nur gegen steigende LDL-Werte, sondern scheint auch das Risiko von Frauen zu senken, an Herz-Kreislauf-Krankheiten zu sterben.

BEWEGUNG FÜR EIN GESUNDES HERZ

Körperliche Betätigung trägt zu einem längeren Leben bei. Sitzende Lebensweise erhöht nicht nur die Gefahr, an Herzkrankheiten zu sterben, sondern auch das Todesrisiko aufgrund anderer Ursachen. Das sollte eigentlich keine Überraschung sein, haben doch andere Untersuchungen gezeigt, daß Bewegung eine ganze Reihe von Risikofaktoren für Herzkrankheiten günstig beeinflußt.

Körperliche Betätigung läßt die LDL-Cholesterin- und Triglyzeridwerte sinken, verursacht eine gesunde Zunahme des guten HDL-Cholesterins, hilft beim Abnehmen und verringert den Fettanteil an der Körpermasse. Auch im Hinblick auf den Blutdruck, die Glukosetoleranz und die Pulsfrequenz wirkt sie sich günstig aus.

Körperliche Fitneß schützt das Herz sogar vor seelischem Streß. Wenn Personen, die in weniger guter Kondition sind, unter psychischen Streß geraten, neigt das Herz eher zu Überreaktionen auf die dabei ausgeschütteten Hormone.

Bedeutet das nun, daß Sie Marathon laufen, die Tour de France fahren oder Ihre Freizeit vor allem schwitzend im Fitneß-Studio verbringen müssen? Müssen Sie einen Großteil Ihres Lebens dem Training widmen, um etwas davon zu haben? Das ist nicht der Fall.

Einen Fitneß-Urlaub machen. Selbst unregelmäßige oder seltene körperliche Betätigung, wie beispielsweise im Urlaub, senkt das Herzinfarktrisiko gegenüber absoluter Untätigkeit auf ein Drittel.

Rechen Sie das Laub zusammen. Sie müssen nicht leiden, um etwas für sich zu tun. Um das Risiko für Herzkrankheiten zu senken, ist bei weitem nicht so viel und intensives Training erforderlich wie bis dato angenommen. Männer mit regelmäßiger körperlicher Betätigung von leichter bis mittlerer Intensität sind ebenso gut gegen Herzkrankheiten geschützt wie andere, die wesentlich mehr für ihre Kondition tun.

Männer, die im Rahmen einer Studie täglich 224 Kalorien bei Freizeitaktivitäten verbrannten, erwarben denselben Schutz vor tödlichen Herzinfarkten wie Männer, die über 600 Kalorien aufwendeten. Sie brauchten pro Tag durchschnittlich 48 Minuten, um diese Wirkung zu erzielen – ohne auch nur in die Nähe eines Fitneßstudios zu kommen oder ein Paar Laufschuhe anzuziehen. Die häufigsten Aktivitäten waren Gartenarbeit, Reparaturen im und ums Haus und Spaziergänge.

Spazierengehen. Flotte Spaziergänge können bei Frauen mit sitzender Lebensweise den Gesamtcholesterinspiegel leicht senken und das HDL-Cholesterin deutlich anheben. Die Anstrengung muß keineswegs intensiv sein, da das Spazierengehen die Pulsfrequenz auf nicht mehr als 60 Prozent des Maximums anhebt. Andere Untersuchungen über die Auswirkungen auf die Cholesterinwerte zeigen, daß für Frauen eine Senkung des Herzkrankheitenrisikos um 42 bis 50 Prozent möglich ist.

Machen Sie ein Nickerchen. Sie müssen womöglich überhaupt nicht trainieren, um das Risiko einer Herzkrankheit zu senken. Ganz im Gegenteil – auch eine Siesta kann das bewirken. Weniger Mühe ist wirklich nicht denkbar! Wie Forscher der Universität Athen meinen, kann ein Nachmittagsschläfchen entscheiden, ob man gesund bleibt oder herzkrank wird. Sie verglichen in ihrer Untersuchung gesunde mit herzkranken Personen. Das Risiko einer Herzkrankheit betrug für jene, die täglich ein Nachmittagsschläfchen von mindestens 30 Minuten machten, im Vergleich zur siestalosen Gruppe bloß 71 Prozent. Je länger das Nickerchen, um so niedriger das Risiko einer Herzkrankheit. Diese Resultate könnten mit eine Erklärung dafür bieten, warum das Risiko von Herzkrankheiten in Ländern, wo es kein Nachmittagsschläfchen gibt (etwa in den USA, Kanada, Nordeuropa), generell höher ist als im Mittelmeerraum oder in den Tropen, wo die Siesta üblich ist.

FROHES HERZ, GESUNDES HERZ

Ein frohes Herz ist auch ein gesundes Herz. Bis vor kurzem wurde allgemein angenommen, daß sogenanntes Typ-A-Verhalten – Ungeduld, schnelles Sprechen, lange Arbeitszeiten – den Kern der emotionalen bzw. psychosomatischen Faktoren bei Herzkrankheiten bildet. Nun kommen neuere Arbeiten jedoch zum Schluß, daß vor allem Mißtrauen und eine feindselige Einstellung zur

Umwelt das Risiko für Typ-A-Personen erhöhte. In einer Studie, die sich mit den Krankengeschichten von 118 Anwälten beschäftigte, die 25 Jahre zuvor einen Standard-Persönlichkeitstest gemacht hatten, war das Sterberisiko für jene aus der Gruppe, die laut dem Test eine ausgeprägte Feindseligkeit zeigten, viermal höher als für Probanden mit wenig feindseliger Einstellung. Konzentriert man sich auf Personen, deren feindselige Einstellung vor allem durch zynisches Mißtrauen, Wut und Aggressivität gekennzeichnet war, lag ihre Todesrate 5,5mal höher als jene der Vergleichsgruppe. Dieser Zusammenhang wurde auch in anderen Studien erhärtet.

Wieso scheinen Mißtrauen, Wut und Aggressivität eine vergiftende Wirkung zu haben? Menschen mit feindseliger Einstellung brennt einfach schneller die Sicherung durch: Ihr Körper setzt rasch Streßhormone frei, die Herz und Blutgefäße schädigen können. Das Risiko ist für Menschen, die ihrer Umwelt vertrauen, möglicherweise niedriger, weil ihre physiologische Belastung in Situationen, die bei wütenden Menschen Streßhormone freisetzen, wesentlich geringer ist.

Einzel- oder Gruppentherapie in Betracht ziehen. Solche Therapien stärken die «Sicherungen» vom Typ A und verlängern das Leben. Nach einer Typ-A-Verhaltenstherapie traten innerhalb von 4 1/2 Jahren bei einer Gruppe von Versuchspersonen nicht einmal halb so viele Herzprobleme auf wie bei der nicht therapierten Vergleichsgruppe; selbst im Vergleich zu Patienten, die Herzberatung, aber keine Verhaltenstherapie erhalten hatten, erzielten die Patienten mit Verhaltenstherapie bessere Ergebnisse.

Mittlerweile gibt es eine zunehmende Zahl entsprechender Therapieangebote. An Krankenhäusern und Universitätskliniken werden oft Rehabilitationsprogramme für Herzpatienten durchgeführt, die auch Gruppentherapie einschließen.

Mehr Bewegung ins Leben bringen. Es gibt aber auch Gutes über die Typ-A-Persönlichkeit zu berichten. Zum Beispiel profitieren Personen aus dieser Gruppe mehr von körperlicher Betätigung als Menschen mit eher lockerer, entspannter Einstellung. Die wirksamste Form des Trainings ist – anders als die Typ-A-Persönlichkeit glaubt – leichte Bewegung. Dadurch werden die überschüssigen Streßhormone im Körper offenbar besser abgebaut als bei allzu anstrengender Aktivität, die sogar eine weitere Hormonausschüttung verursachen kann.

EINE SCHNELLERE DIAGNOSE KANN ENTSCHEIDEND SEIN

Nichts kostet mehr Zeit, Energie und Geld als eine nicht ganz korrekte Diagnose. Als positiv ist in diesem Zusammenhang zu berichten, daß für Herzkranke mehr und mehr technisch hochentwickelte, ausgefeilte Diagnosetechniken zur Verfügung stehen. Der Wermutstropfen ist allerdings, daß die technischen Fortschritte sich oft nicht schnell genug verbreiten, um bei Bedarf zur Verfügung zu stehen.

Vergessen Sie den Schnelltest für Cholesterin. In diesem Fall ist schnell nicht gleichbedeutend mit gut. Nicht alle Cholesterintests sind gleich. Tests, die mit einem Stich in die Fingerspitze funktionieren, treiben möglicherweise viele Menschen in eine angstvolle, zeitaufwendige zweite Diagnoserunde. Und das alles womöglich ganz umsonst – denn jeder zehnte dieser Tests zeigt ein falsches, weil überhöhtes Ergebnis. Blutproben aus der Fingerbeere enthalten immer mehr Cholesterin als Blut aus der Vene. Tests, bei denen Blut aus dem Arm entnommen wird, nachdem die Person zwölf Stunden gefastet hat, sind wesentlich genauer.

Echokardiographie erforschen. Ihr Arzt kann Sie über diese schnelle, sichere und kostengünstige Methode der Herzdarstellung informieren. Es handelt sich um eine neue Verwendung von Ultraschall, die Untersuchungen des kranken Herzens sowohl für die Ärzte als auch für die Herzpatienten leichter macht. Bis vor kurzem kamen nur zwei Methoden in Frage, wenn man das Herz in Funktion betrachten wollte: Röntgen und Angiographie – letzteres ein langwieriges, mühsames Verfahren, bei dem ein Katheter durch die Blutgefäße eingeführt wird, und das nur im Krankenhaus durchgeführt werden kann. Das alles hat sich mit der Einführung der Echokardiographie geändert. Es ist ein leicht durchführbares Verfahren, das eindeutig schneller und einfacher ist als Angiographie. Echokardiographie ist eine nichtinvasive Technik, die für den Patienten im Gegensatz zur Angiographie keinerlei Risiko mit sich bringt.

Echokardiographie funktioniert nach demselben Prinzip wie Ultraschallaufnahmen von Föten im Mutterleib. Es werden Ultraschallwellen auf das Herz und die anliegenden Körperstrukturen gerichtet. Die Schallwellen werden wie bei einem Echolot reflektiert und danach in Bilder umgewandelt. Mit der Echokardiographie kann man die Herzwände und Herzklappen in Funktion betrachten. Die Methode wird hauptsächlich angewendet, um Anomalien der Herzkammern und -vorhöfe zu diagnostizieren, die Herzfunktion zu beurteilen und die Geschwindigkeit des Blutstroms im Herzen zu messen. Echokardiographie ist grundsätzlich für alle Herzpatienten anwendbar.

Auch PET ist eine Option. Wenn Sie ein Herzpatient sind und Ihr Arzt daran denkt, einen Belastungstest zu machen oder einen Herzkatheter zu setzen, können Sie ihn fragen, ob statt dessen nicht auch eine Positronenemissionstomographie (PET) möglich wäre. Diese High-Tech-Option wurde früher nur für das Gehirn verwendet, wird jedoch neuerdings auch für das Herz adaptiert.

Das PET-Verfahren ist schmerzlos, einfach und zeitsparend. Es wird ein radioaktives Markierungsmittel injiziert. Der Scanner fängt die Gammastrahlung auf, die das Markierungsmittel abgibt, während es im Blutstrom durch das Herz transportiert wird. Statt Sie auf dem Laufband einer echten Belastung auszusetzen, wird eine Situation, in der das Herz durch körperliche Anstrengung belastet ist, mit Hilfe von gefäßerweiternden Medikamenten simuliert. Der Scanner produziert eine dreidimensionale farbige Darstellung, mit deren Hilfe die Ärzte erkennen können, ob und an welchen Stellen die Durchblutung beeinträchtigt ist.

Das PET-Verfahren bietet dieselbe Sicherheit wie ein Belastungstest, ist dabei aber genauer (95 Prozent gegenüber 60 Prozent). Es liefert weniger falsch positive Ergebnisse und kann Arterienverengungen in einem früheren Stadium erkennen (40 Prozent Verengung gegenüber 75 Prozent beim Belastungstest).

Das PET-Verfahren ist wesentlich risikoloser als ein Herzkatheter – bis vor kurzem die Standardmethode, um festzustellen, wie stark Arterien blockiert sind und welche Erfolgsaussichten eine Behandlung hat.

NEUE BEHANDLUNGSFORMEN ERÖFFNEN SCHNELLERE WEGE ZUR BESSERUNG

In der Behandlung von Herzkrankheiten gibt es keinen Stillstand. Die zahlreichen Forschungsarbeiten zum Thema Herzkrankheiten lassen ständig neue Therapien entstehen, und die wenigen Standardbehandlungen, die es noch gibt, werden immer wieder aus neuen Perspektiven betrachtet. Ein großer Teil der Forschungsarbeiten zielt darauf ab, nicht nur die Patienten gesund zu machen, sondern dies auch in möglichst kurzer Zeit und mit geringem Aufwand zu tun.

Thrombolyse ist eine Möglichkeit. Wenn Ihr Arzt fähig und bereit ist, nach einem Herzinfarkt die modernste Strategie einzusetzen, gelingt es Ihnen möglicherweise, kostspielige und potentiell gefährliche Verfahren wie Katheterisierung oder Angioplastie zu vermeiden und schneller aus dem Krankenhaus zurück in Ihr normales Leben zu kommen. Bei der Thrombolyse wird binnen Stunden nach dem Herzinfarkt ein Arzneimittel zur Auflösung des Blutgerinnsels eingesetzt; das kann ausreichen, um den Kreislauf so weit wieder in Gang zu bringen, daß Sie nach einer Woche heimgehen können.

Die Herzinfarktbehandlung hat weitgehende Änderungen durchgemacht. Vor ein, zwei Jahrzehnten steckte man den Patienten fünf bis sechs Wochen ins Bett, gab ihm gerinnungshemmende Mittel und empfahl ihm, auszuruhen. Heute können Patienten nach einer Thrombolyse das Krankenhaus binnen einer Woche verlassen, wenn der Herzinfarkt unkompliziert ist und keine anderen Probleme vorliegen.

Die Thrombolyse ermöglicht es, den natürlichen Ablauf des Herzinfarkts zu beeinflussen. Die meisten Herzinfarkte werden durch Blutgerinnsel in den Arterien verursacht. Jener Teil des Herzmuskels, der von der verlegten Arterie versorgt wird, stirbt ab, wenn die Blutzufuhr nicht umgehend wiederhergestellt wird. Wenn man das Blutgerinnsel durch Thrombolyse auflösen kann, wird der Schaden so gering wie möglich gehalten.

Man spart beträchtlichen Aufwand und Zeit, wenn nach der Thrombolyse nicht automatisch eine Angioplastie als zweiter Schritt angeschlossen wird. Es empfiehlt sich jedoch ein Gespräch mit Ihrem Arzt, um herauszufinden, welches Vorgehen für Sie das beste ist.

Frühe Entlassung. Gemeint ist die Entlassung aus dem Krankenhaus. Vor 25 Jahren hätte Ihnen ein Herzinfarkt automatisch einen Krankenhausaufenthalt von acht Wochen eingetragen. Heute beträgt die übliche Verweildauer nach einem Herzinfarkt rund sieben bis zehn Tage, doch auch drei Tage können reichen. Eine Gruppe von Ärzten wollte herausfinden, wie sinnvoll oder risikoreich eine frühere Entlassung aus dem Krankenhaus sei – solange es sich um «unkomplizierte» Herzinfarkte handelte. (Als unkompliziert wurden jene Herzinfarkte definiert, bei denen 72 Stunden nach der Aufnahme ins Krankenhaus weder anhaltende Angina-pectoris-Schmerzen noch Herzinsuffizienz noch Herzrhythmusstörungen vorlagen.) Sie machten eine vergleichende Untersuchung an einer Gruppe von 80 Herzinfarktpatienten, von denen ein Teil die üblichen sieben bis zehn Tage im Krankenhaus gewesen war, während die anderen bereits nach drei Tagen entlassen worden waren. Die früher entlassenen Patienten erlitten nicht mehr Komplikationen und mußten nicht häufiger erneut in stationäre Behandlung aufgenommen werden als die Gruppe, die ursprünglich länger im Krankenhaus gewesen war.

Schnelle Rückkehr zur Arbeit. Ob Ihr Arzt Sie nach drei oder acht Tagen aus dem Krankenhaus läßt – informieren Sie sich jedenfalls über die Möglichkeit, bald wieder an Ihren Arbeitsplatz zurückzukehren.

Eine zweite Meinung über eine Bypass-Operation einholen. Nichts ist zeitsparender, als eine unnötige Bypass-Operation zu vermeiden. Eine Studie warf vor kurzem einen kritischen Blick auf über 400 Fälle, in denen eine koronare Bypass-Operation durchgeführt worden war. Dabei wurden die Aufzeichnungen über die Operationen mit einer Liste von 488 gerechtfertigten

Indikationen für Bypass-Operationen verglichen, die in den USA zusammengestellt worden war. Ganze 14 Prozent der Operationen waren demnach nicht gerechtfertigt, bei 30 Prozent konnte man über die Entscheidung geteilter Auffassung sein, und nicht mehr als 56 Prozent der Operationen wurden auf der Basis einer korrekten Indikation durchgeführt.

Aspirin bei Angina pectoris. Die tägliche Einnahme einer 325-Milligramm-Tablette Aspirin lindert und verhütet Anfälle von instabiler Angina pectoris, wie nachgewiesen werden konnte. Aspirin verdünnt das Blut, wodurch gefährliche und schmerzhafte Blutgerinnsel weniger wahrscheinlich sind; als Folge sinkt auch das Risiko, einen Herzinfarkt zu erleiden.

Nach einem Herzinfarkt Hilfe beim Ehepartner suchen. Für viele Menschen nimmt das Leben nach einem Herzinfarkt eine negative Wende – selbst wenn ihnen der Arzt versichert, daß alles wieder in Ordnung kommen wird. Bei vielen Patienten beginnen die Probleme oft erst, wenn sie aus dem schützenden Umfeld des Krankenhauses entlassen werden. Selbstmordgedanken, Schuldgefühle, Streß, Depressionen, Angst und Anspannung, Wut, Frustration, das Gefühl des Versagens und der Abhängigkeit sowie sexuelle Funktionsstörungen werden in vielen Fällen so massiv, daß der Betroffene bald wieder ins Krankenhaus muß.

Wo sollten Sie Hilfe suchen? Herzinfarktpatienten wenden sich oft erst zuletzt an den Menschen, der ihnen am besten helfen kann – den Ehepartner. Untersuchungen haben gezeigt, daß der Ehepartner den größten Beitrag zur seelischen Wiederherstellung eines Herzpatienten leisten kann. Herzinfarktpatienten sollten daher ihre Lebensqualität durch mehr Kommunikation, durch Aussprechen der eigenen Gefühle, durch Hinwendung zum Partner verbessern. Dazu gehört auch, den Partner mehr an sich heranzulassen. Damit schaffen Sie ein Gefühl emotionaler Nähe und Intimität.

Streß gemeinsam ertragen. Heißt die Empfehlung zur Zweisamkeit nun, daß Doppellaufbänder für den Belastungstest zu zweit gebaut werden sollten? Nicht ganz. Eine allzu beschützende Einstellung der Ehefrau kann die Genesung des Mannes verzögern. Forscher

untersuchten 30 männliche Herzinfarktopfer und deren
Ehefrauen. Die Paare wurden in drei Gruppen aufgeteilt.
In der ersten Gruppe mußten die Frauen draußen warten,
während der Mann einen Belastungstest machte. In der
zweiten Gruppe kamen die Paare gemeinsam, und die

● ZUERST LEUGNEN, DANN AKZEPTIEREN

Sie sind im Krankenhaus. Sie haben vor kurzem einen
Herzinfarkt gehabt oder müssen sich einer Bypass-
Operation unterziehen. Wie reagieren Sie darauf? Leugnen
Sie, daß Sie ernsthaft krank sind? Mit dieser Einstellung
können Sie vielleicht schneller aus dem Krankenhaus
herauskommen, heißt es in einer jüngst erstellten
Untersuchung. Das ist die gute Seite.

Die schlechte Seite ist, daß Sie damit auch schneller
wieder im Krankenhaus landen könnten, wenn Sie Ihre
Einstellung nicht ändern, sobald Sie draußen sind.

Die Forscher führten einen psychologischen Test mit
einer Gruppe von Herzpatienten durch, die wegen
Herzinfarkten oder für eine Bypass-Operation ins
Krankenhaus gekommen waren, und verfolgten ihre
Krankengeschichte danach ein Jahr lang. Am Anfang
verbrachten die «Leugner» weniger Zeit in der
Intensivabteilung und litten weniger unter
Herzfunktionsstörungen als die «Nichtleugner».

Doch sobald sie entlassen waren, ging es den
«Leugnern» weniger gut. Sie hielten sich weniger an die
Anordnungen ihrer Ärzte als die «Nichtleugner», die
offenbar von der Schwere ihrer Krankheit stärker überzeugt
waren. Daher landeten die «Leugner» häufiger wieder im
Krankenhaus als die Patienten, die an den Ernst der Lage
glaubten.

Die Forscher kamen zum Schluß, daß es beim ersten
Krankenhausaufenthalt durchaus sinnvoll sein kann, die
Krankheit nicht zu ernst zu nehmen. Doch für den
langfristigen Umgang damit ist diese Einstellung nachteilig.

Frauen sahen bei den Belastungstests zu. In der dritten Gruppe schließlich sahen die Frauen nicht nur zu, sondern mußten selbst volle drei Minuten aufs Laufband, das auf die maximale Leistungsfähigkeit des Mannes eingestellt war. Später wurden die Frauen aus allen drei Gruppen darüber befragt, wie sie die Genesungschancen ihrer Männer einschätzten. Es stellte sich klar heraus, daß jene Frauen, die die Erfahrung auf dem Laufband aus erster Hand kannten, wesentlich zuversichtlicher waren als die übrigen.

Liebe machen, sobald es geht. Männer fürchten oft, durch einen Herzinfarkt ihre Männlichkeit einzubüßen – und die Ärzte fördern diese Angst leider oft. Sie raten zur Vorsicht, warnen vor großen Anstrengungen oder Streitigkeiten, und bald darf der arme Kerl nicht mal mehr einen Scheck unterschreiben. Besser wäre es beispielsweise, wenn die Paare, die noch am gleichen Tag miteinander schlafen wollen, an dem der Mann aus dem Krankenhaus heimkommt, es auch tun!

Es ist zwar immer vernünftig, solche Fragen mit dem Hausarzt zu besprechen, doch auch Statistiken können hier eine Entscheidungshilfe geben. 1963 wurde eine Untersuchung von 5.000 plötzlichen Todesfällen unter Männern durchgeführt. Nur 34 der 5.000 Männer waren während des Geschlechtsverkehrs gestorben, wobei Herzinfarkt bei ganzen 18 die Todesursache war.

Halten Sie sich an Ihre Frau. Nach einem Herzinfarkt ist es eine feine Sache, eine Frau bei sich zu haben, die mit Ihnen Bett und Laufband teilt. Wer jedoch meint, wenn eine gut ist, wie gut müssen dann erst zwei sein, ist im Irrtum. Hier liegt der Fall anders. In der oben erwähnten Untersuchung plötzlicher Todesfälle waren die meisten Männer, die während des Geschlechtsverkehrs am Herzinfarkt starben, dabei nicht mit ihren Frauen zusammen. Nur fünf der 18 starben im Ehebett.

Zwei Ärzte aus New York berichten von Männern, deren Seitensprünge sie schließlich teuer zu stehen kamen. Im ersten Fall ging es um einen 53 Jahre alten Mann, der mit Brustschmerzen ins Krankenhaus aufgenommen wurde. (Er hatte sich elf Jahre davor einer Bypass-Operation unterziehen müssen.) Am nächsten Vormittag besuchte ihn seine Frau in der kardiologischen

Station. Kurz nachdem sie gegangen war, kam eine andere Besucherin: seine Freundin. Nicht lang nach ihrem Abgang verstarb er.

Der zweite Patient war jünger – 34 Jahre –, erlitt jedoch ebenfalls einen Herzinfarkt, und das Szenario war das gleiche: der Besuch einer Freundin, kurz darauf der Besuch einer zweiten. Er überlebte, doch die Ärzte konnten daraus nur einen Schluß ziehen: Beziehungen zu zwei Frauen gleichzeitig bringen möglicherweise eine so massive psychische Belastung mit sich, daß der Krankheitsverlauf dadurch stark beschleunigt wird – vielleicht sollte man diesen Umstand sogar in die Liste der Risikofaktoren aufnehmen.

IMMUNITÄT

B lut ist rot und weiß. Die roten Blutkörperchen transportieren Sauerstoff und Nährstoffe, während die weißen Blutkörperchen die Streitkräfte zur Verteidigung des Körpers stellen – eine wohlorganisierte Armee von Wachposten, Soldaten und Aufräumtrupps, die mit der Geschwindigkeit schneller Eingreiftruppen arbeiten. Bei Infektionen beispielsweise kann ein winziges Bataillon, die mikrobenbekämpfenden Neutrophilen, im Knochenmark in verblüffendem Tempo – rund 694.000 Zellen pro Sekunde – gebildet werden.

Die Bestandteile des Immunsystems sind äußerst schnellebig. Diese Milliarden Zellen haben ein schweres Leben und sterben jung, nach nur wenigen Tagen. Dann müssen sie vom Organismus durch frische Truppen ersetzt werden, die ebenso stark und lebensfähig sind.

Der Aufbau des Immunsystems scheint ein langfristiges Projekt zu sein, doch es besteht aus vielen kurzfristigen Komponenten. Manche dieser Komponenten sind in Ihrem Körper bereits vorhanden, von anderen wissen Sie vermutlich noch gar nichts. Hier einige Tips, mit denen Sie Ihr eigenes Programm zur Stärkung der Immunkraft zusammenstellen können. Sie alle nehmen wenig Zeit in Anspruch.

- Eine Impfung kann Ihnen in Sekundenschnelle lebenslange Immunität gegen eine Krankheit bringen.
- Sich gegen Krankheiten zu wappnen, muß nicht länger dauern als ein herzliches Lachen.

- Ein paar Minuten täglicher Meditation bauen einen mentalen Schutzschild auf.
- Sie können Ihre Abwehrkräfte in 45 Minuten stärken, wenn Sie diese Zeit fünfmal pro Woche für einen Spaziergang aufwenden.

ERNÄHRUNG FÜR DAS IMMUNSYSTEM

Napoleon bemerkte einmal, daß der Magen eine gute Armee ausmacht. Auch die Truppen in Ihrem Körper brauchen hochwertige Ernährung mit den besten Nährstoffen, wenn sie eindringende Invasoren abwehren sollen. Beim innerlichen «Body-Building» spielen verschiedene Nährstoffe ganz spezifische Rollen. Essen ist nicht bloß Treibstoff. Es ist nicht einfach wie Benzin für den Motor. Die Ernährung liefert die Bausteine für das Immunsystem. Durch vernünftige Ernährung kann man dem Organismus alles Notwendige zuführen.

ERNÄHRUNG MIT «HOHER NÄHRSTOFFDICHTE»

Forschungsergebnisse lassen annehmen, daß eine Kost mit «hoher Nährstoffdichte» die natürlichen Abbauerscheinungen des Immunsystems, die mit dem Alter unausweichlich sind, bremsen kann.

Mit zunehmendem Alter werden Nährstoffe weniger gut resorbiert. Eine Ernährungsform, die hier die richtigen Schwerpunkte setzt, versorgt den Körper ausreichend mit Vitaminen, Mineralstoffen und Ballaststoffen und ist gleichzeitig fett- und kalorienarm.

- Die Vitamine A und C können die Immunabwehr stärken.
- Betakarotin ist ein Stoff, aus dem der Körper Vitamin A produziert, und man nahm an, daß eine Zufuhr von Betakarotin, die über die Menge hinausgeht, die man mit der Ernährung zu sich nehmen kann, eine tumorschützende Wirkung hätte. Leider zeigten 1996 mehrere große Studien, daß möglicherweise sogar das Gegenteil der Fall ist.
- Vitamin E hat mittlerweile einen guten Ruf als «Radikalenfänger». Es kann Sauerstoffradikale

DER SCHNELLSTMÖGLICHE WEG ZU MEHR IMMUNITÄT

Mit einer Impfung liefern Sie Ihrem Immunsystem ein Abbild einer Krankheit. In nicht einmal 60 Sekunden erwerben Sie dadurch langfristigen Schutz vor einer möglicherweise tödlichen Krankheit.

Das Immunsystem verfügt über Zellen, die in ihrem «Gedächtnis» Informationen über Viren speichern, mit denen sie bereits Kontakt hatten, um bei neuerlichem Kontakt schneller reagieren zu können. Die Gedächtniszellen haben auch ein Dossier über potentielle Krankheiten. Genau das liefert eine Impfung – eine Karteikarte, in der nicht nur gespeichert ist, wie die Krankheitserreger aussehen, sondern mit deren Hilfe auch eine kleine Menge Antikörper erzeugt werden, die sich beim nächsten Kontakt mit den Krankheitskeimen explosionsartig vermehren.

Die Gedächtniszellen speichern die Informationen über manche Krankheiten für immer, während andere mit der Zeit wie ein schlecht entwickeltes Foto verblassen. Daher sind für bestimmte Krankheiten, wie etwa Tetanus und Diphtherie, Auffrischungsimpfungen erforderlich.

Überdies verändert sich der Informationsspeicher des Immunsystems mit zunehmendem Alter. So kann es sein, daß sich im Körper eines älteren Menschen weniger Antikörper gegen eine Krankheit bilden und daß die Reaktion nicht so lange vorhält wie bei einem jüngeren Menschen. Daher sind unter Umständen in kürzeren Abständen Auffrischungen notwendig. Wer eng mit einer größeren Zahl von Personen zusammenlebt, beispielsweise in einem Pflegeheim, braucht möglicherweise regelmäßig spezielle Impfungen, weil er leichter mit Keimen aus verschiedenen Quellen in Kontakt kommt, als eine allein lebende Person.

Gegen viele Krankheiten sind die meisten Personen bereits in der Kindheit geimpft worden. Auffrischungsimpfungen werden für die nachfolgend genannten in folgenden Abständen empfohlen:

Krankheit	Auffrischungsimpfung
Tetanus, Diphtherie	Alle zehn Jahre
Hepatitis A	Alle fünf bis zehn Jahre

abfangen, die bei Entzündungsprozessen und verschiedenen anderen Stoffwechselarbeiten im Körper entstehen. Auch die Oxidation von Fetten, die sich in den Gefäßwänden ablagern, kann Vitamin E vermindern. Die Vielzahl seiner Wirkungen, die sich auch im Immunsystem niederschlagen, lassen erwarten, daß hohe Dosen Vitamin E einen gewissen Schutz vor Krebs, Alzheimerscher Krankheit, Grauem Star, Arthrose und Herzinfarkt bringen könnte.

- Zink ist vor allem für seine Rolle bei der Aktivierung der Thymusdrüse bekannt, die dafür verantwortlich ist, die T-Zellen des Immunsystems heranzubilden. Die Versorgung der Bundesdeutschen mit Zink ist ausreichend.
- Auch Eisen, Selen, Folsäure und Vitamin B6 spielen eine Rolle. So schwächt ein Mangel an Vitamin B6 allgemein die Immunfunktionen. Eisenmangel kann die Anfälligkeit für Infektionen erhöhen. Selen ist ein wichtiger Treibstoff für Antikörper, die Infektionen abwehren. Folsäure fördert die Immunabwehr.

Wie kommt man also zu einer Kost mit hoher Nährstoffdichte? Woher holt man sich die Nährstoffe zur Stärkung des Immunsystems? Es geht verblüffend schnell und leicht.

Farben, die nähren. Wenn Sie im Gemüse- und Obstladen Ihre Wahl treffen, sollten Sie zu den Nahrungsmitteln greifen, die Nährstoffe in Hülle und Fülle bieten. So bringen Sie beispielsweise mit grünem Salat achtmal mehr Vitamin A und doppelt soviel Eisen auf den Tisch wie mit Eisbergsalat. Eine halbe Tasse gekochter Brokkoli enthält doppelt soviel Vitamin A und achtmal soviel Vitamin C wie dieselbe Menge an helleren grünen Bohnen. Reich an Vitamin A und Betakarotin sind dunkelgelbe, orangefarbene und grüne Gemüse- und Obstsorten (wie Mangold, Karotten, Chilischoten, Spinat, Kürbis, Aprikosen, Mangos, Papayas und Pfirsiche).

Ge-Nuß mit Vitamin E. Nüsse, Sonnenblumenkerne und Weizenkeime erhöhen Ihre Vitamin-E-Zufuhr mit jedem Bissen. Auch pflanzliche Öle sind reich daran, insbesondere Weizenkeimöl.

Eisen auf den Teller. Fleisch gehört zu den besten
Quellen, denn das darin enthaltene Eisen nimmt der
Körper leicht auf. Im Pflanzenreich liefern besonders
Produkte aus Vollkorngetreide, Sojabohnen und Spinat
viel Eisen.

Nehmen Sie ein Stück Obst. Bananen, Orangen und
Erdbeeren enthalten viel Folsäure, ein Vitamin aus dem
B-Komplex, das für seine stärkende Wirkung auf die
Immunabwehr bekannt ist. Gemüsesorten, die Folsäure
liefern, sind Brokkoli, Endivie und Spinat.

Ein Hühnchen rupfen. Sie müssen es nicht mal
selbst tun, aber essen Sie davon. Das weiße Fleisch von
Huhn und Fisch gehört zu den besten Quellen für Vitamin B6, das für das reibungslose Funktionieren der
Immunabwehr entscheidend ist. Auch in Voll-
kornprodukten und Kartoffeln ist es reichlich enthalten.

Nach Selen schürfen. Dieses spurenelement bringt
die Antikörper auf Trab. Es ist vor allem in eiweißreicher
Nahrung – Fleisch, Getreide und Milchprodukten –
enthalten.

SORGEN SIE FÜR EINE SCHLANKE, KAMPFSTARKE TRUPPE

Wenn es um Fett geht, unterscheidet sich das Immun-
system nicht vom Rest des Körpers: Eine bestimmte
Menge Fett ist notwendig, doch mehr davon ist . . . eben
bloß Fett. Eine schlanke Ernährungsweise trägt zur
Schlagkraft des Immunsystems bei. Im Idealfall sollte der
Kalorienbedarf zu maximal 30 Prozent aus Fett gedeckt
werden, wobei nicht mehr als 10 Prozent der zugeführten
Kalorienmenge aus gesättigten Fetten (enthalten in
Fleisch, Milchprodukten und gehärteten pflanzlichen
Fetten) stammen sollte.

Sie können Ihren Fettkonsum auf einfache und
schnelle Weise senken.

Öl sparen. Verwenden Sie um die Hälfte oder drei
Viertel weniger Öl oder Margarine, als im Kochrezept
angegeben.

Falsches Knuspern für den Fisch. Wenn Sie Fisch
im Backrohr zubereiten, können Sie trotzdem die Knus-
prigkeit eines frittierten Gerichts erreichen. Tauchen Sie
den Fisch beispielsweise in Eiklar und zerkrümelte

Cracker und lassen Sie ihn auf Backpapier (um das Ankleben zu verhindern) im Rohr gar werden.

Kaufen Sie eine Pfanne mit Antihaftbeschichtung. Oder verwenden Sie statt dessen ein Antihaftspray aus pflanzlichen Bestandteilen. So können Sie das Frittieren in Öl vermeiden.

Geschmack verbessern ohne Fett. Kalorienarme Zutaten, die den Geschmack Ihrer Speisen verbessern, sind beispielsweise Senf, Meerrettich, gehackte grüne und rote Paprikaschoten, Estragon, Dill und Curry.

Kühlen und entfetten. Stellen Sie Speisen wie Suppen, Saucen, Tunken und Eintöpfe im Kühlschrank kalt, und entfernen Sie danach das fest gewordene Fett von der Oberfläche.

Fischige Freunde. Essen Sie mindestens zweimal pro Woche Fisch. Es gibt Hinweise darauf, daß die speziellen, mehrfach ungesättigten Fette, die in Fisch enthalten sind – die Omega-3-Fettsäuren – das Funktionieren des Immunsystems fördern können.

Fisch kann ohne großen Aufwand zubereitet werden. Für je 2,5 cm Dicke müssen Sie mit nicht mehr als zehn Minuten Garzeit auf dem Grill oder im Backrohr (Vorheizen auf 230°C) rechnen.

AUF DIE DOSIS KOMMT ES AN

Vitamine und Mineralstoffe können, in der richtigen Menge zugeführt, den Antrieb für Ihren besten Abwehrmechanismus gegen Krankheiten – das Immunsystem – liefern. Zu große Mengen davon können hingegen die Immunabwehr schwächen und Ihr Infektionsrisiko erhöhen. Deshalb sollten Sie trachten, diese Nährstoffe in erster Linie aus der Nahrung zu beziehen und nur nach Absprache mit dem Arzt zu Präparaten aus der Apotheke greifen.

Empfehlenswert ist eine fettarme Ernährung, die reich an komplexen Kohlenhydraten ist, wie Vollkorn, Obst und Gemüse, und maßvoller Konsum von magerem Fleisch.

Solange kein begründeter Verdacht auf einen Mangel besteht, besteht kein Grund, Vitamin- oder Mineralstoffpräparate einzunehmen. Ausnahmen sind vielleicht eine Diät mit sehr geringer Kalorienzufuhr, bestimmte medikamentöse Behandlungen, die Zeit der Schwangerschaft und Stillperiode oder in der Erholungsphase nach einer schweren Krankheit.

SCHALTEN SIE DIE KRANKHEITSABWEHR AN

Klick – an, klick – aus. Läßt sich das Immunsystem so leicht an- und ausschalten? Die Antwort lautet: vielleicht. Was Sie dazu brauchen, ist weniger als eine Stunde Bewegung.

Untersuchungen haben gezeigt, daß körperliches Training bestimmte Hormone und hormonartige Substanzen im Organismus, die sogenannten Neurotransmitter, beeinflussen. Diese chemischen Verbindungen, die von Gehirn, Nervensystem und Hormondrüsen produziert werden, sind für die Kommunikation im Gehirn und im Nervensystem verantwortlich. Möglicherweise besitzen Neurotransmitter die Fähigkeit, die Zellen des Immunsystems an- und auszuschalten.

Wieviel und welche Art von Training brauchen Sie demnach, um das Immunsystem in Schuß zu halten?

45 Minuten Gehen – der Weg zu mehr Immunkraft. Fünf wöchentliche Spaziergänge von je 45 Minuten führen bei Menschen mit ansonsten sitzender Tätigkeit nach nur sechs Wochen zu einem Anstieg der Zahl der Immunzellen.

Laufend die Immunabwehr stärken. Intensives Lauftraining kann die Kerntemperatur des Körpers ähnlich steigen lassen wie Fieber. Der Organismus setzt Fieber als natürliches Mittel ein, um die Reaktion der schützenden Lymphozyten anzukurbeln, bestimmte Virusinfektionen in Grenzen zu halten und die Eisenkonzentration im Blut zu senken, wodurch manche Bakterien weniger leicht überleben.

In die Pedale treten. Radrennfahrer weisen im Vergleich zu Männern, die nicht regelmäßig Sport betreiben, eine höhere Aktivität der natürlichen Killerzellen auf.

Schwimmen Sie mal. Schwimmen bringt den gleichen Nutzen für das Immunsystem und belastet dabei die Gelenke weniger. Körperliche Aktivität führt zur Aus-

schüttung von Endorphinen, einer Klasse von Neurotransmittern, die die Aktivität bestimmter Immunzellen
unterstützen. Dadurch vermehrt sich vorübergehend der
Anteil an Interleukin-1, einem Eiweißstoff, der die
sogenannten Helferzellen aktiviert. Die Helferzellen sind
weiße Blutzellen (Lymphozyten), die Bedrohungen
erkennen und andere Immunzellen zu Hilfe rufen.
Bewegung regt außerdem die B-Zellen zur Produktion
anderer Proteine, der Antikörper, an, die eindringende
Keime zerstören.

Mit Verstand schwitzen. Allzuviel körperliche
Anstrengung kann jedoch das Immunsystem beeinträchtigen, weil die Überbelastung als Streß wirkt. Marathonläufer tun oft zuviel des Guten und machen bald
nach dem Lauf eine Erkältung, Grippe oder Infektion der
oberen Atemwege durch. Läufer, die ein Trainingspensum
von mehr als 96 km pro Woche absolvieren, haben ein
doppelt so hohes Krankheitsrisiko wie jene, deren Trai-
ningsleistung unter 32 km wöchentlich liegt.

Woran liegt das? Wenn sich der Körper bis zur
Erschöpfung anstrengt, erzeugt er große Mengen an
Hormonen und Neurotransmittern wie Cortisol und
Adrenalin – eine typische Streßreaktion. Diese Substanzen behindern die Aktivität von Immunzellen wie
etwa der natürlichen Killerzellen. Marathonläufer haben
sechs Stunden nach dem Wettbewerb eine eingeschränkte Aktivität dieser Zellen, wodurch Krankheitserreger eine große Chance bekommen.

LÄCHELN SIE MAL

An dem Sprichwort «Lachen ist die beste Medizin» ist was
dran, denn Lachen stärkt das Immunsystem. Fühlt man
sich hingegen gestreßt oder elend, dann sackt auch die
Leistungskraft der Immunabwehr ab.

Der Zusammenhang zwischen Depressionen und
sinkender Abwehrkraft der Lymphozyten wurde in verschiedenen Studien nachgewiesen. So weisen zum Beispiel Frauen, die aufgrund von Trennungs- oder
Scheidungssituationen depressiv sind, einen niedrigeren
Prozentsatz an natürlichen Killerzellen und weniger
Anregung des Immunsystems auf.

Auch chronischer Streß kann das Immunsystem beeinträchtigen. So haben zum Beispiel Personen, die Familienangehörige mit Alzheimer-Krankheit pflegen, einen niedrigeren Prozentsatz an T-Zellen.

Demgegenüber können Streßabbau oder Aufbau positiver Gefühle die Immunität stärken. Ein dreimal wöchentlich durchgeführtes Entspannungstraining kann die Aktivität der natürlichen Killerzellen und T-Zellen signifikant steigern.

Positive Gefühle können zur Erhaltung der körperlichen Gesundheit ebenso wichtig sein wie Bewegung. Positive Emotionen wie Liebe, Verständnis und Verzeihen stimulieren das Immunsystem.

Lachen Sie mal so richtig. Das Immunsystem läßt nach, wenn man traurig ist – bedeutet das auch, daß es neue Kraft gewinnt, wenn man froh und glücklich ist? Diese Frage interessierte mehrere Psychologen so sehr, daß sie Versuchspersonen zum Lachen brachten und danach den Blutwert an Immunglobulin A (IgA) maßen – IgA gehört zu den körpereigenen Kampftruppen, die beim Schutz der Atemwege in vorderster Front stehen. Es zeigte sich, daß Lachen den IgA-Wert ansteigen ließ – und zwar sofort, ohne Wartezeit.

Eine gewisse Menge an IgA ist konstant im Blut vorhanden. Beim Lachen kommt es zu einem raschen Transfer von IgA in den Speichel, wo die Substanz eine stärkere Schutzwirkung entfaltet. Lachen kann die Produktion von Lymphozyten steigern oder immunsuppressive Substanzen blockieren, die die T-Zellen zu vernichten suchen. Lachen kann die Auswirkungen von Alltagsstreß auf das Immunsystem fast um die Hälfte reduzieren.

Stellen Sie sich ein Lachmobil zusammen. Das Lachmobil ist ein Wägelchen, das randvoll ist mit Dingen, die Sie zum Lachen bringen, darunter Filme, Bücher, Tonbandkassetten und Spiele.

Nehmen Sie's leicht. Die Schützenhilfe für das Immunsystem kommt nicht bloß vom Lachen, sondern von einer guten Portion Humor.

Wer Sinn für Humor hat, nimmt das Leben meist leichter. Wenn Ihnen zum Beispiel der Kellner im Restaurant ein Glas Wasser über den Anzug gießt: Werden Sie wütend, oder lachen Sie über die absurden Wechselfälle des Lebens? Wenn Sie erkennen, daß sich die Welt nicht um Ihre persönlichen Probleme und Sorgen dreht, dann haben Sie Sinn für Humor.

Liebe finden. Wenn Patienten einfach angewiesen würden, für mehr Immunglobuline oder Killerzellen in ihrem Blut zu sorgen, dann hätten sie keine Ahnung, wie sie dazu kommen können. Doch wenn man ihnen beibringen kann, sich selbst und andere Menschen aus vollem Herzen zu lieben, kommt es automatisch zu dieser Veränderung. Die Wahrheit ist: Liebe heilt.

Liebes- und Beziehungsfähigkeit scheint für ein niedrigeres Niveau an Streßhormonen und mehr Helferzellen zu sorgen.

Werden Sie zum «Kümmerer». Möglicherweise kann es eine wirksame Medizin sein, sich um einen Menschen oder ein Tier zu kümmern. So scheinen Besitzer von Haustieren beispielsweise schneller von Krankheiten zu genesen. Menschen, die sich für andere engagieren, haben anscheinend ein gesünderes und längeres Leben.

Schreiben Sie es auf. Verbringen Sie an vier aufeinanderfolgenden Tagen je 15 bis 20 Minuten damit, Ihre Probleme niederzuschreiben – auf diese Weise können Sie Ihre Immunabwehr möglicherweise für bis zu fünf Monate stärken. Schreiben Sie kontinuierlich, ohne sich um Grammatik oder Satzbau zu kümmern, und notieren Sie auch Ihre geheimsten Gedanken mit dem Vorsatz, das Papier danach wegzuwerfen, so daß sie niemand je wird lesen können.

Menschen, die über traumatische oder verstörende Ereignisse in ihrem Leben oder über ungelöste Probleme frei sprechen, werden weniger oft krank und brauchen weniger ärztliche Hilfe als jene, die ihre Gefühle unausgesprochen lassen. Das Aussprechen begünstigt die T-Zellen des Immunsystems.

Reden Sie darüber. Wenn Sie sich nicht dazu aufraffen können, niederzuschreiben, was Sie bedrückt, dann sollte Ihre zweite Wahl sein, sich jemandem anzuvertrauen. Das geht am besten, wenn Sie jemanden finden können, dem Sie uneingeschränkt vertrauen und der Sie akzeptiert, was immer Sie auch sagen, damit Sie Ihre Gedanken nicht verzerrt darstellen. Dazu braucht man eine bestimmte Art von Freundschaft.

● MEHR KRAFT DURCH MEDITATIONSPAUSEN

Vielleicht wird die Kaffeepause eines Tages durch eine kurze Phase der Tiefenentspannung ersetzt, und vielleicht verordnet der Arzt einmal Meditation statt Medikamente – oder die Lehrer fördern das Tagträumen während der Schulstunden.

Entspannung kann das Immunsystem stärken. Ältere Menschen, die Entspannungs- und Visualisierungstechniken erlernen, weisen anschließend einen deutlichen Anstieg der natürlichen Killerzellen auf, also jener weißen Blutzellen, die für die Tumorbekämpfung verantwortlich sind.

Tägliche Entspannung durch ein paar Minuten Meditation kann langfristig mehr Gelassenheit und Ruhe in Ihr Leben bringen. Für die Meditation sollten Sie eine ruhige Zeit und einen Ort wählen, an dem keine Gefahr einer Ablenkung besteht.

Setzen Sie sich einige Minuten ruhig in einen Stuhl mit gerader Rückenlehne, wobei der Kopf mit den Hüften, die Ohren mit den Schultern und die Nase mit dem Nabel jeweils eine Linie bilden. Wenn es notwendig ist, dann ruckeln Sie in kleinen, kreisförmigen Bewegungen, bis Sie die richtige Haltung finden, so daß Energie das Rückgrat auf und ab strömen kann.

Legen Sie die Hände in den Schoß, so daß sie einander berühren, aber verschränken Sie sie nicht. Daumen und Handflächen sollen nach oben zeigen, die Finger sind leicht gebeugt.

Atmen Sie einige Male langsam, tief und rhythmisch durch die Nase. Schließen Sie die Augen.

Denken Sie an gar nichts. Verwenden Sie nun die Worte «ham» und «so». Sie bilden ein universelles Mantra, das von der Siddha Yoga Foundation empfohlen wird, um alles Störende und Ablenkende auszulöschen. Denken Sie beim Einatmen «ham», beim Ausatmen «so», und wiederholen

(bitte umblättern)

Schwung mit Musik. Die heilsame Wirkung der Musik wird seit alter Zeit in der Medizin eingesetzt. Heute sind Melodien, Rhythmus und das «chanten» (gebetartiger Sprechgesang, bei dem etwa ein Mantra rhythmisch wiederholt wird) in vielen Kulturen als Heilmittel anerkannt. Musik kann die elektrischen Rhythmen des Gehirns verändern und beeinflußt die Menge der im Blut zirkulierenden Streßhormone. Langsame, ruhige Instrumentalmusik kann die körperliche Reaktion auf Streß dämpfen, während schnelleres Tempo Wachheit und Erregung verstärkt.

Musiktherapie kann manchen Menschen auch helfen, mit den emotionalen und körperlichen Auswirkungen von Krankheiten besser fertigzuwerden. Ruhige Musik senkt erfolgreich die Pulsfrequenz und den Blutdruck, verbessert die Schmerztoleranz und ist ein Mittel gegen Ängste und Depressionen.

Musik hilft auch vorbeugend gegen Krankheiten, weil sie das Immunsystem stärkt.

Auf einen Gipfel wandern. Der Mensch braucht Erfahrungen, die Hoffnung vermitteln. Um neue Hoffnung zu schöpfen, brauchen Sie bloß einen kurzen Ausflug zu machen. Fahren Sie an einen schönen Ort, der Sie daran erinnert, daß aus der Dunkelheit das Licht kommt. Campieren Sie auf einem Berggipfel oder an einem Strand, und stehen Sie vor Tagesanbruch auf, um den Sonnenaufgang zu beobachten.

Die Medizinmänner der amerikanischen Ureinwohner sagen ihren Patienten, daß sie an sich selbst glauben müssen und Kraft aus ihrem Inneren schöpfen müssen.

Diese Vorstellung entspricht dem Begriff der «Psycho-neuroimmunologie» in der westlichen Medizin – eine Verbindung zwischen Seele, Emotionen und Immunsystem.

Dem Urteil trotzen. Glaube kann zum biologischen Faktum werden. Positive Einstellungen und die richtigen Bewältigungsstrategien können Teile des Immunsystems stärken.

Das bedeutet jedoch nicht, daß man eine Diagnose – Krebs, AIDS oder andere Krankheiten und Gesundheitsstörungen – ableugnen sollte. Man sollte vielmehr dem Urteil trotzen. Wenn man dem Problem mit einer positiven Einstellung und emotionaler Kraft die Stirn bietet und auf die eigenen Bedürfnisse achtet, fördert man das Immunsystem. Negative Emotionen hingegen schwächen das Immunsystem.

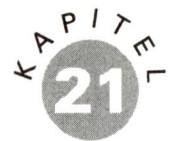

KAPITEL 21

JAHRESZEITLICH BEDINGTE PROBLEME

Ach, wie schön, mal wieder rauszukommen. Der Sommer bringt Sonnenbaden, Bootsausflüge, Wasserschifahren und … Sonnenbrand, Stechmücken. Und im Winter gibt's Schifahren, Eislaufen, Snowboarden und … aufgesprungene Lippen, Unterkühlung, Erfrierungen.

Wir wollen Ihnen hier keineswegs den Spaß verderben. Doch wenn Sie bei Arbeit und Freizeitvergnügen im Freien auf Nummer Sicher gehen wollen, müssen Sie etwas tun, um Ihren Körper vor dem sengenden Kuß des Sommers und der eisigen Hand des Winters zu schützen.

STRATEGIEN GEGEN SOMMERSONNE

Seit einem halben Jahr haben Sie von diesem Camping-Ausflug geträumt. Kein Telefon, keine Schreibtischarbeit; alles, was auf Sie wartet, sind Ihr Kanu und Ihr Buch. Doch wenn Sie nicht achtgeben, wird nach der Rückkehr doch ein Termin dazukommen – der bei Ihrem Arzt.

Ein wenig Voraussicht ist alles, was Sie brauchen, um sicherzustellen, daß der sommerliche Ausflug ein Vergnügen wird und nicht als Spritztour ins Reich körperlicher Schmerzen endet. Sie können zum Beispiel

- Zahncreme auf einen Bienenstich reiben und sich sofort wohler fühlen;
- ein Elektrolytgetränk schlürfen und Muskelkrämpfe in Sekundenschnelle abwehren;

- einen Sonnenbrand mit Eis abreiben und sich binnen zehn Minuten besser fühlen.

Für jede Herausforderung, die der Sommer stellt, gibt es eine adäquate Strategie. Man kann Sonnenbrände verhüten, etwas gegen Hitzekrämpfe tun, Hitzeerschöpfung abwehren, Bienenstiche und Zeckenbisse vermeiden. Wir zeigen Ihnen, wie.

SCHUTZ VOR SONNENEINSTRAHLUNG

Letzten Januar haben Sie sich mitten im trübsten Winter geschworen, diesen Sommer aber wirklich toll braun zu werden.

Jetzt schreiben wir Juli, und Sie versuchen, diesen Vorsatz wahrzumachen. Sie legen sich in die Sonne – eine Stunde, zwei Stunden . . . die Uhr tickt und tickt . . .

Was Ihnen vorschwebte, war eine Nuance zwischen goldfarben und göttlich braun. Aber was zeigt sich da?

Die Haut ist rot. Knallrot. Wassermelonenrot. Rot wie das Rote Kreuz.

Jetzt stehen Sie vor der Hausapotheke und möchten am liebsten in den Gefrierschrank kriechen. Der Grund dafür: Ein Sonnenbrand ist eine Wunde; er ist die Reaktion Ihres Körpers auf zuviel Sonneneinstrahlung.

Die von der Sonne abgegebene Energie verursacht biochemische Veränderungen in der Haut, die zu Entzündungsprozessen führen. Die Entzündung – im Grunde eine Verbrennung – schädigt die Haut.

Wiederholte Sonnenbrände können der Haut schaden. Sie zerstören elastisches Gewebe, verursachen Runzeln und erhöhen das Risiko, an Hautkrebs zu erkranken.

Selbst bloße Bräunung ohne Sonnenbrand kann das Immunsystem beeinträchtigen, weil das die Schutzfunktion der Haut als Barriere gegen Krankheitskeime einschränkt.

Jede Bräunung bedeutet permanenten Schaden. Die ultravioletten Strahlen der Sonne schädigen die Hautzellen bleibend. Der Schaden zeigt sich später, ab dem 40., 50. oder 60. Lebensjahr in Form von Falten, präkanzeröser Gewächse oder Hautkrebs.

EINKAUFSHILFE FÜR SONNENSCHUTZMITTEL

Hauteigenschaften	empfohlener Schutzfaktor
verbrennt sehr leicht, wird nie braun	15 oder darüber
verbrennt sehr leicht, bräunt wenig	15 oder darüber
verbrennt relativ leicht, bräunt langsam	10 bis 15
verbrennt kaum, bräunt immer gut	6 bis 10
verbrennt fast nie, bräunt leicht	4 bis 6

Mit Sonnenschutzmitteln läßt sich diese Gefahr jedoch leicht abwehren, während Sie sich im Freien vergnügen. Es dauert weniger als fünf Minuten, ein Sonnenschutzmittel auf den ganzen Körper aufzutragen. Achten Sie beim Kauf von Sonnenschutzmitteln auf den Schutzfaktor. Er sagt folgendes aus: Wenn Sie mit ungeschützter Haut nach zehn Minuten einen Sonnenbrand hätten, können Sie mit Schutzfaktor 6 60 Minuten in der Sonne bleiben, bevor es zum Sonnenbrand kommt. Je höher der Schutzfaktor, um so stärker der Schutz, und um so länger können Sie in der Sonne bleiben.

Die Reaktion auf Sonnenlicht hängt in hohem Maß vom Hauttyp ab. Hellhäutige, blonde oder rothaarige Menschen bekommen besonders leicht Sonnenbrand. Benutzen Sie die oben abgedruckte «Einkaufshilfe für Sonnenschutzmittel», wenn Sie nicht sicher sind, zu welchem Hauttyp Sie gehören und welcher Sonnenschutzfaktor für Sie richtig ist.

DIE FLAMMEN LÖSCHEN

Was ist zu tun, wenn es schon zu spät ist, wenn das Sonnenbad zu lang gedauert hat, wenn Sie in der Sonne eingeschlafen sind oder einfach vergessen haben, auf die Uhr zu sehen?

Schnell reingehen. Wenn sich die Haut bereits im Freien zu röten beginnt, wird sie eine bis vier Stunden später noch röter sein.

Nach Eis greifen. Schlagen Sie gehacktes Eis in

Handtücher ein, und lassen Sie es zehn Minuten lang auf die betroffene Hautpartie einwirken. Wiederholen Sie die Behandlung zwei bis drei Tage lang drei- bis viermal täglich.

Antihistaminika schlucken. Rezeptfreie Mittel wie Tavegil® lassen Schwellung und Juckreiz zurückgehen. Sie können sie nach dem Auftreten des Sonnenbrands 48 Stunden hindurch alle sechs Stunden einnehmen. Viele dieser Mittel gibt es übrigens auch als Gel oder Creme zum Auftragen auf die verbrannte Haut.

Aspirin® nehmen. Zwei bis drei Tage hindurch alle sechs Stunden AspirinV einzunehmen bekämpft die Schwellungen.

Zum Arzt gehen. Lassen Sie sich beim ersten Anzeichen von Blasenbildung einen Termin beim Arzt geben. In die von der Blase abgehobene Haut können leicht Bakterien eindringen, die unter Umständen Probleme verursachen. Manche Ärzte behandeln Patienten, die Sonnenbrand mit Brandblasen haben, fünf Tage hindurch mit Kortison zm Einnehmen, um die Entzündung einzudämmen.

Eine Kortison-Salbe auftragen. Ein Salbe mit gering dosiertem Kortison bekommen Sie rezeptfrei in der Apotheke. Sie wirkt lindernd und beruhigend und kann die ersten 48 Stunden hindurch zwei- bis dreimal täglich aufgetragen werden. Tragen Sie die Salbe jedoch nicht auf große Blasen auf. Dort können Infektionen entstehen.

Eine Feuchtigkeitscreme auftragen. Verwenden Sie eine Feuchtigkeitscreme, um das Austrocknen der betroffenen Hautpartie zu verhindern. Setzen Sie die Creme nach Bedarf ein, um die Haut feucht zu halten.

Springen Sie in die kühle Wanne. Ein kühles Bad trägt zum Abklingen der Schwellung bei und ist für die Haut besser verträglich als eine Dusche.

Mit Aloe vera einreiben. Brechen Sie einfach ein Stück von der Pflanze ab, und reiben Sie den Pflanzensaft als Schmerzmittel auf die Haut. Er enthält Verbindungen, die zur Heilung von Verbrennungen beitragen. Im Laden erhältliche Aloe-Präparate wirken übrigens nicht so gut wie der frische Pflanzensaft.

Ein paar Tage drinnenbleiben. Lassen Sie Aktivitäten in der Sonne eine Woche lang sein, wenn Sie einen Sonnenbrand haben.

Abdecken. Besondere Vorsichtsmaßnahmen sind auch nach Abklingen des Sonnenbrandes erforderlich, weil die Haut erst vier bis sechs Monate später wieder ihren normalen Zustand erreicht. Decken Sie den betroffenen Bereich durch Kleidung ab, und verwenden Sie Sonnenschutzmittel.

NIE WIEDER SONNENBRAND

Das beste Mittel gegen Sonnenbrand ist Vorbeugung. Hier einige einfache Maßnahmen, mit denen Sie verhindern können, zum Hummer zu werden.

Reichlich Sonnenschutzmittel auftragen. Tragen Sie 30 bis 60 Minuten, bevor Sie ins Freie gehen, reichlich Sonnenschutzmittel auf. Verwenden Sie dazu eine Creme oder ein Gel mit 5-prozentiger Para-aminobenzoesäure (PABA) oder Ester dieser Säure in Äthylalkohol. (Sollten Sie gegen PABA oder deren Ester allergisch sein, können Sie ein Sonnenschutzmittel mit Benzophenon verwenden.)

Gesicht und Hals zusätzlich schützen. Nehmen Sie sich kurz Zeit, um die Nase, die Oberkante der Ohren, Wangen, Hals, Schultern und Lippen mit einem Sonnenschutzmittel mit mindestens Schutzfaktor 15 einzureiben. Um maximalen Sonnenschutz für diese empfindlichen Bereiche zu erzielen, können Sie auch eine lichtundurchlässige Salbe, wie etwa Zinkoxid, verwenden.

Nach dem Nasswerden nachfassen. Tragen Sie nach dem Baden oder wenn Sie stark geschwitzt haben, erneut Sonnenschutzmittel auf. Wasser kann den Schutzfilm abwaschen, so daß die Haut den Sonnenstrahlen wehrlos ausgeliefert ist.

Auf die Uhr schauen. Wenn Sie unbedingt braun werden wollen, sollten Sie langsam anfangen. Sonnenbaden wird von Dermatologen allgemein nicht empfohlen. Wer aber nicht darauf verzichten will, sollte beim ersten Sonnenbad des Jahres zumindest folgende Zeitlimits einhalten.

- Sehr helle Haut – 5 bis 10 Minuten
- Mäßige Pigmentierung – 10 bis 15 Minuten
- Dunkler, südeuropäischer Typ – 15 bis 20 Minuten

Die Sonnenbäder können von Mal zu Mal risikolos um je fünf Minuten verlängert werden.

Medikamente überprüfen. Bestimmte Medikamente erhöhen die Empfindlichkeit gegen Sonnenlicht. Dazu zählen unter anderem trizyklische Antidepressiva, Antihistaminika, Tetrazykline, Diuretika und die Antibabypille. Rufen Sie kurz bei Ihrem Arzt an, um sich über die Medikamente, die Sie nehmen, zu informieren.

Über Mittag drinnenbleiben. Versuchen Sie, Sonnenbäder und andere Aktivitäten im Freien für die Zeit vor 11 Uhr vormittags oder nach 3 Uhr nachmittags einzuplanen. Um die Mittagszeit verursacht die Sonneneinstrahlung den größten Schaden.

Die richtige Kleidung. Am angenehmsten und am besten für die Haut ist bei großer Hitze helle, locker sitzende Kleidung.

Eine Kappe auf den Kopf. Eine Kappe verdoppelt den Sonnenschutzfaktor auf Nase und Stirn, wenn Sie Sonnenschutzmittel verwenden. Das Tragen der Kappe allein entspricht allerdings nur einem Sonnenschutzfaktor von 2.

Sonnenbrille tragen. Eine Sonnenbrille zum Schutz der Augen läßt sich in Sekundenschnelle aufsetzen. An den Augenlidern kann Hautkrebs entstehen, und Grauer Star und Netzhautschäden stehen mit starker Sonneneinstrahlung in Zusammenhang. Tragen Sie eine Sonnenbrille, die 75 Prozent des sichtbaren und infraroten Lichtes und 95 Prozent der UV-Strahlung herausfiltert.

DIE HITZE ZURÜCKSCHALTEN

Sie stehen Ende Juni am Rand des Schulsportplatzes, den selbstgebackenen Kuchen vom Elternfrühstück noch in der Hand. Es ist Schulabschlußfest, und Sie haben bereits den Auftritt des Schulchors, die Rede des Direktors und die Ansprache der Elternvereinsobfrau sowie eine ganze Reihe mehr oder weniger geglückter sportlicher Darbietungen über sich ergehen lassen – aber noch immer kein Zeichen vom Schulorchester, in dem Ihre Tochter Klarinette spielt.

Da überkommt Sie plötzlich ein komisches Gefühl, und Sie schwitzen am ganzen Körper. Langsam drängen Sie sich durch die Zuschauerreihen und lassen sich abseits auf dem Rasen nieder.

«Was ist los?» fragen Sie sich.

Sie haben eine Überdosis Hitze abbekommen. Muskelkrämpfe, Hitzeerschöpfung und Hitzschlag entstehen, wenn der Körper allzu großer Hitzebelastung ausgesetzt ist, während er sich bemüht, die Körpertemperatur stabil zu halten.

Manche Menschen sind besonders anfällig für das Überhitzen. Untersetzte Personen produzieren mehr Wärme als Leute mit hohem, schlanken Körperbau. Auch Diabetes, Herz-Kreislauf-Krankheiten, Fettleibigkeit, die Einnahme von Antihistaminika, trizyklischen Antidepressiva, harntreibenden oder gefäßerweiternden Medikamenten sowie Alkoholkonsum erhöhen die Wahrscheinlichkeit hitzebedingter Probleme.

Doch es gibt Wege, um Hitzeprobleme zu vermeiden und zu behandeln.

HITZEKRÄMPFE UNTERKRIEGEN

Überhitzen kann schwerwiegende Folgen bis hin zur völligen Erschöpfung haben, kann aber auch bloß lästig sein, wenn ein Krampf im Bein Ihr Tennisspiel ruiniert. Hier einige Maßnahmen gegen die lästigen Hitzekrämpfe.

Greifen Sie zu Elektrolytgetränken. Solche Fitneßgetränke, wie Isostar®, Gatorade® oder andere, geben dem Körper schnell Wasser und Mineralstoffe zurück. Nehmen Sie bei anstrengenden Tätigkeiten mindestens jede halbe Stunde ein Glas davon zu sich.

Die brennenden Knoten dehnen. Sie werden sich gleich viel besser fühlen, wenn Sie die verkrampften Muskelpartien dehnen. Eine Massage nach dem Sport mag verlockend sein, doch meist wirkt sie nicht, und in manchen Fällen kann sie die Schmerzen schlimmer machen.

Durch Gehen abbauen. Man muß abkühlen wie ein Rennpferd, wissen die Fachleute. Durch zehn bis 15

Minuten lockeres Gehen kann man vermeiden, daß es zu Krämpfen kommt.

NUR NICHT VERKRAMPFEN

Das Tennismatch oder jede andere anstrengende Aktivität im Freien ist dann ein Genuß, wenn Sie Hitzekrämpfe von vornherein verhüten.

Genug schlafen. Schlafmangel kann zu Krämpfen führen. Körperliche Anstrengung in Verbindung mit Schlafmangel verlangsamt die Reflexe, was die Blutversorgung der Muskulatur behindert und die Abstrahlung von Körperwärme beeinträchtigt.

Richtig essen. Frisches Obst und Gemüse, Fleisch, Avocados und Trockenfrüchte liefern reichlich Kalium, das bei der Arbeit oder beim Sport verlorengeht. Kalium und andere Mineralstoffe tragen zur Muskelentspannung bei. Sie werden mit dem Schweiß ausgeschieden und müssen daher ersetzt werden, will man Muskelkrämpfe vermeiden. Rund 80 Gramm Rosinen decken den halben Tagesbedarf an Kalium.

Tee trinken. Halten Sie sich an Tee, Wasser oder andere alkoholfreie Getränke. Alkohol wirkt harntreibend und fördert dadurch die Ausscheidung von Wasser. Wenn Sie vor oder während der sportlichen Betätigung Alkohol trinken, verliert der Körper zusätzlich Wasser.

HITZEERSCHÖPFUNG ABWENDEN

Sie haben einen Nachmittag lang im Sonnenschein Ihren Garten gepflegt, und jetzt sind Sie matt. Übelkeit und Benommenheit stellen sich ein, und obwohl die Temperatur über 30°C beträgt, fühlt sich Ihre Haut kühl an. Das mag eigenartig klingen, doch es sind die Anzeichen von Hitzeerschöpfung. Gegen dieses Problem können Sie folgendes unternehmen.

Reingehen. Suchen Sie einen kühlen Raum auf, und bleiben Sie dort, bis Sie gründlich abgekühlt sind. Möglicherweise ist der Keller am besten geeignet.

Wasser oder einen Fitneß-Drink schlürfen. Austrocknung ist ein typisches Merkmal von Hitzeerschöpfung. Trinken Sie ausreichend Wasser oder

Elektrolytgetränke, um die verlorene Flüssigkeit zu ersetzen.

Ein feuchtes Handtuch überwerfen. Legen Sie kühle, feuchte Handtücher auf den Kopf, die Arme und Beine und rund um den Hals. Es geht darum, den Körper abzukühlen.

Die Flammen fächeln. Wenn Sie dem Körper kühlende Luft zufächeln, verdunstet der Schweiß schneller, und die innere Klimaanlage des Körpers funktioniert besser. Setzen Sie sich vor einen Ventilator, und Sie sind in kürzester Zeit ausgekühlt.

Ein Bad nehmen. Nehmen Sie ein Bad in kühlem Wasser, oder benetzen Sie den Körper mit einem nassen Schwamm.

KRATZEN SIE GIFTEFEU WEG

Hätten Sie Probleme, Giftefeu von Gerberstrauch, giftige Eiche von einem Haufen Ahornblättern oder giftiges Immergrün von einem blühenden Farn zu unterscheiden?

Wenn Sie durch einige Teile Nordamerikas reisen, dann wissen Sie sehr bald, ob Sie durch einen Teil des schlimmen Trios gewandert sind, das Rötungen, Schwellungen, Bläschen und Juckreiz verursacht. Es ist sogar so, daß etwa 85 % der erwachsenen Bevölkerung auf diese Pflanzen allergisch reagieren.

Sie können diese kleinen grünen Blätter verfluchen, während Sie so dasitzen und kratzen und kratzen. Es ist übrigens die ölige Substanz namens Urushiol auf den Blättern, die Ihren Juckreiz verursacht. Wo immer man Urushiol findet, da folgen Juckreiz und Kratzen prompt auf dem Fuß.

Weil Urushiol so unsichtbar ist, ist es so ein gefährlicher Feind: Sie können es weder sehen noch fühlen, meint Dr. William Epstein, Professor für Dermatologie an der Universität von Kalifornien in San Franzisko.

Die Möglichkeiten, wie das Urushiol auf Ihre Haut gelangen kann, sind schier unbegrenzt. Wenn Sie in Urushiol gestiegen sind und Ihre Stiefel ausziehen, indem Sie am Absatz ziehen, dann befindet es sich auch auf Ihrer Hand, sagt Dr. Epstein. Ihr Gast trifft ein und Sie greifen nach seinem Mantel, mit dem er gerade Urushiol gestreift hat – und schon haben Sie wieder Urushiol auf der Hand. Sie gehen hinein, öffnen den Kühlschrank, holen sich ein kaltes Getränk, machen den Kühlschrank wieder zu und stützen die Hand auf dem Küchentisch ab, während Sie die Zeitung lesen. Das Urushiol befindet sich jetzt auf der Kühlschranktür, dem Küchentisch und der Zeitung. Da es einige Wochen dauert, bis das Urushiol oxidiert ist, besteht genügend Zeit, daß die Juckmisere sich ausbreiten kann.

Die Behandlung besteht unter anderem darin, sich zu verwöhnen, bis der Juckreiz und die Rötung nachlassen, empfiehlt Dr. Epstein. Hier sind einige Vorschläge, wie Sie das bewerkstelligen.

Tragen Sie etwas Kalamin auf. Die Anweisung hierfür lautet ganz einfach: «Wenn die Haut Bläschen bildet, tupfen Sie die Lotion auf. Das ist wirklich das Einfachste, was man tun kann,» erklärt Dr. Epstein. Er schlägt vor, die Lotion aufzutragen, wenn man sie braucht, um nässende Stellen abzutrocknen und den Juckreiz zu lindern.

Bleiben Sie beim reinen, rosafarbenen Kalamin ohne den Zusatz von Antihistaminika, weil diese nicht viel helfen, sagt er.

Nehmen Sie eine Tablette. Orale Antihistaminika wie Benylin oder Clarityn (*Handelsnamen in Deutschland für nicht rezeptpflichtige Antihistaminika zum Beispiel Fenistil®, Tavegil®, Systral®*) können den Juckreiz lindern.

Legen Sie Kompressen auf. Eine kalte Kompresse, die auf dem entzündeten Gebiet liegt, reduziert den Juckreiz, sagt Dr. Epstein.

Nehmen Sie ein kühles Bad. Ein kühles Bad hilft möglicherweise besser als eine Kompresse gegen den Juckreiz, der Sie verrückt macht.

Gehen Sie zum Arzt. Wann Sie das Kalamin aus der Hand legen und zum Arzt gehen sollten:

- Wenn Sie extremen Juckreiz und Bläschen verspüren und Ihre normale Aktivitäten nicht mehr ausführen können.
- Wenn die Rötungen länger als zwei Wochen bestehen bleiben.

- Wenn die Krusten auf den entzündeten Gebieten gelb und eitrig werden.
- Wenn eine empfindliche Körperregion betroffen ist, wie zum Beispiel das Gesicht, die Augen, Hände oder Genitalien.

UMGEHEN SIE GIFTEFEU

Wenn Sie den Kontakt mit Urushiol vermeiden können, dann ersparen Sie sich eine Menge Ärger. Aber das ist natürlich leichter gesagt als getan. Wenn Sie denken, daß Sie in Kontakt mit Giftefeu gekommen sind, dann sind hier einige Möglichkeiten, wie Sie dafür sorgen können, daß das Urushiol nicht zum Problem für Sie wird.

Waschen Sie sich mit Alkohol. Spülen Sie die betroffene Körperstelle mit medizinischem Alkohol, «weil dieser ein gutes Lösungsmittel für Urushiol ist,» sagt Dr. Epstein. Aber verwenden Sie den Alkohol nicht auf Ihrer Haut, bevor Sie für den Rest des Tages zu Hause bleiben können, da Sie mit dem Alkohol auch den schützenden Fettfilm von der Haut entfernen, so daß jeder weitere Kontakt mit Urushiol die Haut noch schneller angreift.

Sparen Sie nicht mit Wasser. Nach dem Alkohol waschen Sie die Haut mit möglichst viel Wasser ab. Wenn Sie gerade beim Wandern sind, dann entkorken Sie Ihre Wasserflasche und fangen an, sich zu übergießen oder machen sich auf den Weg zum nächsten Bach.

Waschen Sie Ihre Kleidung. Stecken Sie Ihre Kleidung so schnell wie möglich in die Waschmaschine, um das giftige Agens daraus zu entfernen.

Waschen Sie alle anderen exponierten Dinge. Waschen Sie den Hund, spritzen die Schuhe ab und bearbeiten Ihr Zelt mit dem Wasserschlauch. Sie können dem Wasser auch Wasserstoffperoxyd beimengen (Ein Teil Wasserstoffperoxyd kommt dabei auf 20 Teile Wasser), dann erhalten Sie eine Mischung, die das Urushiol neutralisiert.

Verwenden Sie Lösungsmittel. Mit Verdünnungsmittel für Farbe oder Benzin kann man das Urushiol vom Golfschläger, der Schaufel oder anderen Werkzeugen, dem Baseballschläger, den Fahrradreifen und allen anderen Gegenständen, die Sie im Freien verwenden, entfernen. Diese Lösungsmittel funktionieren auch auf Ihrer Haut, sind aber sehr aggressiv zu ihr und sollten deshalb nicht zu oft verwendet werden, meint Dr. Epstein.

Versuchen Sie es mit einer Creme. Es gibt mindestens zwei schützende Cremes für Giftefeu und giftige Eiche.

ZECKEN LOSWERDEN

Zecken – man könnte sagen, sie sind einer der kleinen Scherze, die sich der Schöpfer in dieser großen weiten Welt erlaubt hat.

Sie oder Ihr Haustier werden zum «Wirt» für diesen ungebetenen Gast, der nicht nur einen Fleck auf der Haut und ein gruseliges Gefühl auslöst, wenn man ihn entdeckt, sondern auch die Erreger von potentiell gefährlichen Krankheiten, wie Borreliose oder FSME, eine Gehirnentzündung, auf Menschen überträgt (siehe Abschnitt «Wenn Zecken schrecken: Was zu tun ist» weiter unten).

Zecken sind nicht immer leicht zu finden, doch man kann sie entdecken und entfernen. Danach wird die betroffene Hautstelle behandelt. Erfreulicherweise lassen sich Begegnungen mit Zecken vermeiden. Doch versuchen wir erstmal, den lästigen Kerl loszuwerden.

Ihr Onkel Sepp auf dem Dorf rät wahrscheinlich, die Zecke mit einer erhitzten Pinzette zu fassen und kräftig zu ziehen, während Tante Irmtraud mit abschätzigem Blick erklärt, daß ein Tropfen Nagellack das einzig wirksame Mittel ist. Vergessen Sie lieber den Nagellack, und halten Sie sich eher an die Pinzette. Doch es genügen auch zwei Fingelnägel, um die Zecke aus der Haut zu ziehen.

Experten wie der 30-jährige Wissenschaftler Dr. Roger Drummond vom amerikanischen Ministerium für Landwirtschaft schwärmen nicht für die Hausmittel. Dr. Drummond schreibt in seinem Buch «Zecken und was Sie dagegen tun können» (Originaltitel «Ticks and what you can do about them»), daß Anwärmen und Reiben die kleinen Kerle überhaupt nicht ärgert und sie einfach festgesaugt bleiben. Wenn Sie den Körper der Zecke mit einem Ruck zu entfernen versuchen, könnte der Kopf in der Haut stecken bleiben, was Ihr Infektionsrisiko noch

WENN ZECKEN SCHRECKEN: WAS ZU TUN IST

Eine Zecke irgendwo am Körper zu entdecken, ruft Gänsehaut hervor, so als hätte man in eine Rolle Aluminiumfolie gebissen. Normalerweise ist das Problem gelöst, wenn die kleine Bestie tot ist. Doch es könnte sein, daß die Zecke Sie mit Borreliose oder FSME angesteckt hat. Beide Krankheiten werden durch den Biß infizierter Zecken übertragen.

Eine Borrelieninfektion ist nicht sofort sichtbar. Erst einige Tage oder sogar Wochen nach dem Zeckenbiß zeigt sich eine Rötung der Haut, entweder an der Bißstelle oder an einer anderen Körperpartie. (Die Rötung wird nur in 60 bis 80 Prozent aller Fälle sichtbar.) Meist dehnt sich die Rötung aus, und es entwickelt sich ein markanter roter Rand, der sich möglicherweise warm anfühlt. Das geschieht allerdings nicht immner.

Borreliose kann sich außerdem durch Kopfschmerzen, Fieber, Mattigkeit, Nackensteife, Muskel- und Gelenkschmerzen, geschwollene Lymphknoten sowohl Schwindelgefühl bemerkbar machen.

Bleibt die Krankheit unbehandelt, können später Herzstörungen, Lähmung der Gesichtsmuskeln, Arthritis und schwere Kopfschmerzen auftreten.

Wenn Sie unter einem oder mehreren dieser Symptome leiden und in letzter Zeit eine Zecke entfernt haben, sollten Sie den Arzt kontaktieren.

Der Arzt wird bis zu sechs Wochen Doxycyclin oder Amoxicillin gegen die Hautrötung verordnen.

Andere Antibiotika werden gegen schwerere Symptome im späteren Krankheitsstadium, darunter Lähmung der Gesichtsmuskulatur, Arthritis und schwere Kopfschmerzen, gegeben.

Schwangere sollten schon beim Verdacht einer Ansteckung mit Borrelien zum Arzt gehen, da ein Risiko für das ungeborene Kind bestehen könnte.

Die ersten Anzeichen von FSME sind Fieber, Kopfschmerzen, Schüttelfrost und Abgeschlagenheit. Später können Sehstörungen, Lähmungen, Krämpfe und Bewußtlosigkeit hinzukommen.

Wenn Sie den Verdacht haben, daß Sie im Gefolge eines Zeckenbisses eine Gehirnentzündung entwickeln könnten, sollten Sie unbedingt sofort einen Arzt aufsuchen.

erhöht. Hier sind die Vorschläge von Dr. Drummond, wie man eine Zecke entfernt:

Zeckenentfernung in zwei Schritten. Fassen Sie die Zecke mit einer Pinzette oder zwei Fingern so nahe wie möglich an der Haut. Ziehen Sie die Zecke langsam heraus. Lassen Sie sich dabei Zeit, und vermeiden Sie es, die Zecke zu zerquetschen, den Körper abzureißen oder überhaupt die Zecke zu drücken. Womöglich drücken Sie sonst die Erreger, die im Magen der Zecke sitzen, erst in Ihr Körpergewebe hinein. Wer's mag, kann sich zum Entfernen der Zecke auch eine spezielle «Zeckenzange» zulegen, die es in Apotheken zu kaufen gibt.

Bißstelle mit Alkohol reinigen. Das brennt zwar ein wenig, aber die betroffene Hautstelle wird desinfiziert.

Händewaschen. Damit vermeiden Sie Infektionen.

ZECKEN FERNHALTEN

Anstatt zu warten, bis die kleinen Biester auf Sie losgehen, können Sie aktiv etwas tun, um eine Begegnung mit Zecken zu vermeiden. Mit den folgenden Methoden halten Sie sich die lästigen Tiere vom Hals.

Weiße Kleidung. Auf heller Kleidung ist ein «blinder Passagier» leicht sichtbar. Tragen Sie eine lange Hose und ein Hemd mit langen Ärmeln. Wenn die Haut bedeckt ist, können die Zecken nicht an sie heran.

Tragen Sie lange Hosen, und ziehen Sie die Strümpfe von unten über die Hosenbeine. So können die Plagegeister Ihnen nicht ins Hosenbein kriechen.

Schutz für die Haut. Tragen Sie ein Repellent auf, wie Sie es sonst auch verwenden, um sich vor Mücken zu schützen.

Auf Haustiere achten. Es ist wichtig, Haustiere von Zecken zu befreien, damit auch wirklich nur Lassie mit Ihnen heimkommt. Nehmen Sie sich jeden Tag ein paar Minuten Zeit, und streichen Sie mit der Hand sorgfältig durch das Fell, besonders rund um das Halsband und die Ohren. Wenn Sie eine Zecke finden, entfernen Sie sie auf die gleiche Weise wie beim Menschen.

BIENEN ABSCHWIRREN LASSEN

Bienen, Wespen, Hornissen – die Teamnamen in einem Basketballturnier an der Schule? Nein, hier fliegt was anderes herum! All diese Insekten können stechen. Sie gehören zu verschiedenen Arten, haben ein unterschiedliches Temperament, verschiedene Gifte und Stacheln, doch der intensive Schmerz und die Schwellungen, die diese gestreiften Brummbomben mit dem scharfen Schwanzende auslösen, wenn sie einen direkten Angriff fliegen, fühlen sich immer ziemlich gleich an. Es schmerzt, doch wenn man nicht allergisch ist (siehe weiter unten «Der Stich der Killerbiene: Wie man sich schützt»), vergehen Schmerzen und Schwellung wieder. Das dauert von einigen Stunden bis zu einigen Tagen, je nachdem, welches der Biester Ihnen seine Visitenkarte hinterlassen hat. Mit folgenden Maßnahmen können Sie den Schmerz in den Zwischenzeit bekämpfen.

Stachel herausziehen. Nur die Honigbiene hinterläßt immer einen Stachel mit Widerhaken in der Haut. Er läßt sich durch sanft kratzende Bewegungen – Sie können sogar den Fingernagel einsetzen – entfernen. Quetschen Sie das daranhängende Giftsäckchen nicht, denn sonst wird noch mehr Gift freigesetzt.

Schmerzen mit Eis bekämpfen. Eine Eiskompresse, auf den Stich aufgelegt, läßt Schmerzen und Schwellung fast sofort abklingen. Setzen Sie am ersten Tag nach dem Stich alle zwei Stunden Eis ein. Es kühlt nicht nur die Haut, sondern stoppt die Ausbreitung des Giftes.

Rauf mit dem Bein. Wenn der Stich im Bein ist, sollten Sie es nach Entfernung des Stachels rund 30 Minuten hochlagern.

Sanfte Wärme anwenden. Wenn die Schwellung nach einem Tag mit Eisbehandlungen nicht vergangen ist, können Sie einen Tag lang so oft wie möglich eine warme Kompresse oder ein Heizkissen auf den Stich legen.

Aspirin® oder Ibuprofen nehmen. Beginnen Sie mit zwei Aspirin®- oder Ibuprofentabletten alle vier Stunden und nehmen Sie die Schmerzmittel nach Bedarf weiter (Beipacktext beachten!).

Zu Antihistaminika greifen. Falls die Haut in der

Umgebung des Stiches juckt, können Sie zur Linderung des Juckreizes alle vier bis sechs Stunden ein Antihistaminikum wie Tavegil® einnehmen.

Zahncreme gegen Schmerzen. Mentholhaltige Zahncreme, auf den Stich gerieben, wirkt schmerzlindernd, weil das darin enthaltene Menthol kühlt.

WIE SIE BIENEN BEIKOMMEN

Am besten schützt man sich davor, ins Zentrum einer Geschichte mit Stachel zu geraten, indem man den kleinen Brummern aus dem Weg geht. Folgendes sollte man sich merken, um Stiche zu vermeiden.

Lippenstift fallenlassen. Meiden Sie Kosmetika, Kleidung oder Accessoires, die Insekten anziehen. Dazu zählen Haarspray, Eau de Cologne, Parfüm, parfümierte Seife, grelle Farben, bunte Muster und glänzender Schmuck.

DER STICH DER KILLERBIENE: WIE MAN SICH SCHÜTZT

Für die meisten Menschen bedeutet ein Bienenstich Schmerzen und leichte Beschwerden. Doch für die vom Schicksal geschlagene Minderheit jener, die allergisch dagegen sind, kann ein Stich lebensgefährlich werden.

Es kann zu einer allergischen Reaktion des ganzen Körpers kommen, die als anaphylaktischer Schock bezeichnet wird. Die Symptome sind stark geschwollene Augen, Lippen oder Zunge, Husten oder pfeifender Atem, Schwäche, Juckreiz, Magenkrämpfe, Angstzustände, Übelkeit und Erbrechen, Atembeschwerden, Schwindel, bläulich verfärbte Haut und Nesselausschlag. In der Folge können Kollaps und Bewußtlosigkeit oder sogar der Tod eintreten.

Wenn innerhalb von 20 Minuten nach einem Bienenstich extreme Reaktionen auftreten, ist sofortige medizinische Hilfe erforderlich. Viele Menschen, die wissen, daß sie gegen Bienenstiche allergisch sind, führen für den Notfall eine Dosis Adrenalin mit sich. Das Mittel ist auf Rezept erhältlich, und Ihr Arzt kann Ihnen zeigen, wie es anzuwenden ist.

Ruhe bewahren. Springen Sie nicht erschrocken auf, wenn ein stechendes Insekt auf Ihnen oder in Ihrer Nähe landet. Wenn Sie stillhalten, schwirrt es vielleicht wieder ab.

Vor dem Essen schauen. Hornissen und Wespen sind Tiere mit Geschmack. Sie lieben zum Beispiel Krabbenfleisch und Hamburger. Haben Sie daher bei sommerlichen Ausflügen ein wachsames Auge auf Ihr Picknick.

In Deckung gehen. Tragen Sie im Freien lange Hosen und Hemden mit langen Ärmeln, und behalten Sie immer die Schuhe an.

UNTERKÜHLUNG UND ERFRIERUNGEN

Man muß nicht nördlich des Polarkreises leben, um Probleme mit kaltem Wetter zu haben. Wanderer, Camper, Schiläufer und Jogger im ganzen Land bekommen es Jahr für Jahr mit den Auswirkungen frostiger Zustände auf die Lippen, Hände oder Ohren zu tun. Die Kälte kann Ihnen sogar dann zu schaffen machen, wenn Sie winters nicht sportbegeistert ins Freie stürmen. Überheizte Bürogebäude beispielsweise können die Haut austrocknen lassen wie die sibirische Tundra, und ältere Menschen, die in schlecht geheizten Wohnungen leben, sind fast so sehr von Unterkühlung und ähnlichen Problemen bedroht wie Jäger auf dem Hochstand.

Doch bei Frösteln, rissiger Haut und Erfrierungen ist Hilfe oft nah. Dazu brauchen Sie:

- Sofortmaßnahmen gegen Unterkühlung;
- eine halbe Minute, um eine Salbe aufzutragen, die rissige Haut vor weiteren Schäden schützt, während sie sich regeneriert;
- 20 Minuten zum Anwärmen kalter Zehen.

SCHNELLE HILFE BEI RISSIGER HAUT UND AUFGESPRUNGENEN LIPPEN

Rissige Haut ist eine der häufigsten Folgen von trokkenem, kaltem Wetter. Um Sie zu vermeiden, heißt es, sowohl im Freien als auch in geschlossenen Räumen achtzugeben – denn die trockene Luft in beheizten Gebäuden kann der Haut die Feuchtigkeit rauben, wodurch sie leichter austrocknet und rissig wird.

Wie kommt es eigentlich zu wetterbedingt rissiger Haut? Stellen Sie sich die Haut wie das Dach eines Hauses vor: Die oberste Schicht besteht aus Hautzellen, die wie Dachziegel überlappend angeordnet sind und so einen Schutzwall gegen äußere Einflüsse bilden. Wenn die Hautzellen austrocknen, schrumpfen sie. Die «Dachziegel» rutschen auseinander, und durch die Lücken können nun Elemente von außen eindringen, wie z. B. Bakterien.

Tieferliegende Hautzellen arbeiten kontinuierlich daran, die verlorengegangene Feuchtigkeit zu ersetzen, selbst wenn die Haut nicht behandelt wird. Der Nachwuchs kann jedoch 30 Tage oder noch länger in Anspruch nehmen, sofern die tieferliegenden Zellen keinen Schaden genommen haben. Es gibt einige Mittel, um die Haut bei der Selbstheilung zu unterstützen.

Sparsam baden. Nehmen Sie nur jeden zweiten Tag ein Bad – besonders, wenn Sie weder bei der Arbeit schmutzig werden noch beim Sport heftig schwitzen. So reduzieren Sie den Kontakt mit Seife und Wasser, die der Haut ihre natürliche Schutzschicht fettiger Sekrete nehmen. Aus demselben Grund ist es zweckmäßig, sich nur nach dem Gang zur Toilette und vor dem Essen die Hände zu waschen.

Cremeseifen verwenden. Cremeseifen enthalten zusätzliche Lipidverbindungen, die der Haut Feuchtigkeit zurückgeben.

Baumwollhandschuhe tragen. Tragen Sie beim Abwasch und anderen Hausarbeiten nicht nur Gummihandschuhe, um die rissige Haut zu schützen. Bei Allergieanfälligkeit verschärfen Gummihandschuhe die Probleme mit rissiger Haut noch. Besser schützen Sie sich, wenn Sie unter den Gummihandschuhen dünne Baumwollhandschuhe tragen.

Ein schnelles Bad nehmen. Baden Sie in lauwarmem Wasser, und verwenden Sie dazu Badeöl statt eines Schaumbadzusatzes. Badeöle tragen zur Erhaltung der Hautfeuchtigkeit bei, während Schaumbäder austrocknend wirken. (Aber Vorsicht beim Aussteigen aus der ölig-rutschigen Wanne!)

Seife sparsam einsetzen. Wer nicht richtig dreckig ist, braucht nur die Unterarme und die Genitalregion abzuseifen.

Sonnenschutz und Feuchtigkeit. Bevor Sie im Winter ins Freie gehen, wo Sonne und Schnee gemeinsam Ihre Haut attackieren, sollten Sie Ihr Gesicht mit einem Sonnenschutzmittel schützen (mindestens Faktor 15); sobald es eingezogen ist, tragen Sie darüber eine zweite Creme auf, um die Haut auch gegen den Wind zu schützen. Sie können auch ein Produkt verwenden, das sowohl vor der Sonne schützt als auch die Haut feucht hält.

Feuchtigkeitscreme auf feuchte Haut. Sie müssen die Haut nicht völlig trocknen, bevor Sie zur Feuchtigkeitscreme greifen. (Heftiges Rubbeln mit dem Handtuch führt bei empfindlicher Haut eher zu Reizungen.) Wenn Sie eine ölhaltige Lotion auftragen, solange die Haut nach dem Duschen oder Baden noch feucht ist, wird mehr Feuchtigkeit darin eingeschlossen. Sorgfältige Pflege kann rissige Haut binnen einer Woche zum Verschwinden bringen. Um ein Wiederauftreten des Problems zu vermeiden, sollte die Feuchtigkeitsbehandlung noch vier Wochen weitergeführt werden.

Keine Lippe riskieren. Auch die Lippen trocknen in winterlich kaltem Wetter leicht aus. Schnellen Schutz bietet ein Fettstift, der aber kein Glyzerin enthalten darf.

Auch Lippenstift schützt. Lippenstift legt ebenfalls eine schützende Schicht zwischen Ihre Lippen und die kalte Luft. Je fetter der Lippenstift, um so besser die Wirkung.

Sonnenschutz mit Lippenbalsam. Die Sonne kann selbst im Winter die Lippen austrocknen, so daß sie rauh werden und die Haut abschuppt. Verweden Sie einen Lippenbalsam mit Sonnenschutzfaktor 15 oder mehr.

Luft befeuchten. Sie können aus dem trockenen Winter auf Knopfdruck taufeuchten Frühling machen. Luftbefeuchter steigern den Feuchtigkeitsgehalt der Raumluft und bessern so trockene, rissige Haut sofort. Sie können einen Luftbefeuchter am Arbeitsplatz neben Ihren Schreibtisch stellen, Ihre Heizung zu Hause mit einem Befeuchtungsgerät komplettieren, oder einen tragbaren Luftbefeuchter in dem Raum aufstellen, in dem Sie sich am meisten aufhalten. (Eine Warnung: Luftbefeuchter müssen entsprechend den Anweisungen des Herstellers regelmäßig gereinigt und gewartet werden; wird das vernachlässigt, können sich Bakterien und Schimmel darin breitmachen und Allergien sowie Infektionen der Atemwege auslösen. Achten Sie daher unbedingt darauf, Ihren Luftbefeuchter peinlichst sauber und funktionstüchtig zu halten.)

Die Symptome können bereits nach zwei Tagen abklingen.

Anmerkung: Wenn die Haut stark rissig ist und sich keine Besserung einstellen will, sollten Sie mit Ihrem Arzt darüber reden. Möglicherweise nehmen Sie Medikamente, die das Rissigwerden fördern.

BEHANDLUNG VON ERFRIERUNGEN

Schifahrer und Freunde der winterlichen Natur müssen nach einigen Stunden im Freien oft feststellen, daß Wangen, Finger, Nase, Zehen oder Ohren ein wenig blaß werden. Es handelt sich um oberflächliche Erfrierungen, die nach längerer Kälteeinwirkung auftreten können und Schmerzen oder Taubwerden der Haut verursachen.

Wesentlich gefährlicher sind schwere Erfrierungen, bei denen die Extremitäten, vor allem Ohren, Finger, Nase und Zehen tatsächlich einfrieren.

Wenn die Haut einfriert, empfindet man zunächst Schmerzen, danach fühlt sich die betroffene Stelle ironischerweise jedoch warm an. Wenn die Haut weiß und hart wie ein Stück Seife wird, ist die Erfrierung da. Schwere Erfrierungen sind extrem gefährlich: Werden sie nicht fachgerecht behandelt, droht letztlich eine Amputation. Das Risiko betrifft grundsätzlich jeden, der im Freien der Kälte ausgesetzt ist.

Es gibt eine Reihe einfacher, aber schlauer Maßnahmen, die die Gefahr von Erfrierungen abwenden können. Sollte es dennoch dazu kommen, muß umgehend ein Arzt aufgesucht werden. Selbst bei sofortiger Behandlung ist möglicherweise erst nach drei bis acht Wochen klar, wie groß der Schaden ist. Bei leichten Erfrierungen kann die betroffene Partie einen oder zwei Winter hindurch kälteempfindlich bleiben, doch die Auswirkungen schwerer Erfrierungen machen sich möglicherweise lebenslang bemerkbar.

Vorbeugung ist die beste Behandlung. Wenn Sie jedoch trotz Vorsichtsmaßnahmen Erfrierungen erleiden, können Sie einiges dazutun, den Heilungsprozeß in Gang zu bringen.

Zwei Paar Fäustlinge. Ein zusätzliches Paar Fäustlinge isoliert die Hände besser gegen Kälte und Wind. Es ist auch sinnvoll, zwei Paar Socken übereinander zu tragen, sofern die Stiefel dann nicht zu knapp sitzen und die Durchblutung beeinträchtigen.

Eine Hand vor den Mund. Um Nase und Gesicht vor dem Wind zu schützen, können Sie die Hände vor das Gesicht legen und die warme Luft «einfangen».

Nach Hause gehen. Spielen Sie nicht den starken Mann, dem Kälte nichts ausmacht. Sobald sich erste Anzeichen einer Erfrierung zeigen, sollte der betroffene Bereich abgedeckt werden, damit er sich wieder erwärmt. Wenn das nicht der Fall ist und sich die Stelle nicht binnen Minuten wieder normal anfühlt, sollten Sie einen geschlossenen Raum aufsuchen – selbst wenn nichts anderes als Ihr Auto zur Verfügung steht.

Hände und Füße sanft erwärmen. Auch wenn es verlockend ist, sollten Sie Hände und Füße nicht reiben oder rubbeln; halten Sie erfrorene Extremitäten auch nicht in die Nähe eines Ofens oder Feuers. Reiben verschärft die Gewebeschäden, und trockene Hitze erwärmt die Haut allzu schnell wieder. Statt dessen sollten Sie den erfrorenen Körperteil in warmes (nicht zu heißes) Wasser tauchen. Falls ein Thermometer zur Hand ist, sind 40 bis 42°C ideal. Erfrierungen im Gesicht kann man erwärmen, indem man ein weiches Tuch auflegt, das man zuvor in warmes Wasser getaucht hat.

Die erfrorene Stelle soll 15 bis 30 Minuten im Wasser bleiben, bis sie wieder rosarot ist und die Farbe behält, wenn sie aus dem Wasser gezogen wird. Die Haut sollte sich warm anfühlen. Legen Sie die Füße hoch, nachdem sie aufgetaut sind.

Beim ersten Anzeichen von Gefahr handeln. Harte, blasse Hautstellen, die sich fest anfühlen, sind Anzeichen einer schweren oder sogar tiefgehenden

Erfrierung. Wenn sich dieses Warnsignal zeigt, sollten Sie schleunigst in einem geschlossenen Raum Zuflucht suchen – falls Sie es nicht ohnedies schon getan haben. Versuchen Sie nicht, die erfrorene Stelle im Freien aufzutauen; wenn bereits aufgetautes Gewebe wieder einfriert, kann es zu schweren Schäden kommen. Bei massiven Erfrierungen ist es günstiger, das Gewebe nicht aufzutauen, sondern den Betroffenen sofort ins Krankenhaus zu bringen, wo die Erfrierung fachgerecht behandelt werden kann.

SCHNELLES DENKEN KANN UNTERKÜHLUNG ABWENDEN

Unterkühlung (Hypothermie) ist weniger offensichtlich als Erfrierungen und birgt größere Gefahr bis hin zu lebensbedrohlichen Zuständen. Wenn der Körper Wärme schneller verliert als er sie erzeugen kann, arbeiten alle Organe langsamer – auch das Gehirn und das Nervensystem sind davon betroffen. Leichte Unterkühlung äußert sich in Zittern, undeutlichem Sprechen und Mattigkeit. Bei mittelschwerer Unterkühlung hört das Zittern auf, Blutdruck und Pulsfrequenz fallen ab, und die Atmung wird langsamer. Schwere Unterkühlung kann zu Koma und Tod führen. Ein stark unterkühlter Mensch sieht übrigens auch aus wie ein Toter: unbeweglich, kalt und steif, mit blasser, bläulich-grau verfärbter Haut.

Unterkühlung ist besonders für Säuglinge und Kleinkinder eine Gefahr, denn für ihre kleinen Körper ist jeder Wärmeverlust bedeutsam. Auch ältere Erwachsene können kälteempfindlicher sein, wenn ihr Kreislauf nicht mehr so gut funktioniert. Überdies haben gebrechliche ältere Menschen mit zartem Körperbau oft nur wenig Körperfett, das eine schützende Isolierschicht gegen die Kälte bilden könnte.

Ein kurzer Ausflug in den winterlichen Frost führt normalerweise nicht zu Unterkühlung. Doch wenn Sie vorhaben, bei kaltem Wetter längere Zeit im Freien zu verbringen, sollten Sie wissen, wie man mit der Kälte umgeht – selbst wenn Sie ein sportlicher Typ und in guter körperlicher Verfassung sind. Halten Sie sich an die folgenden Ratschläge.

Greifen Sie nach dem Vlies. Wenn Sie längere Zeit im Freien verbringen wollen – etwa, um mit Ihren Kindern eine Schneeburg zu bauen oder mit den alten Freunden aus Uni-Tagen eine Runde Eishockey zu spielen –, lautet das erste Gebot, sich entsprechend zu bekleiden. Die beste Wahl ist Sportkleidung aus Fleece, ein flauschiger Stoff, der warme Luft in Tausenden kleinen Zwischenräumen einfängt und stundenlang am Körper hält.

Mehrere Schichten Kleidung. Am besten können Sie sich in kaltem Wetter warmhalten, wenn Sie mehrere Kleidungsschichten tragen. Das hilft, die Wärme am Körper zu halten, und Sie können bei Temperaturschwankungen, oder wenn Sie durch die Anstrengung in Schweiß geraten, nach Bedarf Schichten ablegen. Die innerste Schicht sollte aus einer der neuen Synthetikfasern bestehen, wie beispielsweise Polypropylen, die Schweiß aufsaugen. Auch Seide- oder Wollmischgewebe ist günstig. Die nächste Schicht sollte Körperwärme einfangen und isolierend wirken. Die beste Wahl dafür ist ein Wollhemd, ein Sweater oder ein Kleidungsstück aus Fleece. Die äußerste Schicht sollte Schutz gegen die Elemente bieten und Schweiß verdunsten lassen – wählen Sie daher eine wasserdichte Jacke, die «atmet».

Ein paar Schichten Kleidung anzuziehen dauert sieben bis zwölf Minuten, aber es hält Sie stundenlang warm.

Kleidung zum Wechseln mitnehmen. Die ungezähmte Natur ist ein Minenfeld voll Überraschungen, wie Temperaturstürze oder plötzliche Regengüsse. Und wer rechnet schon damit, in einen Bach zu fallen? Als zusätzliche Vorsichtsmaßnahme lohnt es sich daher, ein paar Minuten im Schrank zu stöbern und ein zusätzliches Paar Socken, Pullover und eine Hose zum Wechseln mitzunehmen. Sie können die Sachen zum Wechseln in einem kleinen Rucksack mit sich tragen oder sie im Auto lassen und anziehen, wenn Sie ausgekühlt und naß von Ihrer Wanderung, Ihrem Rad- oder Bootsausflug zurückkommen.

Nichts zu Schweres für Sport. Wenn Sie sich bei sportlichen Aktivitäten im Freien heftig anstrengen, sollten Sie sich nicht zu sehr vermummen, um Schwitzen zu vermeiden. Wenn die Kleidung feucht wird, verliert sie ihre isolierende Wirkung; in Kombination mit kalter Luft wirkt sie wie eine besonders kalte Klimaanlage, die den Wärmeverlust beschleunigt, wenn Sie es am wenigsten brauchen können. Wechseln Sie nach der Anstrengung – z. B. bei einer Rast – in Ihre trockene Ersatzkleidung, auch wenn Ihnen noch nicht kalt ist.

Bei Zittern Zuflucht suchen. Suchen Sie einen Unterstand, wärmen Sie sich mit Decken, und bleiben Sie mindestens eine Stunde drinnen.

Genug essen. Ihr Körper braucht (jede Menge!) Kalorien, um Wärme zu erzeugen, den Stoffwechsel anzukurbeln und die normale Körpertemperatur wiederherzustellen. Nehmen Sie sich fünf Minuten Zeit, um eine Schüssel Haferbrei zu essen – damit heizen Sie den Ofen für einen Vormittag an.

Heiße Getränke. Suppe, heiße Limonade oder andere heiße Flüssigkeiten tragen zwar nicht viel zur Erwärmung des Körpers bei, doch sie schützen vor Austrocknung und erhöhen in kurzer Zeit das Wohlbefinden. (Kälteschäden können durch Austrocknung verschärft werden.)

Den Thermostat höher einstellen. Sogar in den eigenen vier Wänden kann es zu Unterkühlung kommen, wenn Sie die Heizung allzusehr zurückdrehen, um Brennstoff zu sparen. Stellen Sie die Raumtemperatur auf mindestens 20°C ein, um Probleme zu vermeiden.

Stehen Sie nicht bloß herum, tun Sie was. Wenn Sie in freier Natur, weit entfernt von daheim, zu zittern beginnen, sollten Sie einen windgeschützten Platz suchen, Feuer machen, ausreichend trinken und mitgeführten Proviant verzehren, aktiv bleiben und soviel Kleidung wie möglich anziehen. Jede einzelne dieser Maßnahmen bringt viel mehr, als gar nichts zu tun.

Schnell handeln, wenn ein Begleiter Probleme hat. Unterkühlung kann zum medizinischen Notfall werden, wenn man nichts dagegen unternimmt. Wenn Ihr Begleiter nach Kälteeinwirkung Koordinationsstörungen zeigt oder undeutlich spricht, sollten Sie ihn sofort in einen geschlossenen Raum bringen. Wenn Sie weit entfernt vom nächsten Unterstand sind, dann geben Sie ihm nach Möglichkeit etwas Warmes zu trinken, und sorgen Sie für Bewegung. Gehen wärmt und bringt Sie dem nächsten Unterstand näher. Bessert sich der Zustand Ihres Begleiters nicht, dann versuchen Sie, ihn so gut wie möglich zu isolieren. Sie können dazu Decken, Kleidungsstücke oder sogar aufgehäuftes Laub oder eine Schneehöhle verwenden. (Markieren Sie im letzteren Fall die Stelle, damit Sie Ihren Begleiter wiederfinden.) Holen Sie rasch Hilfe.

KOPF- UND NACKENSCHMERZEN

Stürzen Sie immer wieder mal zum Medikamentenschrank und wühlen nach Schmerzmitteln? Sind «Plopp» und «Zisch» zwei Worte, die Sie oft und oft sagen? Verspüren Sie jedesmal, wenn Sie über die Schulter schauen, einen unglaublich schneidenden Schmerz, der zugleich mit einem Krachen und Knacken auftritt?

Wenn die Antwort «ja» lautet, dann überragen Sie die breite Masse gewiß nicht um Haupteslänge – Sie gehören vielmehr zur großen Masse derer, die an Kopf- und Nackenschmerzen leiden.

Glücklicherweise kann vielen dieser Probleme durch rechtzeitige Maßnahmen abgeholfen werden. Lesen Sie weiter, und Sie werden entdecken:

- wie man die Ursache von Schmerzen im Halsbereich als Frau in nur einer Minute loswerden kann (nein, der Herr Gemahl ist nicht gemeint);
- wie man die Verletzungsanfälligkeit des Halses mit einer Minute Zeitaufwand täglich verringern kann;
- wie man die Häufigkeit von Kopfschmerzen in nur einem Monat um die Hälfte senken kann.

Und so geht's:

KOPFSCHMERZEN KURIEREN

Die internationale Klassifikation kennt 164 Arten von Kopfschmerzen. Die beiden häufigsten sind Spannungskopfschmerzen und Migräne. Kopfschmerzen vom Spannungstyp machen etwa 30 Prozent aus. 5 bis 15 Prozent

GEFAHRENZEICHEN BEI KOPFSCHMERZ

Kopfschmerz ist nicht immer bloß Kopfschmerz. Er kann auch ein ernstzunehmendes Problem anzeigen, wie etwa ein geplatztes Blutgefäß oder eine schwere Grundkrankheit. Wenn Sie oder jemand in Ihrer Umgebung Kopfschmerzen hat und dabei folgende Umstände zutreffen, ist eine sofortige Untersuchung durch den Arzt oder in der Notaufnahme des Krankenhauses angezeigt.

- Plötzlicher, schwerer, unerklärlicher Kopfschmerz
- Kopfschmerz, gleichzeitig mit Krämpfen
- Extrem starker Kopfschmerz in Kombination mit hohem Fieber
- Kopfschmerz, der mit geistiger Verwirrtheit, getrübtem Bewußtsein oder reduzierter Wachheit einhergeht
- Kopfschmerz mit gleichzeitigen Schmerzen an einem Auge, Ohr oder einem anderen spezifischen Bereich des Kopfes
- Kopfschmerz nach einer ernsten Kopfverletzung
- Plötzlich auftretender Kopfschmerz bei einer Person, die nie unter Kopfschmerzen gelitten hat
- Immer wieder auftretende Kopfschmerzen bei Kindern
- Tägliche oder häufige Kopfschmerzen
- Bei lange bestehenden Kopfschmerzen plötzliche Veränderung der Art des Schmerzes und des Auftretens
- Kopfschmerzen nach körperlicher Anstrengung

leiden unter gefäßbedingten Kopfschmerzen, wie etwa Migräne. Kopfschmerzen als Symptom einer anderen Grundkrankheit kommen weniger häufig vor (siehe weiter unten unter «Gefahrenzeichen bei Kopfschmerz»).

Kopfschmerzen und die Mittel dagegen sind sehr individuell geprägt: Was einer anderen Person hilft, muß Ihnen nicht unbedingt guttun. Beachten Sie daher die Symptome, erkennen Sie Ihr Kopfweh, und entscheiden Sie sich für ein Mittel.

SPANNUNGSKOPFSCHMERZ BEWÄLTIGEN

Wenn Sie unter Spannungskopfschmerz leiden, ist der

Schuldige vermutlich leicht zu finden. Streit mit einem Freund? Termindruck bei der Arbeit? Eine lange Autofahrt? Stau? Die Muskeln rund um den Schädel kontrahieren, als würde sie jemand langsam an einer Schnur zusammenziehen. Sie fühlen einen dumpfen Schmerz, der sich wie ein enges Band um den ganzen Kopf legt. Was können Sie schnell tun, um den Schmerz zu lindern?

Aufwärmen. Eine Wärmflasche oder ein Heizkissen, beim ersten Anzeichen von Spannungskopfschmerz angebracht, kann die angespannten Muskeln lockern helfen.

Kopfschmerz mit Biofeedback bekämpfen. Lassen Sie sich vom Arzt einen Therapeuten empfehlen, der mit Biofeedback arbeitet. Bei ihm können Sie in sechs bis zehn Sitzungen lernen, die Muskeln zu entspannen, die das Kopfweh auslösen. Biofeedback wirkt bei 80 Prozent aller Patienten, die es erlernen, wahre Wunder.

Akupunktur als erste Hilfe. Akupunktur wird bei chronischen Kopfschmerzen meist als letzte Zuflucht ausprobiert, doch es könnte sich lohnen, es gleich damit zu versuchen. Es wird von einer Besserungsrate von 55 bis 85 Prozent berichtet.

Spannung mit TENS beseitigen. Transkutane elektrische Nervenstimulation (TENS) kann Kopfschmerzen, die durch Schultersteifigkeit entstanden sind, in rund zehn Minuten durchbrechen. Das Gerät sendet elektrischen Strom aus, der Muskelkrämpfe im Hals und in der oberen Rückenpartie löst, wenn es zweimal täglich für zehn Minuten angewandt wird. Wird darüber hinaus noch mit Massage, Ultraschall und Heilgymnastik behandelt, sind nach einem halben Jahr alle TENS-Anwender fast schmerzfrei, unabhängig davon, ob sie ergänzende Behandlungen erhalten hatten oder nicht.

Strom für den Schädel. Elektrotherapeutische Schädelstimulierung kann den Schmerz in nicht mehr als 20 Sekunden dämpfen, wie eine sechswöchige Untersuchung an 100 Kopfschmerzpatienten an der Kopfschmerzabteilung des Montefiore Medical Center in New York ergab. Die ärzte stellten fest, daß Patienten, die das Gerät zur Schmerzunterdrückung 20 Minuten anwendeten, ihre Schmerzen damit um durchschnittlich 35 Prozent reduzieren konnten. Diejenigen, die ein nicht

• **«MIGRA-LIEF» KÜHLT DIE KOPFSCHMERZEN WEG**

Wenn Sie unter Migräne, Streßkopfschmerzen oder Kopfschmerzen an umschriebenen Bereichen leiden und zudem der Typ sind, der die neuesten technischen Errungenschaften begeistert ausprobiert, dann fragen Sie Ihren Arzt, ob Sie den neuartigen Migra-Lief-Helm testen sollen. Der weiche Fiberglas-Helm besteht aus einem kühlenden Bereich um den Kopf herum, der bis in den Nacken reicht und einem getrennten heizbaren Bereich für den Oberkopf. Er ist an ein mobiles Gerät zum Heizen und Kühlen angeschlossen und besitzt einen verstellbaren Timer.

Eine australische Studie bestätigte, daß die Konstruktion bei 15 von 20 Fällen die Heftigkeit eines Migräneanfalles reduzierte, ferner waren Spannungskopfschmerzen bei 6 von 7 Kopfschmerzgeplagten genau wie bei dem einzigen Teilnehmer der Versuchsgruppe, die unter umschriebenen Kopfschmerzen litt, erträglicher.

Das Gerät verkürzte bei 10 Teilnehmern der Untersuchung auch die Dauer der Kopfschmerzen auf weniger als ein Viertel der üblichen Zeitspanne. Die Teilnehmer empfanden das Anlegen des Gerätes bei den ersten Anzeichen von Kopfschmerzen ebenfalls als hilfreich. Aber nicht jeder Teilnehmer an der Studie konnte sich mit dem Helm anfreunden. Einige beklagten sich, daß der Helm klaustrophobische Gefühle bei ihnen auslösen würde, einer beschwerte sich über den summenden Ton des Kühlapparates. Drei weiteren wurde übel, wenn die Wärme auf den Kopf strahlte.

Das patentierte Produkt ist so konstruiert, daß die Heizkomponente entfernt und an andere Stellen des Körpers wie zum Beispiel den Schultern oder dem Magen aufgelegt werden kann. Mehrere Teilnehmer der Studie begrüßten diese Möglichkeit.

Das Gerät wird von der Firma Meditherm in Australien hergestellt.

aktiviertes Gerät verwendeten, stellten eine Besserung um durchschnittlich 18 Prozent fest. Etwa 3 Prozent der Anwender berichteten von einer geringfügigen Hautreizung. Bei der Schmerzunterdrückung mittels elektrotherapeutischer Schädelstimulierung kommt ein Gerät zur Anwendung, das mittels gepolsterter Elektroden an die Schläfen angeschlossen wird. Durch die

Elektroden wird Hochfrequenzstrom mit niedriger Spannung geliefert; die Intensität kann unterschiedlich eingestellt werden. Nach 20 Minuten schalten sich das Gerät von selbst ab.

Schmerzmittel schlucken. Aspirin®, Ibuprofen und Paracetamol sind bewährte Mittel gegen Kopfschmerzen, die meist binnen einer halben Stunde wirken. Sie sollten jedoch nur für gelegentlich auftretende Kopfschmerzen verwendet werden. Die moderne Kopfschmerztherapie geht immer stärker von der medikamentösen Behandlung ab, weil der langfristige Einsatz von Schmerzmitteln Gefahren mit sich bringt: Aspirin und Ibuprofen können den Magen schädigen, während Paracetamol Probleme mit der Leber hervorrufen kann. Wenn Sie drei Monate oder länger täglich zwei oder mehr Tabletten nehmen, kann es außerdem beim Absetzen zu erneuten Kopfschmerzen kommen («Rebound»-Effekt). Wenn Sie wegen chronischer Kopfschmerzen täglich Analgetika nehmen, sollten Sie sich beim Arzt nach einer anderen Möglichkeit zur Schmerzbekämpfung erkundigen.

MIGRÄNE MANAGEN

Bis zu 17 Prozent aller jungen Männer und 30 Prozent aller jungen Frauen bekommen irgendwann Migräne. Niemand weiß, warum es zu diesen gefäßbedingten Kopfschmerzen kommt, doch Alter und Erbfaktoren spielen eine Rolle. Migräne liegt in der Familie; sie tritt meist erstmals in der Pubertät auf und bessert sich nach dem 45. Lebensjahr.

Die meist halbseitigen Kopfschmerzen können in ihrer Intensität von mäßig bis qualvoll variieren, wobei als Begleiterscheinungen oft Übelkeit und Erbrechen sowie Überempfindlichkeit gegen Licht und Geräusche hinzukommen. Dem klassischen Migräneanfall geht eine «Aura» mit Visionen von Lichtern, blinden Flecken, eigenartigen Sinnesempfindungen und/oder anderen Symptomen voraus. Normale Migräne – dazu zählen 80 bis 90 Prozent aller Fälle – beginnt ohne Vorboten.

Meist gibt es einen Auslöser für die Kopfschmerzen – bestimmte Nahrungsmittel, Streß, Licht, zuviel oder zuwenig Schlaf. Unabhängig von der Art des Auslösers wird daraufhin eine ganze Reihe physiologischer Veränderungen in Gang gesetzt. Durch eine komplexe und besonders heimtückische Interaktion von Blutbestandteilen, Hormonen und chemischen Substanzen im Gehirn verengen sich die Blutgefäße im Gehirn, was die Durchblutung herabsetzt. Die Blutgefäße reagieren darauf, indem sie sich heftig erweitern. Dadurch und durch die verschiedenen chemischen Stoffe und Hormone werden die Arterien extrem schmerzempfindlich, und es kommt zu intensivem, pochendem Kopfschmerz. Bei starker Verengung und Einschränkung der Blutzufuhr zu Beginn entwickelt sich eine klassische Migräne.

Die Migräne ist eine harte Nuß. Das meist dagegen eingesetzte Arzneimittel Ergotamin läßt zwar die Schmerzen schnell abklingen, verursacht jedoch seinerseits höchst unangenehme Nebenwirkungen. Zum Glück gibt es auch andere Mittel, um der Migräne ein Schnippchen zu schlagen.

Eis aufs Haupt. Probieren Sie es beim ersten Anzeichen eines Migräneanfalls mit einer Eispackung oder einer handelsüblichen Gelpackung. Halten Sie die Packung mittels Gummiband 20 bis 30 Minuten auf dem Kopf fest. Die Wirksamkeit dieses alten Mittels beruht darauf, daß die angeschwollenen Blutgefäße wieder verengt werden.

Hände wärmen. Legen Sie sich flach hin, entspannen Sie sich, und konzentrieren Sie sich darauf, den Blutstrom von den angeschwollenen Arterien im Kopf in die Hände umzudirigieren. Fühlen Sie, wie die Hände durch die verstärkte Durchblutung wärmer und wärmer werden. Die Blutgefäße in den Händen erweitern sich, während jene im Kopf enger werden. Je mehr sie sich zusammenziehen, um so weniger Schmerzen empfinden Sie, und bald ist der Schmerz ganz vorbei. Sie können diese Methode selbst erlernen, doch Biofeedback-Training funktioniert leichter und schneller; Sie wissen außerdem immer sofort, welchen Fortschritt Sie gemacht haben. Die Technik ist umfassend erprobt. Mit ihr kann man lernen, die Temperatur der Hände um mehr als fünf Grad steigen zu lassen – das entspricht einer ganz schönen Blutmenge, die nicht mehr durch den schmerzhaft pochenden Kopf fließt. Lassen Sie sich vom Arzt an einen Therapeuten überweisen, der mit Biofeedback arbeitet.

Liebe machen – oder auch nicht. Sie mögen annehmen, daß Migräne und Sex nicht zusammenpassen, und für viele Menschen stimmt das auch. Überraschend ist vielleicht, daß es meist Männer sind, für die Sex zu Migräne führt. Die Sexmigräne liegt bei vielen dieser bedauernswerten Männer in der Familie; sie sind meist in den mittleren Jahren, übergewichtig, in schlechter Kondition und haben leicht erhöhten Blutdruck. Normalerweise wird das Problem medikamentös behandelt; es schadet aber sicher nicht, für mehr Fitneß und weniger Fett zu sorgen.

Bei einigen wenigen Migränekranken werden die Anfälle durch Sex jedoch leichter oder verschwinden ganz. Die schmerzlindernde Wirkung ist um so größer, je

---

EINE MINUTE MENTALE MASSAGE GEGEN SPANNUNGSKOPFSCHMERZ

Spannungskopfschmerzen lassen sich abwenden, bevor sie richtig massiv werden, wenn es gelingt, das Bewußtsein auf die körperlichen Empfindungen zu konzentrieren, die mit der Kontraktion von Gesichts-, Hals- und Kiefermuskeln einhergehen. Wenn man gelernt hat, sie wahrzunehmen, kann man die zunehmende Verkrampfung durch mentale Entspannung der betroffenen Muskelgruppen abbauen.

Führen Sie zunächst die auf Seite 225 beschriebene Entspannungsübung durch. Stellen Sie sich nun vor, wie der gespannte Bereich von Licht durchflutet wird. Atmen Sie das Licht ein, und sehen Sie, wie sich die Muskelfasern dehnen. Atmen Sie aus, und sehen Sie die Muskelfasern erschlaffen. Stellen Sie sich nun vor, daß Finger aus Licht den Bereich massieren und auflockern. (Sie können sich so viele Hände vorstellen, wie Sie wollen.) Sehen Sie, wie das Blut ungehindert in die Region zurückströmt und die dunkle Spannung hinausschwemmt.

---

intensiver der Orgasmus erlebt wurde. Einer These zufolge könnte die Aktivität des Nervensystems oder die Freisetzung schmerzstillender Endorphine ausschlaggebend für diesen Effekt sein. Masturbation oder Sex ohne Orgasmus bringt keine Schmerzlinderung.

Hormone schnupfen. Das Hormon Calcitonin, das aus Lachsen gewonnen wird, kann als Nasenspray (z. B. Karil®) angewendet werden und verringert die Intensität und Dauer von Kopfschmerzen. Im menschlichen Körper wird Calcitonin normalerweise in der Schilddrüse produziert. Calcitonin wirkt dem Knochenabbau entgegen und wird daher auch in der Behandlung von Osteoporose eingesetzt. Warum es bei Migräne einen Effekt zeigt, ist unbekannt. Man nimmt aber an, daß es auf die chemischen Substanzen im Gehirn wirkt, die bei Migräneanfällen eine Rolle spielen. Calcitonin ist zwar für die Behandlung der Osteoporose, nicht aber zur Migränebehandlung zugelassen.

KOPFSCHMERZEN IM KEIM ERSTICKEN

Ob Migräne, ob Spannungskopfschmerz oder andere Kopfschmerzen – sie alle können durch eine oder mehrere Strategien oft verhütet werden, oder zumindest gelingt es, die Schwere und Häufigkeit der Attacken zu reduzieren. Nehmen Sie sich die Zeit, die folgende Liste durchzugehen und zu überlegen, ob die Vorschläge darin in Ihrem Fall nützlich sein könnten.

Weniger Verantwortungsbewußtsein. Übermüdung und Mangel an Erholungsphasen sind häufige Ursachen für Migräne. Manche Migränepatienten sind nachgerade eine Verkörperung des übergenauen, allzu fleißigen Menschentypus, der sich nie entspannt. Wenn Sie sich in dieser Beschreibung erkennen, dann versuchen Sie, mal eine Pause – oder eigentlich viele Pausen – einzulegen. Machen Sie viermal pro Woche je 20 Minuten Bewegung; nehmen Sie sich Zeit zum Lesen, Musikhören, Spielen oder für ein Hobby. Vielleicht haben Sie schon nach einem Monat nur noch halb so oft Kopfschmerzen wie bisher.

Machen Sie Musik. Streß ist einer der Hauptauslöser von Migräneanfällen, und Biofeedback ist eine erprobte Methode für den Streßabbau. Musik kann die beruhigende Wirksamkeit der Biofeedback-Technik noch verstärken. Bei einer Untersuchung erbrachten Biofeedback und Entspannungstechniken bemerkenswert gute Resultate. Ein Jahr nach Beginn des Behandlungsprogramms hatten sich die Migräneattacken jener Teilnehmer, die Musik hörten, auf ein Sechstel der ursprünglichen Anzahl reduziert. Auch die Dauer und Intensität der Kopfschmerzen ging zurück. Manchen Patienten gelang es sogar, eine beginnende Migräne durch Musik abzuwenden, bevor sie ihre volle Intensität erreichte.

Die Füße platt machen. Hohe Absätze zwingen die Rückenmuskeln in eine angespannte Position, um den Körper ganz gerade zu halten. Wenn diese Spannung über den Rücken in den Nacken und den Kopf wandert, können Kopfschmerzen entstehen. Das Problem läßt sich durch flache Schuhe beheben.

Bewegung ohne Belastung. Wenn Sie bei sportlichem Training Kopfschmerzen bekommen, kann das ein Anzeichen für eine bestehende Krankheit sein. Sollte sich herausstellen, daß die Kopfschmerzen nicht durch eine Grundkrankheit verursacht sind, können Sie probieren, vor dem Training Aspirin® oder Ibuprofen zu nehmen. Damit können Sie die Kopfschmerzen möglicherweise abwenden. Denken Sie auch daran, daß Kopfschmerzen durch körperliche Anstrengung eher auftreten, wenn Sie in schlechter Kondition sind, in einem hochgelegenen Gebiet leben oder während bzw. vor dem Training oder Spiel alkoholische Getränke zu sich nehmen.

Informieren Sie sich über Mutterkraut. Bei einer Untersuchung an 72 Freiwilligen fanden britische Forscher heraus, daß eine Kapsel getrocknetes Mutterkraut pro Tag die Anzahl und Schwere von Migräneattacken sowie die Häufigkeit von Erbrechen binnen zwei Monaten reduzieren konnte.

Den Rotwein in der Flasche lassen. Wenn es um Migränekopfschmerz geht, ist Rotwein nicht das passende Stärkungsmittel. Rotwein enthält Bestandteile, auf die Migräniker mit einem Anfall reagieren können.

Chop Suey ohne Geschmacksverstärker. Natriumglutamat ist ein Geschmacksverstärker, der oft in

chinesischen Speisen (aber auch vielen anderen Gerichten) Verwendung findet und Kopfschmerzen verursachen kann. Achten Sie beim Einkauf von
Fertiggerichten aus der Dose oder tiefgekühlten Speisen
auf die Etiketten. Glutaminsäure und ihre Salze tauchen
dort auch unter den Kürzeln E 620 bis E 625 auf oder
einfach unter der Sammelbezeichnung «Geschmacksverstärker». Sagen Sie dem Kellner, daß Sie Ihr Chop Suey
ohne Natriumglutamat wollen.

Koffeinentwöhnung. Koffein verengt die Blutgefäße;
deshalb ist es in vielen Mitteln gegen Kopfschmerzen
enthalten. Wenn Ihr Organismus an fünf bis sechs Tassen Kaffee täglich gewöhnt ist, erweitern sich die
Blutgefäße plötzlich, wenn Sie den Kaffeekonsum über
Nacht einstellen – die Folge können heftige Kopfschmerzen sein. Man sollte mit dem Kaffeetrinken daher nicht
überfallartig aufhören, sondern es im Lauf von zwei bis
drei Wochen allmählich abbauen. Lassen Sie sich etwa
eine Woche Zeit, um von drei Tassen auf zwei zu reduzieren; in der folgenden Woche gehen Sie von zwei Tassen
auf eine; und wenn Sie den Kaffeekonsum ganz aufgeben
wollen, trinken Sie erst ab der dritten Woche keinen
mehr.

Arme Würstchen sein lassen. Wurstwaren, Früh-
stücksfleisch, Speck und Schinken enthalten meist
Nitrate, die bei vielen Migräneanfällen eine Rolle spielen.

Kein alter Käse. Lange gereifter oder verarbeiteter
Käse, vor allem geschmacksstarke Sorten, wie etwa
Cheddar, lösen häufig Migräne aus.

Kurz gesagt, die Ernährung analysieren. Wie Sie
wahrscheinlich wissen, sind verschiedene Nahrungsmittel und Getränke als Auslöser von Migräne bekannt. Auf
die Liste der Verdächtigen gehören neben den schon
erwähnten Rotwein und Käse noch: Nahrungsmittelzu-
sätze, mit denen z. B. Fleisch mürbe gemacht wird,
Sojasauce und Hefeextrakt; getrockneter, in Lake einge-
legter oder geräucherter Fisch; Hühnerleber; Erdnüsse
und Erdnußbutter; Brot aus hausgemachtem Hefeteig
und selbstgemachter Joghurt; sowie Schokolade.

Essen. Es kann auch eine Migräneattacke heraufbeschwören, Mahlzeiten auszulassen.

Achtung mit B₆. Hochdosiertes Vitamin B_6 kann

Kopfschmerzen verursachen. Dasselbe gilt für Vitamin A und Eisen.

CO-frei zur Arbeit. Kohlenmonoxid ist ein Migräneauslöser, der besonders zu Spitzenverkehrszeiten die Luft belastet. Versuchen Sie, dem Berufsverkehr zu entgehen.

Nach Aspirin® erkundigen. Ärzte, die selbst unter Migräne leiden, konnten die Anzahl der Attacken durch ein Aspirin® jeden zweiten Tag offenbar um 20 Prozent senken, wie sich aus den Daten einer Studie ergibt, in deren Rahmen 22.000 Ärzte befragt wurden. Die Theorie dahinter: Aspirin® hindert die Blutplättchen, die für die Blutgerinnung verantwortlich sind, am Zusammenkleben und an der Freisetzung von Serotonin, das Kopfschmerzen auslöst. Da Azetylsalizyläune Magengeschwüre verursachen oder die Wirksamkeit anderer Medikamente beeinträchtigen kann, sollten Sie Ihren Arzt konsultieren, bevor Sie mit einer Selbstbehandlung mit Aspirin® beginnen.

Andere Medikamente. Mehrere rezeptpflichtige Medikamente werden eingesetzt, um Migräneanfällen vorzubeugen oder bereits aufgetretene Attacken zu behandeln. Dazu gehören die sonst als Herzmittel eingesetzten Betablocker (z. B. Beloc®, Dociton®) und Kalzimantagonisten (z. B. Adalat®); das spezielle Migränemittel Sumatriptan (z. B. Sandomigran®); das durchblutungsfördernde Mittel Flunarizin (z. B. Sibelium®), sowie das Antidepressivum Amitriptylin (z. B. Saroten®) und das entzündungshemmende Mittel Naproxen (z. B. Proxen®).

DEN VERDREHTEN HALS GERADEKRIEGEN

Sie tragen die Welt auf Ihrem Hals. Nicht nur der Kopf – und das Gehirn, das er beherbergt – ruht auf dieser Säule aus Muskeln, Fasergewebe und Knochen; auch Schmuck, Krawatten und Kragen schließen sich darum, und für Pferdediebe im Wilden Westen zieht sich schließlich die Schlinge um den Hals. Was hält denn in der Oper Ihren Kopf hoch und verleiht Ihnen ein waches Aussehen? Was erlaubt Ihnen die rasche Kopfdrehung, mit der Sie etwas in den Abfluß rutschen sehen? Was macht es möglich, bei einem Schläfchen das Kinn auf der Brust ruhen zu lassen?

Jetzt, wo Sie sich vor Augen geführt haben, wie wichtig der Hals für Sie ist (und selbst, wenn Sie es nicht getan haben), werden Sie wissen wollen, was zu tun ist, wenn Schmerzen im Hals- und Nackenbereich auftreten. Die Ursache der Schmerzen ist in vielen Fällen eine Verletzung, die frisch, aber auch alt sein kann. Es kann sich um eine Verstauchung handeln, bei der ein Band überdehnt wurde oder eingerissen ist. Möglich ist auch, daß in ähnlicher Weise ein Muskel überdehnt wurde oder eingerissen ist. Wird die Verletzung nicht sofort behandelt, so kann der Schmerz immer wieder auftreten und chronisch werden. Beschwerden im Hals- und Nackenbereich sind nichts Seltenes, und es gibt eine Reihe schnell wirksamer und einfacher Mittel dagegen.

Unter Eis legen. Legen Sie eine Eispackung aus dem Tiefkühlfach oder eine im Handel erhältliche Gelpackung auf. Die Packungen sollten über ein bis zwei Tage, maximal je 20 Minuten, angewendet werden. Durch die Kälte verengen sich die kleinen Adern, wodurch die schmerzhafte Entzündung zurückgeht.

Aufwärmen. Nach zwei Tagen Kältebehandlung können Sie für jeweils zehn bis 20 Minuten ein Heizkissen auflegen. Achten Sie darauf, sich nicht zu verbrennen. Wenn die Entzündung durch das Eis zurückgegangen ist, fördert die Wärme die Zufuhr von heilsamem Blut.

Ruhigstellen und stützen. Die beste Sofortmaßnahme bei Verstauchungen im Halsbereich ist, eine Halsmanschette anzulegen, die den betroffenen Bereich ruhigstellt und stützt. Die Stützmanschette sollte allerdings nur kurze Zeit oder nur nachts getragen werden.

Überanstrengung vermeiden. Während sich Ihr Hals erholt, können Sie die im folgenden beschriebenen, sanften Bewegungs- und Haltungsübungen machen. Sie fördern den Heilungsprozeß bei akuten Verstauchungen und senken die Gefahr bleibender Symptome.

Als Begründung für den Erfolg der Eigenpflege nimmt man an, daß Patienten, die selbst die Verantwortung für ihre Behandlung übernehmen, mäßige Schmerzepisoden leichter bewältigen. Mit dem Wissen, was schmerzt und was guttut, kann der Teufelskreis von Muskelkrämpfen, die eine unnatürlich schiefe Hals- und Schulterhaltung zur Folge haben, was zu erneuten Muskelspasmen führt, durchbrochen werden. Ein weiterer Vorteil liegt vermutlich darin, daß der Patient sein eigener Arzt und nicht mehr passives Opfer seiner Beschwerden ist.

Hier die wichtigsten Komponenten dieses leicht durchführbaren Programms. Die Übungen können anfänglich Schmerzen hervorrufen, doch sie schaden dem Hals nicht. Wiederholen Sie die Übungen, so oft Sie wollen – je mehr, um so besser. Vor allem am Morgen sind die Übungen wichtig, um über Nacht entstandene Nakkensteifigkeit zu vertreiben.

- Achten Sie beim Sitzen, Stehen, Lesen und Autofahren auf Ihre Haltung. Vermeiden Sie es, einen Buckel zu machen und das Kinn vorzuschieben. Halten Sie den Rücken und die Schultern gerade.
- Richten Sie sich zehnmal pro Stunde auf, und ziehen Sie das Kinn ein, um sich zu guter Haltung zu erziehen.
- Halten Sie den Rücken aufrecht, und versuchen Sie dabei, mit dem rechten Ohr die rechte Schulter zu berühren. Wiederholen Sie die Bewegung auf der linken Seite; strecken Sie sich danach, und drehen Sie den Kopf, so daß Sie zuerst über die eine, dann über die andere Schulter schauen.

Richtig schlafen. Schlafen Sie auf der Seite oder auf dem Rücken, und stützen Sie den Nacken mit einer Manschette oder einer Nackenrolle. Den besten Heilungserfolg bei akuten Verstauchungen erzielen diejenigen, die nicht zu viele Kissen verwenden, sondern den Hals statt dessen mit einer Manschette oder einem fest zusammengerollten Handtuch stützen, das so in dem Kissenüberzug steckt, daß es an der Unterkante liegt.

Auf den Punkt kommen. Durch vorsichtiges Abtasten können Sie an Ihrem schmerzenden Hals jene Stelle finden, wo die Schmerzempfindung am größten ist. Wenn Sie auf diesen sogenannten Auslöserpunkt drücken, so kann der Schmerz unmittelbar an Intensität zunehmen und möglicherweise auch auf andere Bereiche ausstrahlen. Danach wird er jedoch leichter. Versuchen

Sie, ein bis zwei Minuten Druck auf diese empfindliche Stelle auszuüben.

Die Schmerzempfindlichkeit kann durch eine Verletzung in diesem Bereich, durch Muskelermüdung, allzu große Kälte, chronisch schlechte Haltung oder seelischen Streß bedingt sein. Durch diese Faktoren kommt es leicht zu Irritation, Überanstrengung oder mangelnder Durchblutung der Muskeln. Die Muskelfasern reagieren darauf, indem sie zusammenklumpen und sich verspannen. Wenn der Bereich durch ausreichende Blutzufuhr wieder erwärmt wird, lösen sich die Muskelfasern, und die Zellabbauprodukte, die den Schmerz mit verursachen, werden fortgeschwemmt. Danach empfiehlt sich die Anwendung von Wärme und sanftes Dehnen.

Damen bitte BHs ablegen. Zumindest sollten Sie die Träger lockern, vor allem, wenn Sie eine üppige Oberweite haben. Die Kapuzenmuskeln an den Schultern und am Rücken sind nicht dafür gebaut, mehr als das Gewicht eines Arms zu tragen, und vor allem bei großen Brüsten macht sich die Belastung bemerkbar, wenn diese Muskeln auch das Gewicht der Brust tragen müssen. Der am Rücken anliegende Teil des BH-Trägers wirkt wie ein Flaschenzug über die Schulter, der das Gewicht, das nach hinten zieht, verdoppelt.

Den Hals dehnen. Beim Lesen, Schreiben, Geschirrwaschen, Autofahren, aber auch in Trotzhaltung wird der Kopf vorgebeugt. Wenn die Halsmuskeln zu lange in dieser Position verharren, verspannen und verkürzen sie sich, wodurch die Gefahr einer Verletzung steigt, wenn Sie beschließen, mal die Sterne zu betrachten. Ausgleich bringt folgende Übung: Legen Sie sich flach auf den Rücken, ziehen Sie die Knie an, und halten Sie den Hals flach am Boden, indem Sie Ihr Kinn zur Brust ziehen, ohne den Kopf anzuheben. Halten Sie diese Position fünf bis zehn Sekunden, und wiederholen Sie die Übung zehnmal. Wenden Sie den Kopf mit eingezogenem Kinn langsam nach links und rechts.

KIEFERGELENKSTÖRUNGEN DEN BIß NEHMEN

Bei gar nicht so wenigen Menschen gibt es Störungen des Kiefergelenks. Die meisten leiden nicht so sehr darunter, daß eine Behandlung nötig ist. Doch es gibt auch Pechvögel, die ständig unter quälenden Schmerzen leiden.

Für Kiefergelenkbeschwerden gibt es keine Schnell-lösungen; es wurden jedoch neue Behandlungsmethoden entwickelt, die den Schmerz in nicht mehr als sechs Wochen ohne Medikamente oder Operation halbieren können. (Bis zur vollständigen Schmerz- und Beschwerdefreiheit kann ein halbes Jahr vergehen.)

Die Diagnose von Problemen, die vom Kiefergelenk ausgehen, ist nicht einfach, weil der Schmerz oft in relativ weit entfernten Körperpartien wahrgenommen wird. Als erstes Symptom treten meist Kopfschmerzen auf. Es kann jedoch auch zu Ohrenschmerzen, Schmerzen im Hals- und Gesichtsbereich sowie Schwierigkeiten beim Öffnen und Schließen des Mundes kommen. Auch knackende Geräusche beim Bewegen des Kiefergelenks sind häufig.

Kiefergelenkbeschwerden können grundsätzlich auf zwei Ursachen zurückgehen. Die Schmerzen können vom Gelenk selbst oder aus der Kiefermuskulatur kommen. Sie können das Kiefergelenk ertasten, wenn Sie einen Finger genau vor das Ohr legen. Halten Sie den Finger auf die Haut vor dem Ohr, und öffnen und schließen Sie den Mund. Was sich dabei unter Ihrem Finger bewegt, sind die sogenannten Kondylen, die abgerundeten Gelenkköpfe des Unterkiefers. Bei geschlossenem Mund sitzen die Gelenkköpfe fest im knochigen Kiefergelenk. Eine Knorpelschicht verhindert, daß die Knochenflächen aneinander reiben. Durch die Knorpelschicht können sich die Kondylen in der Gelenkhöhle «wie ein Kugellager bewegen».

Die Schmerzen entspringen entweder im Gelenk oder in den Muskeln, die daran ansetzen. Bei Beschwerden ist das Kugellager meist nicht am richtigen Ort. Wenn man dann den Mund öffnet, empfindet man entweder Schmerzen, oder der Kiefer blockiert.

Am häufigsten werden die Probleme mit dem Kiefergelenk jedoch durch Verspannungen in den Muskeln verursacht, die für das Öffnen und Schließen des Mundes zuständig sind. In diesem Fall kommen die Schmerzen nicht notwendigerweise aus dem Gelenk selbst. Sie entspringen vielmehr in den Muskeln, Bändern und Sehnen von Gesicht und Hals.

Wenn Sie Ihre Finger auf die Schläfenmuskeln seitlich der Augen legen und die Zähne zusammenbeißen, dann können Sie fühlen, wie sich die Schläfenmuskeln zusammenziehen. Daran ist zu erkennen, welchen Einfluß der Kiefer auf das Funktionieren der Gesichts- und Kopfmuskeln hat. Die Schläfenmuskeln, die Sie eben berührt haben, bedecken auf beiden Seiten einen Großteil des Kopfes. Wenn diese großen Muskeln schmerzen und druckempfindlich sind, dann schmerzt der ganze Kopf – was man als Kopfschmerzen bezeichnet. Das Geheimnis der Behandlung von Kiefergelenkstörungen ohne Medikamente oder Operation besteht einfach darin, die Schläfenmuskeln zu entspannen.

Bei der konservativen Behandlung werden diese Muskelprobleme in derselben Weise angegangen, wie man Rückenschmerzen therapiert. Das kann zum Beispiel so aussehen:

Die Patienten tragen währen der ersten Behandlungsmonate – oft rund um die Uhr – eine durchsichtige Plastikabdeckung über der unteren Zahnreihe. Der Kunststoff wirkt beim Zusammenbeißen wie ein Kissen. Je mehr sich die Muskeln entspannen, um so mehr gehen die Schmerzen zurück.

Zusätzlich kann man eine Kombination aus Ultraschall, verschiedenen Elektrotherapien und Manipulationstechniken einsetzen, um das geschädigte Gewebe zu lockern und die Durchblutung zu fördern. Es geht darum, den Kreislauf von Schmerzen, Krämpfen und erneuten Schmerzen zu durchbrechen und einen Heilungsprozeß einzuleiten. Wenn die Durchblutung im betroffenen Bereich gefördert wird, ist die Versorgung der Muskulatur mit den notwendigen Nährstoffen gesichert.

Durch Kiefergelenkbeschwerden bedingte Schmerzen können mit dieser Methode in vier bis sechs Monaten abgebaut werden. Schon in den ersten sechs Wochen reduziert sich der Schmerz um die Hälfte, und nur selten ist ein chirurgischer Eingriff erforderlich.

Kiefergelenkstörungen sind ein bleibender Schaden, ob sie nun vom Gelenk selbst oder von den Muskeln herkommen. Die folgenden Absätze bringen einige leicht anwendbare Hausmittel, die als Ergänzung zur ärztlichen Behandlung eingesetzt werden können.

Mit Eis abreiben. Wickeln Sie einen Eiswürfel in ein Stück Küchenkrepp, und reiben Sie ihn bis zu 20 Sekunden lang kreisförmig über das Kiefergelenk. Hören Sie auf, sobald der Bereich gefühllos wird. Wenden Sie als nächstes feuchte Wärme an. (Dazu können Sie ein Tuch verwenden, das Sie in sehr warmes Wasser tauchen und auswringen, oder eine feuchte Wärmepackung, die Sie zu diesem Zweck in ein kleines Handtuch wickeln.) Die feuchte Wärme soll nicht länger als eine Minute einwirken. Reiben Sie den Bereich sanft ab. Wenn sich die schmerzlindernde Wirkung nicht wie erwünscht einstellt, können Sie die Behandlung nach einer Wartezeit von fünf Minuten wiederholen. Um ein optimales Ergebnis zu erzielen, ist unter Umständen sogar eine dritte Runde notwendig.

Manchmal gehen die Beschwerden durch diese Behandlung ein paar Stunden zurück, manchmal auch einen ganz Tag. Es hängt davon ab, wie akut die Schmerzen sind.

Eine neue Schlafposition. Eine Veränderung der Schlafstellung ist für die Schmerzbekämpfung bei Kiefergelenkbeschwerden entscheidend. Legen Sie sich auf den Rücken, und schieben Sie ein Kissen unter die Kniekehlen. Das Kissen sollte die Beine weit genug heben, um den Druck vom Rücken zu nehmen. Danach kommt ein flaches Handtuch unter den mittleren Teil des Rückens. Rollen Sie ein zweites Handtuch zusammen, so daß es nicht dicker ist als Ihre Handgelenke. Diese Rolle kommt als Ersatz für die üblichen Kissen unter den Nacken. Damit sich das Handtuch nicht aufrollt, können Sie es mit einem Gummiband fixieren.

Diese Schlafstellung trägt dazu bei, die Schmerzen allmählich abzubauen, insbesondere die Kopf- und Rückenschmerzen, die durch Kiefergelenkbeschwerden ausgelöst werden.

Zähne nicht zusammenbeißen. Wenn Sie oft die Zähne zusammenbeißen, empfiehlt es sich, die folgende Technik so oft zu üben, bis sie zur Gewohnheit wird. Legen Sie die Zunge hinter die Schneidezähne, so daß sie am Gaumen ruht. In dieser Position fällt es leichter, die beiden Zahnreihen getrennt zu halten und den Kiefer zu lockern. Die Zähne sollten «um Haaresbreite» voneinander entfernt sein, wobei die Lippen geschlossen bleiben.

An perfekter Haltung arbeiten. Wenn Sie am Schreibtisch sitzen oder Ihre Arbeit Sie zwingt, das Kinn vorzuschieben, sollten Sie jede Stunde aufstehen und eine aufrechte Haltung einnehmen. Die Halsmuskeln beeinflussen die Kiefermuskulatur. Werden die Halsmuskeln falsch eingesetzt, dann «liegt der Kiefer nicht richtig», was bestehende Probleme verschärft. Mit der Alexander-Technik – einem System, mit dem Bewegungsabläufe neu erlernt werden – kommen Kopf und Hals besonders gut in die richtige Haltung.

Gähnen unterdrücken. Eine Möglichkeit ist, die Zähne leicht zusammenzubeißen. Wenn Sie Kiefergelenkstörungen haben, dann sind Ihre Bänder vermutlich bereits schmerzhaft gespannt. Durch Gähnen werden sie weiter belastet.

Weiche Speisen wählen. Wenn Ihre Kiefermuskulatur beim Kauen leicht ermüdet, dann wählen Sie am besten weniger kauintensive Speisen. Fleischgerichte lassen sich durch Aufläufe, Eintöpfe oder Nudelgerichte ersetzen. Gedämpftes oder im Ofen gegartes Gemüse ist leichter zu essen als rohes.

KAPITEL 23

KREBSVORSORGE
Ein Sonderbericht

Welche der folgenden Maßnahmen sind Ihrer Meinung nach für die Verhütung von Krebs wichtiger?

1. (a) Die Radonstrahlung im Haus zu messen, oder (b) die richtigen Getreideflocken zum Frühstück zu essen?

2. (a) Abzunehmen, oder (b) Nahrungsmittelzusatzstoffe aus dem Küchenschrank zu verbannen?

3. (a) Positives Denken, oder (b) Abschirmung gegen die elektromagnetische Strahlung, die aus dem Computer dringt?

Schwierige Fragen, oder? Jeden Tag hört man von neuen Studien, in denen wieder ein möglicher Krebsverursacher gefunden wurde, und fragt sich, ob die Forschung wohl bald behaupten wird, daß heiße Duschen Krebs verursachen. Um Antworten zu finden, müssen Sie die verwirrende Vielfalt der Informationen durchdringen und herausfinden, was denn nun wirklich wichtig ist und was nicht. Nur so können Sie auf rationale Weise Prioritäten setzen, um sich selbst und Ihre Familie vor Krebs zu schützen.

Hier daher einige Antworten. (Die Antworten auf die oben gestellten Fragen lauten: 1 b, 2 a, 3 a.) Sie stammen aus einer Umfrage, die von einer Forschungseinrichtung der amerikanischen Fachzeitschrift «Prevention» (Vorsorge) durchgeführt wurde. Befragt wurden 200 führende Krebsexperten an den 44 Nationalen Krebsinstituten der USA. Diese Mediziner behandeln viele Patienten und sind in der Forschung tätig; unter anderem führen sie umfassende Forschungsstudien über neue Krebsbehandlungsmethoden durch und tragen damit dazu bei, aktuelle Richtlinien zur Krebsvorsorge und -behandlung zu erstellen.

Sie wurden gebeten, 28 Maßnahmen zu beurteilen, mit denen man das Krebsrisiko senken kann, und einer von fünf Kategorien zuzuordnen: «von überragender Bedeutung», «sehr wichtig», «wichtig», «unbedeutend (aber möglicherweise nützlich)», «vermutlich nutzlos». Die Antworten wurden analysiert, statistisch gewichtet und einer Skala von 1 bis 100 zugeordnet, wobei 100 für die wichtigsten Maßnahmen steht. Die folgende Liste zeigt die 15 wichtigsten Maßnahmen, mit denen Sie Ihr Krebsrisiko reduzieren können.

Krebs entwickelt sich meist langsam, und Krebsvorsorge ist ein lebenslanger Prozeß, der Bewußtsein und

. . . .

DIE 15 WICHTIGSTEN MAßNAHMEN, DIE SIE ERGREIFEN KÖNNEN, UM KREBS ZU VERHÜTEN (AUF EINER SKALA VON 1 BIS 100 PUNKTEN)

Nicht rauchen oder Tabak kauen – 99
Regelmäßig Krebsfrüherkennungsuntersuchungen durchführen lassen – 89
Selbstuntersuchung von Brust bzw. Hoden – 81
Sonnenbestrahlung einschränken – 75
Starken Alkoholkonsum meiden – 65
Tabakrauch in der Atemluft (Passivrauchen) meiden – 65
Fettanteil in der Ernährung senken – 63
Ballaststoffreiche Kost essen – 62
Mehr Obst und Gemüse essen – 62
Mehr Vollkornprodukte essen – 60
Normales Körpergewicht halten – 55
Giftstoffe aus dem Haushalt fernhalten – 54
Sich regelmäßig bewegen – 53
Mehr Kohlgemüse essen – 51
Belastung durch Nitrite einschränken – 51

Anmerkung: Die Vermeidung giftiger Substanzen am Arbeitsplatz wurde nicht in die Liste aufgenommen, da die Anzahl der gefährdeten Personen relativ gering ist.

. . . .

schonenden Umgang mit der eigenen Gesundheit erfordert – hier gibt es keine «schnellen Lösungen». Andererseits kann jeder der vielen großen und kleinen Schritte in
diesem Prozeß rasch getan werden, und die meisten
Schritte sind nicht schwierig. (Es ist nicht leicht, das
Rauchen aufzugeben, doch dieser Schritt ist der größte
und beste von allen.) Heute sind sich die Hälfte der
befragten Experten einig, daß 50 bis 70 Prozent aller
Krebserkrankungen zu vermeiden wären, wenn jeder
Mensch für sich die wichtigsten Veränderungen der
Lebens- und Eßgewohnheiten, die weiter unten beschrieben sind, in die Tat umsetzen würde. Nehmen Sie
dazu noch die Vermeidung von Risikofaktoren in der
Umwelt, und Sie haben das Dickicht der Fragen in bezug
auf Krebsvorsorge durchdrungen und können darauf
vertrauen, daß Sie schon heute alles in Ihrer Macht Stehende tun, um Ihr Krebsrisiko zu senken.

LEBENSGEWOHNHEITEN IN DEN GRIFF BEKOMMEN

«Lifestyle» ist zu einem Modewort geworden. In bezug auf
Krebs heißt «lifestyle» nichts anderes, als die Summe aller
Lebensgewohnheiten – Rauchen, Trinken, Sport,
Gewicht, Sonnenbaden, Gesundheitsvorsorge -, die Sie
selbst völlig kontrollieren können. Diese Faktoren können
Sie selbst ändern oder meiden – Sie bestimmen, wo's
langgeht.

BEFREIUNG VOM TABAK

Wie zu erwarten, stellt Rauchen das höchste Risiko dar:
Fast alle befragten Experten messen dem Meiden von
Tabak überragende Bedeutung bei. Wenn alle Raucher
das Rauchen morgen aufgeben würden, gäbe es potentiell
bis zu einem Drittel Krebstote weniger.

Es geht dabei übrigens nicht nur um Lungenkrebs.
Rauchen begünstigt auch die Entwicklung von Krebs im
Mund, im Rachenraum und in der Speiseröhre, und es
bestehen sogar Zusammenhänge mit Krebserkrankun-
gen von Organen, die mit dem Rauch nicht in direkten
Kontakt kommen – vor allem Bauchspeicheldrüse,
Gebärmutterhals und Harnblase.

Seit 30 Jahren wird die Krebsgefahr, die vom Rauchen ausgeht, in breiter Öffentlichkeit diskutiert, doch bis vor nicht allzu langer Zeit richteten sich die Warnungen nur an die Raucher. Erst im Lauf der letzten zehn Jahre wurde das sogenannte Passivrauchen – Belastung durch Tabakrauch in geschlossenen, schlecht belüfteten Räumen (wie z. B. Flugzeugen) – zu einem wichtigen Thema. Seine Bedeutung wird von mehr als der Hälfte der befragten Experten bestätigt, indem sie dem Schutz vor Tabakrauch in der Atemluft überragende oder große Bedeutung zuschreiben.

Zur Zeit geht man davon aus, daß sich das Krebsrisiko eines Nichtrauchers um 50 Prozent erhöht, wenn er oder sie mit einem Raucher zusammenlebt. Ein erhöhtes Risiko besteht auch für Personen, die täglich acht Stunden an einem verqualmten Arbeitsplatz zubringen.

Resümee: Höchste Priorität hat das Nicht-Rauchen – 99 von 100 möglichen Punkten. Hohe Priorität gilt dem Vermeiden von Passivrauchen – 65 von 100 Punkten.

ALKOHOL VERBANNEN

Es ist klar, daß der Konsum großer Alkoholmengen nicht gesund ist, aber stellt er auch ein Krebsrisiko dar? Eindeutig ja. Fast die Hälfte der befragten Ärzte erklärt, einen hohen Alkoholkonsum zu vermeiden, sei von überragender oder großer Bedeutung. In Maßen genossen, stellt Alkohol allem Anschein nach ein vernachlässigbares Risiko dar. Doch starke Trinker laufen deutlich mehr Gefahr, Mund-, Rachen- oder Leberkrebs zu entwickeln. Das ist schlimm genug, noch gefährlicher lebt man aber, wenn man sowohl viel trinkt als auch raucht – eine allzu häufige Kombination.

Resümee: Hohe Priorität – 65 von 100 Punkten.

AUS DER SONNE GEHEN

Gemessen an der Zahl von Krebserkrankungen, die vermieden werden könnten, ist das Vermeiden übermäßiger Sonnenbestrahlung für die Krebsvorbeugung noch wichtiger als die Nikotin- und Alkoholabstinenz. Der größte Teil der Hautkrebserkrankungen wird durch ein Übermaß an Sonnenbestrahlung verursacht. Weil die dabei häufigste Krebsform jedoch gut behandelbar ist, gehen allerdings relativ wenig Krebstote auf das Konto der Sonnenbelastung.

Weniger erfreulich ist, daß neueren Untersuchungen zufolge ein Zusammenhang zwischen Sonneneinstrahlung und den selteneren, aber oft tödlichen Melanomen besteht. Deswegen halten zwei Drittel der befragten Experten Sonnenlicht für einen Risikofaktor von überragender Bedeutung. Wenn Sie sich daher während der Zeit, in der die ultraviolette Strahlung am stärksten ist (im allgemeinen zwischen 10 Uhr vormittags und 3 Uhr nachmittags), im Freien aufhalten, sollten Sie ein wirksames Sonnenschutzmittel verwenden und schützende Kleidung, einen Hut und Sonnenbrille tragen.

Resümee: Sehr hohe Priorität – 75 von 100 Punkten.

VORSPRUNG GEGEN DEN KREBS GEWINNEN

Regelmäßige Früherkennungs- und Selbstuntersuchungen beugen Krebs nicht vor, sondern dienen seiner möglichst frühzeitigen Erkennung. Sie erscheinen jedoch in der Liste, weil eine frühe Diagnose die Heilungschancen erhöht und damit die Krebstodesrate senkt. Auf der Prioritätenliste werden regelmäßige Früherkennungs- und Selbstuntersuchungen auf Platz zwei und drei (gleich nach dem Nichtrauchen) gereiht.

Die wichtigsten Selbstuntersuchungen sind für Frauen Brustuntersuchungen und für junge Männer Hodenuntersuchungen. Es ist auch klug, auf Hautveränderungen zu achten. Die wichtigsten ärztlich durchgeführten Untersuchungen sind die gynäkologische Untersuchung mit Krebsabstrich (Pap-Test), Untersuchung der weiblichen Brust, Mammografie und – bei beiden Geschlechtern – Untersuchung auf Krebs im Bereich von Dickdarm und Mastdarm. Bei älteren Männern kommt die regelmäßige Untersuchung der Prostata hinzu.

Resümee: Sehr hohe Priorität – 89 von 100 Punkten.

GEWICHT FÄLLT INS GEWICHT

Noch vor zehn Jahren hätten die meisten Ärzte gesagt, daß regelmäßige Bewegung und das Erhalten des Normalgewichts für das Krebsrisiko unerheblich seien. Doch nun meinen die Experten, daß diese Faktoren zumindest einen gewissen Einfluß auf das Krebsrisiko haben. Woher kommt das Umdenken?

Im Verlauf der letzten zehn Jahre durchgeführte Studien ergaben einen Zusammenhang zwischen Fettleibigkeit (nach Definition der American Cancer Society ein Übergewicht von 40 Prozent und mehr) und erhöhtem Risiko von Krebserkrankungen an Dickdarm, Brust, Prostata, Gallenblase und den weiblichen Geschlechtsorganen.

Körperliche Bewegung ist ein entscheidender Faktor, um Übergewicht zu vermeiden, und regelmäßige Bewegung ist fast genauso wichtig wie die Erhaltung eines normalen Körpergewichts. Ein direkter Zusammenhang zwischen Bewegung und Krebsverhütung ist zwar schwierig nachzuweisen, doch es gibt einige Anzeichen dafür. Frauen, die als Jugendliche und junge Erwachsene Sportlerinnen waren, sind anscheinend weniger oft von Brustkrebs betroffen. Menschen mit sitzender Lebensweise haben ein höheres Risiko, an Dickdarm- bzw. Mastdarmkrebs zu erkranken als solche, die ständig in Bewegung sind.

Resümee: Hohe Priorität für normales Körpergewicht – 55 von 100 Punkten. Hohe Priorität für regelmäßige Bewegung – 53 von 100 Punkten.

INNERE EINSTELLUNG RICHTIG EINSTELLEN

Eine positive innere Einstellung sehen 54 Prozent der befragten Ärzte als «wichtig» an (oder noch höher bewertet), während 22 Prozent positives Denken als «vermutlich nutzlos» einstufen. Vor wenigen Jahren wäre die Verteilung wohl noch umgekehrt gewesen. Doch heute erkennen viele Mediziner den Zusammenhang zwischen Geist und Körper an. Streßbewältigungstechniken können meßbare Veränderungen im Immunsystem bewirken – ob diese Veränderungen allerdings zur Krebsverhütung beitragen, darüber kann zur Zeit nur spekuliert werden. Dieses wissenschaftlich haltbar zu beweisen, ist schwierig.

Resümee: mittlere Priorität – 42 von 100 Punkten.

ERNäHRUNG IST WICHTIG

Vor zwanzig Jahren hätte man wohl nur schwer einen Arzt gefunden, der zwischen Ernährung und Krebsverhütung einen Zusammenhang hergestellt hätte. Hier hat eine echte Wende stattgefunden. Die meisten Experten halten die Eßgewohnheiten für «wichtig» oder «sehr wichtig» oder messen ihnen sogar «überragende Bedeutung» bei.

Ernährungseinflüsse sind vermutlich für bis zu 35 Prozent aller Krebserkrankungen verantwortlich – diese Meinung hat sich gebildet, nachdem die große Studie der amerikanischen National Cancer Institutes veröffentlicht wurde. Dieser Prozentsatz ist höher als der für Tabakkonsum! (Kein Wunder: Alle Menschen essen, aber nur eine Minderheit raucht noch immer.)

DIE RICHTIGE KOST GEGEN KREBS

Auf der Liste der Krebsverhütungsmaßnahmen steht ganz oben die Reduktion des Fettanteils in der Ernährung, dicht gefolgt von der Empfehlung, mehr Ballaststoffe, mehr Obst und Gemüse, sowie mehr Vollkornprodukte zu essen. Es wurde festgestellt, daß ein Zusammenhang zwischen hohem Fettkonsum und Dickdarmkrebs besteht, während Ballaststoffe möglicherweise dazu beitragen, diese Krebsform zu verhüten. Obst und Gemüse enthalten nicht nur reichlich Ballaststoffe, sondern auch Bestandteile, die gegen Krebs schützen.

Resümee: Hohe Priorität für Einschränkung beim Fettverzehr – 63 von 100 Punkten. Hohe Priorität für mehr Ballaststoffe – 62 von 100 Punkten. Hohe Priorität für mehr Obst und Gemüse – 62 von 100 Punkten. Hohe Priorität für mehr Vollkornprodukte – 60 von 100 Punkten.

CHEMISCHE RISIKOFAKTOREN IN DER ERNÄHRUNG

Eine Reihe von Substanzen kann als chemische Risikofaktoren in der Ernährung bezeichnet werden. Wie auch die Umweltbelastungen, die im nächsten Abschnitt besprochen werden, haben viele dieser Substanzen einen wesentlich schlechteren Ruf, als ihrer Plazierung in der Umfrage entsprechen würde.

Die größte Sorge gilt den Nitriten, die bei der Herstellung von Fleisch- und Wurstwaren eingesetzt werden. Zwischen Nitriten und erhöhtem Krebsrisiko betseht tatsächlich ein Zusammenhang.

Beim Waschen von Obst und Gemüse entfernt man neben Verunreinigungen einen Teil der chemischen Rückstände. Doch gilt dieses als wenig bedeutsam, um das Krebsrisiko zu senken, weil man im allgemeinen die gesundheitlichen Gefahren überschätzt, die von den derzeit zugelassenen Chemikalien ausgehen. Lebensmittelzusatzstoffe werden in bezug auf ihre Bedeutung als Krebsrisikofaktoren weit unten auf der Liste plaziert. Wie auch bei anderen chemischen Verbindungen, kommt es auf die Häufigkeit der Belastung an. Wer frisches Obst und Gemüse ißt und fette Fertignahrung meidet, nimmt naturgemäß weniger Zusatzstoffe zu sich. Selbst der gelegentliche Verzehr von gegrillten, an der Außenseite verbrannten Speisen spielt keine Rolle, solange es nicht oft geschieht.

In bestrahlten Nahrungsmitteln erblicken die Experten so gut wie kein Risiko. Durch die Bestrahlung werden Bakterien vernichtet und die Lagerfähigkeit verschiedener Nahrungsmittel erhöht. Sie werden dadurch nicht radioaktiv. Ein Krebsrisiko ist für diese Lebensmittel nicht bekannt. In Deutschland ist es dennoch verboten, Lebensmittel zu bestrahlen oder Strahlenkonserviertes in den Handel zu bringen.

Resümee: Hohe Priorität für Nitritvermeidung – 51 von 100 Punkten. Mittlere Priorität für das Waschen von Obst und Gemüse – 44 von 100 Punkten. Mittlere Priorität für das Vermeiden von Lebensmittelzusatzstoffen – 32 von 100 Punkten. Mittlere Priorität für das Vermeiden von verbrannten Speisen vom Grill – 44 von 100 Punkten. Niedrige Priorität für die Vermeidung von bestrahlten Lebensmitteln – 13 von 100 Punkten.

DIE UMWELT

Schwerverkehr, Pkws und Fabriken schleudern Schad-

stoffe in die Luft, Teppiche und Wände setzen Form-
aldehyddämpfe frei, Pestizide sickern ins Grundwasser
ein, Giftmüll wird auf die nächste Deponie gekippt. All
diese Faktoren sind bestenfalls durch politische
Maßnahmen zu beeinflussen, und die brauchen Zeit.
Glücklicherweise nehmen Umweltbelastungen in der
Umfrage eine überraschend unbedeutende Position ein.
Sie werden zwar als Risikofaktoren betrachtet, doch die
meisten Experten vertreten die Auffassung, daß diese
Faktoren kein ernstlicher Grund zur Besorgnis sind. In
manchen Bereichen liegen keine ausreichenden Forschungsergebnisse vor; in anderen haben auch umfassende Forschungsarbeiten nicht bewiesen, daß – vor
allem im Vergleich zu bekannten Risiken – ein hohes
Risiko besteht; und in wieder anderen Fällen ist zwar ein
beträchtliches Risiko vorhanden, doch die Wahrscheinlichkeit, tatsächlich mit diesen Stoffen in Kontakt zu
kommen, ist im Vergleich zu den durch die Lebensgewohnheiten bedingten Faktoren gering.

VIEL LÄRM UM MAGNETFELDER

Ein Drittel der befragten Experten hält es für lächerlich,
sich über die elektromagnetischen Felder von Hoch-
spannungsleitungen, Computerbildschirmen, Handys
und so weiter Sorgen zu machen. Elektromagnetische
Felder werden dementsprechend als zweitletzte Kategorie
auf der Prioritätenliste gereiht! Im Vergleich zu Faktoren
wie Rauchen oder Sonneneinstrahlung wären sie ein
sehr, sehr, sehr seltener Krebsverursacher. Doch Menschen neigen dazu, bei Faktoren, die sich ihrem Einfluß
entziehen, das Risiko überzubewerten.
Resümee: Niedrige Priorität – 24 von 100 Punkten.

DIE RADON-FRAGE

Radon ist ein stärker umstrittenes Thema. Die Sorge
gründet sich jedoch vor allem auf Untersuchungen an
Bergarbeitern, die im Untertagebau einer Radonbelastung ausgesetzt sind. Können diese Ergebnisse auf das an
der Oberfläche bestehende Risiko übertragen werden?
   Die Experten meinen, daß keiner das wahre Radon-

risiko in Haushalten kennt, weil nicht genug Untersuchungen dazu vorliegen. Dennoch halten 47 Prozent der befragten Ärzte eine Überprüfung der Radonbelastung im Haushalt für wichtig. Die anderen Experten scheinen unentschlossen: Mehr 26 Prozent geben für die Vermeidung von Radon die Wertung «unbedeutend (aber möglicherweise nützlich)» ab, und nur sehr wenige halten Radon für extrem wichtig oder völlig unwichtig.

Resümee: Mittlere Priorität – 45 von 100 Punkten.

TOXINE AM ARBEITSPLATZ UND ZU HAUSE

Industrielle und landwirtschaftlich genutzte Giftstoffe am Arbeitsplatz werden als sehr bedeutsame Risikofaktoren eingestuft. Der Zusammenhang zwischen industriell eingesetzten Substanzen, wie etwa Nickel, Chrom, Asbest und Vinylchlorid, und dem Krebsrisiko der Arbeiter, die mit diesen Stoffen in Berührung kommen, wurde in fundierten Untersuchungen nachgewiesen. Pestizide, wie sie in der Landwirtschaft eingesetzt werden, können eine Gefahr für die Bauern darstellen. Doch die Risiken sind begrenzt.

Nur ein relativ kleiner Teil der Bevölkerung kommt durch die Arbeit täglich mit krebserregenden Chemikalien in Berührung. Und noch weniger Menschen sind im Haushalt kontinuierlich einer Belastung durch giftige Chemikalien ausgesetzt – daher die etwas geringere Besorgnis in bezug auf diese Risikofaktoren. Gesetzliche Vorschriften über Sicherheit am Arbeitsplatz tragen dazu bei, manche Risiken zu senken.

Resümee: Hohe Priorität für Vermeidung von Toxinen am Arbeitsplatz – 69 von 100 Punkten. Hohe Priorität für Vermeidung von Toxinen zu Hause – 54 von 100 Punkten.

KREISLAUF

Der Klempner Otto tut sich an seinem Lieblingsessen gütlich – Schweinebraten in fetter, brauner Soße mit Bratkartoffeln, dazu Sauerkraut mit viel Speck, und als Abschluß ein ordentliches Stück Schwarzwälder Kirschtorte – aber bitte mit Sahne! Danach schlummert er auf dem Sofa ein, und es ist wenig verwunderlich, daß er von einem bösen Klempner-Alptraum heimgesucht wird: Darin ist er in einem riesigen Gebäude gefangen, durch das sich labyrinthartig 100.000 km Rohrleitungen mit Schiebern, Ventilen und Absperrhähnen ziehen. Und da soll er nun verstopfte Leitungen ausräumen, Rohrbrüche beheben, durchgerostete Rohre flicken, den Druck absenken. Doch er findet sein Werkzeug nicht und kann sich nur in mit Zeitlupengeschwindigkeit bewegen... Seine Frau Gertrude ruft ihm zu: «Otto, sieh zu, daß du in Form kommst, oder gib auf!» – Und da wird ihm klar, daß das ganze System vor dem Zusammenbruch steht!

Otto! Otto! Wach auf! Es ist nur ein böser Traum! Es geht nicht um das Haus, von dem du träumst, sondern um deinen Körper. Es geht nicht um die Installationen, sondern um deinen Kreislauf. In deinem Körper sind die Leitungen verlegt oder sogar ganz verstopft, weil sich an den Wänden der Blutgefäße Fett und Cholesterin, die sogenannte Plaque, abgelagert hat. Die Leitungen können dem hohen Blutdruck kaum noch standhalten, und demnächst kann es einen Riß geben. Mit anderen Worten: Du hast Arteriosklerose und Bluthochdruck (Hypertonie). Du riskierst einen langwierigen, schmerzhaften Verfall der Arterien, der den Alptraum von Herzinfarkt und

Schlaganfall wahr werden lassen kann. Davor will dich Gertrude warnen: Sieh zu, daß du in Form kommst, oder du wirst vor deiner Zeit aufgeben müssen.

Die gute Nachricht ist, daß schon ein minimaler Zeitaufwand ausreicht, um die Arterien wieder in Schuß zu bringen. Wie wäre es für den Anfang mit folgendem:

- Unverzügliche Umstellung der Ernährung und damit ab sofort Abbau der Plaque an den Arterienwänden;
- zweimal täglich fünf Minuten Übungen, die genügen, um nie wieder kalte Hände zu haben;
- dreimal pro Woche ein halbstündiges Trainingsprogramm, das die Gefahr von Bluthochdruck um die Hälfte reduziert.

Es gibt noch mehr Positives zu berichten. Bluthochdruck und Arteriosklerose müssen zwar vom Arzt beobachtet und behandelt werden, doch Sie können mit minimalem Aufwand an Zeit und Mühe Ihren Beitrag leisten.

BLUTDRUCKMESSEN NICHT VERGESSEN

Arteriosklerose gehört zu den unabänderlichen Dingen im Leben: Je mehr der Organismus altert, um so härter und steifer werden die Arterien. Steife Arterien erfüllen ihre Aufgabe, den Körper mit Blut zu versorgen, weniger gut als elastische.

Tritt zur Verhärtung der Arterien noch Bluthochdruck hinzu, werden die steifen Arterienwände zusätzlich belastet. Die Kombination von Bluthochdruck und Arteriosklerose erhöht die Gefahr eines Schlaganfalls, der dann entsteht, wenn eine der Arterien, die für die Gehirndurchblutung zuständig sind, durch ein Blutgerinnsel verlegt wird, oder wenn eine Hirnarterie unter dem überhöhten Blutdruck reißt, so daß Blut austritt.

Wenn Sie Bluthochdruck haben, sollte Ihr erstes Ziel daher sein, den Blutdruck zu normalisieren; ist er normal, sollten Sie danach streben, ihn normal zu erhalten. (Das zweite Ziel muß sein, alles zu meiden, was den normalen Prozeß der Arterienverhärtung beschleunigt.)

Das Heimtückische an Bluthochdruck ist, daß sich

Symptome oft erst dann zeigen, wenn schon eine Schädigung eingetreten ist. Kopfschmerzen, Erröten und Schwitzen können erste Anzeichen sein; später kommen dann Müdigkeit, Schwindelgefühl, Herzklopfen, beschleunigter Puls und Nasenbluten hinzu. Deshalb ist es wichtig, den Blutdruck regelmäßig messen zu lassen.

Die Zielvorgabe ist dabei, unter einem gemessenen Wert von 140/90 mm/Hg zu bleiben. Die erste der beiden Zahlen zeigt den systolischen Blutdruck, der in den Blutgefäßen in dem Augenblick herrscht, in dem das Herz schlägt. Die zweite Zahl gibt den diastolischen Blutdruck an – das ist der Wert zwischen zwei Schlägen, wenn der Herzmuskel erschlafft. Wenn Ihr Blutdruck unter 140/90 mm/Hg liegt, ist er nicht erhöht. Wenn jedoch eine der beiden Zahlen höher ist, sollten Sie mit Ihrem Arzt über eine Behandlung sprechen.

Es gibt im Prinzip zwei Möglichkeiten der Blutdruckmessung.

Der Arzt mißt den Blutdruck in Minutenschnelle. Blutdruckmessen beim Arzt geht rasch und unkompliziert. Da der Blutdruck je nach Situation stark schwankt, bedeutet ein einmal gemessener hoher Wert nicht, daß Sie sofort Medikamente einnehmen müssen. Wenn sich das Ergebnis allerdings bei wiederholten Messungen bestätigt, ist anzunehmen, daß Sie Bluthochdruck haben.

Einen Tag lang selbst Blutdruck messen. Vielleicht kommt bei Ihnen das «Weißer-Kittel-Phänomen» zum Tragen – die Anspannung beim Arztbesuch schlägt sich in höheren Werten nieder, die nur in dieser Situation entstehen. Das kann ein nützlicher Hinweis darauf sein, wie hoch Ihr Blutdruck in der Zukunft einmal werden könnte. Um ganz sicher zu gehen, können Sie sich einen Blutdruckmonitor geben lassen, den Sie bei sich tragen, während Sie einen Tag lang Ihren gewohnten Beschäftigungen nachgehen; dabei messen Sie selbst in regelmäßigen Abständen Ihren Blutdruck und notieren die Ergebnisse.

Ihre Aufzeichnungen übergeben Sie danach dem Arzt – vielleicht zeigt sich, daß Ihr Blutdruck gar nicht überhöht ist. Wenn Sie jedoch bereits Medikamente nehmen, können die Meßergebnisse Ihrem Arzt die Grundlage zur optimalen Dosierung liefern.

GESUNDE ARTERIEN

Es gibt drei Zauberworte für Blutdruck und Arterienverhärtung, und jedes davon kann einen Schlaganfall verursachen oder verhindern helfen: Ernährung, Bewegung und Lebensgewohnheiten. Ob der Zauber gut oder böse ist, bestimmen Sie selbst.

An der medizinischen Fakultät der Northwestern University wurde eine Studie durchgeführt, an der 201 bluthochdruckgefährdete Personen teilnahmen. Dabei zeigte sich, daß das Risiko, einen überhöhten Blutdruck zu entwickeln, durch eine äußerst wirksame Kombination aus fett- und salzarmer Ernährung, Einschränkung des Alkoholkonsums und regelmäßiger Bewegung halbiert werden konnte. Auch Sie können sich dieses Programm teilweise oder ganz zunutze machen. Wenn Ihr Blutdruck nur leicht erhöht ist – Systole zwischen 150 und 159, Diastole zwischen 85 und 104 -, können Sie den Blutdruck ohne medikamentöse Behandlung senken. Bei

HIGH TECH • DES KLEMPNERS KLEINER HELFER

Ein winziges neues Gerät namens "Rotablator" kann innerhalb von nur wenigen Minuten verstopfende Auflagerungen aus Ihren Arterien entfernen, so daß Sie das Krankenhaus am nächsten Tag verlassen können.

Der Rotablator ist an einen spaghetti-dünnen Katheter angeschlossen und schmirgelt die Beläge von den Arterien herunter. Das zirkulierende Blut spült dann die kleinen Körnchen weg. Weil der Rotablator eine glattere Oberfläche hinterlässt als andere vergleichbare Geräte, glauben die Wissenschaftler, daß sich an den Gefässen weniger neue Beläge festsetzen werden und somit das Risiko einer erneuten Verstopfung reduziert wird.

Dr. Robert Ginsburg, Leiter des Zentrums für fortschrittliche kardiovaskuläre Therapien von der medizinischen Universität in Stanford (USA) erklärt, daß der Rotablator nur in begrenztem Umfang eingesetzt wird und nicht für alle Arten der arteriellen Auflagerungen geeignet ist. Es scheint jedoch unter den verschiedenen, derzeit getesteten Geräten das Beste zu sein.

stärker ausgeprägtem Bluthochdruck können Sie dadurch die Medikamentendosis reduzieren. Und wenn Sie normalen Blutdruck haben, tragen diese Maßnahmen dazu bei, auch in Zukunft Bluthochdruck zu vermeiden.

Dieselben Strategien wirken übrigens auch der fortschreitenden Verhärtung der Arterien entgegen, die so oft auf fatale Weise mit Bluthochdruck kombiniert ist. Wenn Sie überhöhten Blutdruck haben, ist eine ärztliche Behandlung erforderlich, doch es gibt viele Selbsthilfemaßnahmen, die leicht und rasch zu bewerkstelligen sind.

ERNÄHRUNG ERHÄLT ARTERIEN GESUND

Wenn es darum geht, Bluthochdruck zu verhüten und einzudämmen und Arteriosklerose zu verlangsamen, ist die Art der Ernährung genauso wichtig wie die Menge. Fettreiche Ernährung läßt das Körpergewicht steigen und macht die Plaque dicker, während andere Nahrungsmittel helfen, abzunehmen oder die Arterien von Plaque zu befreien. Sie brauchen nicht mehr als fünf Minuten, um die folgenden Empfehlungen zum Thema Essen durchzulesen – und Sekunden für die Umsetzung.

Den Schwimmreifen ablegen. Die Ernährungsweise entscheidet darüber, ob man sich Körperfett «anißt» oder es verliert. Übergewicht steht mit einer Reihe gesundheitlicher Beschwerden in Zusammenhang, unter denen Bluthochdruck der Spitzenreiter ist. Mindestens 60 Prozent aller Personen mit Bluthochdruck sind zu dick. Je mehr Übergewicht Sie haben, um so größer ist Ihr Risiko. Wenn Sie durch richtige Ernährung das Übergewicht abbauen, können Sie auch Ihren Blutdruck besser kontrollieren.

Ölstand überprüfen. Es gilt die allgemeine Empfehlung, nicht mehr als 30 Prozent der täglichen Gesamtkalorienmenge in Form von Fett zu sich zu nehmen. (Ein Gramm Fett bringt neun Kalorien.) Das heißt, Sie brauchen einen Schnellkurs im Kalorienzählen.

Raus mit den gesättigten Fettsäuren. Das sind jene Fette, die bei Zimmertemperatur fest sind – Sie können sich vorstellen, welche Wirkung sie auf Ihre Arterien haben! Reduzieren Sie den Anteil gesättigter

Fette an Ihrer täglichen Kalorienzufuhr auf nicht mehr als zehn Prozent. Das geht am leichtesten, wenn Sie den Konsum tierischer Fette einschränken. Nehmen Sie z. B. Margarine mit mehrfach ungesättigten Fettsäuren statt Butter und Magermilch statt Vollmilch; nehmen Sie sich zehn Sekunden Zeit, um die Haut vom Hähnchen abzuziehen, und kaufen Sie nur mageres Rindfleisch. Gehärtete oder teilweise gehärtete Öle enthalten ebenfalls viel gesättigte Fettsäuren. Sie sollten darum lieber flüssige pflanzliche Öle verwenden als festes pflanzliches Fett, wie Kokosfett, das voll gesättigtem Fett steckt.

Cholesterin beschränken. Um zu verhüten, daß Cholesterin in Ihren Arterien Plaque bildet, die die Adern verlegt und vernarben läßt (Arteriosklerose), sollten Sie nicht mehr als 300 Milligramm Cholesterin pro Tag zu sich nehmen. Ein Ei enthält 274 Milligramm, und mit 100 Gramm Rinderleber sind Sie bereits über dem Limit. Cholesterin ist nur in tierischen Nahrungsmitteln enthalten: Wenn Sie Bluthochdruck und überhöhte Cholesterinwerte haben, sollten Sie daher vorzugsweise pflanzliche Nahrungsmittel zu sich nehmen. Vegetarier haben einen niedrigeren Blutdruck als Fleischesser.

Cholesterin ist an sich eine unentbehrliche Substanz: Von seinem chemischen Aufbau her ist es ein Alkohol, den der Körper selbst produziert und zum Aufbau von Zellmembranen und Hormonen braucht. Doch die körpereigene Produktion reicht aus, um diesen Bedarf zu decken. Wenn Sie sich cholesterinarm ernähren, gibt Ihnen allein diese Maßnahme die Chance, das Fortschreiten der Arterienverhärtung zu stoppen oder den Prozeß vielleicht sogar rückgängig zu machen.

Ölwechsel. Verwenden Sie, wann immer möglich, Olivenöl. Es enthält ungesättigte Fettsäuren, die den Arterien nicht nur nicht schaden, sondern guttun. So können Sie die vorhandene Menge an arterienschädlichem, sogenanntem «bösen» LDL-Cholesterin senken, während das «gute» HDL-Cholesterin unberührt bleibt.

Pflanzliche Öle mit einem großen Anteil an mehrfach ungesättigten Fettsäuren, wie z. B. Distel-, Sonnenblumen- und Maisöl, reduzieren beide Arten von Cholesterin im Blut. Die mehrfach ungesättigten Fette haben also eine «gute» und eine «schlechte» Wirkung.

Der K-Faktor ist wichtig. Kaliumreiche Nahrungsmittel senken den Blutdruck, wie sich herausgestellt hat, und es gibt einen Zusammenhang zwischen einem Mangel an Kalium (dessen chemisches Symbol das K ist) und einem Ansteigen des Blutdrucks. Frisches Obst und Gemüse, vor allem Bananen und Kartoffeln, aber auch getrocknete Bohnen und Vollkornprodukte sind reich an Kalium. Eine Studie, die über einen Zeitraum von zwölf Jahren an 859 Personen durchgeführt wurde, zeigte, daß eine Portion frisches Obst oder Gemüse pro Tag das Risiko, an einem Schlaganfall zu sterben, um 40 Prozent zu reduzieren vermochte. Je mehr kaliumreiche Nahrungsmittel die Probanden zu sich nahmen, um so niedriger war ihr Risiko.

Beim Blutdruck scheint es ein ständiges Tauziehen zwischen Kalium und Natrium zu geben. Unter Medizinern wird die Meinung vertreten, daß Kalium und Natrium in der Ernährung im Verhältnis von 2:1 oder 3:1 vorhanden sein sollten. Glücklicherweise enthalten Obst und Gemüse, das rasch zubereitet und verzehrt ist, große Mengen an Kalium, aber fast kein Natrium. Bei Kartoffeln zum Beispiel beträgt das Verhältnis von Kalium zu Natrium 130:1.

Das in der Nahrung enthaltene Kalium reicht nur dann nicht aus, wenn Sie Diuretika gegen Bluthochdruck nehmen – denn diese schwemmen Kalium aus dem Blut aus. Wenn Sie Kaliumpräparate nehmen, dann nur aus diesem Grund, und auch das nur unter ärztlicher Aufsicht.

Nein zum Natrium. Natrium kann bei manchen Bluthochdruck-Patienten den Blutdruck erhöhen oder den Medikamenten entgegenwirken. Wenn Sie zu dieser speziellen Gruppe gehören, ist ein Streuer mit getrockneten Kräutern ein guter Ersatz für Tafelsalz. Selbst wenn Ihr Arzt sagt, daß Sie nicht natriumempfindlich sind, ist es für die Gesundheit vorteilhaft, maximal einen Teelöffel Salz pro Tag zu konsumieren.

Denken Sie daran, daß Natrium nicht nur aus dem Salzstreuer kommt, sondern sich auch in vielen anderen Dingen verbirgt: Aspirin®, Backpulver, kalorienarme

Limonaden, Konserven, Fast Food, Tiefkühlprodukte, Gewürzmischungen und Eingelegtes.

Roh essen, dämpfen, im Rohr backen. Kochen Sie Ihr Gemüse keinesfalls in Wasser, denn dadurch wird ein großer Teil des enthaltenen Kaliums ausgeschwemmt. Wenn Sie dem Kochwasser außerdem Salz hinzufügen, nimmt das Gemüse viel davon auf.

Fischen gehen. Ob frisch, tiefgefroren, gegrillt, gedämpft oder gekocht (aber nie gebraten) – essen Sie mindestens einmal pro Woche Fisch zum Abendessen. Zehn Minuten Garzeit sorgen für eine köstliche Speise, die viele Vorteile vereint.

- Fisch enthält wenig gesättigtes Fett.
- Fischarten wie Thunfisch, Lachs oder Forelle sind reich an Omega-3-Fettsäuren, einer mehrfach ungesättigten Fettverbindung, die den Cholesterinspiegel im Blut senkt.
- Flunder, Kabeljau, Schellfisch und frischer Lachs sind gute Kaliumquellen.
- Fisch trägt dazu bei, die Arterien elastisch zu erhalten.

Schlagen Sie ein hohes C an. Im Rahmen einer Studie erhielten die Probanden sechs Wochen lang täglich ein Gramm Vitamin C zusätzlich zur normalen Vitamin-C-Aufnahme. Dabei zeigte sich, daß Vitamin C möglicherweise in allen Altersgruppen leichten Bluthochdruck beseitigen kann, indem es den Natriumgehalt des Blutes senkt und das Verhältnis von Kalium zu Natrium verbessert. Lassen Sie sich von Ihrem Arzt beraten, bevor Sie Vitaminpräparate einnehmen; große Mengen Vitamin C können Durchfall auslösen.

Vollkorn zum Frühstück. Die Versorgung der Bundesdeutschen mit Ballaststoffen liegt mit 25,3 Gramm immer noch unter der wünschenswerten Menge von 30 Gramm. Sie können die notwendige Ballaststoffmenge leicht erreichen, indem Sie mehr frisches Obst und Gemüse, Vollkornprodukte und Hülsenfrüchte essen. Eine Dritteltasse Haferflocken zum Beispiel enthält fast acht Gramm Ballaststoffe, eine ungeschälte Kartoffel drei Gramm. Die Ballaststoffzufuhr geschwind auf das Doppelte oder Dreifache zu steigern, kann zu Blähungen führen; es empfiehlt sich daher, schrittweise vorzugehen und über mehrere Wochen hinweg mehr und mehr Ballaststoffe zu konsumieren.

Was tun Ballaststoffe für die Arterien?

- Lösliche Fasern, wie sie in Apfel- und Birnenschalen, Haferkleie und Bohnen enthalten sind, binden Cholesterin und unterstützen seine Ausscheidung durch den Organismus.
- Ballaststoffe tragen zur Erhaltung eines gesunden Kalium-Natrium-Verhältnisses in der Ernährung bei, denn ballaststoffreiche Nahrungsmittel wie Obst und Gemüse enthalten viel Kalium, aber wenig Natrium.
- Überdies können Sie auf diese Weise Fettpolster abbauen, denn ballaststoffreiche Nahrung füllt den Magen und enthält wenig Fett.

EIN GESUNDES LEBEN FÜR DIE ARTERIEN

Es kann für die Arterien einen großen Unterschied machen, wie man sich ernährt, doch die besten Bemühungen beim Essen werden durch andere schlechte Gewohnheiten entwertet. Verbringen Sie daher ein paar Minuten Zeit mit den folgenden Informationen darüber, wie Sie gesundes Essen durch gesunde Lebensgewohnheiten ergänzen können – und nehmen Sie sich dann etwas Zeit, um diese Empfehlungen umzusetzen.

Tabak abschaffen. In der Risikorechnung ist Rauchen gleichbedeutend mit hohen Cholesterinwerten. Fast 30 Prozent aller Raucher (im Vergleich zu nur 11 Prozent der Nichtraucher) haben erhöhten Blutdruck. Zigarettenrauchen allein ist nicht die Ursache von Bluthochdruck, Arteriosklerose oder Schlaganfällen, doch es gehört zu den größten Risikofaktoren. Wie kommt das?

- Das im Tabakrauch enthaltene Kohlendioxid beschleunigt die Arterienverhärtung.
- Rauchen verengt die Blutgefäße und erhöht dadurch den Blutdruck.
- Nikotin läßt den Blutdruck steigen.
- Zigarettenrauch verändert die Beschaffenheit des Blutes. Es wird dickflüssiger, klebriger und gerinnt

leichter, wodurch sich das Risiko eines Schlaganfalls erhöht.

Tritt Tabakkonsum zu einer Reihe anderer Risikofaktoren hinzu – Ernährung, Altern, Bewegungsmangel, erbliche Veranlagung -, so kann er für die negativen gesundheitlichen Folgen ausschlaggebend sein.

Aufgrund des hohen Suchtpotentials von Nikotin müssen Raucher oft verschiedene Möglichkeiten der Entwöhnung durchprobieren, bevor sie den erwünschten Erfolg erzielen. Wenn Sie es jedoch schaffen, mit dem Rauchen aufzuhören, sinkt die Gefahr, an Bluthochdruck, Arteriosklerose oder einem Schlaganfall zu sterben, Jahr für Jahr – und nach fünf Jahren ist das Risiko nur noch so hoch wie das von Personen, die nie geraucht haben.

Maßhalten bei den Martinis. Eine rasche Methode, um den Alkoholkonsum einzuschränken, ist, sich nur einen Drink zu nehmen und das Glas immer wieder mit Wasser aufzufüllen, sobald es halb geleert ist. Wenn Sie mehr als 30 Gramm Alkohol pro Tag zu sich nehmen, kann es Ihrem Blutdruck helfen, sich auf 30 Gramm pro Tag zu beschränken oder den Alkohol ganz aufzugeben. Was ist mäßiger Konsum? 30 Gramm pro Tag, das entspricht zwei Drittel-Flaschen Bier, einem 250-ml-Glas Wein oder einem doppelten Schnaps. Alles, was darüber hinausgeht, kann zu erhöhtem Blutdruck beitragen, auch wenn der Alkoholkonsum nicht die alleinige Ursache von Bluthochdruck ist. Die Kombination aus Rauchen und Trinken ist für die Arterien nachteiliger als jeder der beiden Risikofaktoren für sich genommen.

Koffein einschränken. Koffein stellt für die meisten Menschen keine Gefahr dar, selbst bei erhöhtem Blutdruck. Doch bei Bluthochdruck ist der Körper für die Wirkung von Koffein besonders empfänglich. Daher sollte der tägliche Koffeinkonsum auf maximal zwei Tassen Kaffee, vier Tassen Tee oder vier Gläser koffeinhaltiger Getränke beschränkt werden.

Die Pille absetzen. Die Antibabypille kann bei etwa fünf von hundert Frauen Bluthochdruck verursachen. Weil die Pille die Blutgerinnung beschleunigen kann, haben Frauen, die auf diese Weise verhüten, ein um das Sechsfache erhöhtes Risiko, einen Schlaganfall zu erleiden. In Kombination mit Rauchen erhöht sich das Risiko auf das Zwanzigfache.

Oft genügt es, die Pille abzusetzen. Manchmal kann es bis zu einem Jahr dauern, bis sich der Blutdruck normalisiert, doch diesen Zeitaufwand ist es wert. Eine andere Möglichkeit ist, es mit einem Präparat mit niedrigem Östrogen-Gestagen-Gehalt zu versuchen, bei dem die Gefahr einer Blutdrucksteigerung geringer ist.

Abnehmen ohne Schlankmacher. Wenn Sie Schlankheitspillen nehmen, um Übergewicht loszuwerden und auf diesem Weg Ihren Bluthochdruck in den Griff bekommen wollen, verschwenden Sie Zeit und arbeiten Ihrer Absicht entgegen. Blutdruckmessungen, die während der Einnahme von Schlankheitspillen durchgeführt werden, liefern verzerrte Ergebnisse – erneut eine Zeitverschwendung. Der Grund dafür ist, daß viele Schlankheitspillen eine Substanz namens Phenylpropanolamin (PPA) enthalten. Diese chemische Verbindung ist praktisch, weil sie eine dämpfende Wirkung auf das Hungerzentrum im Gehirn hat, doch sie kann den Blutdruck ansteigen lassen.

Fragen Sie nach Aspirin®. Schon eine Vierteltablette Aspirin® pro Tag kann eine gewisse gerinnungshemmende Wirkung entfalten und dadurch vor Schlaganfällen schützen. Besprechen Sie sich mit Ihrem Arzt, bevor Sie dieses Mittel versuchen.

Mit der Katze schmusen. Manche Forscher meinen, daß der Umgang mit weichen, pelzigen Schmusetieren – Hund, Katze, Kaninchen – den Blutdruck sofort senkt. Warum? Weil das Haustier dem Menschen bedingungslose Zuneigung entgegenbringt – keine Forderungen und daher kein Streß.

Schauen Sie genau. Machen Sie sich Zuschauen zum Hobby, das Sie zweimal pro Tag je 15 Minuten ausüben. Wenn Sie Probleme haben, kann der Blutdruck vorübergehend ansteigen. Bei kontinuierlichem Streß ist es sogar möglich, daß der Blutdruck ständig erhöht ist. Doch wenn Sie einen Teil Ihrer Energie auf Schauen und Zuhören verwenden, statt sich Sorgen zu machen, können Sie Ihren Blutdruck auf natürliche Weise senken. Fische liefern nicht nur Fettsäuren – Sie können ihnen auch zusehen, wie sie sich in einem Aquarium tummeln.

Beobachten Sie die Vögel im Hinterhof, wie sie nach Nahrung picken und einander nachjagen. Setzen Sie sich vor ein brennendes Kaminfeuer, schauen Sie in die Flammen, und schalten Sie ab.

Lachen Sie mal von Herzen. Sehen Sie sich im Fernsehen alte Komödien an, oder graben Sie lustige Familienvideos aus. Rufen Sie einen Freund an, und lachen Sie gemeinsam über einen Witz. Eine Minute fröhliches Kichern läßt den Blutdruck vorübergehend leicht absinken. Auch Streß und Zorn kann man auf diese Weise besänftigen. Die langfristigen Auswirkungen des Lachens sind nicht bekannt, aber es gibt keine nachteiligen Nebenwirkungen – lachen Sie also, so oft Sie können.

Legen Sie ein «Zorn-Tagebuch» an. Schreiben Sie sich Ihren Ärger in ein paar Minuten von der Seele, wenn Sie zum Beispiel mitten im Stoßverkehr einen platten Reifen hatten, wenn Sie zwei Stunden nach Ihren Autoschlüsseln gesucht haben, nur um sie dann in Ihrer Handtasche zu finden, oder wenn Ihnen der Nachbar bei einer Party die kalte Schulter gezeigt hat. Das Tagebuch ist wie ein wohlwollender Zuhörer, dem Sie anvertrauen können, was Sie aufgeregt hat, wie Sie auf den Ärger reagiert haben und wie Sie sich dabei fühlten. Vielleicht hilft Ihnen diese Methode, den Zorn abzubauen. Bluthochdruck-Patienten, die ihre Gefühle unterdrücken, haben ein fünfmal höheres Risiko, vorzeitig zu sterben.

Schnuppern Sie an einem Stück Kuchen. Angenehme Aromen wirken in Sekundenschnelle. Schon eine Nase voll bestimmter Gerüche – vor allem Apfel mit Zimt und Nelken – kann die blutdrucksenkende Wirkung ruhiger Entspannung fast verdoppeln. Es gibt zwar keine eindeutigen Forschungsergebnisse, die belegen würden, daß ein bestimmtes Aroma den Blutdruck senkt, dennoch können Sie die Anregung nutzen und Gerüche auswählen, die Sie persönlich besonders angenehm finden.

Entspannung nach Noten. Ruhige, rhythmische Instrumentalmusik ohne unvorhersehbare Dramatik ist nach Meinung von Musiktherapieexperten förderlich für die Entspannung und trägt zur Senkung des Blutdrucks bei.

Vorbildliches Klosterleben. Sie haben vielleicht

nicht die Möglichkeit, sich zur Blutdrucksenkung hinter Klostermauern zurückzuziehen. Aber auch wenn Sie nicht den Schleier nehmen, können Sie sich allabendlich zehn Minuten lang hinsetzen und Ideen notieren, mit deren Hilfe Sie Ihr Leben ruhiger und meditativer gestalten und Streß und Aggressionen möglichst fernhalten können. Müssen Sie wirklich rund um die Uhr auf Abruf für Ihre Familie dasein? Oder könnten Sie sich ein wenig Zeit für sich selbst reservieren? Müssen Sie sich wirklich jeden Tag durch die Verkehrshölle kämpfen? Oder könnten Sie vielleicht einen Bus oder ein Taxi nehmen oder Dinge liefern lassen? Brauchen Sie denn wirklich Einkaufszentren, Kreditkarten, Einkauf per Telefon, das neueste Modell von was auch immer? Oder könnten Sie Ihr Leben auch einfacher gestalten?

Italienische Forscher untersuchten über 20 Jahre hinweg den Gesundheitszustand von Nonnen, die in einem zurückgezogenen Orden lebten, und stellten fest, daß diese Frauen mit zunehmendem Alter keinen Bluthochdruck entwickelten. Nach Ansicht der Wissenschaftler lebten die Nonnen in einem Umfeld, das für die Erhaltung eines normalen Blutdrucks ideal war: Stille, Meditation und Isolation von der Gesellschaft. Sie arbeiteten und beteten frei von finanziellen und familiären Sorgen, sozialem Streß und Ängsten über ihre Zukunft auf Erden.

TRAINING FüR DIE ARTERIEN

Bewegung und aerobes Training ist für jeden Menschen vorteilhaft, doch für die Gesundheit der Arterien ist es unerläßlich. Eine Untersuchung der University of North Carolina, die an 3.000 Männern durchgeführt wurde, stellte fest, daß das Risiko, an einem Schlaganfall zu sterben, für jene, die sich am wenigsten bewegten, größer war als für die Raucher. Warum ist das so?

- Regelmäßige körperliche Betätigung kann Bluthochdruck senken oder verhüten.
- Bewegung kräftigt das Herz, so daß es die gleiche Leistung mit weniger Schlägen erbringt; das verlangsamt den Prozeß der Arterienverhärtung.

- Bewegung trägt vermutlich dazu bei, daß der Körper Blutgerinnsel schneller abbaut.
- Bewegung beschleunigt den Abbau überschüssiger Fettreserven, wodurch das Risiko, daß Bluthochdruck oder überhöhte Cholesterinwerte entstehen, von vornherein vermindert wird. Je besser die Kondition, um so niedriger der Cholesterinspiegel.
- Bewegung baut Streß ab, während ständiger, ungeminderter Streß das Risiko von Bluthochdruck erhöht.

Das beste daran ist, daß ein gutes Trainingsprogramm gerade mal ein Prozent Ihrer Zeit in Anspruch nimmt – das sind bloße zwei von 168 Stunden in der Woche. Schon fünf Minuten heftige körperliche Anstrengung verschaffen dem Organismus den Gegenwert von 90 Minuten Fibrinolyse (die körpereigene Auflösung von Blutgerinnseln).

Worauf warten Sie noch?

Ärztliche Zustimmung einholen. Sollten Sie sich im Verlauf des letzten Jahres keiner körperlichen Untersuchung unterzogen haben, so will Ihr Arzt vermutlich eine durchführen und wird möglicherweise auch einen Belastungstest vorschlagen. Nach ein oder zwei Stunden in der Praxis können Sie gemeinsam mit dem Arzt festlegen, welche Art von Bewegung für Sie richtig ist und wie intensiv Sie Ihren Körper trainieren sollten.

Zeit zum Gehen. Das ist vermutlich die simpelste, schnellste und billigste Methode, um sich Bewegung zu verschaffen; es ist daher wahrscheinlich, daß Sie längere Zeit dabei bleiben.

Beginnen Sie langsam. Machen Sie zunächst dreimal wöchentlich Spaziergänge von je 15 Minuten Länge. Streben Sie den Trainingseffekt nicht überhastet an, da Blasen und schmerzende Beine Sie von Ihren guten Vorsätzen wieder abbringen können. Regelmäßige Bewegung kann den Blutdruck um vier bis fünf Punkte sinken lassen, doch sobald Sie das Training einstellen, steigt der Blutdruck wieder. Ihr Ziel sollte eine Gehgeschwindigkeit von gut 6 km/h sein – das ist «flottes» Spazierengehen.

Verlängern Sie die Spaziergänge auf 30 Minuten, sobald Sie sich dazu imstande fühlen. Dann erhöhen Sie die Zahl der Spaziergänge um zwei, so daß Sie fünfmal die

Woche spazierengehen. Nach fünf bis sechs Wochen Training können Sie das Tempo steigern. Als letztes Ziel können Sie sich vornehmen, die Spaziergänge auf 45 oder sogar 60 Minuten pro Tag auszudehnen.

Andere aerobe Trainingsformen. Wenn Ihnen Gehen nicht zusagt, oder wenn Sie gern Abwechslung hätten, können Sie es mit Radfahren oder Musikgymnastik versuchen; beides sollten Sie dreimal wöchentlich je 30 bis 60 Minuten betreiben.

ABWEHR DER RAYNAUD-KRANKHEIT

Die Raynaud-Krankheit ist ein Mysterium. Niemand weiß, wodurch sie verursacht wird; noch ist bekannt, warum bis zu 16 Prozent aller Frauen zwischen 18 und 59 daran erkranken. Bekannt ist nur, daß die Raynaud-Krankheit in Schüben auftritt, bei denen sich die Blutgefäße an den Händen und Füßen der Betroffenen verengen. Die mangelnde Durchblutung bewirkt, daß sich Zehen und Finger vor Kälte zuerst weiß, dann bläulich verfärben. Oft treten Schmerzen auf, und in schweren Fällen kann die Krankheit sogar einen Brand entstehen lassen. Die Attacken werden durch niedrige Temperaturen und Streß ausgelöst, während Wärme und Entspannung lindernd wirken.

Die Raynaud-Krankheit ist medikamentös und manchmal sogar chirurgisch behandelbar. Es gibt aber auch die folgenden, schnell wirksamen und einfachen Mittel für die Selbsthilfe.

Nach Süden ziehen. Die Raynaud-Krankheit tritt in kühlen Klimazonen häufiger auf. Wenn Sie stark unter der Krankheit leiden, können Sie einen Umzug in eine wärmere Gegend in Erwägung ziehen. Andernfalls ist ein langer Urlaub in den Wintermonaten, nur ein paar Flugstunden entfernt, empfehlenswert.

Die Warmwasserkur. Legen Sie die Hände zweimal täglich fünf Minuten lang in warmes (nicht heißes) Wasser. Dadurch üben die Blutgefäße, sich zu erweitern, was die Durchblutung verbessert und die Empfindlichkeit gegen niedrige Temperaturen reduziert.

Den Mantel zuknöpfen. Schützen Sie Hände und Füße durch entsprechende wärmende Kleidung. Und auch der restliche Körper muß geschützt werden. Wenn der Rumpf auskühlt, wird die Blutzufuhr in die Extremitäten automatisch gedrosselt.

Einfach nein sagen. Meiden Sie Koffein und Nikotin sowie Medikamente wie etwa Antihistaminika. Diese Substanzen können die Häufigkeit und Dauer von Krankheitsschüben erhöhen.

Etwas Fischiges essen. Die in Fisch enthaltenen Omega-3-Fettsäuren sind gut für die Gesundheit der Gefäße. Es wurde außerdem nachgewiesen, daß sie die Kältetoleranz des Körpers erhöhen und das Einsetzen von Raynaud-Symptomen verzögern. Lassen Sie sich vom Arzt beraten, bevor Sie mit der Einnahme von Fischölpräparaten beginnen.

MÄNNERLEIDEN

Männer und Frauen mögen vor dem Gesetz gleich sein, doch im Hinblick auf Gesundheitsfragen sind sie über und unter der Gürtellinie verschieden. Bei vielen Gesundheitsproblemen der modernen Industriegesellschaft, wie Herzkrankheiten und Krebs, holen die Frauen gegenüber den Männern zwar auf, doch es gibt auch Beschwerden, die ihnen nie zu schaffen machen werden – weil sie einfach nicht dieselbe Ausstattung haben. Keine Frau wird je Prostataleiden haben, während doch fast jeder Mann irgendwann Probleme mit dieser vertrackten Drüse bekommt.

Ein weiterer Unterschied zwischen den Geschlechtern besteht darin, daß Männer Arztpraxen meiden, als könnten sie sich dort die Pest holen (siehe Kasten weiter unten: «Die Angst vor dem Doktor überwinden»). Doch alle spezifisch männlichen Gesundheitsprobleme, die im folgenden Kapitel beschrieben werden, sind mit einer korrekten ärztlichen Diagnose und Therapie schneller zu beseitigen.

- Eine wenige Augenblicke dauernde Ultraschalluntersuchung führt mit Schallgeschwindigkeit zur Diagnose von Prostataproblemen, darunter auch Früherkennung von Tumoren.
- Ein zehnminütiges Sitzbad, zwei- bis dreimal täglich angewendet, kann die schmerzhaften Symptome einer Samenblasenentzündung lindern.
- Mit modernen chirurgischen Techniken kann ein Leistenbruch in einer halben Stunde behoben

DIE ANGST VOR DEM DOKTOR ÜBERWINDEN

Männer gehen entschieden seltener zum Arzt als Frauen. Heißt das, sie werden weniger krank als Frauen? Nein – die Wahrheit lautet, daß Männer sich vor dem Arzt fürchten. Dabei haben Männer mehr Angst vor Krankheit als vor dem Tod.

Doch nicht nur Furcht hält Männer vom Arztbesuch ab. Oft ist ihnen einfach nicht klar, daß sie ärztliche Betreuung brauchen. Männer nehmen selbst die augenfälligsten Signale des Körpers absolut nicht zur Kenntnis. Ihre Wahrnehmungsfähigkeit ist durch die Erziehung zur Männlichkeit in unserer Gesellschaft so eingeschränkt, daß ihnen selbst dann nichts auffällt, wenn der Körper schon um Hilfe schreit.

Viele Männer gehen nicht zum Arzt, weil sie sich nicht als verletzlich oder abhängig empfinden wollen. Sich an den Arzt zu wenden bedeutet für den Mann, sich in die Hände eines anderen Menschen zu begeben. Das erzeugt große Furcht, weil Männer dazu erzogen sind, jeden Aspekt ihres Lebens selbst unter Kontrolle zu haben.

Wie nicht anders zu erwarten, hat man keine bessere Kontrolle über die eigene Gesundheit, wenn man den Arztbesuch meidet. Oft bedeutet das Aufschieben eines Arztbesuchs nicht nur, die Kontrolle über den eigenen Gesundheitszustand zu verlieren, sondern auch kostbare Zeit zu vertun, die anders besser zu nutzen wäre.

Die erste Regel für eine schnelle Beseitigung von Männerleiden lautet daher: Gehen Sie zum Arzt. Wenn Männer das Risiko-Nutzen-Verhältnis erkennen, dann wird ihnen klar, daß das Risiko eines Kontrollverlustes oder einer Änderung der Lebensgewohnheiten viel geringer ist als die Gefahren, die ein Mangel an medizinischer Betreuung bedeutet. Dagegen bringt es viel mehr, sich um die eigene Gesundheit zu kümmern, als sich ein paar Monate lang einzureden, es sei ohnedies alles in Ordnung, bis sich das Problem absolut nicht mehr ignorieren läßt.

In den allermeisten Fällen ist ein Besuch beim Arzt der kürzeste, schnellste Weg zur Genesung.

werden, ohne daß Sie über Nacht im Krankenhaus bleiben müssen.

Da wir gerade bei Brüchen sind: Es ist Zeit, sich in ein paar Minuten über dieses Problem, das vor allem Männer betrifft, zu informieren.

HILFE BEI HERNIEN

Die meisten Hernien (Eingeweidebrüche) sind Leistenbrüche, und die große Mehrheit aller Fälle betrifft Männer. Durch Heben schwerer Dinge, Husten oder Unfälle tritt eine Darmschlinge durch eine Schwachstelle in der Bauchdecke hervor oder wird durch den Leistenkanal in den Hodensack gedrückt. (Auf demselben Weg steigen die Hoden eines männlichen Fötus in den Hodensack ab.) Bis auf eine hervortretende Schwellung bleibt der Bruch meist symptomlos. Hernien können klein bleiben, nehmen jedoch in vielen Fällen mit der Zeit an Umfang zu. Ist der Bruch klein, so kann der Arzt die Eingeweideschlinge normalerweise unter die Bauchdecke zurückschieben. Bruchbänder sind keine sinnvolle Lösung. Bei größeren Hernien oder wenn sie immer wieder auftreten, ist eine Operation sinnvoll. Eine rechtzeitige Operation verhindert, daß die Darmschlinge in der Bruchpforte eingeklemmt und von der Blutzufuhr abgeschnitten wird. Das wäre dann ein Notfall, der auch so im Krankenhaus behandelt werden muß.

Verbesserte Operationstechnik für Brüche. Durch eine moderne Operationstechnik, die besonders wenig Zeit in Anspruch nimmt und unter lokaler Betäubung statt Vollnarkose angewendet werden kann, sind Krankenhausaufenthalte wegen Hernien fast überflüssig geworden.

Man geht am Morgen ins Krankenhaus, die Operation dauert rund eine Stunde, und gegen elf Uhr vormittags ist man wieder zu Hause und auf den Beinen. Viele Patienten spielen nach einer Woche wieder Golf und nach zwei Wochen Tennis. Leute, die einen Bürojob haben, sind meist am nächsten oder übernächsten Tag zurück am Arbeitsplatz. Stellt die Arbeit eine stärkere körperliche Belastung dar, dann dauert es ein bis zwei Wochen.

Stark übergewichtige Patienten, Minderjährige oder Patienten mit komplizierten, immer wieder auftretenden Brüchen und viel Narbengewebe können allerdings nicht ambulant operiert werden.

Künstliches Gewebe einflicken. Früher wurde der Muskelriß behandelt, indem man die Bauchdecke bei der Hernienoperation wieder zusammennähte. Manche Chirurgen ziehen es heute jedoch vor, den Bruch mit künstlichem Polypropylengewebe zu flicken. Das gibt den Patienten die Chance, kein zweites Mal zu einer neuerlichen chirurgischen «Reparatur» ins Krankenhaus kommen zu müssen.

SCHMERZBEKÄMPFUNG BEI SAMENBLASENENTZÜNDUNG

Die Samenblasen sind zwei würstchenförmige Drüsen, die sich hinter der Prostata befinden und 90 Prozent des flüssigen Anteils am Ejakulat erzeugen. Samenblasenentzündung ist so, als würde Gottes Zorn über den männlichen Urogenitaltrakt kommen. Die Symptome sind unter anderem Schmerzen beim Wasserlassen und Ejakulieren, häufiger Harndrang, Kreuz- oder Unterleibschmerzen, Schmerzen hinter dem Hodensack und möglicherweise Blut im Samen.

Es ist sehr wahrscheinlich, daß dieses Problem auftritt, ohne daß der Betroffene irgendetwas dazu getan hat. Der erste Schritt zu schneller Heilung ist dennoch ein Besuch beim Arzt. Zunächst müssen andere Probleme, wie Blasen- oder Prostataentzündung, die ähnliche Symptome hervorbringen, aber anders zu behandeln sind, ausgeschlossen werden. Wenn anzunehmen ist, daß die Entzündung durch eine Infektion hervorgerufen wurde, verordnet der Arzt Antibiotika.

Doch es gibt auch andere Strategien, die man zur Symptomlinderung versuchen kann, wenn die Entzündung nicht auf eine Infektion zurückgeht.

Gewürzarm essen. Gewürze, die im Mund feurig brennen, bleiben auch nach dem Schlucken scharf und können empfindliches Gewebe im Körperinneren angreifen. Die Samenblasen sind eines der Hauptziele von Irritationen, die durch pikantes Essen verursacht werden.

Alkoholabstinenz. Auch Alkohol kann empfindliches Gewebe angreifen.

Ausreichend Flüssigkeit zuführen. Wenn Sie viel trinken, werden Substanzen, die im Harntrakt möglicherweise Reizungen auslösen, verdünnt und leichter ausgeschwemmt.

Mehr oder weniger Sex. Sexuell sehr aktive Männer sollten sich mehr zurückhalten, die weniger aktiven Männer hingegen sollten sich mehr engagieren.

Ein Sitzbad nehmen. Zwei- bis dreimal täglich ein zehn- bis zwanzigminütiges Sitzbad in warmem Wasser kann die Symptome vertreiben.

SCHNELLE HILFE BEI NEBENHODENENTZÜNDUNG

Vielleicht wußten Sie bis heute gar nicht, daß Sie einen Nebenhoden (Epididymis) haben. Er besteht aus einer vier bis sechs Meter langen, verschlungenen, strickartigen Röhre, die im Hodensack quasi gut verpackt ist. Im Nebenhoden reifen Samenzellen heran, werden gespeichert und weitertransportiert. Die Nebenhodenentzündung (Epididymitis) ist eine recht häufige Erkrankung. Die genaue Ursache ist unbekannt, doch es gibt Vermutungen, wonach Nebenhodenentzündung eine Folge sexuell übertragbarer Krankheiten wie Chlamydieninfektion oder Gonorrhoe ist oder durch Infektionen des Harntrakts entsteht. Die Symptome sind, unabhängig von der Ursache, jedenfalls ähnlich: plötzliche Schmerzen hinter dem Hoden, gefolgt von Schwellung und Druckempfindlichkeit im Hodensack. Auch die Behandlung ist gleich: meist eine zehntägige Antibiotikakur. Bei ungewöhnlichen Schmerzen ist also unbedingt der Arzt aufzusuchen, vor allem im Alter zwischen 20 und 35, wo das Risiko von Hodenkrebs besteht. Es gibt jedoch einiges, das man zur Schmerzlinderung und Beschleunigung der Heilung tun kann.

Ruhe. Der Hodensack ist sehr beweglich, und das Schwingen kann die Schmerzen verstärken. Muten Sie sich daher nicht zuviel zu. Wahrscheinlich haben Sie ohnedies nicht allzuviel Lust zu großen Aktivitäten.

Ein Sportsuspensorium verwenden. Wenn Sie

aktiv sein müssen, können Sie den Hodensack mit diesem Schutz stützen und die Bewegung unterbinden.

Sexuelle Enthaltsamkeit. Dieser Rat ist leicht zu befolgen, denn nach Sex wird Ihnen ohnedies nicht zumute sein. Überdies würden Sie Ihre Partnerin sicher nicht mit einer sexuell übertragbaren Krankheit oder einer Infektion der Harnwege anstecken wollen.

Schmerzmittel nehmen. Aspirin® und Ibuprofen wirken entzündungshemmend und dadurch schmerzstillend. Fragen Sie jedoch vorher Ihren Arzt.

Eis anwenden. Die Anwendung von Eis auf den betroffenen Bereich kann die Schwellung eindämmen.

Sitzbäder nehmen. Zu Linderung der Beschwerden empfehlen sich Sitzbäder in warmem Wasser.

PAUSE FÜR PROSTATAPROBLEME

Schwierigkeiten mit der Prostata gehören auf die Liste der unvermeidlichen Kalamitäten im Leben eines Mannes. Und selbst wenn Sie das fünfte und sechste Lebensjahrzehnt ohne Prostataprobleme überstanden haben, sind Sie noch nicht aus dem Schneider, weil das Risiko mit jedem zusätzlichen Lebensjahr zunimmt. Im Alter von 85 muß ein Mann mit 95prozentiger Wahrscheinlichkeit damit rechnen, daß seine Prostata vergrößert ist, selbst wenn er keine Beschwerden hat.

Mindestens ein Zehntel aller Männer sucht, die oft quälenden Symptome – häufiger Harndrang, Schwierigkeiten beim Wasserlassen, schwacher, langsamer Harnfluß, unvollständige Entleerung der Harnblase – operativ loszuwerden. Das Schlimmste daran ist, daß diese Beschwerden auch durch eine einfache Entzündung oder lebensbedrohenden Krebs verursacht sein können.

Und schuld daran ist eine Drüse, die weniger als 30 Gramm wiegt!

Es gibt grundsätzlich drei Arten von Prostastörungen: Prostataentzündung (Prostatitis), Vergrößerung der Prostata (benigne Prostatahyperplasie) und Prostatakrebs. Nach vorherrschender medizinischer Lehrmeinung kann man kaum etwas tun, um Prostataprobleme zu verhüten. Die Behandlung hat jedoch große Fortschritte gemacht, und wie bei anderen Gesundheitsfragen auch spielt der Zeitfaktor eine wichtige Rolle. Ein rechtzeitiger Arztbesuch kann darüber entscheiden, ob Sie es mit einer langwierigen und möglicherweise lebensbedrohenden Krankheit aufnehmen müssen oder sich rasch wieder erholen.

RASCHE HILFE BEI PROSTATAENTZüNDUNG

Prostataprobleme werden großteils als altersbedingte Erkrankungen betrachtet, weil sie mit zunehmendem Alter meist schlimmer werden. Prostataentzündungen hingegen betreffen in der Regel junge Männer. Die Krankheit tritt in verschiedenen Formen auf, die grundsätzlich jedoch alle dieselben Symptome verursachen: Kreuzschmerzen, Fieber, Schmerzen beim Wasserlassen und unter dem Hodensack sowie Schmerzen im Beckenbereich. Wiederum ist der Arzt zu konsultieren, denn die verschiedenen Formen der Krankheit bedürfen verschiedener Behandlungsformen, wenn sie rasch geheilt werden sollen.

Die Antibiotikakur. Wenn Ihnen der Arzt mitteilt, daß Sie an akuter bakterieller Prostatitis leiden, dann heißt das, daß sich irgendein vertrackter Bakterienstamm in Ihrer Prostata eingenistet hat. Der Arzt wird in diesem Fall Antibiotika verschreiben, um dem Aufenthalt der unliebsamen Bewohner möglichst schnell ein Ende zu bereiten.

Zweite Runde. Wenn es sich um chronische bakterielle Prostatitis handelt, haben sich die Bakterien für längere Zeit in der Prostata verschanzt, so daß eine kurze Antibiotikakur sie möglicherweise nicht vertreiben kann. Die chronische Krankheitsform kann durch wiederkehrende Blasenentzündungen verursacht sein, wodurch Bakterien in die Prostata und den Harntrakt gelangen. In diesem Fall wird der Arzt zur Bestätigung der Diagnose eine Bakterienkultur anlegen und danach eine zweite Runde Antibiotika verordnen.

DEN WÜRGEGRIFF DER VERGRÖßERTEN PROSTATA BRECHEN

Bis zur Pubertät erreicht die Prostata etwa die Größe einer kleinen Münze und bleibt danach zwei bis drei Jahrzehnte lang stabil. Doch aus Gründen, die der medizinischen Forschung noch unbekannt sind, beginnt die Drüse im mittleren Lebensalter größer zu werden und kann das Ausmaß einer Orange erreichen. Da es sich nicht um eine krebsige Entartung handelt, spricht man von benigner Prostatahyperplaysie (gutartige Prostatavergrößerung) – wiewohl sich Millionen Männer wahrscheinlich fragen, wie man einen so schmerzhaften und störenden Zustand als «gutartig» bezeichnen kann.

Wenn die vergrößerte Prostata auf die Harnröhre drückt, durch die der Harn von der Blase aus abgeleitet wird, hat der Betroffene oft Schwierigkeiten, den Harnstrahl in Gang zu setzen – und wenn es gelingt, ist er schwach, so daß die Blase nicht vollständig entleert wird. Daher tritt bald wieder Harndrang auf. Nicht selten ist der Betroffene dadurch gezwungen, nachts zwei- bis dreimal zum Wasserlassen aufzustehen. Manche Männer verlieren die Geduld und pressen so heftig, um den Harnstrahl in Gang zu setzen oder stärker zu machen, daß sie sich einen Bruch zuziehen.

Noch schwieriger wird der Fall, wenn der Harntrakt durch die vergrößerte Prostata so massiv blockiert wird, daß der Harn gar nicht mehr abfließen kann und sich in der Blase staut – ein Zustand, der nicht nur quälend, sondern auch lebensgefährlich ist. Zur Entleerung der Blase muß ein Katheter (ein dünnes Röhrchen) in die Harnröhre eingeführt werden.

Früher einmal ließ man sich entweder operieren, oder man mußte sich damit abfinden, mit der vergrößerten Prostata zu leben. Heute stehen bereits andere Behandlungsformen zur Verfügung, die jedoch nicht die Wirksamkeit einer Operation erreichen. Anstatt sich in das Schicksal zu fügen, sollte man Prostataprobleme lieber früher als später angehen. Es liegt in der Natur des Problems, daß es eine Zeitlang besser wird, aber drei Monate später tritt eine Verschlechterung ein. Die Männer neigen dazu, die Behandlung aufzuschieben, wenn es ihnen besser geht, doch dadurch wird das Problem nur immer schlimmer. Und je älter man wird, um so weniger Behandlungsmöglichkeiten gibt es.

Versuchen Sie es mit TURP. Die schnellste und wirksamste Behandlungsform für Prostatavergrößerung

SCHWERE WAFFEN GEGEN PROSTATAVERGRÖßERUNG

Eine Reihe von Medikamenten zur Behandlung gutartiger Prostatavergrößerung ist derzeit auf dem Markt, vieles wird noch geprüft. Relativ neu ist das Arzneimittel Proscar®, das die Produktion von Dihydrotestosteron im Körper blockiert – dieses Enzym scheint für die Vergrößerung der Prostata verantwortlich zu sein. Andere Medikamente, die die Enzymproduktion blockieren, lassen ebenfalls die Prostata schrumpfen, verursachen jedoch Impotenz. Proscar® hingegen verkleinert die Prostata und bessert die Symptome, ohne daß es zur Impotenz kommt.

Ein weiteres Medikament, nach dem Sie Ihren Arzt fragen können, ist Terazosin (Präparate: Flotrin®, Heitrin®), das die glatte Muskulatur erschlaffen läßt. Bei abnorm vergrößerter Prostata neigen die Muskeln der Harnwege dazu, sich zu verkrampfen und die Harnröhre zusammenzupressen. Terazosin löst diese Spasmen und lindert dadurch die Symptome der Prostatavergrößerung. Weil das Arzneimittel auch den Blutdruck sinken läßt, kann es Schwindel verursachen.

ist die transurethrale Resektion der Prostata (TURP). Bei diesem Eingriff werden chirurgische Instrumente durch die Harnröhre eingeführt und Teile des vergrößerten Drüsengewebes weggeschnitten. Nach der Operation bleibt die Potenz erhalten, doch weil die Samenflüssigkeit nach rückwärts umgelenkt wird, ist der Betroffene unfruchtbar. In der Regel ist ein Krankenhausaufenthalt von vier bis sechs Tagen erforderlich; die Rekonvaleszenzperiode dauert bis zu acht Wochen.

Einen Ballon aufblasen. Die Dilatation (Erweiterung) der Harnröhre mittels eines kleinen Ballons wirkt eindeutig schneller gegen die Beschwerden einer Prostatavergößerung, doch die Besserung ist nicht so effektiv und hält nicht so lange an wie nach einer Operation. Das Verfahren erfordert nur örtliche Betäubung und kann in der Praxis des Arztes durchgeführt werden. In die Harnröhre wird ein Katheter eingebracht, der mit einem speziellen Ballon ausgestattet ist. Der Ballon wird an der

Stelle aufgeblasen, wo die vergrößerte Prostata die Harn-röhre einschnürt. Das überschüssige Prostatagewebe wird durch den Ballon nach außen gedrückt, wodurch mehr Platz für die Harnröhre geschaffen wird.

Der Effekt ist nicht durchschlagend, doch der relative Gewinn kann für den Betroffenen ausreichend sein. Bei rund 80 Prozent der Männer verbessert sich der Harn-strom um 100 Prozent – was unter Umständen nicht so großartig ist, wenn der Harnstrom vorher sehr schwach war. Doch es kann bedeuten, statt drei-, viermal pro Nacht nur mehr einmal pro Nacht aufstehen zu müssen. Die Wirkung hält etwa drei Jahre lang an.

SCHNELLERE LÖSUNGEN BEI PROSTATAKREBS

Prostatakrebs tritt zwar wesentlich seltener auf als Entzündungen oder gutartige Vergrößerungen der Drüse, er zählt jedoch zu den häufigsten Krebsarten, die Männer betreffen. 1994 starben in Deutschland 11.719 Männer daran. Prostatakrebs ist besonders heimtückisch, weil sich erst im fortgeschrittenen Stadium Symptome bemerkbar machen.

Auch hier ist die Zeitfrage entscheidend, und eine möglichst früh gestellte, korrekte Diagnose hilft, Zeit zu sparen.

Die beste Chance besteht bei möglichst frühzeitiger Erkennung. Die Früherkennung eines Tumors kann die Überlebenschance erhöhen und erlaubt oft weniger radikale Behandlungsformen. Zum Glück hat der Fort-schritt der Medizin das Tempo von Diagnose und Behandlung von Prostatakrebs erhöht.

Ein schneller Bluttest. Die schnelle Erstellung einer korrekten Diagnose ist der Schlüssel zur Heilung einer kranken Prostata. Und der erste Schritt zur Diagnose besteht in einem Bluttest. Bei diesem sogenannten Immunoassay wird die Konzentration Prostata-spezi-fischer Antigene im Blut gemessen. Diese Eiweißverbindungen sind normalerweise nur in geringen Mengen vorhanden. Zeigt sich beim Immunoassay eine erhöhte Konzentration, besteht eine Erkrankung der Prostata – wenn auch nicht notwendigerweise Krebs.

● HEILUNG DURCH PUNKTGENAUE BESTRAHLUNG

Die herkömmliche Methode der chirurgischen Beseitigung von Prostatakrebs bedeutet eine drei- bis vierstündige Operation, ein bis zwei Wochen Krankenhausaufenthalt und eine lange Rekonvaleszenzperiode. In den USA wird jedoch eine neue Behandlungsform praktiziert, die ambulant durchgeführt werden kann und weniger als eine Stunde in Anspruch nimmt.

«Wir injizieren winzige Kapseln mit radioaktivem Palladium in die Prostata; zur Lokalisierung der richtigen Stelle wird Ultraschall eingesetzt», erklärt Dr. Harold McDonald jr. vom Georgia Prostate Center. «Die Kapseln geben über 17 Tage hinweg den Großteil der radioaktiven Strahlung ab und werden dann allmählich unwirksam. Die 17 Tage reichen jedoch normalerweise aus, um die meisten Tumore abzutöten. Das abgestorbene Tumorgewebe schrumpft und wird vom Körper nach und nach resorbiert.»

Intensiver und exakter als herkömmliche Strahlentherapie, liefert die neue Methode deutlich höhere Werte: Die Prostata wird mit einer Strahlenmenge von 20.000 Rad «beschossen», während bei konventioneller Strahlentherapie 7.000 Rad auf den Beckenbereich einwirken, in dem die Prostata liegt. Da die Strahlung der Palladiumkerne nur wenige Zentimeter weit durch das Gewebe dringt, kann der Tumor mit einer höheren Dosis bekämpft werden, ohne daß anderes Gewebe Schaden nimmt.

Die neue Behandlungsmethode ist ebenso wirksam und erzielt dieselbe Überlebensrate wie herkömmliche Therapien, berichtet Dr. McDonald – allerdings ohne die Nebenwirkungen konventioneller Strahlentherapien oder die Schmerzen und den langen Krankenhausaufenthalt, die eine Operation mit sich bringt. Dr. McDonalds Patienten «gehen nachher sofort nach Hause, spielen am nächsten Tag Golf und sind eine Woche später zurück am Arbeitsplatz.»

Das Verfahren ist noch so neu, daß Sie möglicherweise Dr. McDonald kontaktieren müssen, um eine Klinik zu finden, wo es praktiziert wird. Seine Adresse: Georgia Prostate Center, 2550 Windy Hill Road, Suite 215, Marietta, GA 30067.

EINE SCHNELLE SELBSTUNTERSUCHUNG
AUF HODENKREBS

Hodenkrebs ist für die meisten männlichen Krebstoten in der Altersgruppe zwischen 20 und 40 verantwortlich. Wird er jedoch frühzeitig erkannt, ist eine vollständige Heilung möglich. Eine monatliche Selbstuntersuchung ist die beste Methode, um sich einen Vorsprung im Kampf gegen Hodenkrebs zu verschaffen.

Bei der Selbstuntersuchung tastet man nach einem kleinen, harten, schmerzlosen Knoten in einem der Hoden. Auch ein Gefühl der Schwere im Hodensack kann ein Anzeichen sein, ebenso Flüssigkeitsstau im Hodensack oder Schmerzen in der Leistengegen bzw. im Unterleib. Bei fortgeschrittenem Hodenkrebs zeigen sich Schwellungen, Druckempfindlichkeit oder Verfärbungen an der Brust.

- Führen Sie die Selbstuntersuchung in warmem Badewasser oder unter einer warmen Dusche durch, wenn die Hoden locker im entspannten Hodensack liegen.
- Seifen Sie die Hände ein, um die Empfindlichkeit der Finger zu erhöhen.
- Wenden Sie leichten Druck an. Wenn es wehtut, drücken Sie zu fest. Druckempfindlichkeit ist kein Anzeichen von Krebs – die Knoten sind normalerweise schmerzlos, und wenn der Krebs Schmerzen verursacht, spürt man sie auch ohne Druck.
- Heben Sie den Hodensack mit den Handflächen sanft an, und vergleichen Sie, ob er links und rechts gleich schwer ist.
- Untersuchen Sie beide Hoden, indem Sie Zeige- und Mittelfinger jeweils unter den Hoden und die Daumen darüber legen; tasten Sie die eiförmigen Drüsen mit langsamen, rollenden Bewegungen nach Knoten ab.
- Untersuchen Sie mit der gleichen Bewegung den Nebenhoden. Er besteht eigentlich aus einer langen, dünnen, verschlungenen Röhre, die sich vom oberen Ende der Hoden an deren Rückseite nach unten zieht und wie ein Komma anfühlt. Der Nebenhoden sollte weich sein und nachgeben.
- Legen Sie Finger und Daumen in die tiefe Furche zwischen der Vorderseite der Hoden und der Rückseite des

Nebenhodens. Die Hoden sollten sich fester anfühlen als der Nebenhoden.

- Tasten Sie nach dem Samenleiter, der aus der Leistengegend in den Nebenhoden führt. Er sollte sich wie ein glattes, festes, bewegliches Röhrchen anfühlen.
- Wiederholen Sie die genannten Schritte an der anderen Seite des Hodensacks.

Diese Selbstuntersuchung sollte mindestens einmal pro Monat durchgeführt werden. Durch kürzere Intervalle gewinnen Sie schneller Übung und lernen, wonach Sie tasten; so bemerken Sie Veränderungen seit der letzten Selbstuntersuchung leichter. Wenn Sie einen Knoten, eine Schwellung oder eine Veränderung in der Gewebebeschaffenheit ertasten, ist ein Arzt zu konsultieren.

Dieser Test sollte bei Männern über 50 jährlich gemacht werden. Der Test kann auch zur Überprüfung der Wirksamkeit einer Krebstherapie sowie zur Feststellung möglicher Metastasen eingesetzt werden.

Prostatadiagnose mit Schallgeschwindigkeit. Ultraschalluntersuchungen, die die diagnostische Genauigkeit deutlich erhöhen, bilden schon fast einen routinemäßigen Bestandteil von Prostatauntersuchungen. Während Bluttests einen Hinweis darauf geben, daß etwas Übles vorgeht, und Krebs wesentlich früher erkennen lassen als die altbewährte rektale Tastuntersuchung, zeigt Ultraschall doppelt so viel wie die Tastuntersuchung.

Viele Urologen setzen Ultraschall in Kombination mit Bluttests und rektaler Tastuntersuchung ein, um eine sich vergrößernde Prostata zu beobachten und eine Krebsdiagnose zu stellen.

Lassen Sie eine Nadelbiopsie machen. Wenn Bluttest, rektale Tastuntersuchung und Ultraschall Hinweise auf Prostatakrebs ergeben, erfolgt als nächstes eine transrektale Nadelbiopsie, bei der mit Hilfe einer feinen Nadel, die durch das Rektum eingeführt wird, eine Gewebeprobe aus der Prostata entnommen wird. Die Biopsie, die in der Arztpraxis oder ambulant im Krankenhaus durchgeführt werden kann, ist gegenüber älteren Methoden schneller und sicherer. Die Komplikationsrate liegt bloß bei 1 Prozent, und die Genauigkeit ist doppelt so hoch wie bei älteren Methoden.

KAPITEL 26

MÜDIGKEIT

Hallo, hier Inspektor Matt Kaputt, Sonder-einsatzgruppe für schwere Müdigkeit. Was sagten Sie? Sie schaffen es morgens nicht aus dem Bett? Sie schlafen auf den Cornflakes ein? Gähnen Ihrem Chef ins Gesicht? Und gestern abend sind Sie eingedöst, während Ihr Mann erzählte, daß er befördert wird und eine Gehaltserhöhung bekommt?... Tja, klingt nach einer ernsten Sache. Wir schicken sofort wen rüber. Geben Sie mir bitte Ihre Adresse. – Hallo! Hallo! Hören Sie mich? Wachen Sie doch auf...»

Wenn Sie ständig müde sind, kann es daran liegen, daß Sie einfach nicht genug schlafen. Müdigkeit kann aber auch ein Anzeichen einer körperlichen Krankheit, mangelhafter Ernährung oder eine Reaktion auf ein Medikament sein. Müdigkeit kann durch viele Faktoren verursacht sein, und es kann daher sinnvoll sein, sich ein wenig als Detektiv zu betätigen, um herauszufinden, warum Sie so schrecklich müde sind.

Ist die Ursache einmal ermittelt, können Sie eine Menge zur Selbsthilfe tun. Zum Beispiel:

- Ein paar Lebensgewohnheiten zu ändern, nimmt keine Zeit in Anspruch und kann Sie von energie-raubenden Schlafstörungen befreien.
- Ein Telefongespräch, das nur eine Minute dauert, kann eine wichtige, doch oft unerwartete Ursache von Übermüdung beseitigen.
- Ein 15-minütiger Urlaub macht es möglich, das Gefühl der Mattigkeit hinter sich zu lassen.

Sind Sie noch da? – Gut. Es ist Zeit für eine schnelle Lösung für Ihr Müdigkeitsproblem.

AUSSCHLAFEN

Es liegt auf der Hand, daß man den Tag über wahrscheinlich sehr müde sein wird, wenn man die Nacht davor nicht gut geschlafen hat.

Rund ein Drittel der Bundesdeutschen klagt über gestörten Schlaf. Die Hälfte davon empfindet diese Störung als ernstzunehmend. Frauen sind davon doppelt so oft betroffen wie Männer. Nach Ansicht der Wissenschaftler sind Schlafstörungen eine häufige Reaktion auf Veränderungen im Leben, wie etwa Krankheiten, aber auch Schwierigkeiten am Arbeitsplatz. Der normale Schlafrhythmus kehrt meist zurück, sobald die auslösenden Probleme oder Sorgen verschwinden oder zumindest besser werden.

Wenn Sie gelegentlich von Schlaflosigkeit geplagt werden, können die folgenden einfachen Verhaltensregeln Hilfe bringen.

- Achten Sie darauf, nach sechs oder sieben Uhr abends keine koffeinhaltigen Getränke, wie Kaffee oder Cola, zu sich zu nehmen.
- Gehen Sie jeden Abend zur gleichen Zeit zu Bett.
- Bewegen Sie sich mäßig, aber regelmäßig.
- Meiden Sie alkoholische Getränke nach dem Abendessen. Alkohol kann den Schlaf stören.

ABNEHMEN OHNE ABZUSCHLAFFEN

Man spricht nicht umsonst von Radikalkuren. Diät hin oder her, man muß einfach essen, wenn man nicht zusammenklappen will. Radikale, einseitige Abmagerungskuren können dazu führen, daß Sie schlappmachen.

Schnelldiäten bieten so wenig an ausgewogener Ernährung, daß die Muskelmasse zu Pudding wird. Nach kurzer Zeit ist die Zerstörung des Muskelgewebes so weit fortgeschritten, daß die Kalziumverarbeitung nicht mehr richtig funktioniert. Einseitige Diäten beeinträchtigen das Funktionieren Ihres Organismus. Der Stoffwechsel wird langsamer, um Energie zu sparen, und dadurch werden auch Sie langsamer.

Für einen guten Start mit einer Diät, bei der Sie sich

frisch und munter fühlen, sollten Sie die folgenden Grundregeln beachten.

- Nehmen Sie eine breite Palette von Nahrungsmitteln zu sich. Meiden Sie Diätpläne, in denen nur bestimmte Nahrungsmittel, wie etwa nur Grapefruits oder nur Kartoffeln und Eier, erlaubt sind. Ihr Körper braucht eine Vielfalt von Nährstoffen, die er aus unterschiedlichen Nahrungsmitteln bezieht. Ein einziges Nahrungsmittel kann nie alle Stoffe bereitstellen, die der Körper braucht, um gesund zu bleiben.
- Frauen sollten allgemein nicht unter 1.200 Kalorien pro Tag, Männer nicht unter 1.500 Kalorien pro Tag zu sich nehmen. Bei geringerer Kalorienzufuhr ist eine ausreichende Versorgung mit Nährstoffen nicht gewährleistet.

  Wenn Sie Ihre Kalorienzufuhr um 250 Kalorien pro Tag senken, sollten Sie pro Woche ein halbes Pfund abnehmen.
- Meiden Sie reichliche Mahlzeiten spätabends. Sie können die zugeführten Kalorien zur Schlafenszeit nicht so schnell verbrauchen wie untertags.
- Lassen Sie keine Mahlzeit aus. Das führt nur dazu, daß Sie später hungriger sind. Wenn Sie sich dann zum Essen setzen, werden Sie vermutlich mehr zu sich nehmen, als Sie sollten.

MIT BEWEGUNG ZU MEHR ENERGIE

Ein Körper, der nicht regelmäßig trainiert wird, kann Sauerstoff meist nicht effizient nutzen. Doch die Muskeln benötigen Sauerstoff; ohne ihn sinken ihre Leistungskraft und Ausdauer. Die Folge des vielen Herumsitzens: Wenn man die Muskelkraft braucht, hat man sie nicht und ermüdet rasch.

Überdies macht mit der Muskulatur auch das Selbstbild schlapp. Der emotionale Zustand kann ein Spiegelbild der körperlichen Kondition sein und zur Müdigkeit beitragen.

Deshalb ist körperliches Training in zweierlei Hinsicht vorteilhaft. Zum einen hebt es die körperliche Fitneß und verbessert die Sauerstoffversorgung der Muskulatur, wodurch die Ausdauer zunimmt. Zum anderen fördert es das allgemeine Wohlbefinden.

Untersuchungen haben gezeigt, daß der Körper bei regelmäßigem Training besser mit den physischen und emotionalen Belastungen des alltäglichen Lebens fertigwird. Die Frage ist, welche Auswirkungen hat Training auf die neurochemischen Prozesse? Wir wissen es nicht genau. Doch was immer Training im Gehirn bewirkt, scheint auch Einfluß auf das Ego zu haben. Beim Training sieht man sich selbst als eine Person, die gut läuft oder schwimmt. Man fühlt sich als Herr über die eigene persönliche Umgebung.

WENN MEDIKAMENTE MÜDE MACHEN

Auch wenn Sie genug schlafen und täglich rund um den Park laufen, kann es sein, daß Sie sich immer noch erschöpft und antriebsschwach fühlen. Vielleicht liegt die Ursache der Mattigkeit außerhalb Ihres Körpers.

Eine Reihe von Medikamenten kann Müdigkeit als Nebenwirkung hervorrufen. Dazu zählen Antihistaminika, Schmerzmittel, Diuretika, blutdrucksenkende Mittel, Antibiotika, die Antibabypille und Antikonvulsiva.

Wenn Sie ein Medikament nehmen und den Verdacht haben, es könnte Sie schläfrig machen, sollten Sie zuallererst den Apotheker kontaktieren, bei dem Sie es gekauft haben.

Der Apotheker hat den Überblick über die Medikamente, die Sie nehmen und kann Ihnen sagen, ob eines davon oder möglicherweise die Kombination zweier Arzneimittel Müdigkeit bewirkt. Denken Sie daran, daß solche Wechselwirkungen auch zwischen rezeptpflichtigen und rezeptfreien Medikamenten bestehen können, und geben Sie daher alle Mittel an, die Sie nehmen. Mit dieser Information können Arzt und Apotheker gemeinsam klären, welche Lösung für Sie am besten ist.

Oft wird man versuchen, das Medikament durch ein anderes zu ersetzen: Die Vielfalt der erhältlichen Arzneimittel ermöglicht es normalerweise, etwas zu finden, das dem Patienten weniger Probleme bereitet.

Auf keinen Fall sollten Sie jedoch ein verordnetes Medikament absetzen, ohne den Arzt zuvor zu konsultieren.

SPANNUNG ABBAUEN

Man braucht viel Energie, um dem Druck des Alltagslebens standzuhalten. Das kann so aufreibend sein, daß man zuletzt völlig zermürbt ist und eine alles beherrschende Müdigkeit empfindet.

Doch nicht jede Belastung im Leben führt zur völligen emotionalen Erschöpfung. Es ist eine bestimmte Art von Streß, der keine Wahlmöglichkeiten, keine eigenen Entscheidungen, keine Alternativen offenläßt. Das klassische Beispiel ist eine Frau an einem Arbeitsplatz, der ihr keine Perspektive bietet. Sie hat einen unangenehmen Vorgesetzten, dem sie nie die Meinung sagen kann, und muß tagein, tagaus dieselben Arbeiten erledigen. Sie hat über nichts die Kontrolle. Wenn sie eine Familie hat, dann erwartet sie beim Heimkommen wieder Arbeit. Ihre Situation ist ausweglos. Diese Frau kann unter extremer Müdigkeit leiden.

Eine derartige Situation mag ausweglos erscheinen. Doch können Entspannungstechniken oft die Symptome von streßbedingter Müdigkeit mildern. Fragen Sie Ihren Arzt danach, oder sprechen Sie mit einem Streßtherapeuten. Diese Übungen zu erlernen, dauert unter Umständen nicht länger als 10 bis 15 Minuten.

Sobald Sie die Techniken beherrschen, können Sie sie einsetzen, um jeden Tag einige Male 10 bis 15 Minuten «Urlaub» von der Arbeit oder den häuslichen Pflichten zu nehmen. Diese Übungen und eine verbesserte Wahrnehmung der eigenen Emotionen können das Gefühl ununterbrochener Spannung durchbrechen.

MIT EISERNER KRAFT GEGEN MÜDIGKEIT

Entfernt man die Eisenträger aus einer Brücke, dann bricht sie zusammen. Wenn im Blut nicht ausreichend Eisen vorhanden ist, dann brechen vielleicht Sie zusammen. Eisenmangel kann Anämie verursachen, die Müdigkeit zur Folge hat.

Selbst wenn Ihre Ernährung reichlich Eisen enthält, kann es zu Mangelerscheinungen kommen. Bei Frauen können schwere Menstruationsblutungen die Eisenreserven aufzehren, was zu häufiger Müdigkeit führt. Bei Männern hingegen ist Eisenmangel oft auf gastrointestinale Blutungen zurückzuführen. Diese Blutungen können unmerklich, aber trotzdem schwer genug sein, um Anämie entstehen zu lassen.

Schwangere Frauen und Kinder, die rasche Wachstumsphasen durchmachen, haben häufig einen erhöhten Eisenbedarf. Wird dieser Bedarf nicht gedeckt, kann Eisenmangelanämie und das damit verbundene schlappe Gefühl die Folge sein.

Die durchschnittlich empfohlene Tagesmenge an Eisen beträgt für Männer und nicht menstruierende Frauen 0,5 bis 1 mg täglich; menstruierende Frauen 0,7 bis 2 mg; Jugendliche 2 bis 2,8 mg und Schwangere 2 bis 5 mg. Die Nahrung sollte etwa das Zehnfache der genannten Eisenmenge anbieten, da der Körper normalerweise nur etwa 5 bis 10 Prozent davon aufnimmt. Besonders eisenreiche Nahrungsmittel sind Schweineleber und -nieren, Sojabohnen, Vollkornbrot, Spinat und Pfifferlinge. Wenn Sie zusätzliche Eisenpräparate nehmen, sollten Sie sich an die empfohlene Tagesdosis halten, sofern vom Arzt nicht anders verordnet. Große Eisenmengen können schädlich sein.

AUS EINEM DEPRESSIVEN TIEF KLETTERN

Ihr einziger Sohn wird demnächst eine intelligente, hübsche, junge Frau heiraten. Sie selbst hätten keine andere Frau für Ihren Sohn gewählt, der doch etwas ganz Besonderes ist. Sie haben allen Grund, sich zu freuen, aber es kommt keine Freude auf. Im Gegenteil, Sie sind tieftraurig und sehr müde. Und plötzlich wird diese Hochzeit zum Problem.

Müdigkeit ist oft ein Warnsignal, das anzeigt, daß man mit einem Problem nicht fertigwird. Manchmal fühlt man, daß ein Konflikt bevorsteht, in anderen Fällen ist er schon da.

Auch Schlafmangel kann bei depressiven Menschen eine Ursache für Müdigkeit sein.

Viele depressive Personen haben große Schwierigkeiten mit dem Schlafen, oder sie leiden unter immer wiederkehrenden Alpträumen. Die Schlafstörung gehört zum Teufelskreis der Depression. Beim Aufwachen ist der Betroffene müde, obwohl er geschlafen hat. Schuld daran sind die Alpträume, die nicht weniger ermüden können als eine große Anstrengung im Wachzustand, als würde man eine Grube ausheben. Der Betroffene gräbt und gräbt sich emotional immer tiefer ein, bis er aus der tiefen Grube nicht mehr herauskommt.

Aus dem Tief kann man sich befreien, wenn man beginnt, die Ursachen der depressiven Verstimmung zu verstehen. Oft ist es möglich, zu erkennen, was man zukünftig tun kann, um die emotionale Ermüdungsreaktion zu verhindern, die alles zu einer ungeheuren Anstrengung werden läßt.

Doch die Erkenntnis, woher die Depressionen kommen, reicht allein nicht aus, um sich besser zu fühlen. Sobald man die Ursache des emotionalen Tiefs kennt, muß man entweder die eigene Reaktion auf die Situation oder aber die Situation selbst ändern. In beiden Fällen ist möglicherweise seelische Unterstützung durch einen professionellen Therapeuten erforderlich.

Eine Besserung zu erreichen, kann bedeuten, sich anzusehen, wie man in der Vergangenheit auf Krisen reagiert hat, und neue Strategien zur Krisenbewältigung zu erlernen. Bei anderen kann es notwendig sein, die gesamte persönliche Lebensgeschichte zu erforschen. Doch Müdigkeit dieser Art ist erfreulicherweise meist behandelbar. (Weitere Informationen über Depression und Müdigkeit siehe Kapitel 10.)

MÜDIGKEIT AUSTESTEN

Chronische Müdigkeit kann in Kombination mit Durst und allgemeiner Schwäche den Beginn einer Diabeteserkrankung anzeigen. Andere Krankheiten, die sich anfänglich in ständiger Müdigkeit äußern, sind Hepatitis, Schilddrüsenfunktionsstörungen, Mononukleose, Tuberkulose oder Infektionskrankheiten. Müdigkeit kann auch das erste – und oft einzige – warnende Anzeichen einer Herzerkrankung sein. Aus diesen und anderen

Gründen sollten unerklärliche Müdigkeitszustände immer vom Arzt untersucht werden.

WENN MÜDIGKEIT ZUR KRANKHEIT WIRD: NEUESTE INFORMATIONEN ÜBER DAS CHRONISCHE MÜDIGKEITSSYNDROM

Von chronischcm Müdigkeitssyndrom spricht man, wenn ständige Müdigkeits- und Erschöpfungszustände, Muskelschmerzen, Fieber, Schläfrigkeit und Unlust über Monate oder Jahre hinweg anhalten.

Die exakte Ursache für diese Störung ist der Wissenschaft noch unbekannt, doch es gibt jetzt neue Hoffnung für die Behandlung. Nach längeren Kontroversen darüber, was chronisches Müdigkeitssyndrom eigentlich ist und ob es überhaupt existiert, haben die Mediziner eine genaue Definition erarbeitet und entwickeln Strategien dagegen. Sie haben eine gute Nachricht für die Betroffenen: Chronisches Müdigkeitssyndrom ist nicht tödlich, und die meisten Menschen erzielen eine Besserung, sobald sie Strategien zur Bekämpfung des Problems erlernt haben.

WER IST BETROFFEN, WER NICHT?

Etwa ein Fünftel aller Patienten, die in die Praxis eines Arztes kommen, klagen über die negativen Auswirkungen, die Müdigkeit auf ihr Leben hat, doch nur für drei bis fünf Prozent von ihnen treffen die Kriterien für chronisches Müdigkeitssyndrom zu, die von einem Expertengremium in Zusammenarbeit mit den Centers for Disease Control (CDC) in Atlanta erstellt wurden.

Die Diagnose «chronisches Müdigkeitssyndrom» ist danach gerechtfertigt, wenn folgende Kriterien zutreffen:

- Der Patient leidet seit mindestens sechs Monaten unter Ermüdungs- und Erschöpfungszuständen (oder leichter Ermüdbarkeit);
- andere physische oder psychische Erkrankungen mit ähnlichen Symptomen, wie etwa nichtvirale Infektionen, Depression, Hormonstörungen, Drogenmißbrauch oder Belastung durch toxische

Substanzen sind laut ärztlichem Befund auszuschließen;

- acht der elf folgenden Symptome treten seit mindestens sechs Monaten durchgehend oder intermittierend auf:

> Frösteln oder leichtes Fieber
> Halsschmerzen
> Schmerzen oder Schwellungen der
>   Lymphknoten
> Unerklärliche allgemeine Muskelschwäche
> Muskelschmerzen
> Mindestens 24 Stunden anhaltende Müdigkeit
>   nach körperlicher Anstrengung, die früher
>   vertragen wurde
> Kopfschmerzen, wie sie früher nie aufgetreten
>   sind
> Schmerzende, geschwollene und gerötete
>   Gelenke
> Vergeßlichkeit, exzessive Gereiztheit, Ver
>   wirrtheit, Konzentrationsschwäche oder
>   Depression
> Schlafstörungen
> Schnelles Einsetzen der Symptome, binnen
>   Stunden oder Tagen

Diese Symptome zeigen sich bei verschiedenen
Krankheiten, und chronische Müdigkeit allein genügt
nicht für die Diagnose «chronisches Müdigkeitssyndrom».
Nur wenn die oben genannten Kriterien zur Gänze erfüllt
sind, kann der Arzt diese Diagnose stellen. Denn
schließlich gibt es Menschen, die aufgrund ihrer
Lebensgewohnheiten oder -umstände einfach müde sein
müssen. Eine Mutter von drei Kindern, die pro Nacht nur
vier Stunden Schlaf bekommt, muß zwangsläufig körperlich erschöpft sein. Auch psychische Belastungen
können müde machen.

Wie die Forschung herausgefunden hat, gibt es unter
Personen, die an chronischem Müdigkeitssyndrom leiden, neben den spezifischen Kriterien für das Syndrom
auch andere Gemeinsamkeiten. Manche Betroffene zeigen eine Reihe abweichender Reaktionen des Immunsystems. So finden sich im Blut mancher Patienten

vermehrte Antikörper, die normalerweise als Reaktion auf Viren oder Bakterien gebildet werden. In anderen Fällen berichten die Patienten, daß die Müdigkeit unvermittelt begann, als sie eine bestimmte Infektionskrankheit, beispielsweise eine Grippe, durchmachten. Manche erinnern sich sogar an das genaue Datum, an dem die Symptome einsetzten.

Das Syndrom nimmt seinen Anfang häufig in streßreichen Lebensphasen, wie etwa Scheidung, Arbeitsplatzwechsel oder ein Todesfall in der Familie. Viele Betroffene berichten auch, daß sie depressiv sind; unklar ist dabei allerdings, ob die Depression das chronische Müdigkeitssyndrom auslöst oder ob sie sich erst später herausbildet, wenn die Patienten durch die Müdigkeit schon ganz fertig sind.

Die Betroffenen haben darüber hinaus ein erhöhtes Allergierisiko, und jene chemischen Verbindungen, die der Körper zur Abwehr von Krankheiten braucht, werden von ihrem Immunsystem möglicherweise nicht in ausreichender Menge produziert.

DIE SUCHE NACH DER URSACHE

Im Lauf der Jahre wurden verschiedene unbewiesene und zweifelhafte Erklärungen für das Leiden ins Spiel gebracht: Mal sollte es durch Mangel an Eisen im Blut (Anämie) verursacht sein, mal durch zu niedrigen Blutzucker (Hypoglykämie), umweltbedingte Allergien (Krankheit des 20. Jahrhunderts) oder systemische Infektionen mit Hefepilzen (Candida-Mykose).

Auch das Epstein-Barr-Virus (EBV) wurde als möglicher Auslöser des chronischen Müdigkeitssyndroms verdächtigt, da EBV im Blut vieler – aber nicht aller – Betroffenen vorhanden ist. Manche Forscher vertreten die These, daß das Virus das Syndrom bei Personen auslösen kann, die eine Mononukleose-Erkrankung (Pfeiffersches Drüsenfieber) nicht vollständig überwunden haben. Andere meinen, daß EBV oder andere im Körper latent vorhandene Viren irgendwie aktiviert würden und dann die Symptome hervorrufen. Jüngste Forschungsergebnisse lassen jedoch annehmen, daß EBV nicht allein schuld sein kann. So stellte man bei einer

Untersuchung fest, daß 23 von 30 Betroffenen Anzeichen einer Retrovirusinfektion zeigten – und desgleichen viele ihrer gesunden Verwandten und Freunde; das könnte ein Hinweis darauf sein, daß chronisches Müdigkeitssyndrom ansteckend ist. (Retroviren schädigen das Immunsystem tiefgreifend.) Diese Studienergebnisse sind jedoch noch überhaupt nicht schlüssig und können als solche keineswegs als Beweis gewertet werden, daß das Syndrom durch ein Retrovirus verursacht wird oder ansteckend ist.

In den meisten Fällen ähneln die Symptome des Syndroms jenen einer Fibromyalgie. Diese Krankheit ist ebenfalls durch Müdigkeit, Muskel- und Gelenkschmerzen charakterisiert, und manche Experten vertreten die Auffassung, daß chronisches Müdigkeitssyndrom und Fibromyalgie zwei Erscheinungsformen derselben Störung sind.

Um das chronische Müdigkeitssyndrom weiter zu erforschen und seiner Ursache auf die Spur zu kommen, wurden eine Reihe von amerikanischen Ärzte von den Centers for Disease Control aufgefordert, detaillierte Informationen über das Einsetzen des Syndroms, die auftretenden Symptome und den Verlauf der Erkrankung zu sammeln. Manches deutet auf ein Virus hin, aber wir sehen uns alle Faktoren an – Pestizide, Düngemittel, Farben und Lacke, Baustoffe und Insektenbisse. Wir haben nun eine solide Patientengruppe, die die Kriterien erfüllt und hoffen, eine gemeinsame Ursache zu entdecken.

ERSTELLUNG UND ABSICHERUNG DER DIAGNOSE

Wenn Sie glauben, laut den oben aufgezählten CDC-Kriterien an chronischem Müdigkeitssyndrom zu leiden, sollten Sie sich untersuchen lassen und die notwendigen Tests machen. Der beste Ausgangspunkt dafür ist vermutlich die Praxis Ihres Hausarztes. Er sollte mit Hilfe einiger einfacher Tests imstande sein, andere Krankheiten mit ähnlicher Symptomatik auszuschließen.

Die meisten Patienten mit chronischem Müdigkeitssyndrom konsultieren eine ganze Reihe von Fachärzten, wie etwa einen Rheumatologen, einen Orthopäden, einen

Neurologen und einen Psychiater, um sicherzugehen, daß die grippeartigen Symptome keine andere Ursache haben. In Universitätskliniken stehen meist alle Experten zur Verfügung, die für eine korrekte Diagnose erforderlich sind.

Da die Krankheit nicht leicht zu identifizieren ist, sind manche Ärzte zu schnell mit der Diagnose «chronisches Müdigkeitssyndrom» zur Hand, obwohl der Patient nicht ausreichend untersucht und getestet wurde. Andere wieder wissen nicht, was genau das Syndrom ist und stellen die Diagnose daher zu selten.

Nur 50 Prozent aller Personen, die vom Arzt hören, sie hätten das Syndrom, erfüllen tatsächlich die CDC-Kriterien. Die Krankheit ist kompliziert. Zunächst ist eine Reihe komplexer Tests und Untersuchungen erforderlich, darunter eine Untersuchung des Immunsystems (so etwa Bluttests zur Feststellung von Antikörpern) und alle Tests, die man braucht, um andere Krankheiten mit Sicherheit ausschließen zu können. Dazu braucht es einen Arzt mit Spezialkenntnissen über Infektionskrankheiten und Immunologie. Wenn der Hausarzt Zweifel hat, sollte man nicht zögern, einen Immunologen zu konsultieren. Eine zweite Fachmeinung ist wohl wünschenswert.

ES IST NICHT BLOß IM KOPF

Es ist eine Legende, daß das Syndrom rein psychische Ursachen hätte, und die Experten versuchen, mit diesem Irrglauben aufzuräumen. Richtig ist, daß die meisten Patienten mit chronischem Müdigkeitssyndrom im Verlauf der Krankheit Depressionen entwickeln. Doch das gilt für die meisten Menschen, die von chronischen Krankheiten betroffen sind. Die Frage ist, ob es bereits eine Vorgeschichte depressiver Verstimmungen gab, als die grippeartigen Symptome erstmals auftraten.

Ärzte, die das Syndrom als eine banale psychische Störung betrachten, tun ihren Patienten keinen guten Dienst, denn die Müdigkeit ist massiv und unerbittlich. «Ich kann zum Lebensmittelladen fahren und eine leichte Plastiktüte mit Einkäufen nach Hause bringen, aber mehr ist an einem Tag nicht drin», erklärt eine Betroffene.

«Meine Lebensqualität hat sich ungeheuer reduziert. Ich kann zwar jemanden zum Einkaufen und für die Hausarbeit bekommen. Aber niemand kann mir helfen, mich zu konzentrieren oder klar zu denken.»

Es gibt eine ganze Reihe von Krankheiten, die zunächst Skepsis auslösten und erst später in vollem Umfang anerkannt wurden, darunter Multiple Sklerose, Legionärskrankheit, Lupus erythematodes und AIDS.

«Anstatt zu behaupten, das chronische Müdigkeitssyndrom existiere nur in den Köpfen der Patienten, sollten die Skeptiker ihnen aufmerksamer zuhören. Die Patienten kennen ihren Körper und ihre Emotionen», meint eine der Expertinnen für diese Krankheit. «Wir müssen in jeder Richtung forschen, um das Rätsel dieser mysteriösen, grippeartigen Erkrankung zu lösen. Die Ärzte und auch die Öffentlichkeit müssen wissen, daß die Leute, die darunter leiden, wirklich krank sind.»

BEHANDLUNG

Es gibt kein nachweisliches Heilmittel für das Syndrom, doch verschiedene Behandlungsformen können die Symptome lindern. Mögliche neue Therapien werden in einer Reihe von Studien erforscht. Die Symptombehandlung hat Anteil daran, daß sich die Krankheit bei Patienten, die den CDC-Kriterien entsprechen, im allgemeinen nicht fortschreitend verschlechtert, und viele Betroffene erleben mit der Zeit sogar eine allmähliche Besserung.

Nach Meinung der meisten Experten sind folgende Maßnahmen zur Symptombehandlung vielversprechend:

Ausreichend Ruhe. Manche Symptome lassen sich durch maßvolle Erholungsphasen verringern.

Richtige Ernährung. Es besteht kein Zusammenhang zwischen dem chronischen Müdigkeitssyndrom und Vitamin- oder Mineralstoffmangel, doch eine ausgewogene Ernährung, die dem Körper auch ausreichend Kalorien zuführt, ist für das subjektive Wohlbefinden mancher Patienten bedeutsam. Manche berichten, daß es ihnen bei zucker- und fettarmer Kost besser geht.

Täglich ein wenig Bewegung. Bewegung ist vorteilhaft, selbst wenn es bloß Dehnübungen sind. Chronische Überanstrengung kann die Symptome verstärken und die Krankheitsdauer verlängern. Doch die meisten Experten meinen, daß Bettruhe keine Besserung bringt, sondern vielmehr körperlich und psychisch katastrophale Folgen haben kann.

Begrenzte Energie sparsam einsetzen. Denken Sie sich die Energie, die Ihnen zur Verfügung steht, als ein Guthaben. Den ersten Teil des Guthabens verwenden Sie jeden Tag für sich selbst – Haarewaschen, Fingernägel lackieren; den Rest verteilen Sie über den Tag.

Schmerzbekämpfung. Wenn Sie starke Schmerzen haben, fragen Sie Ihren Arzt nach Schmerzmitteln.

Seelische Unterstützung. Chronische Krankheiten sind eine schwere seelische Belastung, und der Betroffene muß lernen, mit der Krankheit emotional zurechtzukommen. Man kann sich in Therapie begeben oder einer Selbsthilfegruppe anschließen. In Selbsthilfegruppen treffen Sie Menschen wie sich selbst. Dort bekommen Sie Hilfe, um damit fertigzuwerden, daß Sie eine chronische Krankheit haben und werden motiviert, wieder aktiv am Leben teilzunehmen.

Patienten, die sich eine positive Grundhaltung bewahren können, scheinen die Krankheit am besten zu bewältigen. Konzentrieren Sie sich darauf, ausgeglichen zu leben und Ihr Stehvermögen zu verbessern. Freuen Sie sich über die Gesellschaft anderer Menschen. Warten Sie nicht, bis Sie wieder ins Leben einsteigen können. Wenn Sie in Maßen aktiv sind, versäumen Sie nicht zu viel.

Fragen Sie nach trizyklischen Antidepressiva. Verschiedene Arzneimittel wurden von Ärzten in der Hoffnung eingesetzt, das Immunsystem von Personen mit chronischem Müdigkeitssyndrom zu stärken oder bestimmte Viren zu bekämpfen. Es ist jedoch unbekannt, ob diese Medikamente wirklich helfen können, weil sie nicht getestet wurden. Eine bereits getestete Substanz, das antivirale nittel Aciclovir, stellte sich als unwirksam heraus.

Die Arzneimittelgruppe der trizyklischen Antidepressiva hingegen scheint zumindest theoretisch genau zum Bild des Syndroms zu passen. Depressive Symptome sind ein Aspekt der Krankheit, doch die

Bekämpfung der Depression ist nicht der einzige Grund für den Einsatz der Antidepressiva.

Trizyklische Antidepressiva haben verschiedene pharmakologische Wirkungen. Sie sind hochwirksame Antihistaminika, was gegen Allergien helfen kann, und wirken sedierend, so daß die Patienten gut schlafen. Darüber hinaus hemmen sie Entzündungen. Mit einem Zehntel der Antidepressiva-Dosis, die normalerweise bei Depression eingesetzt wird, bessern sich bei 70 Prozent der Menschen mit chronischem Müdigkeitssyndrom die Symptome. Allerdings ist die Anwendung von Antidepressiva bei chronischem Müdigkeitssyndrom noch nicht in kontrollierten Studien getestet.

Wunderheilern mißtrauen. Das noch weitgehend unerforschte, mysteriöse Syndrom, für das es derzeit keine Heilung gibt, zieht dubiose Wunderheiler an wie Licht die Motten. Sie bieten ungeprüfte Behandlungen als sichere Heilmittel an. Doch ihre Therapieangebote sind meist obskur. Es gibt eine ganze Liste solcher Behandlungen, deren angebliche Nützlichkeit absolut unbewiesen ist, so etwa Wasserstoffperoxid-Injektionen, homöopathische Mittel, Kolonspülungen, hochdosiertes Vitamin C oder andere Vitamin- oder Mineralstoffpräparate.

Bis ein Heilmittel gefunden wird, sollte man sich an gesicherte Behandlungsformen halten, die aus der Situation das Beste machen. Die meisten Patienten mit chronischem Müdigkeitssyndrom lernen, damit umzugehen und erzielen meist eine Besserung.

OHRENPROBLEME

K ein Zweifel – die Ohren sind nicht mehr, was sie einmal waren. Wir stechen Löcher hinein, wir hängen Dinge daran, wir beschallen sie täglich mit gefährlich vielen Dezibel, und wir setzen sie beim Duschen oder Baden im Meer oder im Pool rücksichtslos unter Wasser. Kein Wunder, daß sie rebellieren, oder sich – schlimmer noch – taub stellen.

Wir wollen Ihnen daher einige schnell gangbare Wege beschreiben, wie Sie die Ohren wieder dazu bringen, sich aufzustellen und gut zuzuhören. Zum Beispiel:

- Ziehen Sie bloß eine Sekunde am Ohrläppchen, und Sie wissen, welche Art von Ohrinfektion Sie haben.
- In nur einer Minute können Sie mittels Fön die Gefahr von Entzündungen nach dem Bad wegblasen.
- Nicht mehr als eine Stunde dauert eine Operation, die das Schwindelgefühl der Menière-Krankheit beseitigt.

Zeit zum Zuhören.

STECHENDE UND ANDERE OHRENPROBLEME

Im Alter von sechs Jahren haben 90 Prozent aller Kinder mindestens eine Ohrinfektion durchgemacht. Aber auch Erwachsene sind dagegen nicht immun. Erkältungen, Grippe oder Allergien können oft zu Mittelohrentzündung führen. Zu schwere oder billige Ohrringe können pulsierende Schmerzen in den Ohrläppchen verursachen.

Die Symptome umfassen je nach Infektionstyp Rötung, Schmerzen, «verlegte» Ohren, eine Gefühl der Völle im Kopf oder sogar Schwindel und können mehrere Wochen präsent sein. Eine unbehandelte Ohrinfektion kann sieben bis zehn Tage oder noch länger dauern. Doch Sie können der Infektion ein Schnippchen schlagen, wenn Sie bei den ersten Anzeichen schnell handeln.

Sieben Tage lang Tabletten nehmen. Eine Antibiotikumkur ist der schnellste und sicherste Weg, um eine Ohrinfektion zu stoppen. Die Antibiotika müssen eine Woche lang eingenommen werden, um ein Wiederkehren der Infektion auszuschließen, doch im allgemeinen fühlen Sie sich nach zwei bis drei Tagen besser und symptomfrei.

Es kann natürlich einen oder zwei Tage dauern, bis Sie überhaupt zum Arzt gehen können. Trotzdem müssen Sie bis dahin nicht leiden. Lindern Sie in der Zwischenzeit die Schmerzen, so gut Sie können.

Ziehen Sie eine Sekunde lang am Ohrläppchen. So kann man auch ohne Arzt herausfinden, ob das innere oder äußere Ohr entzündet ist. Bei einer Mittelohrentzündung schmerzt es nicht, wenn man am Ohrläppchen zieht; ist hingegen das äußere Ohr von einer Infektion betroffen, so verursacht das Ziehen zusätzliche Schmerzen.

Ohrinfektionen, insbesondere Infektionen des äußeren Ohrs, können manchmal sehr heftige Schmerzen hervorrufen. Wie kann man sie schnell lindern, bis man zum Arzt kommt?

In den Medikamentenschrank greifen. Sie können ein rezeptfreies Schmerzmittel mit Parazetamol (z.B. Benuron®) nehmen. Halten Sie sich dabei an die Anweisungen des Beipacktextes.

Schmerzendes Ohr langsam wärmen. Hilfreich ist auch, eine Wärmflasche oder ein Heizkissen auf das betroffene Ohr zu legen. Wärme steigert die Durchblutung und lindert dadurch die Schmerzen. Denn sind Sie noch nicht geheilt, wenn die Schmerzen nachlassen. Sie sollten trotzdem zum Arzt gehen.

Ohrringe sofort ablegen. Wenn sich durchstochene

Ohren röten und anschwellen, weist das auf eine Infektion hin, die nicht ignoriert werden sollte. Die Infektion kann durch das Durchstechen des Knorpelgewebes entstehen. Wenn der knorpelige Teil des Ohrs infiziert ist, kann Sie das Problem ins Krankenhaus bringen. Die ganze Ohrform kann zerstört werden. Das Problem erfordert unverzüglich medizinische Betreuung.

Halten Sie sich an Gold. Schmerzhafte Probleme können auch durch Ohrringe entstehen, die Billigmaterial wie Chrom oder Nickel enthalten. Sie können eine Kontaktdermatitis verursachen, der eine Infektion folgt. Darum sollten Sie Ohrschmuck aus Gold mit mindestens 14 Karat tragen.

BADESCHLUß

Am Anfang juckt es. Dann kommen Schmerzen, dann Hörschwierigkeiten, weil das Ohr durch Schwellungen und Rückstände verlegt ist. Das sind die klassischen Symptome einer sogenannten Badeotitis, einer durch eingedrungenes Wasser verursachten Entzündung im Gehörgang. Auch Nichtschwimmer können daran erkranken. Die Entzündung kann durch Duschen oder heftiges Schwitzen verursacht sein, wenn Sie zum Beispiel bei großer Luftfeuchtigkeit schnell laufen oder angestrengt Tennis spielen.

Den Finger ans Ohr legen. Drücken Sie mit einem Finger auf den dreieckigen Knorpel vor dem Gehörgang. Wenn es stark schmerzt, dann haben Sie vermutlich Badeotitis.

Ein guter Tropfen hilft. Zur raschen Linderung können Sie weißen Essig und Wasser zu gleichen Teilen mischen und drei bis vier Tropfen davon in das Ohr träufeln. Manchmal beruhigt das den Schmerz. Auch medizinischer Alkohol kann zu diesem Zweck verwendet werden.

Das Ohr dichtmachen. Um zu vermeiden, daß das Problem erneut auftritt, ist die erste Maßnahme, Wasser aus dem Ohr fernzuhalten. Es ist daher sinnvoll, Ohrstöpsel zu tragen. Wenn Sie keine zur Verfügung haben, können Sie auch kleine, mit Vaseline bedeckte Wattebäusche nehmen. Denken Sie daran, sie auch beim

Duschen zu tragen, wenn Sie empfindlich gegen Wasser im Ohr sind.

In Drogerien sind billige, formbare Ohrstöpsel aus Silikonmasse erhältlich. Man formt daraus selbst die Stöpsel, die dann individuell passen.

Fönen Sie die Ohren eine Minute lang. Trocknen Sie die Ohren nach dem Duschen mit einem Fön. Achten Sie darauf, die geringste Stärke einzustellen, und halten Sie das Gerät in einer Entfernung von etwa 45 cm vom Ohr. Trocknen Sie das Ohr maximal eine Minute lang, wobei Sie den Fön leicht hin und her bewegen.

WIE DAS JUCKT!

Juckende Ohren können einen die Wände hochtreiben. Der Juckreiz entsteht, wenn die Haut im Ohr trocken ist, was auch die Anfälligkeit für Badeotitis und andere Ohrinfektionen erhöht. Der Gehörgang leidet leicht unter Seifenrückständen oder übertriebener Reinigung. Juckende Ohren sind mit zunehmendem Alter häufiger, weil der Gehörgang trockener wird. Auch Hörgeräte können durch den Kontakt mit der empfindlichen Haut am Ohr und dem Gehörgang Trockenheit und Juckreiz verursachen. Ein weiterer Auslöser sind Allergien.

Überprüfen Sie Ihre Ernährung. Wenn Sie nicht herausfinden können, wodurch der Juckreiz verursacht ist, könnte es sich um eine Allergie handeln. Weizen- und Milchprodukte, Rotwein und Schokolade sind häufige Allergene. Um den Auslöser zu finden, können Sie den Konsum an «Verdachtstoffen» zunächst einstellen und sie dann einzeln wieder einführen. Wenn der Juckreiz nach Genuß eines bestimmten Nahrungs- oder Genußmittels wiederkommt, kennen Sie die Ursache und können sie meiden.

Einmal wöchentlich ölen. Träufeln Sie einmal pro Woche einen Tropfen Babyöl in den Gehörgang, um das Austrocknen zu verhindern.

HARTNÄCKIGES OHRENSCHMALZ?

Für manche Leute heißt das Problem Ohrenschmalz. Es kann so lästig sein, daß man zu höchst unklugen Mitteln greift, wie mit einer Haarnadel, einer Büroklammer oder einem Wattestäbchen im Ohr herumzustochern, um es loszuwerden. Das ist ein Fehler, wie jeder Arzt bestätigen wird.

Bitte nicht berühren. Lassen Sie das Ohrenschmalz in Ruhe, und es wird in den meisten Fällen seine Aufgabe erfüllen. Die an sich klebrige, wachsartige Substanz trocknet immer wieder mal von selbst aus und fällt dann samt den darin eingefangenen Partikeln aus dem Gehörgang.

Ohrenschmalz erweichen. Wenn sich Ohrenschmalz ansammelt und nicht von der Stelle rührt, können Sie ein paar Tage lang zweimal täglich einige Tropfen Mineralöl in die Ohren träufeln. Dadurch sollte das Ohrenschmalz weicher werden und von selbst herausfallen.

Rezeptfreie Tropfen vorsichtig einsetzen. Das Problem mit Tropfen zum Aufweichen von Ohrenschmalz (z.B. Cerumenex®) ist, daß sie ätzend wirken. Wenn man nicht die gesamte Flüssigkeit aus dem Ohr spült und Ohrenschmalz zurückbleibt, kann sich eine schwere Kontaktdermatitis entwickeln.

Wenn Ohrenschmalz nicht aus dem Ohr kommen will, sollten Sie zum Arzt gehen.

OHREN UNTER DRUCK

Sie kennen das Gefühl: Ihre Nase ist verstopft, der Kopf ist leicht, und Sie meinen, Ihre Ohren müßten jeden Augenblick explodieren. Wenn Sie reden, klingt es, als würde Ihre Stimme aus dem nächsten Zimmer kommen. Verlegte Ohren können eine der üblen Nebenwirkungen von Erkältungen, Halsschmerzen oder Allergien sein.

Beim gesunden Menschen sorgt die Eustachische Röhre, die die Verbindung zwischen Mittelohr und Rachen darstellt, für kontinuierlichen Druckausgleich beiderseits des Trommelfells. Erkältungen, Allergien und Racheninfektionen lassen sie anschwellen, und dann kann nicht so leicht Luft eindringen. Zu einem ähnlichen Effekt kommt es im Flugzeug, wenn die Maschine an Höhe verliert: Die Eustachische Röhre öffnet sich nicht, und es entsteht ein Vakuum, das Druck erzeugt.

Kauen, gähnen, schlucken. Alle diese Vorgänge öffnen die Eustachische Röhre und ermöglichen damit den Druckausgleich.

In Sekundenschnelle zwölf Stunden Symptomfreiheit. Wenn Sie einen Flug am frühen Morgen planen, können Sie am Abend vorher oder eine Stunde vor der Landung einen Schnupfenspray verwenden. Das Mittel befreit die Nebenhöhlen, die zu verlegten Ohren führen.

Nasenlöcher zuhalten. Halten Sie sich die Nase zu, und atmen Sie durch den Mund. Setzen Sie dabei die Muskeln in Wangen und Rachen (nicht die Brust- oder Bauchmuskeln) ein, um Luft an die Rückseite der Nase zu pressen, als ob Sie mit aller Kraft schlucken wollten. Tun Sie das, bis sich die Ohren mit einem Knacken öffnen.

HALTET DIE WELT AN, ICH WILL RUNTER!

Sie haben gerade einen tollen Gipfel erklommen – aber die schöne Aussicht erregt in Ihnen mehr Schwindel als Schwärmen. Die Riesen-Super-Loopingbahn läßt Sie taumeln – obwohl Sie doch vor einer halben Stunde ausgestiegen sind. Das Stroboskop in der Disco raubt Ihnen die Sinne – und dabei tanzen Sie gar nicht!

Zu Schwindel kommt es, wenn die Sinnesorgane, die für die Erhaltung des Gleichgewichts zuständig sind, wie etwa das Innenohr, zwiespältige Informationen an das Gehirn übermitteln. Das Gehirn ist dann nicht mehr in der Lage, den Anweisungen des Gleichgewichtsorgans zu folgen. Geschieht das auf einem Schiff, so spricht man von Seekrankheit. Doch Störungen dieser Art können in allen Situationen auftreten, in denen der Körper veränderte Bewegungen oder verringerte Sauerstoffzufuhr zum Gehirn bewältigen muß.

Schwindelgefühle können in verschiedenen Formen auftreten. Es kann sein, daß die Welt rundum plötzlich grau wird, die Muskeln erschlaffen, und man genau weiß, daß man gleich ohnmächtig werden wird. Oder es kann mit einem Mal unmöglich sein, sich aufrecht zu halten oder gerade zu gehen. Beim sogenannten Drehschwindel wieder hat man das Gefühl, sich um die eigene Achse zu drehen, oder als sei die Umgebung plötzlich ganz schief, während man in Wirklichkeit stocksteif dasteht. (In diesem Fall verursacht eine Stimulierung des Nervensystems eine Empfindung von Bewegung, ohne daß es zu Bewegung kommt.)

Wichtig ist bei Schwindel vor allem die Frage, ob es sich um eine einmalige Episode oder ein immer wieder auftretendes Problem handelt. Ist der Schwindel ein isoliertes Phänomen, das vielleicht mit Übelkeit und Erbrechen einhergeht, so kann es sich um ein Symptom oder eine Nachwirkung einer Virusinfektion handeln. Häufig auftretende Schwindelanfälle hingegen können durch folgende Krankheiten bedingt sein:

- Menière-Krankheit: Typisch ist Schwindel, fluktuierender Gehörverlust und Klingen im betroffenen Ohr.
- Gutartiger wiederkehrender Schwindel: Symptome ähnlich wie bei der Menière-Krankheit, jedoch ohne Ohrgeräusche und Veränderungen des Gehörs.
- Gutartiger haltungsbedingter Schwindel: Kurze, intensive Schwindelanfälle bei Positionsänderungen (z. B. Aufsetzen, Hinlegen, Umdrehen im Bett).
- Psychogener Schwindel im Rahmen von Panikattacken geht mit Hyperventilation und einem überwältigen Gefühl von Angst und Schrecken einher (siehe Kapitel 10).

Jede dieser Störungen bedarf der ärztlichen Diagnose und Behandlung. Was können Sie tun, um sich selbst zu helfen? Hier die Ratschläge unserer Experten.

In einen dunklen Raum flüchten. Bei Schwindelanfällen ist es am günstigsten, vor unnötigen äußeren Reizen zu flüchten. Wenn kein abgedunkeltes Zimmer zur Verfügung steht, dann schließen Sie die Augen, und legen Sie sich hin, bis Sie sich stabiler fühlen. Das kann, je nach zugrundeliegendem Problem, einige Minuten bis mehrere Stunden dauern.

Den Daumen anstarren. Schauen Sie unverwandt auf Ihren Daumen oder ein anderes unbewegliches Objekt, wie ein Bild oder auch bloß einen Fleck an der Wand – alles, worauf Sie sich konzentrieren können und das Ihrer aus den Fugen geratenen Welt einen Anker geben kann. Halten Sie dabei ruhig. Manche Formen von Schwindel vergehen auf diese Art.

Hinlegen. Das schnellste Mittel ist Hinlegen, aber lassen Sie den Körper langsam umsinken.

Sich beschäftigen. Wenn das Schlimmste vorbei ist und falls es Ihnen nicht zu schlecht geht, ist es am besten, aktiv zu werden. Die Aktivität vertreibt die Schwindelneigung.

Im Keim ersticken. Nehmen Sie ein rezeptfreies Mittel gegen Reisekrankheit, z. B. Vomex. Medikamente gegen Reisekrankheit wirken jedoch nur, wenn sie vor dem Auftreten der Symptome genommen werden. Am sinnvollsten sind sie daher, wenn Sie wissen, daß eine Situation bevorsteht, die Sie normalerweise schwindlig macht.

Ernährung überprüfen. Auch die Ernährungsweise kann eine Ursache für Schwindel sein.

In einer Untersuchung an 100 Patienten, die alle an Schwindelgefühlen litten, bei manchen verbunden mit Gehörverlust oder Ohrgeräuschen, fanden sich bestimmte Stoffwechselveränderungen. Viele der Patienten waren übergewichtig, und ihr Blut zeigte hohe Cholesterin- und Triglyceridwerte. Überdies waren sie insulinresistent – das bedeutet, daß die Körperzellen Probleme mit dem Einsatz von Insulin hatten, obwohl grundsätzlich genug Insulin im Blut vorhanden war. Niedriger Blutzucker schien hingegen nur vier Patienten aus dieser Gruppe Probleme zu bereiten, was vermuten läßt, daß er als Ursache von Schwindel überbewertet wird.

Setzte man die Patienten auf eine fett- und zuckerarme Diät mit geringerer Kalorienzufuhr, so verschwand der Schwindel in vielen Fällen. Viele Patienten brauchten keine weitere Behandlung. Fragen Sie Ihren Arzt, ob das vielleicht auch bei Ihnen wirken könnte.

Schwindel durch Gymnastik bessern. Wenn Kopfverletzungen oder Probleme mit dem inneren Ohr Schwindel auslösen, kann es oft Monate dauern, bis das Symptom abklingt. Heute wird der Prozeß durch eine spezielle Gymnastik zur Wiederherstellung der Gleichgewichtssinns beschleunigt. Diese Form der Physiotherapie zielt darauf ab, das Zentralnervensystem zu trainieren. Der Therapeut testet den Patienten zunächst, indem er ihn z. B. Stufen steigen oder auf einem großen Gymnastikball sitzen läßt und erstellt auf Grundlage des Test-

SCHNELLOPERATION LÄßT SCHWINDEL BEI MENIÈRE-KRANKHEIT VERSCHWINDEN

Ein chirurgischer Eingriff, der nicht länger als eine Stunde dauert, kann den lebenslangen Schwindelanfällen, die Personen mit Menière-Krankheit erleiden, ein Ende setzen.

Die sogenannte selektive chemische Vestibulektomie zerstört das von der Menière-Krankheit betroffene Gleichgewichtsorgan im Innenohr, ohne das Hörvermögen zunichte zu machen.

Der Patient kommt morgens ins Krankenhaus und wird normalerweise noch am selben Tag oder am nächsten Morgen entlassen. Bei dem Verfahren wird auf chirurgischem Wege ein winziges Flöckchen Streptomycin in das Innenohr eingebracht. Das Medikament löst sich innerhalb von 24 Stunden auf und zerstört dabei das Gleichgewichtsorgan, das bis dahin Fehlinformationen an das Gehirn gesendet hat, wodurch die Schwindelattacken ausgelöst wurden.

Dieses Verfahren ist zwar «die Operationsmethode der Wahl», doch nur 15 bis 20 Prozent aller Menière-Patienten brauchen eine Operation. Die große Mehrheit spricht gut auf salzarme Kost und Behandlung mit Diuretika sowie Vestibularsuppressiva an.

ergebnisses spezielle Übungen zur Besserung des Gleichgewichtssinnes.

Ihr Arzt kann Ihnen weitere Informationen geben und Ihnen einen Therapeuten oder ein Zentrum für Physiotherapie nennen, wo Sie eine passende Gymnastik erlernen können.

WENN DAS OHR KLINGT

Wie viele Menschen sind Geräuschen ausgesetzt, die sie gern ignorieren wollen, aber nicht können! Sie haben wahrscheinlich selbst schon einmal «Ohrenklingen» oder ähnliche eigenartige Geräusche im Kopf vernommen. Die sogenannten Ohrgeräusche (Tinnitus) können als Klingen, Brummen oder Röhren wahrgenommen werden, das nicht von einer äußeren Geräuschquelle, sondern aus dem Ohr kommt.

In den allermeisten Fällen werden Ohrgeräusche durch Belastung mit hohen Schallpegeln verursacht.

Übertönen als Soforthilfe. Zum Übertönen des Ohrgeräusches kann alles verwendet werden, was das innere Geräusch, das eine Person mit Tinnitus hört, durch einen echten Ton überlagert. Ein Beispiel wäre ein tragbarer Kassettenrekorder mit Stereokopfhörern. Am zweckmäßigsten ist ein am Ohr getragenes Hörgerät, das das Ohrgeräusch übertönt. Das Gerät korrigiert einerseits den bei Tinnitus meist ebenfalls vorliegenden Hörschaden und erzeugt darüber hinaus einen Ton, der das Ohrgeräusch «maskiert». Hörgerät und «Tinnitus-Masker» sind in einem Gehäuse integriert. Das Gerät sieht aus wie ein Hörgerät.

Zum Einschlafen das Radio aufdrehen. Manche Menschen leiden aufgrund von Tinnitus unter Einschlafschwierigkeiten. Entspannende Musik kann das Ohrgeräusch überlagern und beim Einschlafen helfen. Wenn Sie über ein Weckradio verfügen, stellen Sie es so ein, daß es nach einer Stunde abschaltet. Bis dahin sollten Sie eingeschlafen sein.

Einfach entspannen. Setzen Sie Entspannungstherapie und Biofeedback ein, um den Streß zu mindern, der Tinnitus häufig verschlimmert, und um mit Ihrem Körper besser zurechtzukommen.

Angenehme Umgebung aufsuchen. Achten Sie darauf, welche Umgebung das Ohrgeräusch mindert. Es wird von einer Frau berichtet, die in einem Blumenladen bemerkte, daß ihr Tinnitus plötzlich verschwunden war. Als sie sich umsah, fiel ihr ein Zimmerbrunnen auf. Sie stellte einen in ihr Schlafzimmer und konnte seither gut schlafen.

Lassen Sie sich professionell beraten. Es mag wohl rasch wirksame Wege geben, um Ohrgeräusche zu übertönen, doch es gibt keine schnelle Heilung.

Tinnitus-Betroffene müssen einsehen, daß niemand einen Zauberstab über ihren Kopf schwenken und sie urplötzlich heilen kann. Zu lernen, wie man mit Tinnitus umgeht, heißt vor allem, Verantwortung zu übernehmen und etwas für sich selbst zu tun.

Lassen Sie sich professionell beraten, um die psychischen Folgen von Tinnitus, wie Depression oder ängstliche Anspannung, zu lindern. Wenn man die Einstellung hat, daß Tinnitus das Leben zur Hölle macht, dann ist es auch so. Doch wenn man zu sich sagt: «Ich kann das Problem bewältigen», dann kann man es auch.

Tinnitus wird nicht von einer einzelnen Ursache ausgelöst; es gibt viele Faktoren, die Ohrgeräusche verschlimmern. In manchen Fällen haben Allergien gegen bestimmte Nahrungsmittel oder andere Substanzen negative Folgen. Die Betroffenen müssen einen Betreuer finden, der das Problem nicht nur diagnostizieren, sondern auch behandeln kann. Auch Schäden am Kiefergelenk können Ohrgeräusche stärker werden lassen, und in manchen Fällen tritt eine Besserung ein, sobald das Kiefergelenk erfolgreich behandelt wurde.

Im Grunde geht es darum, sich in die Hände eines Betreuers zu begeben, der das Problem kennt und kreativ nach Lösungen sucht. Wenn die ersten Maßnahmen, die man ausprobiert, nicht helfen, muß man weitersuchen. Dabei helfen die kompetenten Berater bei folgender Adresse: Deutsche Tinnitus-Liga Postfach 349; 42353 Wuppertal Tel.: 0202/246520; Fax: 4670932 Auf Anfrage schicken sie kostenlose Informationsbroschüren zu und nennen Adressen von Kliniken, die spezielle Therapien anbieten.

• TINNITUS BEZÄHMEN

Bill Reid hat seit vierzehn Jahren Tinnitus. Er hört Geräusche, die es nicht gibt. «Es kann einen sehr aus der Fassung bringen», sagt Dr. Reid. «Es klingelt und pfeift in den Ohren, und man wird empfindlicher gegen andere Geräusche.»

Er suchte jahrelang nach einem Mittel dagegen, doch niemand konnte ihm helfen. So begann er schließlich, selbst eine Methode zu entwickeln. Heute kommt Dr. Reid,

(bitte umblättern)

TINNITUS BEZÄHMEN – *Fortsetzung*

der Tinnitus-Berater ist, mit seinem Problem zurecht, indem er Zeitreisen in die Vergangenheit macht – er nennt es eine «Umgehung des Bewußtseins». Die Methode, die Dr. Reid seinen Patienten beibringt, läßt sich am besten mit Hilfe eines professionellen Beraters anwenden.

Am Anfang steht eine Tiefenentspannungsübung wie die auf Seite 225 beschriebene. Der Zustand vollständiger Entspannung ist wegen seiner Auswirkungen auf die Psyche wichtig. Wenn die Aktivität der Gehirnwellen im Alphazustand ist, ist man dem eigenen Unterbewußtsein näher.

Sobald man diesen vollkommen entspannten Zustand erreicht hat, sollte man die Anweisung bekommen, in der Zeit zurückzugehen, bis man einen Punkt erreicht, an dem man noch keinen Tinnitus hatte oder ihn nicht wahrnahm. Was tun Sie? Wo sind Sie? Welche natürlichen Geräusche können Sie hören?

Die Idee dahinter ist, sich in einen Zustand zu versetzen, in dem man die natürlichen Geräusche, die man hört, auch fühlt. Fühlen Sie die Stille, wenn Sie erwachen. Fühlen Sie sie! Atmen Sie die Stille ein. Nehmen Sie das Gefühl in sich auf. Halten Sie es fest. Sie haben in diesem Augenblick die Chance, dem Tinnitus zu entfliehen – ihn aus der Wahrnehmung zu verdrängen. Wählen Sie sich ein Wort, das Sie an die Zeit erinnern soll, als Sie noch nicht unter Tinnitus litten. Setzen Sie dieses Wort ein, um die Erinnerung daran wachzurufen. Jeden Tag wird es irgendwann eine kurze Zeitspanne geben – eine, zwei oder drei Minuten, vielleicht auch mehr –, in der Sie die Ohrgeräusche nicht bewußt wahrnehmen.

SCHLAUER UMGANG MIT SCHALL UND LÄRM

Das Gehör ist in manchem wie die Liebe: Wenn man merkt, daß es schwindet, ist es zu spät, um die alten Zeiten zurückzubringen.

Von wenigen Ausnahmen abgesehen, verschwindet das Hörvermögen normalerweise nicht einfach von einem

Tag auf den anderen. Jede 15. Person in Deutschland ist in unterschiedlichem Ausmaß gehörgeschädigt, und viele, viele Menschen sind täglich Schallpegeln ausgesetzt, die einen permanenten Gehörschaden verursachen können. Es handelt sich um ein Problem, von dem nicht mehr nur ältere Menschen betroffen sind.

Audiologen berichten, daß Jugendliche schon früh Gehörschäden davontragen. Als Ursachen werden laute Rockkonzerte und häufiges Hören von Radio oder Kassetten über Kopfhörer genannt.

Lärm wird dann gefährlich für die Ohren, wenn man acht Stunden oder länger pro Tag einem Schallpegel von über 85 Dezibel – das entspricht normalem Verkehrslärm – ausgesetzt ist. Das ist nicht viel lauter als die menschliche Stimme, die 60 Dezibel erreicht. Doch schon eine nur 15 Minuten dauernde Belastung mit 115 Dezibel – das entspricht beispielsweise einem schreienden Kleinkind – bringt Sie in die Gefahrenzone. Das Zusammenkommen von zwei Lärmquellen erhöht den Schallpegel noch zusätzlich.

Ein Eisschrank etwa brummt mit 50 Dezibel vor sich hin. Ein normal laut eingestelltes TV-Gerät erzeugt 65 Dezibel, ein Mixer 65 bis 85 Dezibel, ein Staubsauger 70 bis 80 Dezibel, ein auf hohe Leistung eingestellter Fön 90 Dezibel. Läutet ein Wecker in 60 cm Entfernung, so lassen 80 Dezibel den eben noch Schlafenden aus dem Bett springen. Kommen zwei Geräuschquellen über längere Zeit zusammen – etwa Fernsehen und Reden –, so mutet man dem Gehör jahrein, jahraus einiges zu! Man kann den Ohren aber auch auf schnelle und einfache Weise Gutes tun.

Haushaltsgeräte polstern. Legen Sie Schaumstoff oder auch nur ein Handtuch unter Mixer, Küchenmaschine und eine laute Schreibmaschine, um den Lärm zu dämpfen. Verlangen Sie, wenn Sie neue Geräte kaufen, das leiseste Modell. Erkundigen Sie sich beim Verkäufer oder bei den Verbraucherschutzorganisationen, wieviel Dezibel Betriebslärm das Gerät macht. Machen Sie klar, daß Sie ein lärmbewußter Konsument sind.

Beim Hauskauf Umgebung mitbedenken. Wenn Sie daran denken, ein Haus zu kaufen, sollten Sie den Umgebungslärm zu verschiedenen Tageszeiten überprüfen. Bestimmte Lärmquellen, wie etwa eine nahegelegene Schnellstraße, sind augenfällig, aber das Lärmausmaß unter Umständen nicht. Wenn Sie ein Haus um zwei Uhr nachmittags an einem Sonntag besichtigen, hören Sie nicht, wie laut der Berufsverkehr um fünf Uhr nachmittags an den Wochentagen ist. Wenn das Haus in der Nähe eines Flughafens liegt, fällt der Besichtigungstermin womöglich gerade in einen Zeitraum, in dem keine Maschinen starten oder landen. Doch zum Ausgleich für eine Stunde Ruhe kann es dann eine Stunde höllischen Lärm geben.

Ohrenschützer tragen. Das Gesetz schreibt vor, daß Arbeitskräfte, die mit lauten Maschinen arbeiten, Ohrenschützer tragen sollen. Doch wie oft sieht man einen Heimwerker mit Ohrenschützern? Dabei setzen Heimwerker, wenn sie z. B. mit Holz arbeiten, Geräte ein, die beträchtlichen Lärm verursachen – zwischen 65 und 115 Dezibel. Wenn man eine Bohrmaschine oder motorgetriebene Säge verwendet, die schrillen, jaulenden Betriebslärm verursacht, sollte man Ohrstöpsel tragen. Ein ein- oder zweimaliger Einsatz des Geräts ohne Ohrenschutz hat keine Dauerfolgen. Doch wenn man das immer wieder tut, erholt sich das Gehör schließlich nicht mehr. Langfristige, wiederholte Lärmbelastung verursacht bleibende Hörschäden.

Im Garten Ruhe finden. Finden Sie Gartenarbeit beruhigend? Oder doch eher ohrenbetäubend? Motorrasenmäher, elektrische Heckenscheren oder Häcksler und andere motorgetriebene Gartengeräte stürzen sich mit schrillem Kreischen auf die Vegetation.

Gartenbesitzer sollten ein Paar billige Ohrstöpsel haben, die sie verwenden, wenn sie mit einem Traktor mähen oder eine motorgetriebene Heckenschere verwenden.

Machen Sie sich's im Büro bequem. Für Arbeitsplätze mit offensichtlicher Lärmbelastung bestehen gesetzliche Schutzbestimmungen. Es gibt sie auch für Büros, sie werden jedoch oft ignoriert. Doch ein Computerdrucker kann beispielsweise einen Schallpegel von 85 Dezibel hervorrufen. Sie können Ihr Gehör auch im Büro schützen. Tun Sie Schallschutzhauben über Drucker, oder kaufen Sie leisere Modelle. Bestehen Sie auf Lärmdämmung durch Teppiche und Vorhänge sowie Schallschutzfenster, wenn das Gebäude an einer lauten Straße gelegen ist.

Achtung auf Doppelbelastung. Wie neuere Forschungsarbeiten zeigen, erhöht sich das Risiko von Hörschäden überproportional, wenn zur Lärmbelastung bestimmte Chemikalien hinzukommen. Am anfälligsten sind Leute, die an ihrem Arbeitsplatz gleichzeitig einer hohen Lärmbelastung und bestimmten chemischen Verbindungen wie etwa Kohlenmonoxid ausgesetzt sind, die die Sauerstoffversorgung des Ohrs stören können.

Nach einer anderen Pfeife tanzen. Packen Sie zu den Leggings für den Aerobics-Kurs auch Ohrenschützer. Die Kursleiter neigen dazu, die Musik allzu laut einzustellen, was die Ohren doppelt belastet. Die laute Musik allein ist schädlich genug. Doch einer schwedischen Studie zufolge richten die hohen Dezibelwerte bei körperlicher Anstrengung noch mehr Schaden an, weil der Sauerstoff im Blut, der normalerweise für die Ohren und andere Sinnesorgane zur Verfügung steht, vermehrt zur Versorgung des Herzmuskels und der Arm- und Beinmuskeln gebraucht wird.

Klären Sie Ihre Kinder auf. Eine jüngst durchgeführte Untersuchung ergab, daß Jugendliche, die selbst Musik machen, am meisten durch Hörschäden gefährdet sind. In Deutschland hat bereits jeder siebte Jugendliche einen Hörschaden, was auch die Chancen auf einen Arbeitsplatz beeinträchtigen kann.

Heißt das, wir sollen die jungen Leute vom Musikmachen abhalten oder Rockkonzerte verbieten? Keineswegs – ebensowenig, wie man lärmende Fabriken schließen kann. Die Hilfsmaßnahme ist die gleiche: Ohrenschützer – die übrigens zunehmend in Mode kommen.

Schaffen Sie sich ein Paar «Earshades» an. Viele bekannte Musiker leiden unter Hörschäden, und sie nehmen den Schutz des Gehörs ernst. Ein Unternehmen in Kalifornien hat als Reaktion darauf ein Produkt namens «Earshades» kreiert, die mit modernem Styling, bunten Perlen, Federn und Neonfarben das Outfit ergänzen und gleichzeitig die Ohren schützen.

Pause für die Ohren. Bei Konzerten oder Sport-

HIGH TECH · IMPLANTATION EINES ELEKTRONISCHEN INNENOHRS

Der Hauptbestandteil des Innenohrs ist die Schnecke (Cochlea). Dieser ungefähr erbsengroße Teil des Ohrs enthält winzige Härchen, die in einer Flüssigkeit hin- und herwehen, die Schallwellen zu übertragen vermag. Jedes Härchen ist mit Hörnervzellen verbunden und überträgt an diese elektrische Reize, die den Schallwellen entsprechen. Wenn die Cochlea jedoch aufgrund angeborener Defekte, wiederholter Infektionen oder schwerer Unfälle beschädigt ist, können die Härchen den Schall nicht übertragen. Oft können Hörgeräte das korrigieren, doch für vollkommen taube Personen gab es bis zur Entwicklung sogenannter Cochlear-Implantate keine Hilfe.

Das Cochlear-Implantat ist ein Wunder der Mikrochirurgie. Eine zwei bis drei Stunden dauernde Operation, gefolgt von einer vier- bis sechswöchigen Wartephase, in der das Implantat einwächst, verbessert das Hörvermögen tauber Patienten nachhaltig und bleibend.

Das Gerät besteht aus mehreren Teilen, die gemeinsam die Übermittlung von Schall an den Hörnerv ermöglichen. Ein Mikrophon hinter dem Ohr fängt die Schallwellen auf und übermittelt sie an ein kassettengroßes Gerät, den sogenannten Sprachprozessor, der in der Tasche oder an einem Schulterriemen getragen werden kann. Das Signal wird vom Prozessor kodiert und an den Transmitter übertragen, der wie ein Ohrstöpsel im Außenohr sitzt. Vom Transmitter geht die Schallwelle an einen Dekoder, der im Knochen hinter dem Ohr implantiert ist. Der Dekoder schickt elektronische Schallsignale zum Cochlear-Implantat; dieses besteht aus einer Reihe von Elektroden, die im Inneren der Schnecke aufgespult sind. Die Elektroden übernehmen nun die Aufgabe, die von den Härchen nicht mehr erfüllt wird – sie senden den elektronischen Impuls an die Hörnervzellen, die ihn ans Gehirn übermitteln, wo das Geräusch wahrgenommen wird.

Ein erfolgreiche Implantation gibt dem Patienten eine gewisse Hörfähigkeit zurück und ermöglicht es ihm, die eigene Stimme wahrzunehmen und zu kontrollieren. Bei den meisten Leuten bessert sich vor allem die Fähigkeit des Lippenlesens, und manche können sogar mit geschlossenen Augen ein Gespräch führen. Durch das Implantat entsteht allerdings nicht das normale Hörvermögen – die Hörfähigkeit ist elektronisch, und die Patienten müssen lernen, die wahrgenommenen Signale auf andere Weise zu interpretieren.

Eine Besserung zeigt sich in dem Maß, in dem der Patient im Lauf der Zeit diese neue Form des Hörens erlernt. Manche Betroffene lernen, Geräusche wie das Klingeln des Telefons oder der Türglocke, Autohupen oder Feueralarmsignale richtig zu deuten.

Der Einsatz von Cochlear-Implantaten beschränkt sich auf taube Patienten, bei denen konventionelle Hörgeräte wirkungslos bleiben, die jedoch über funktionierende Hörnerven verfügen.

Im übrigen mehren sich die Hinweise darauf, daß die direkte elektrische Stimulation der Schnecke durch die Elektroden eine weitere Degeneration der Nervenverbindungen verhindern kann. Anders gesagt: Cochlear-Implantate verbessern möglicherweise nicht nur das Hörvermögen, sondern könnten auch dazu beitragen, eine weitere Verschlechterung abzuwenden.

Bei Kindern, die von Geburt an taub sind, sollten solche Implantate zwischen dem zweiten und vierten Lebensjahr eingepflanzt werden, damit sich ihre Sprechfähigkeit herausbilden kann. Nach dem achten Lebensjahr ist das nicht mehr möglich.

Ein Chochlear-Implantat einzusetzen und funktionsfähig zu machen, kostet etwa 60.000 bis 80.000 DM. Diese Kosten übernimmt fast immer die Krankenkasse, wenn eine Indikation für ihren Einsatz gegeben ist.

. . . .

großereignissen ist es ratsam, jede Stunde eine fünfminutige Pause einzulegen. Der Wechsel von lauter zu ruhiger Umgebung gibt den Ohren eine Erholungspause.

Einfach heimgehen. Wenn die Umgebung so laut ist, daß Ihre Ohren klingen, sollten Sie einfach gehen. Da lärmbedingte Hörschäden zunächst nur die höheren Frequenzen betreffen, machen sie sich erst bemerkbar, wenn es zu spät ist. Sind die Nervenzellen erst einmal zerstört, ist nichts mehr zu machen.

Lärm ist eine gewohnheitsmäßige Belastung, die man ignoriert. Wenn man einmal Kinder beobachtet, die zum Beispiel neben Eisenbahngleisen spielen, dann halten sie sich die Ohren zu, wenn ein Zug vorbeifährt, weil der Lärm wehtut. Die Erwachsenen hingegen reden weiter, als würden sie ihn nicht hören. Wir trainieren uns darauf, nicht auf Lärm zu achten. Aber auch wenn wir ihn ignorieren, richtet er Schaden an.

• **HÖRKNÖCHELCHEN AUS GLAS**

Eine häufige Ursache für Taubheit sind Schäden an den kleinen, an der Schallübertragung beteiligten Knöchelchen im Mittelohr, die als Hammer, Amboß und Steigbügel bezeichnet werden. Schäden können durch angeborene Defekte, häufig auftretende Infektionen, Verletzungen (wie z. B. durch Autounfälle) oder Tumore verursacht sein.

Seit einiger Zeit gibt es die Möglichkeit, die beschädigten Knöchelchen durch Glasimplantate zu ersetzen. Die Nachbildungen können für jeden Patienten individuell perfekt angepaßt werden. Das ist ausschlaggebend dafür, welcher Grad des Hörvermögens erzielt werden kann.

Die Implantate enthalten Kalzium und Phosphor im gleichen Verhältnis wie die Knochen und werden vom umgebenden Gewebe daher akzeptiert.

Die Operation wird unter Vollnarkose oder lokaler Betäubung durchgeführt, dauert rund eineinhalb Stunden und kann ambulant durchgeführt werden. Nach einer Wartezeit von zwei bis drei Wochen, wenn die Wunde verheilt ist, kommt das Hörvermögen großteils oder zur Gänze zurück. Die Erfolgsrate von Glasimplantaten liegt bei 85 Prozent; allerdings vertragen manche Patienten den Ersatz nicht, und in anderen Fällen muß die Operation wiederholt werden.

DAS HÖRVERMÖGEN FÖRDERN

Ein altes Ehepaar beschloß, zum 50. Hochzeitstag sein Ehegelöbnis zu erneuern. Als sie vor dem Altar standen, sagte der Mann: «... und hielt dir stets die Treue...», worauf die Frau erwiderte: «Und wie ich es erst bereue!»

Wir können über diesen Witz lachen, weil er nicht auf unsere Kosten geht. Aber das Hörvermögen zu verlieren ist nicht lustig. Noch schlimmer ist, daß das Gehör immer schwächer werden kann, ohne daß man es bemerkt. Das ist besonders traurig, denn je früher man die Hörschwäche entdeckt, um so eher kann man etwas dagegen tun. Man muß sich nicht damit abfinden, in einer Welt ohne Klänge zu leben. Im folgenden finden Sie eine Reihe von einfachen, schnellen und wirksamen Maßnahmen, die eine Einschränkung des Hörvermögens ausgleichen helfen können.

Der 10-Sekunden-Telefontest. Heben Sie den Telefonhörer ab, und lauschen Sie aufmerksam dem Freizeichen. Nehmen Sie den Hörer nun ans andere Ohr. Klingt das Freizeichen lauter? Leiser?

In manchen Städten werden telefonische Hörtests angeboten, bei denen eine Reihe von Tönen zum Einsatz kommt. So erfährt man, wie groß die Bandbreite des Gehörs auf jedem Ohr ist. Auch manche Krankenhäuser und Universitäten betreiben solche Dienste. Die Tests können als frühzeitige Warnung dienen, wenn Ihr Gehör in Gefahr ist – vergessen Sie nicht, daß das Hörvermögen schleichend abnimmt, so daß Sie den Tag für Tag fortschreitenden Verfallprozeß nicht bemerken.

Die Diagnose sollte allerdings dem Arzt vorbehalten bleiben.

Mit einem Hörgerät die Lautstärke aufdrehen. Hörgeräte galten einst als Zeichen von Senilität, doch das hat sich geändert. Eine ganze Reihe von Persönlichkeiten des öffentlichen Lebens tragen ein Hörgerät und haben sich für eine Werbekampagne zur Verfügung gestellt, die den Einsatz der Geräte fördern soll. Modern gestaltete Geräte sind handlicher und verläßlicher als früher. Computerisierte Miniaturhörgeräte beispielsweise, die eng an das Trommelfell gelegt werden, können so programmiert werden, daß sie sich an akustisch verschiedene Umgebungen anpassen können. Das Gerät hält praktisch ewig, denn man kann es aus dem Gehörkanal ziehen und eine frische Batterie einlegen.

Ein Hund als Helfer. Speziell abgerichtete Hunde können Personen mit Hörschäden im Alltag helfen. Sie werden darauf trainiert, verschiedene Geräusche zu unterscheiden und können den Besitzer aufmerksam machen, wenn beispielsweise das Telefon läutet, wenn es an der Tür klopft oder wenn das Baby schreit. Die Hunde befolgen gesprochene Befehle oder Handzeichen.

Das Hören elektrifizieren. Die moderne Technik bietet eine Vielzahl von elektronischen Geräten an, die Menschen mit Hörschwäche die Kommunikation erleichtern. Relativ weit verbreitet sind neben den bekannten Fernsehprogrammen und Videos mit Untertiteln folgende Geräte:

- Alarmgeräte: Sie helfen Ihnen, zu erkennen, wenn das Telefon läutet, das Baby schreit, wenn jemand an der Tür ist oder wenn es Zeit zum Aufstehen ist. Ein blinkendes rotes Licht zeigt mit verschiedenen Codes an, ob es das Telefon, die Türklingel oder das Baby ist; andere Geräte geben einen lauten Ton von sich; wieder andere vibrieren, so daß Sie buchstäblich aus dem Schlaf gerüttelt werden.
- Telefonhilfen: Es gibt Telefongeräte, die den Schall verstärken, und tragbare Schallverstärker. Adaptergeräte funktionieren in Kombination mit Hörgeräten, die T-Schalter haben und so auf das Magnetfeld reagieren, das durch das Telefonklingeln entsteht. Telekommunikationsgeräte für Gehörlose haben an jedem Ende eine Tastatur, mit deren Hilfe Gespräche schriftlich geführt und ausgedruckt werden können. Diese Systeme können auch Nachrichten für Menschen, die hören können und kein Gerät haben, übermitteln. Die Geräte sind in tragbaren Versionen erhältlich.
- Systeme für Gruppen und große Räume: Damit kommt der hörbehinderte Zuhörer buchstäblich näher an den Redner heran. Voraussetzung ist, daß das Hörgerät einen T-Schalter hat. Es wird eine Audio-Schleife durch den Raum gelegt, in dem das Publikum sitzt, und das Hörgerät kann das Schallsignal vom Magnetfeld dieser Schleife aufnehmen. Auch die AM- und FM-Funktechnik kann bei entsprechender Adaptation so eingesetzt werden, daß die Zuhörer eigene Kopfhörer oder tragbare Empfänger verwenden können (AM und FM), oder mit Hilfe ihrer Hörgeräte empfangen können (FM). Ein Infrarotsystem sendet Lichtwellen aus, die den Schall zu tragbaren Infrarotempfangsgeräten übertragen.

Ein Besuch bei einer örtlichen Einrichtung für Gehörbehinderte lohnt sich sicher. Sie können sich auch an audiologische Zentren, Universitäten und Gerätehersteller wenden.

Beratung und Information bekommen Schwerhörige und Ertaubte bei:
Deutscher Schwerhörigenbund (DBS)
Wagnerstr. 42; 22081 Hamburg
Tel.: 040/291605; Fax: 2997265

KAPITEL 28

OSTEOPOROSE

as ganze Leben hindurch lagert der Körper Mineralstoffe in den Knochen ein, die ebenso sicher wieder abgebaut werden: Es ist ein kontinuierlicher Prozeß, in dem Knochenmaterial gebildet, abgebaut und erneut gebildet wird. In der Kindheit wird mehr eingelagert als abgebaut, so daß die Knochen bis zum Erwachsenenalter größer und stärker werden.

Beim jungen Erwachsenen halten sich Einlagerung und Abbau die Waage – das Wachstum ist zu Ende. In späteren Jahren werden mehr Mineralstoffe abgebaut als neu eingelagert, so daß der Körper ein wenig schrumpft; die Knochen werden poröser und brechen leichter.

Wenn Sie 30 Prozent oder mehr der ursprünglichen Knochenmasse verloren haben, dann leiden Sie unter Osteoporose (Knochenschwund). Die Knochen sind dann so sehr geschwächt, daß sie unter dem Gewicht des Körpers oder bei Stürzen äußerst leicht brechen. Durch den Alterungsprozeß verlieren beide Geschlechter Knochenmasse, doch Frauen sehen sich mit zwei zusätzlichen Problemen konfrontiert: Ihr Knochengerüst ist von vornherein zarter, wodurch der Abbau stärker zum Tragen kommt; und mit den Wechseljahren verringert sich die Menge des Hormons Östrogen, was den Knochenschwund weiter beschleunigt. Deshalb sind vor allem Frauen von Osteoporose betroffen.

Doch das Schwinden der Knochenmasse ist nicht unvermeidbar. Sie können ab heute schnelle, einfache Schritte setzen, um Osteoporose mit ihren tragischen, zur Behinderung führenden Folgen zu verhüten.

- Mit einer raschen Änderung der Ernährung können Sie das Kalzium, das aus den Knochen verlorengeht, ersetzen.
- Eine Pille, allabendlich vor dem Zubettgehen genommen, kann den Knochenschwund um bis zu zehn Jahre hinauszögern.
- Wenn Sie etwa jeden zweiten Tag fünf Minuten im Sonnenschein spazierengehen, nimmt der Organismus ausreichend Vitamin D zur Knochenhärtung auf.
- 30 Minuten Training pro Tag stärken das Knochengerüst.

Es gibt kein Heilmittel für Osteoporose, die Entwicklung risikoarmer und wirksamer Behandlungsformen schreitet jedoch fort. Vorbeugung ist bei Osteoporose allerdings leichter als Heilung. Durch vorbeugende Maßnahmen können Sie Eß- und Lebensgewohnheiten meiden, die den Knochenschwund fördern und Sie in Gefahr bringen, das schmerzhafte und tragische Schicksal dieser Krankheit zu erleiden. Egal, wie alt Sie sind, ob Mann oder Frau, oder welche Lebensgewohnheiten Sie bis jetzt hatten: Es ist nie zu spät dafür.

SCHNELLQUIZ ZUR RISIKOEINSCHÄTZUNG

Sie können Ihr persönliches Risiko, an Osteoporose zu erkranken, in einer halben Minute abschätzen. Kreuzen Sie jede Frage an, die Sie mit Ja beantworten. Die ersten sieben Fragen beziehen sich auf unvermeidbare Risikofaktoren, die übrigen auf Lebensform und -gewohnheiten.

1. Sind Sie eine Frau?
2. Sind Sie in den Wechseljahren?
3. Sind Sie nordeuropäischer oder asiatischer Abstammung?
4. Sind Sie ein blonder, hellhäutiger Typ?
5. Sind in Ihrer Familie osteoporosebedingte Knochenbrüche aufgetreten (vor allem Knochenbrüche, die besonders leicht passiert sind, bei älteren weiblichen Verwandten)?
6. Haben Sie einen zarten, schlanken Körperbau?

7. Vertragen Sie Milch oder Milchprodukte schlecht?
8. Bewegen Sie sich sehr wenig?
9. Enthält Ihre Ernährung wenig bis keine Milchprodukte?
10. Rauchen Sie?
11. Trinken Sie Alkohol?
12. Konsumieren Sie Koffein?
13. Trinken Sie mit Kohlensäure angereicherte Getränke?
14. Bevorzugen Sie stark gesalzene Speisen?
15. Ist Ihre Kost sehr eiweißreich?
16. Betreiben Sie so intensiv Sport, daß Ihre Monatsblutung ausbleibt?
17. Halten Sie so strikt Diät, daß Sie untergewichtig sind?

Erbfaktoren lassen sich natürlich nicht beeinflussen. Doch wenn Sie viele Fragen aus dem Bereich der Lebensgewohnheiten mit «Ja» beantwortet haben, könnte es sein, daß Sie Ihr Osteoporoserisiko selbst steigern. Ernährung und Lebensgewohnheiten sind Faktoren, die Sie selbst gestalten können. Die folgenden Tips zeigen Ihnen, wie Sie anfangen können.

EIN SCHNELLKURS ÜBER KALZIUM

Von allen Mineralstoffen wird Kalzium die größte Bedeutung für starke Knochen zugeschrieben. Das Knochenwachstum ist zwar im Alter von 30 Jahren definitiv zu Ende, doch der Kalziumbedarf der Knochen bleibt bestehen. Allerdings verlangsamt sich der Aufbau von Knochenmasse gegenüber den Abbauprozessen, so daß die Qualität und Quantität der Knochenmasse unterm Strich abnimmt. Ohne konstante Zufuhr von reichlich Kalzium fällt der Aufbau noch weiter zurück. Die ausreichende Kalziumversorgung kann in zwei Schritten gesichert werden.

VERLUST EINDÄMMEN

Sie können Sofortmaßnahmen ergreifen, um das Abfließen des Kalziumstroms einzudämmen und einen

Kalziumspeicher zu schaffen. Dabei sollten Sie jedoch realistisch bleiben. Sie müssen nicht zu leben aufhören, nur damit Ihr Körper mehr Kalzium speichert. Beginnen Sie vielmehr, besser zu leben.

Die Flasche wieder verkorken. Lassen Sie es mit ein, zwei Gläsern alkoholischer Getränke bewenden. Alkohol schwemmt Kalzium aus dem Körper, und starkes Trinken trägt besonders bei Männern, die unter Osteoporose leiden, viel zum Knochenabbau bei.

Den Kaffeekonsum halbieren. Noch besser wäre es, auf koffeinfreien Kaffee umzusteigen. Koffein fördert wie Alkohol die Kalziumausscheidung. Wenn Sie den Koffeinkonsum nicht aufgeben wollen, sollten Sie folgende Rechnung beachten: Für je zwei Tassen Kaffee braucht der Körper zum Ausgleich 100 Milligramm Kalzium (das entspricht 1/3 Tasse Milch) mehr pro Tag.

Weniger Fleisch zu Mittag. Ein Zuviel an Eiweiß, vor allem an tierischem Eiweiß, kann Kalzium im Verdauungstrakt binden und dadurch die Kalziumresorption verhindern. Ernährungsstudien kommen immer wieder zu dem Schluß, daß die Bundesdeutschen recht viel Protein konsumieren. Beschränken Sie sich auf ein, zwei kleine Portionen pro Tag, und wählen Sie vorzugsweise Milchprodukte.

Nehmen Sie heute Abend weniger Spinat. Popeye verschlang seinen Spinat nicht wegen der Knochen. Wie anderes dunkelgrünes Blattgemüse, enthält auch Spinat viel Kalzium. Doch im Gegensatz zu seinen kalziumreichen Cousins verbergen sich im Spinat auch größere Mengen an Oxalat und Myo-Inositol. Diese beiden Verbindungen behindern die Resorption von Kalzium nicht nur aus dem Spinat selbst, sondern auch aus dem Glas Milch, das Sie zum Abendessen trinken. Doch obwohl das im Spinat enthaltene Kalzium für den Körper nicht leicht verfügbar ist, so schmeckt er doch gut und enthält eine Fülle weiterer Nährstoffe – streichen Sie ihn daher nicht vom Speisezettel, aber achten Sie darauf, Kalzium auch aus anderen Quellen zu sich zu nehmen.

Zwei Softdrinks sind genug. Cola und verschiedene andere mit Kohlensäure angereicherte Softdrinks bekommen ihren frischen Geschmack durch Phosphat. Phosphat ist eine Komponente der Knochenmineralstoffe, die sich an Kalzium anhängt wie ein Pferd an den Wagen. Wenn zuviel Phosphat aufgenommen wird, scheidet es der Körper aus. Dabei geht auch Kalzium aus den Knochenreserven verloren. Mineralwasser enthält übrigens kein Phosphat.

EINE KALZIUMRESERVE AUF DIE KNOCHENBANK LEGEN

Die empfohlene Tagesdosis für Jugendliche und junge Erwachsene beträgt 1.200 Milligramm Kalzium – ungefähr diese Menge ist jeden Tag für den Knochenaufbau erforderlich. Für Männer und Frauen über 24 werden täglich 800 Milligramm empfohlen.

Viele Experten halten 800 Milligramm jedoch für zu wenig und empfehlen für Erwachsene 1.000 Milligramm pro Tag. Mit dem Klimakterium ändern sich die Dinge für Frauen. Dann werden Frauen nach der Menopause, die Östrogen einnehmen, weiterhin 1.000 Milligramm täglich empfohlen. Wird jedoch kein Östrogen verabreicht, sollte die tägliche Kalziumzufuhr 1.500 Milligramm betragen.

Wenn Sie wie viele Erwachsene leben, nehmen Sie unter Umständen nur etwa die Hälfte der empfohlenen höheren Dosis zu sich. Das läßt sich jedoch schnell ändern.

Den Tag mit einem Glas fettarmer Milch beginnen. Ein Glas Milch (knapp 1/4 l) enthält 300 Milligramm Kalzium oder fast ein Drittel der normalen Erwachsenendosis.

Einen Becher Magerjoghurt zu Mittag. Knapp 1/4 l dieser cremigen Köstlichkeit enthalten rund 450 Milligramm Kalzium.

Zum Abendessen einen Salat mit Hüttenkäse. Zwei Tassen Hüttenkäse enthalten dieselbe Menge Kalzium wie eine Tasse Joghurt.

Eine Vorliebe für Cheddar entwickeln. Cheddar gibt einen feinen Käseimbiß ab, und mit etwas mehr als 40 Gramm haben Sie bereits ein Drittel Ihres täglichen Kalziumbedarfs gedeckt.

Kalziumpräparate nehmen. Klingt das alles nach furchtbar vielen Milchprodukten? Wenn Sie Ihren Kalziumbedarf zu 100 Prozent aus der Ernährung decken wollen, müßten Sie täglich fast 1 l Milch oder Joghurt zu sich nehmen oder 1/4 Pfund Käse essen. Das ist für viele Leute allzuviel des Guten. Deshalb schlucken sie lieber ein Kalziumpräparat. Damit läßt sich der Tagesbedarf auf schnelle, einfache Weise decken.

VITAMIN D – DER BESTE FREUND VON KALZIUM

Der Organismus benötigt Vitamin D, um zugeführtes Kalzium aufnehmen zu können. Denken Sie daran, daß für die Bildung von Vitamin D im Körper vor allem die UV-Strahlen der Sonne verantwortlich sind, die auf Ihre Haut treffen. Der Rest kommt aus der Ernährung. Erwachsene brauchen rund 200 internationale Einheiten Vitamin D täglich. Und so können Sie sichergehen, Ihren Bedarf zu decken:

Fünf Minuten in der Sonne verbringen. Arbeiten Sie im Garten, gehen Sie mit dem Hund spazieren, sonnen Sie sich im Liegestuhl. Fünf bis 15 Minuten pro Tag sollten reichen. Gerade ältere Menschen sollten bei sonnigem Wetter zwei- bis dreimal die Woche 5 bis 15 Minuten im Freien verbringen.

Aus dem Wasser auf den Tisch. Fettreiche Fische, wie Hering, Lachs und Aal, sind gute natürliche Lieferanten von Vitamin D.

Sonnenmangel durch Präparate ausgleichen. Wenn Sie älter sind oder nicht viel in die Sonne kommen, kann es notwendig sein, daß der Arzt Ihnen ein Vitamin-D-Präparat verordnet.

NEHMEN SIE DEN ÖSTROGEN-ZUG

Niemand weiß genau, wie die Geschlechtshormone auf das Skelett wirken, doch es ist bekannt, daß das Osteoporoserisiko von Frauen vor allem von der Menge an Östrogen abhängt, die ihr Körper produziert. Im Jahr 1941 wurde die Theorie aufgestellt, daß die Osteoblasten – winzige Bindegewebezellen, die zu Knochenmasse werden – Östrogen brauchen, um ihre knochenbildende Funktion zu erfüllen. Heute weiß man, daß die weiblichen Geschlechtshormone Östrogen und Progesteron, aber auch das männliche Geschlechtshormon Testosteron an der Erhaltung der Knochenmasse beteiligt sind. Frauen sind aus verschiedenen Gründen doppelt so schwer betroffen wie Männer. Es ist daher nur logisch, daß zur Verhinderung von Knochenschwund in und nach den Wechseljahren vor allem die Östrogentherapie eingesetzt wird.

Der Abbau von Knochenmasse kann gebremst werden, wenn binnen drei Jahren nach Einsetzen des Klimakteriums Östrogen eingenommen wird. Möglicherweise kann der Knochenabbau durch die Hormone sogar zehn Jahre hinausgezögert werden. Bereits brüchig gewordene Knochen sind jedoch nicht mehr zu reparieren, und Östrogen nutzt dann nur wenig. Routinemäßig wird die Hormonbehandlung bei jüngeren Frauen nach chirurgischer Entfernung der Eierstöcke eingesetzt, denn dadurch kann der Körper plötzlich kein Östrogen mehr erzeugen – es kommt zur frühzeitigen Menopause.

Aufgrund dieser Fakten wird Frauen in den Wechseljahren empfohlen, Östrogen einzunehmen. Ein paar einfache Maßnahmen können Ihnen helfen, mit dieser entscheidenden Zeit der Veränderung in Ihrem Leben fertigzuwerden.

Notieren Sie, wann Sie die letzte Periode hatten. Östrogentherapie sollte im ersten Jahr des Klimakteriums oder spätestens binnen drei Jahren nach der letzten Monatsblutung begonnen werden.

Östrogen nach dem Aufwachen nehmen. Üblicherweise wird 25 Tage hindurch täglich Östrogen eingenommen und zusätzlich in den letzten 10 bis 14 Tagen des Medikationszyklus Progesteron. (Progesteron ist ein weiteres Hormon, das routinemäßig verabreicht wird, um eine Nebenwirkung des Östrogens, die Förderung von Krebs der Gebärmutterschleimhaut, auszugleichen.) Die Hormone sind in Tablettenform erhältlich. Viele Frauen verwenden jedoch auch Östrogenpflaster. Dann müssen sie das Progesteron zusätzlich als Tabletten einnehmen.

Routinemäßig Kalzium zuführen. Östrogen sollte nicht anstatt, sondern zusätzlich zu Kalzium genommen werden – allerdings in Absprache mit dem Arzt.

Werfen Sie die Zigaretten auf den Müll. Durch Rauchen wird der Nutzen der postmenopausalen Östrogentherapie praktisch zunichte gemacht. Es gibt dazu die

Theorie, daß Rauchen den Abbau der Östrogene Östradiol und Östron im Körper beschleunigt. Frauen, die rauchen, haben niedrigere Östrogenwerte als Nichtraucherinnen.

MAGNESIUM INS PROGRAMM AUFNEHMEN

In Kombination mit Kalzium und Östrogen kann Magnesium dazu beitragen, den Knochenabbau nach der Menopause innerhalb relativ kurzer Zeit zu stoppen und die Knochen zu kräftigen.

EIN PAAR PFUND ZUNEHMEN

Der alte Ausspruch «Man kann nie zu reich oder zu dünn sein» mag das Richtige für soziale Aufsteiger sein, doch für die Knochen ist es ein schlechter Rat. Die Knochen werden kräftiger, wenn sie Gewicht zu tragen haben, sei das nun einfach Körpermasse oder Muskeln, die hierhin und dorthin ziehen. Untergewichtige Frauen haben meist auch niedrigere Östrogenwerte. Das ist natürlich keine Empfehlung zum Übergewicht, doch normales Körpergewicht hilft.

Holen Sie sich einen Nachschlag. Wenn Sie untergewichtig sind, dann dürfen Sie beim Abendessen ruhig eine zweite Portion nehmen.

Gönnen Sie sich Eiscreme. Eiscreme bringt reichlich Kalzium, Eiweiß und Kalorien.

Werden Sie zum «Bodybuilder». Sie sollten mit einem Muskelaufbauprogramm beginnen. Wer untergewichtig ist, kann sich wahrscheinlich ein paar zusätzliche Fettpölsterchen leisten, doch leckeres, fettreiches Essen kann diesen Weg problematisch werden lassen. Muskeln sind dichter als Fett und haben daher mehr Gewicht. Ein Pfund Muskelgewebe ist für die Knochen günstiger als ein Pfund Fettgewebe, weil Sie mehr auf die Waage bringen können, ohne allzu rund zu werden.

ZEIT NEHMEN FÜR KNOCHENSTÄRKENDES TRAINING

So gut wie alle Ärzte und Gesundheitsexperten sind sich einig, daß Körpertraining gut für die Knochen ist.

Im Alter zwischen 20 und 30 kann Training zu einer

möglichst großen maximalen Knochenmasse beitragen – Sie helfen damit dem Körper, so viel Knochenmasse aufzubauen, wie er kann. Je höher dieser Spitzenwert, um so besser geht es ihrem Skelett in späteren Jahren. Nach dem 30. Lebensjahr kann Training dazu beitragen, Knochenschwund zu vermeiden und die Knochendichte zu erhalten.

Doch nicht jede Trainingsform hilft – es geht um Gewichtbelastung, und zwar dynamische Belastung. Sie sollen also nicht mit Gewichten an den Schultern an einer Stelle stehen – das wäre die gleiche statische Belastung, die auch körpereigenes Fett verursacht, das bloß als unbewegliche Last eine Art von passivem Training für die Knochen ist. Dynamische Belastung hingegen, die mit Bewegung verbunden ist, fordert die Knochen in der richtigen Weise, weil die Muskeln dabei an den Knochen ziehen. Als Reaktion auf die Zugbelastung werden die Knochen stärker.

Sie können unter einer ganzen Reihe von Sportarten und Trainingsaktivitäten wählen. Solange die Knochen dabei einer Belastung durch Druck, Gewicht oder Schwerkraft standhalten müssen, wird sich der erwünschte Effekt – kräftigere Knochen – einstellen. Damit sind jedoch keineswegs Marathonläufe oder Zehnkampf-Training gemeint. Es geht durchaus schneller und einfacher. Die Aktivität muß nur deutlich über der körperlichen Anstrengung an einem durchschnittlichen Tag liegen. Der investierte Zeitaufwand wirft eine beachtliche Dividende ab, die sich direkt in den Knochen zu Buche schlägt.

Gehen in den Alltag integrieren. Machen Sie in der Mittagspause einen flotten Spaziergang von 20 Minuten. Holen Sie Ihre Sportschuhe heraus, und gehen Sie zu Fuß zur Arbeit, anstatt auf dem Weg hin und zurück im Stau zu stecken. Bei flottem Gehtempo können Sie 5 km pro Stunde zurücklegen. Wenn Sie noch dazu kurze Zwischenspurts einlegen, brauchen Sie weniger Zeit und verstärken die Aufbauwirkung für die Knochen.

Ballspiele bauen auf. Softball ist eine Sportart, bei der Sie auf den Beinen und in Bewegung sind – genau das richtige Training für den Knochenaufbau. Die Bewegungen beim Werfen, Schlagen und Fangen bringen

Gewichtbelastung für die Unterarme. Neben dem günstigen Einfluß auf die Knochen bringen Mannschaftsspiele außerdem Spaß und sportliche Kameradschaft als positive Nebenwirkungen.

Den Schläger packen. Suchen Sie sich einen Tennispartner, und schwingen Sie den Schläger, schlagen Sie kraftvoll auf, und stürmen Sie zum Netz vor. Ein-, zweimal pro Woche 90 Minuten auf dem Tennisplatz bauen Muskulatur und Knochen auf und sorgen außerdem für das Vitamin D, das ihre Knochen brauchen.

Den Golfwagen aufgeben. Gehen Sie zu Fuß, wenn Sie das nächste Mal 18 Löcher spielen – es ist sicher besser für den Knochenaufbau, und Sie bekommen auch mehr Sonnenstrahlen für Ihre Vitamin-D-Dosis ab.

Bei Aerobic Pfunde zulegen. Leichte Gewichte für Hände und Fußknöchel können die knochenstärkende Wirkung jeder Art von Bewegung intensivieren. Fangen Sie allmählich mit dem Einsatz von Gewichten an, und setzen Sie sie nur ein, solange Sie sich dabei wohlfühlen. Bei Bewegungen, die den Körper an sich schon einer starken Stoßwirkung aussetzen, sind Gewichte nicht zu empfehlen.

Werden Sie Mitglied. In einem Fitneß- oder Sportklub können Sie ohne großen Aufwand und unter Anleitung dreimal wöchentlich eine Stunde konzentriertes Training in einer Atmosphäre absolvieren, wo Schwitzen und Stöhnen die soziale Norm ist und Trainingspartner auf Ihrem Niveau leicht zu finden sind.

Gewichte heben. Die Physiologen entdecken heute, was Bodybuilder seit langem wissen: Muskelkraft steht unabhängig vom Körpergewicht in Zusammenhang mit der Dichte der mineralischen Knochenmasse.

MIT OSTEOPOROSE LEBEN

Soviel zur Vorbeugung gegen schwache Knochen. Doch was tun, wenn der Arzt bereits Osteoporose diagnostiziert hat? Wie jede chronische Krankheit, bringt auch Osteoporose körperliche und psychische Nebenwirkungen mit sich – Depressionen, Schmerzen, Zukunftsängste, Angst vor Stürzen, Einschränkung der Arbeitsfähigkeit, der sozialen Kontakte und Aktivitäten. Kurz gesagt, man fühlt sich rundum mies. Doch auch in dieser Situation kann man etwas tun – beispielsweise den Ernährungsratschlägen folgen, die weiter oben zur Verhütung von Osteoporose gegeben werden. Im folgenden finden Sie weitere Hinweise, wie Sie wieder zu Schwung kommen und Freude am Leben finden können.

BEWEGUNG, ABER RICHTIG

Durch körperliche Betätigung kann nicht nur die Knochendichte erhöht werden, was die Gefahr eines Knochenbruchs senkt, sondern auch Muskelkraft, Gleichgewichtssinn und Beweglichkeit gefördert werden.

Falsches Training kann die Dinge allerdings noch schlimmer machen. Drehen, Bücken oder zu angestrengtes Heben ist zu vermeiden. Halten Sie sich an folgende Richtlinien.

Gehen Sie um den Block – oder den Flur entlang und zurück. Gehen ist bei Osteoporose wahrscheinlich die beste Form von aerobem Training, denn es kräftigt die Knochen und Muskeln in den Beinen und Hüften, ohne

WENN TRAINING ÜBERTRIEBEN WIRD

Mit dem Sport- und Fitneßboom haben viele Frauen ihre Neigung zu sportlicher Betätigung entdeckt, und heute werden in den Arztpraxen die Auswirkungen allzu intensiver Trainingsanstrengungen sichtbar: unregelmäßige Monatsblutungen oder völliges Ausbleiben der Menstruation. Normalerweise tritt das Phänomen nur bei Leistungssportlerinnen und Frauen auf, die beruflich aerobes Training betreiben – doch auch Freizeitsportlerinnen können davon betroffen sein. Eine unregelmäßige oder ausbleibende Periode kann ein Absinken der Östrogenproduktion im Organismus bedeuten, was zu einem stärkeren Verlust an mineralischer Knochensubstanz führen kann. Diese Konsequenz kann teilweise rückgängig gemacht und durch normale Monatsblutungen, Zurücknahme der körperlichen Anstrengung und eine leichte Zunahme des Körpergewichts im Ausmaß reduziert werden. Das Wichtigste beim Training ist Vernunft.

sie allzugroßer Belastung auszusetzen. Man sollte langsam beginnen und ein Tempo anschlagen, bei dem man nicht ächzt und stöhnt. Mit der Zeit kann man die Leistung ganz allmählich steigern, vielleicht nur um ein, zwei Minuten mehr pro Tag. Nach und nach können Sie auf eine Gehdistanz von 2 bis 3 km kommen.

Das Zimmerfahrrad besteigen. Radfahren kann zur Kräftigung der Knochen in den Beinen beitragen, doch auf der Straße besteht die Gefahr von Stürzen und Brüchen. Bei bestehender Osteoporose bietet ein Zimmerfahrrad mehr Sicherheit. Am Anfang sollte man den Pedalwiderstand so einstellen, daß die Anstrengung etwa dem Gehen auf ebenem Untergrund entspricht. Achten Sie dabei auf Ihre Haltung! Halten Sie den Rücken gerade, und machen Sie keinen Buckel, damit die Belastung der geschwächten Wirbel möglichst gering bleibt. Am besten ist ein Fahrrad mit Rückenstütze.

Holen Sie einen Trainer. Beim Osteoporoseturnen lernen Sie von Fachkräften, wie Sie sich richtig bewegen. Wenn Sie Golf spielen, gerne im Garten arbeiten oder andere Sportarten bzw. Hobbys betreiben, dann müssen Sie möglicherweise neue Bewegungsabläufe lernen, um beim Einsatz von Schläger oder Harke die Gefahr eines Knochenbruchs zu vermeiden. Viel hängt von der Knochendichte ab.

AUFPASSEN BEI DER HAUSARBEIT

Bei alltäglichen Arbeiten im und rund ums Haus sind bei Osteoporose dieselben Maßnahmen sinnvoll wie bei Rückenproblemen allgemein. Befolgen Sie folgende Ratschläge.

Nicht zu schwer heben. Beugen Sie sich beim Heben nicht nach vorn. Halten Sie den Rumpf vielmehr senkrecht, und halten Sie den Gegenstand eng am Körper.

Ein Handtuch einrollen. Ein zusammengerolltes Badetuch oder aufblasbares Stützkissen kann beim Schlafen oder Sitzen den Nacken oder das Kreuz (oder beides) stützen. Jede Wirbelsäule hat eine etwas andere Krümmung; probieren Sie aus, was für Sie am bequemsten ist.

Eine mechanische Greifhilfe kaufen – und

benutzen. Halten Sie bei Ihrem nächsten Besuch in einer Eisenwarenhandlung, einem Laden für medizinisches Gerät oder in einem Baumarkt nach Werkzeug und Geräten mit langen Griffen Ausschau. Damit können Sie Ihre Haus- und Gartenarbeit ohne Strecken und Bücken erledigen.

Küche umorganisieren. Um die Hebe- und Streckbewegungen weiter zu reduzieren, sollten Sie alles, was Sie oft zur Hand nehmen, in Brust- oder Taillenhöhe aufbewahren.

EIN VIER-TAGE-KURS IM UMGANG MIT SCHWACHEN KNOCHEN

Osteoporose kann, wie jede andere chronische Gesundheitsstörung, Schmerzen und Sorgen verursachen. Auch das Selbstbild kann darunter leiden. Doch man muß sich von der Krankheit nicht unterkriegen lassen. Osteoporose-Patientinnen können durch Selbsthilfe zu mehr Wohlbefinden kommen. Die folgenden Absätze bringen einige Schwerpunkte aus einem viertägigen Trainingsprogramm, das im Rahmen einer Untersuchung der Duke University über Personen mittleren und höheren Alters, die Knochenbrüche erlitten oder ein hohes Frakturrisiko haben, durchgeführt wurde.

Einen Freund anrufen. Betroffene fühlen sich wohler, sobald ihnen bewußt wird, daß sie durchaus andere um Hilfe bitten können, etwa beim Tragen von Einkäufen. Ein Mann erklärt: «Seit ich vom Arzt weiß, daß ich verschiedenes besser nicht tun sollte, ist es mir nicht mehr peinlich, meinen Sohn zu bitten, das für mich zu erledigen.» Witwen, die weit entfernt von ihren erwachsenen Kindern lebten, machen sich ein starkes Netz freundschaftlicher Beziehungen in der Nachbarschaft oder Kirchengemeinde zunutze, das praktische Hilfe und emotionale Unterstützung bietet.

Jede Grenze als Herausforderung und Chance sehen. Sie können Ihr liebstes Enkelkind vielleicht nicht mehr hochheben, doch Sie können mit ihm Spiele spielen oder sich auf weniger anstrengende Art mit ihm beschäftigen.

Ärztliche Anweisungen befolgen. Häufig wurde von Programmteilnehmern angemerkt, wie sehr es ihren

ZWEIMAL TÄGLICH ETIDRONSÄURE SCHÜTZT VOR BRÜCHEN

Bis jetzt wurde bei nachgewiesener Osteoporose – wenn bereits Frakturen vorlagen oder Tests ergaben, daß die Knochen porös und brüchig waren – nur mit Östrogen oder Calcitonin behandelt, doch nun ist ein weiteres Arzneimittel verfügbar.

Etidronsäure wurde in erster Linie zur Behandlung der Paget-Krankheit entwickelt. Doch damit läßt sich auch Osteoporose wirksam behandeln.

Wie Östrogen und Calcitonin, wirkt auch Etidronsäure, indem sie den Abbau von Knochenmasse bremst (Präparate: Didronel®, Diphos®, Etidronat®). Im Vergleich zu Östrogen scheint sie weniger Nebenwirkungen hervorzurufen. Wenn Ihr Arzt meint, daß Sie von der Behandlung profitieren könnten, kann Etidronsäure weitere Brüche und fortschreitenden Verlust der Knochenmasse möglicherweise verhindern.

Kampfgeist stärkte, selbst etwas für sich zu tun – auch wenn ihnen klar war, daß sie manchmal Hilfe brauchten. «Als ich heimkam, war ich gleich wieder deprimiert. Aber ich ging alle Unterlagen durch und faßte den Entschluß, mich strikt an die Empfehlungen des Arztes zu halten», erzählte eine Frau. «Wenn ich jetzt auch nur ein bißchen deprimiert bin, mache ich meine Übungen oder bereite mir eine kalziumreiche Mahlzeit zu; damit schaffe ich es, mich emotional wohler zu fühlen.»

UMGEBUNG STURZSICHER MACHEN

Ein weiteres Sofortziel bei Osteoporose ist, das Risiko eines Knochenbruches so weit wie möglich zu reduzieren. Die schnellste Möglichkeit dafür ist die Beseitigung von Gefahren. Mit Hilfe der folgenden Liste können Sie in rund 30 Minuten überprüfen, wie sicher Ihre Lebensumgebung ist.

- Alle losen Kabel, Drähte und Teppiche entfernen.
- Vorhandene Teppiche sollten am Untergrund befestigt sein und keine Wellen schlagen.

- Kleinmöbel und Krimskrams, über den Sie stolpern könnten, entfernen.
- Stufen, Treppengeländer und Läufer sollten keine Gefahrenquelle darstellen.
- In der Badewanne oder Dusche Griffstangen und rutschfeste Beläge anbringen.
- Licht ins Haus: Flur, Treppe und Eingang sollten gut beleuchtet sein. Installieren Sie ein Nachtlicht in Badezimmer und/oder Toilette.
- Tragen Sie flache Schuhe mit rutschfesten Sohlen.
- In der Küche rutschfeste Gummimatten vor den Herd und den Ausguß legen, Verschüttetes sofort entfernen.
- Wenn Sie Medikamente nehmen, die Sie schwindlig machen, sollten Sie den Arzt fragen, ob es eine Alternative gibt, die keine Schwindelgefühle verursacht. Seien Sie nicht schüchtern!
- Wenn Sie weitere Informationen über Osteoporose brauchen, können Sie sich an folgende Adresse wenden:
Kuratorium Knochengesundheit
Hettenbergring 5; 74889 Sinsheim
Tel.: 07261/63174; Fax: 64659

POSTOPERATIVE PFLEGE

E ine schnelle Wiederherstellung nach Operationen ist nur zu erreichen, wenn man sich
auf die körperliche und geistige Herausforderung des Eingriffs vorbereitet – man muß für die
Operation trainieren wie für einen olympischen
Wettkampf. Die Ergebnisse der medizinischen
Forschung lassen zunehmend stärker vermuten, daß Patienten, die körperlich und seelisch
für die Operation gerüstet sind, schneller wieder
ganz gesund werden.

Die Vorbereitung muß keine Mühe bereiten. Sie
können etwa folgendes tun:

- Auf Knopfdruck können Sie ein Band mit Anlei-
tungen zur Entspannung abhören, die Ihnen eine
positive, entspannte mentale Einstellung für die
Operation vermittelt.
- Einmal schlucken genügt, um sich vor Infektionen
zu schützen.
- Neue chirurgische Techniken machen es möglich,
nach einer Operation noch am selben Tag entlassen
zu werden.

Hier die Details.

WIE EIN CHAMPION TRAINIEREN

Untersuchungen zeigen, daß gut vorbereitete Patienten
durch den Eingriff weniger Blut verlieren, weniger
Schmerzen haben und das Krankenhaus bis zu zwei Tage
früher verlassen können. Auch emotionale Unterstützung
hilft. Fordern Sie Ihre Angehörigen und Freunde auf, Sie
zu besuchen.

Gerade in der Zeit der Vorbereitung auf eine Operation sollten Sie auf Ihren körperlichen und seelischen Zustand achten. Machen Sie sich klar, daß Nervosität und Anspannung mit dem Herannahen des Termins normal sind. Je mehr entspannter Sie bleiben können, um so leichter werden Sie mit dem Eingriff fertig. Die folgenden Tips helfen Ihnen bei der seelischen Einstimmung.

Möglichst viele Informationen über den Eingriff sammeln. Wie Studien zeigen, werden Patienten, die gut über ihre Operation informiert sind, vorher und nachher weniger von Angst und Anspannung geplagt. Noch bedeutsamer ist, daß sie nach der Operation weniger Schmerzen haben, sich schneller erholen und wesentlich schneller wieder ihrem gewohnten Leben nachgehen können als unvorbereitete Patienten. Bitten Sie Ihren Arzt um die entsprechenden Informationen; vielleicht kann er Ihnen auch Lesestoff zum Thema empfehlen. Für manche Krankheiten bzw. die Behinderungen, die aus dem Eingriff evt. folgen, gibt es Selbsthilfegruppen. Dort ist man bestens über alle Details informiert. Wenn Sie allerdings zu dem Typ Mensch gehören, dem bei medizinischen Details übel wird oder dem genaue Informationen noch mehr Angst einjagen, ist es besser, diesen Schritt zu überspringen.

Holen Sie sich Hilfe. Untersuchungen bestätigen immer wieder, daß Männer, die sich zum Beispiel einer koronaren Bypass-Operation unterziehen müssen, am schnellsten erholen, wenn sie eine glückliche Ehen führen und von ihren Frauen oft besucht werden.

Diese Männer benötigen weniger Schmerzmittel, können die Intensivabteilung meist einen Tag früher verlassen und gehen im Durchschnitt einen Tag früher heim als alleinstehende Männer oder Patienten, die von ihren Frauen weniger seelische Unterstützung erhalten.

Erkundigen Sie sich nach präoperativen Antibiotika. Antibiotika werden seit langem zur Verhütung von Infekten vor großen Operationen eingesetzt. Nun berichten Forscher, daß durch Antibiotika auch die Infektionshäufigkeit bei einfachen, sauberen Eingriffen – wo die Medikamente bisher nicht zur Anwendung kamen – gesenkt werden kann. Weniger Infektionen bedeuten eine schnellere Genesung und eine geringere Anfälligkeit für spätere Komplikationen.

MIT RICHTIGER KOST ZU SCHNELLER GENESUNG

Eine Operation belastet zweifellos den Körper. Um dieser Belastung standhalten zu können, braucht er Reserven: So kann er dem Streß Paroli bieten, Infektionserreger erfolgreich abwehren und die Wunden schnell verheilen lassen. Für den Aufbau dieser Reserven ist eine möglichst vollwertige Ernährung wichtig.

Die notwendigen Nährstoffe können Sie sich leicht mit der Nahrung oder in Form von Multivitaminpräparaten zuführen. Vitamine sollten natürlich nur in Absprache mit dem Arzt genommen werden.

Und so sieht die richtige Ernährung für eine erfolgreiche Operation aus.

Vitamine nehmen. Wichtig für die Wiederherstellung des Organismus sind die Vitamine A, C, B6 und B12, sowie die Mineralstoffe Kupfer, Magnesium und Zink.

Milchprodukte genießen. Wenn Sie mit Milchzucker keine Probleme haben, sind Milchprodukte wegen ihres hohen Nährstoff- und Kaloriengehalts ideal.

Nach Vitamin A erkundigen. Vitamin A hat einen günstigen Einfluß auf die Wundheilung – insbesondere bei Patienten, die mit Steroiden behandelt werden. Eine Nebenwirkung von Steroiden, die oft zur Bekämpfung von Entzündungen eingesetzt werden, ist, daß die Haut langsamer abheilt. Auch Vitamin-A-Mangel verlangsamt die Wundheilung.

Bei schweren Verletzungen, insbesondere Verbrennungen, entsteht oft ein Mangel an Vitamin A. Achten Sie daher auf ausreichende Vitamin-A-Zufuhr in der Ernährung, wenn Sie eine Verletzung erlitten haben oder einer Operation entgegensehen. Zu den Vitamin-A-reichen Nahrungsmitteln zählen Rindfleisch, Huhn, Kalbsleber, die meisten Getreidearten sowie verschiedene Gemüsesorten, darunter Karotten.

Die Einnahme von Vitamin-A-Präparaten sollte hingegen auf keinen Fall übertrieben werden, da Überdosierung große gesundheitliche Probleme bis hin zur Lebensgefahr mit sich bringen kann. Lassen Sie sich

DER BESTE CHIRURG, DAS BESTE KRANKENHAUS FÜR SIE

Die Wahl des Chirurgen für eine Operation und des Krankenhauses, wo sie stattfinden soll, kann für den Erfolg des Eingriffs und eine möglichst kurze Rekonvaleszenz entscheidend sein. Die richtige Auswahl ist eine wichtige Frage, die Sie selbst in die Hand nehmen können.

Hier einige Tips, die Ihnen dabei helfen sollen.

Erfahrung wählen: Die Erfolgschancen einer Operation sind größer, wenn der Chirurg diese Art von Operation oft durchführt. Von Bedeutung ist auch die Frequenz des Eingriffes im Krankenhaus der Wahl: Je häufiger entsprechende Operationen stattfinden, um so sicherer werden gute Resultate erzielt.

Es ist einleuchtend, daß Ärzte, die mehr Erfahrung mit einer bestimmten Operationstechnik haben, weniger Patienten verlieren. Aber Krankenhäuser? Es ist aber anzunehmen, daß Krankenhäuser, in denen eine bestimmte Operationsform öfter durchgeführt wird, über erfahrenere OP-Teams, gut eingespielte Abläufe für die Durchführung bestimmter operativer Prozeduren, die entsprechende technische Ausrüstung und optimale Kontrollstrukturen verfügen.

Fragen stellen: Die meisten Patienten werden von ihrem Hausarzt ins Krankenhaus überwiesen. Dort treffen sie auf ihren Chirurgen, den sie sich meist nicht aussuchen können. Haben sie jedoch die Wahl, an welchen Chirurgen sie sich wenden, wird meist der überweisende Arzt der erste sein, der sie bei der Auswahl berät. Fragen Sie Ihren Arzt:

- Wenn Sie sich dieser Operation unterziehen müßten, wen würden Sie wählen und warum?
- Empfehlen Sie diesen Chirurgen auf der Grundlage einer Freundschaft, geographischer Nähe, des fachlichen Rufs oder einer unabhängigen Bewertung seiner fachlichen Kompetenz?
- Wie viele Operationen wie die bei mir geplante führt der Chirurg pro Jahr durch?

Wenn Sie es schaffen, können Sie auch in der nächstgelegenen Universitätsklinik anrufen und dieselben Fragen an den zuständigen Abteilungsvorstand richten.

ärztlich beraten, bevor Sie zu Vitamin-A-Präparaten greifen.

Auch nach einer Operation ist optimale Ernährung wichtig. Manchmal hat man in der Genesungsphase jedoch einfach keinen Appetit. Dazu einige ärztliche Empfehlungen.

Auf den Körper hören. Wenn Sie keine Lust zum Essen haben, dann zwingen Sie sich nicht dazu; beschränken Sie das Fasten aber auf ungefähr fünf Tage. (Wenn der Gesundheitszustand schon vor der aktuellen Erkrankung schlecht war, ist die weiter unten erwähnte Drei-Tage-Regel zu befolgen.) Lassen Sie diese fünf Tage hindurch Ihren Appetit bestimmen, wieviel Sie essen. Ruhen Sie aus, und überlassen Sie das Feld Mutter Natur. Achten Sie dabei aber darauf, ausreichend Flüssigkeit in Form von Wasser, Säften und/ oder Brühe zu sich zu nehmen.

Sobald Sie ein wenig Hunger verspüren, sollten Sie ihn mit Nahrungsmitteln stillen, die leicht verdaulich sowie reich an Kalorien und Nährstoffen sind.

HIGH TECH • LASER KANN SCHNELLER SEIN ALS DAS SKALPELL

Laserstrahlen werden das Skalpell in der Chirurgie nicht ersetzen können, doch bei bestimmten Operationen ist Laser das geeignetste Instrument, das zu schneller und leichter Wundheilung führt.

Laserstrahlen bringen eine Reihe von Vorteilen mit sich. Man kann damit präzisere Schnitte setzen als mit dem Skalpell, wodurch das umgebende Gewebe weniger Schaden nimmt. Durch den Strahl werden die Blutgefäße noch während des Schneidens «verschweißt», so daß der Blutverlust durch die Operation geringer ist. Auch das Infektionsrisiko ist niedriger, weil im Normalfall nur der Laserstrahl den Einschnitt passiert.

Der Nachteil an der Laserchirurgie sind die unter Umständen hohen Kosten. Doch viele einfache Eingriffe können ambulant durchgeführt werden, wodurch sich die lästige Aufnahme ins Krankenhaus erübrigt. Die Heilung kommt somit nicht nur schneller, sondern auch billiger, denn es fallen keine Kosten für den Krankenhausaufenthalt an.

Wenn Sie nach fünf Tagen noch immer nichts hinunterbringen, müssen Sie daran denken, Ihren Appetitmangel zu ignorieren. Allzulanges Fasten kann dem Genesungsprozeß schaden. Bitten Sie jemanden, Ihnen Ihre Lieblingsspeisen vorzusetzen, und zwingen Sie sich, wenigstens ein paar Bissen zu essen.

Bei chronischen Krankheiten die Dreitageregel befolgen. Nach drei Tagen sollten Sie wieder etwas zu sich nehmen, selbst wenn es bloß Milch und ein Vitaminpräparat oder eine Spezialnahrung aus der Apotheke ist. Wenn Sie unsicher sind und keinen Hunger verspüren, sollten Sie sich auch in diesem Fall an Ihren Arzt wenden.

DIE OHREN KÖNNEN ZUR HEILUNG BEITRAGEN

Schaltet eine Vollnarkose den Geist vorübergehend aus? Neue Erkenntnisse weisen in die gegenteilige Richtung. Besonders faszinierend daran ist, daß der Rest an Bewußtsein, der auch auf dem Operationstisch vorhanden ist, für eine schnellere und leichtere Genesung eingesetzt werden kann. Wie geht das? Durch positive Beeinflussung.

Operationskandidaten sind äußerst beeinflußbar. Ihr Zentralnervensystem ist auch in der Narkose aktiv und reaktionsfähig.

Im Rahmen einer Studie wurde während der Operation, als die Patienten selbstverständlich unter Narkose standen, nahe am Ohr des Patienten eine Bandaufnahme mit Text abgespielt. In dem Text wurden die Patienten angewiesen, bei der Nachbesprechung über die Operation, die einige Tage später stattfinden wird, das linke Ohr zu berühren, um anzuzeigen, daß sie sich an den Text erinnern.

Bei den Nachbesprechungen nach zwei Tagen erklärten die Patienten auf Befragen, daß sie sich nicht an einen gehörten Text erinnern – aber sie zupften dabei an ihrem linken Ohr. Es ist anzunehmen, daß das Ziehen am Ohrläppchen durch Suggestion ausgelöst wurde.

Fordern Sie Ruhe im Operationssaal. Ein ruhiger OP ist in jedem Fall wichtig, auch wenn Sie eine Vollnarkose erhalten. Ein chirurgischer Eingriff ist eine ernste

BANDAUFNAHMEN BESCHLEUNIGEN DIE GENESUNG

Eine Untersuchung von 39 Frauen, denen die Gebärmutter entfernt worden war, ergab, daß der Genesungsprozeß schneller verlief, wenn die Frauen eine Bandaufnahme mit positiven Aussagen gehört hatten. Die Gruppe, die das Band gehört hatte, war weniger lange im Krankenhaus, hatte weniger Tage postoperatives Fieber und ein geringeres Risiko, Probleme mit Verstopfung, Durchfall oder Blähungen zu bekommen, als die Kontrollgruppe, die ein unbespieltes Band gehört hatte. Auch Krankenschwestern, die nicht wußten, welche Frauen die Aufnahme gehört hatten, bestätigten, daß die erste Gruppe einen überdurchschnittlich guten Heilungsprozeß zeigte.

Vom Band hörten die Patientinnen, daß sie sich nicht krank fühlen würden, keine Schmerzen haben würden, und daß sie «gut beisammen waren».

Die Aufnahme ist nicht sehr lang. Es enthält Hinweise, wie die postoperativen Prozeduren am besten zu bewältigen sind (9 Minuten), gezielte therapeutische Vorschläge (2 Minuten) und Aussagen darüber, wie erfolgreich die Operation verläuft (1 Minute). Das Band wurde dreimal abgespielt.

Sache, und Sie haben Anspruch darauf, daß er nicht in einer Partyatmosphäre mit lauter Musik, Witzen und Geschwätz durchgeführt wird.

Fragen Sie, ob Sie einen Walkman in den OP bringen können. Das Gerät sollte beide Seiten einer Kassette ohne manuelles Umdrehen abspielen können («Auto-reverse»). Vergessen Sie nicht, Kopfhörer, frische Batterien und Ihre Lieblingsaufnahmen mitzubringen.

Vor, während und nach einer Operation Musik zu hören, senkt nachweislich die Ängste der Patienten, dämpft den Schmerz, reduziert den Bedarf an Medikamenten vor und nach der Operation und beschleunigt die

Genesung. Unter anderem wurde im Zuge einer Untersuchung während der Operationen beruhigende Musik im Operationssaal gespielt, und es stellte sich heraus, daß der Bedarf an Beruhigungsmitteln um die Hälfte sank.

In einer anderen Studie kam der Forscher zum Schluß, daß der Effekt von Musik einer Dosis von 2,5 Milligramm Valium, intravenös gegeben, entspricht. Zwei japanische Untersuchungen zeigten, daß sich im Blut von Patienten, die vor und während eines chirurgischen Eingriffs Musik hörten, weniger Streßhormone fanden. Da die Operation selbst Lärm und beunruhigende, ungewohnte Geräusche verursacht, hilft Musik möglicherweise auch, weil sie diese angsterzeugende Geräuschkulisse übertönt.

REISEN

Sind Sie bei der Kreuzfahrt in den Tropen mehr grün als braun geworden? Sahen Sie bei der Griechenland-Tour den Ruinen zum Verwechseln ähnlich? Machte Ihnen nach der Flugreise nach Afrika Jetlag in Lagos zu schaffen?

Wenn ja, dann betrachten Sie das folgende Kapitel als Ihre Reiseapotheke, die dafür sorgen wird, daß Ihr Reisevergnügen in Zukunft ungetrübt bleibt. Sie erfahren darin unter anderem, wie Sie

- verlegte Ohren bei Flugreisen in zehn Sekunden wieder freibekommen;
- Reisekrankheit in einer Minute lindern;
- die Gefahr von Durchfall um 65 Prozent senken;
- sich von Höhenkrankheit in 30 Minuten erholen;
- die Wirkungen von Jetlag von einer Woche auf einen Tag reduzieren können.

REISEKRANKHEIT SCHNELL BREMSEN

Wenn Sie Ihr Boot «Mal-de-Mer» getauft haben und Ihre Vorstellung von chinesischer Folter ein Langstreckenflug nach Peking ist, dann haben Sie die unangenehmen Symptome von Reisekrankheit (Bewegungskrankheit) wohl schon am eigenen Leib erfahren. Ob es sich um «klassische» Seekrankheit handelt, oder ob die Symptome beim Autofahren oder im Flugzeug auftreten, das Bild ist stets das gleiche: Blässe, Schwitzen, leichter Schwindel, flaues Gefühl, dann Übelkeit und Erbrechen.

Die Ursache für all das Leiden ist, daß Ihre Sinne

widersprüchliche Signale an das Gehirn senden. Das Innenohr, das für die Wahrnehmung von Bewegung zuständig ist, teilt dem Gehirn mit, daß Sie sich bewegen – doch von den Augen kommt die gegenteilige Botschaft. Das Gehirn findet keinen Weg, die widersprüchlichen Signale zu verarbeiten, und als Folge tritt Bewegungskrankheit auf.

Die Krankheitssymptome kommen – wie die Reise selbst – irgendwann an einen Punkt, an dem es kein Zurück gibt. Wenn das Erbrechen einmal begonnen hat, besteht wenig Aussicht auf völlige Wiederherstellung, solange Sie das Transportmittel nicht verlassen. Versuchen Sie daher beim ersten Anflug eines flauen Gefühls die folgenden einfachen Strategien, um der Reisekrankheit ein schnelles Ende zu bereiten.

Still sitzen, Kopf zurücklegen. Eine stabile Lagerung des Kopfes hält die Desorientierung, die vermutlich der Auslöser von Reisekrankheit ist, möglichst gering.

Ein unbewegliches Objekt anstarren oder den Blick 45 Grad über dem Horizont fixieren. Wenn das nicht funktioniert, empfiehlt es sich im Flugzeug, die Augen zu schließen.

Speisengerüche und Tabakrauch meiden. Wenn Ihnen Gerüche Probleme bereiten, können Sie ein Tuch über Nase und Mund binden, um die Atemluft zu filtern.

Wenn Sie Reisen fürchten, weil Sie bei früheren Gelegenheiten unter Reisekrankheit gelitten haben, können Sie es mit folgenden vorbeugenden Maßnahmen versuchen.

Abschiedsparty absagen. Übermüdung, Alkoholkonsum und/oder ein Kater verschlimmern die Symptome von Reisekrankheit.

Einen möglichst unbewegten Sitz verlangen. Auf Schiffen ist die Bewegung mittschiffs am wenigsten fühlbar, im Auto auf dem Vordersitz. (Fahren Sie selbst, wann immer es geht. Wer am Steuer sitzt, leidet fast nie unter Bewegungskrankheit.) Wählen Sie bei Bahnreisen einen Fenstersitz in Fahrtrichtung. In Bussen sind Sitze in den ersten Reihen am günstigsten: Man sieht die Straße und kann sich auf Kurven und holprige Stellen einstellen.

Im Flugzeug sollten Sie rechts im Bereich der Tragfläche sitzen. Da die meisten Flugabläufe Linkskurven beinhalten, wird der Körper weniger stark gedreht.

Ingwer probieren. Kapseln mit Ingwerpulver (z.B. Zintona®), die in Apotheken erhältlich sind, können Reisekrankheit unter Umständen besser verhüten helfen als das häufig eingesetzte, rezeptfreie Medikament mit dem Wirkstoff Dimenhydrinat (z.B. Vomex®, Emesan®).

Ingwer gilt als risikoloses Mittel. Sie können zehn Minuten vor Antritt einer Flug- oder Schiffsreise zwei Kapseln davon nehmen und die Behandlung später wiederholen, falls sich ein flaues Gefühl einstellt. (Dimenhydrinat wird eine halbe bis eine Stunde vor Reiseantritt eingenommen und kann Schläfrigkeit verursachen.)

Mit Scopolamin pflastern. Wenn gar nichts anderes hilft und Sie die Reisekrankheit um jeden Preis verhindern wollen, sind Scopolamin-Pflaster in Betracht zu ziehen. Scopolamin ist ein stark wirksames, rezeptpflichtiges Arzneimittel. Ein Pflaster mit dem Wirkstoff wird bei der sogenannten transdermalen Behandlung hinter das Ohr geklebt, wo das Scopolamin nach und nach durch die Haut resorbiert wird. Die Pflaster verhindern durch Bewegung verursachte Übelkeit, machen im Gegensatz zu Dimenhydrinat und anderen rezeptfreien Mitteln gegen Reisekrankheit aber nicht schläfrig. Scopolamin-Pflaster sollten jedoch nie länger als drei Tage eingesetzt werden. Der Wirkstoff stammt aus der Pflanze Belladonna und kann selbst in der empfohlenen Dosierung eine Reihe sehr unangenehmer Nebenwirkungen auslösen, darunter lästige Phänomene wie völliges Austrocknen der Mundhöhle, aber auch massive Symptome wie Orientierungsverlust, Bluthochdruck und Herzrhythmusstörungen.

KUMMER DURCH KEIME KLEINHALTEN

«Montezumas Rache» ist mittlerweile nicht nur Mexiko-Touristen bekannt. Auch Reisende in andere sonnige, südliche oder tropische Gefilde erkranken an Reisediarrhoe. Die Ursache ist teilweise in unzureichenden sanitären Gegebenheiten zu suchen, weshalb Reisediarrhoe häufig in tropischen Entwicklungsländern vorkommt. Allerdings kann das leidige Problem grundsätzlich überall, auch in westlichen Industrieländern, auftreten. Beispielsweise wurden in London vor nicht allzulanger Zeit in einem Jahr 25.000 Fälle derartiger gastrointestinaler Störungen gezählt. Es ist sogar schon vorgekommen, daß mexikanische Touristen bei Besuchen in den USA Reisedurchfall bekamen.

Meist geht der Durchfall in Entwicklungsländern auf den Konsum von kontaminierter Nahrung oder Wasser zurück. Bei den Erregern handelt es sich meist um E. coli oder andere Bakterienstämme (aber auch Viren und Parasiten können Durchfall auslösen). Doch zum Reisevergnügen gehört es nun mal, die lokale Küche zu kosten – und der Wasserbedarf des Körpers (1,6 bis 4 l pro Tag) muß im Ausland ebenso gedeckt werden wie daheim.

Was kann man einem armen Reisenden raten?

DURCHFALL RASCH LOSWERDEN

«Montezumas Rache» ist eine launische Krankheit. Manche Glückliche können mehr oder weniger essen und trinken, was sie wollen, ohne je Durchfall zu bekommen, während andere, auch wenn sie noch so sorgfältig allen bösen Keimen aus dem Weg gehen, Opfer der Attacken auf ihre Eingeweide werden. Wenn Sie trotz vorsichtiger Ernährungsweise und umfassender Hygiene Reisediarrhoe bekommen, empfehlen sich die folgenden Mittel dagegen.

Genug trinken. Die Behandlung von Reisediarrhoe zielt primär darauf ab, die verlorengegangene Körperflüssigkeit zu ersetzen, um eine Austrocknung zu verhindern. Bei leichtem Durchfall empfehlen die Mediziner Getränke mit Kohlensäure, Säfte, klare Brühe, Mineralwasser und keimfrei gemachtes Wasser, dazu Salzgebäck.

Bei mittlerem bis schwerem Durchfall sollte folgende Formel zum Flüssigkeitsausgleich angewendet werden: Mischen Sie in einem Glas $\frac{1}{4}$ l keimfreies Wasser mit $\frac{1}{4}$ Teelöffel Speisesoda und in einem zweiten Glas $\frac{1}{4}$ l Fruchtsaft (z. B. Orangen- oder Apfelsaft) mit $\frac{1}{2}$ Teelöffel Maissirup oder Honig und einer Messerspitze Salz. Trinken Sie abwechselnd einige Schlucke aus dem einen, dann aus dem anderen Glas, bis beide Gläser leer sind oder Ihr Durst gestillt ist, je nachdem, was zuerst eintritt (etwa zehn Minuten). Nehmen Sie danach bis zum Abklingen des Durchfalls weiterhin Getränke zu sich, die kein Risiko mit sich bringen. (Meiden Sie alkoholische Getränke, Kaffee und natürlich kontaminiertes Wasser.)

Suppe aus Dosen schlürfen. Wenn es in Ihren Eingeweiden rundgeht, ist es am vernünftigsten, sich einen Tag oder länger an eine milde Diät mit klarer Brühe, Salzgebäck und Toastbrot zu halten. Sobald sich der Durchfall bessert, können Sie auf voluminösere Nahrungsmittel, wie Reis, Ofenkartoffeln und Hühnersuppe mit Reis oder Nudeln übergehen. Wenn sich der Stuhl nach ungefähr einem Tag wieder normalisiert, können schonend zubereitetes Geflügel oder Fisch, Apfelmus und Bananen hinzukommen.

Imodium® versuchen. Der Drang, «irgendwas dagegen» zu nehmen, ist bei Durchfall, fast so stark wie der Drang zur Toilette. Die meisten leichten Durchfallerkrankungen klingen nach zwei bis drei Tagen von selbst ab. Doch das ist eine lange Zeit der Unannehmlichkeiten, wenn Sie immer wieder urplötzlich zur Toilette müssen – für eine Geschäftsreise oder eine Rundreise im Bus kann das ruinös sein. Nehmen Sie dagegen Imodium® oder ein ähnlich wirksames, rezeptfreies Medikament, das die Darmbewegung hemmt und den Durchfall auf diese Weise abrupt stoppt.

Gegenangriff mit Antibiotika. Lassen Sie sich vor Reiseantritt ärztlich beraten, und holen Sie sich ein Rezept für Antibiotika. Mittelschwere bis schwere Fälle von Durchfall können durch zweimalige Einnahme von Antibiotika in Kombination mit Imodium® auf einen Zeitraum von einer Stunde beschränkt werden. Man kann Imodium einnehmen, sooft es erforderlich ist. Wenn nach ungefähr einem Tag Behandlung noch immer Krämpfe, Fieber oder blutige Stühle auftreten, sollten Sie zum Arzt gehen.

VORBEUGUNG GEGEN DURCHFALL

Sogar erfahrene Globetrotter werden Ihnen sagen, daß es fast unvermeidlich ist, irgendwann, irgendwo einmal Durchfall zu bekommen. Es gibt jedoch einige zeitsparende Tips, um das Problem möglichst gar nicht entstehen zu lassen.

Eine einfache Formel lernen. Um sich die richtigen Vorbeugungsstrategien einzuprägen, sollten Sie die Formel «Kochen, schälen oder vergessen» im Gedächtnis behalten. (Genaueres folgt weiter unten.)

Wasser eine Minute abkochen. Kochen Sie Leitungswasser vor dem Trinken und Zähneputzen eine Minute lang sprudelnd, und lassen Sie es danach auf Zimmertemperatur abkühlen, bevor Sie es verwenden. Reisende, die in einem Hotel wohnen, können einen Tauchsieder verwenden.

Mit Jod desinfizieren. Wenn Sie keine Möglichkeit zum Abkochen haben, können Sie Wasser mit einer zweiprozentigen Jodtinktur desinfizieren (erhältlich in Apotheken). Zehn Tropfen reichen für knapp ein Liter Wasser. Lassen Sie das Wasser vor Gebrauch eine halbe Stunde stehen. Bei sehr trübem oder kaltem Wasser kann sich die notwendige Wartezeit verlängern. (Trinken Sie unter keinen Umständen unbehandeltes Wasser aus Gebirgsbächen, und waschen Sie auch keine Nahrungsmittel darin.)

Keimfreies Wasser. Kaufen Sie keimfreies Wasser in Flaschen. Auch andere Getränke, die in Flaschen abgefüllt sind, bedeuten normalerweise keine Gefahr, solange sie originalverschlossen serviert werden. Achten Sie darauf, den Flaschenhals vor dem Trinken abzuwischen.

Getränke ohne Eis bestellen. Keime werden durch das Einfrieren nicht abgetötet – wenn Eiswürfel aus kontaminiertem Wasser hergestellt werden, sind sie ebenfalls gesundheitsgefährdend. (Übrigens bringt Alkohol die Keime in Wasser oder Eis entgegen anderslautenden Behauptungen nicht um.)

Nicht bei fliegenden Händlern kaufen. Der Mangel an sanitären ·Einrichtungen macht den Verzehr von Speisen, die von Straßenhändlern verkauft werden, risikoreicher als das Essen im Restaurant.

Speisen gut durch bestellen, dampfend heiß servieren lassen. Der Konsum von rohem oder halbrohem Fleisch und Meeresfrüchten sowie der meisten rohen Gemüse-, Obst- und Salatsorten kann gefährlich werden. Das gleiche gilt für aufgewärmte Speisen. (Früchte, die man schälen kann, stellen kein Problem dar.) Auf der Schwarzen Liste stehen auch Milch, Butter, Eiscreme, Vanillesauce und Käse.

Hände vor dem Essen gründlich waschen und abtrocknen. Nicht immer kann man für Reisedurchfall die schlechten Gewohnheiten anderer verantwortlich machen. Achten Sie darauf, sich vor dem Kochen oder Essen immer die Hände zu waschen – vor allem, wenn Sie zuvor auf der Toilette waren. Sich zwei Minuten Zeit für gründliche Hygiene zu nehmen, ist sowohl daheim als auch auf Reisen eine kluge Taktik. Wenn Sie keine Gelegenheit zum Händewaschen haben, sollten Sie Sandwiches, Obst oder anderes, das mit den Händen gegessen wird, zumindest mit einer Papierserviette anfassen.

Mund mit der Zahnbürste spülen. Ein paar Tropfen Wasser beim Zähneputzen schaden nicht, doch wenn Sie beim Spülen unabsichtlich einen großen Schluck erwischen, kann das Folgen haben. Spülen Sie nach dem Zähneputzen Ihre Zahnbürste unter heißem Leitungswasser, und verwenden Sie die Bürste dazu, Zahncremereste aus dem Mund zu entfernen.

Vorsicht mit Antibiotika als Prophylaxe. Die vorbeugende Einnahme von Antibiotika wie Doxycyclin, Cotrimoxazol und Norfloxacin kann das Risiko, an Durchfall zu erkranken, um 90 Prozent verringern. Antibiotika legen die lästigen Bakterien lahm, bevor sie sich in Magen und Darm festsetzen können.

Die Schattenseite der Antibiotika ist jedoch, daß sie bei Einnahme über einen längeren Zeitraum potentiell schwerwiegende Nebenwirkungen verursachen können, darunter vor allem Hautschäden und das Stevens-Johnson-Syndrom, eine seltene, aber schwere Hautkrankheit. Die wahllose Einnahme von Antibiotika (aber auch frühzeitiges Abbrechen einer verordneten Behandlung) fördert außerdem die Entstehung von Keimen, die gegen Antibiotika resistent sind.

Der Einsatz von Antibiotika sollte daher nicht vorbeugend erfolgen, sondern nur zur Behandlung bestehender Infektionen. Die Einnahme ist strikt nach ärztlicher Anweisung durchzuführen.

EINE LÖSUNG FÜR JETLAG

Wenn Sie das Mittagessen überspringen, fühlen Sie sich vielleicht müde und reizbar – und wenn Sie ein paar Zeitzonen überspringen, geht es Ihnen sicher noch viel schlechter. Gehirn, Verdauungstrakt und andere Organe des Körpers arbeiten nach vorgegebenen Zeitschaltungen (wie jene, mit denen Sie den Videorecorder oder den Backofen programmieren können). Im Grunde funktioniert jede einzelne Zelle des Organismus in Tag-Nacht-Zyklen, die darauf eingestellt sind, daß auf soundsoviele Stunden Licht und Aktivität eine ebenso vorhersehbare Periode der Dunkelheit und Ruhe folgt. Heute ist es durch Flugreisen möglich, in einigen Stunden viele verschiedene Zeitzonen Richtung Osten oder Westen zu durchqueren, wodurch die Tag- und Nachtphasen ausgedehnt oder verkürzt werden. Das aber bringt den inneren Rhythmus des Körpers durcheinander. Sie landen vielleicht um zwölf Uhr Ortszeit an Ihrem Zielort, doch für Ihr Gehirn und die anderen Organe ist es sieben Uhr morgens. Daraus entstehen Beschwerden und Desorientierung, die als «transmeridianale Müdigkeit», besser bekannt unter dem Begriff «Jetlag», bezeichnet werden.

Die häufigsten Symptome von Jetlag sind Reizbarkeit, reduzierte Wachheit, Übermüdung, Schlafstörungen, Verstopfung und depressive Verstimmung. Normalerweise braucht der Organismus für die Anpassung einen Tag pro Zeitzone. Doch ein spezielles Anti-Jetlag-Programm kann Ihnen helfen, die innere Uhr in einem bis eineinhalb Tagen neu einzustellen, selbst wenn Sie Ihre Reise über fünf bis sechs Zeitzonen geführt hat. Bei diesem ausgeklügelten Programm kommen verschiedene innere und äußere Zeitgeber zum Einsatz – Licht, Mahlzeiten, Koffein, Bewegung und soziale Interaktion (wie Gespräche oder schriftliche Arbeit). Die folgenden kurzgefaßten Maßnahmen können Ihnen helfen, die Umstellung auf eine andere Zeitzone leichter zu bewältigen.

Vor der Abreise mehr schlafen. Schlafmangel spielt beim Jetlag eine wichtige Rolle. Daher sollte man die Schlafzeit wenn möglich um 15 bis 30 Minuten verlängern. Wenn Sie normalerweise 7,1/2 Stunden pro Nacht schlafen, dann machen Sie acht daraus. Machen Sie nicht zuviele Einkäufe in letzter Minute, und feiern Sie keine rauschenden Parties. Treten Sie die Reise ausgeruht an.

Isometrische Gymnastik zum Aufwachen. Wenn Sie (nach Ihrer inneren Uhr) um drei Uhr morgens landen, können Sie Ihren Körper anregen, an Ihrer Destination zur richtigen Ortszeit zum Frühstück aufzuwachen, indem Sie fünf Minuten lang einen Ball in den Handflächen zusammenpressen, Ihre Hände vor der Brust gegeneinander drücken, im hinteren Teil des Flugzeugs Kniebeugen machen oder sich durch Dehnübungen in Schwung bringen.

Mit dem Nachbarn reden: Versuchen Sie, während des Flugs soviel zu schlafen oder ruhen, wie Sie können, und beginnen Sie danach ein lebhaftes, 15- bis 20minütiges Gespräch mit Ihrem Sitznachbarn, um Ihrem Gehirn zu signalisieren, daß ein neuer Tag beginnt (selbst wenn es auf Ihrer Uhr Mitternacht ist). Wenn das nicht möglich ist, sollten Sie sich einer geistig anregenden Tätigkeit widmen oder schriftliche Arbeiten machen.

Viel Eiweiß zum Frühstück. Auch Nahrung kann als nützliches Signal dienen, das Ihrem Körper anzeigt, daß ein neuer Tag angebrochen ist. Frühstücken Sie daher rechtzeitig, wenn es am Zielort Morgen ist. Sie können sich beispielsweise das Abendmenü, das im Flugzeug serviert wurde, um diese Zeit wärmen und servieren lassen. Eiweißreiche Nahrungsmittel – Hüttenkäse oder andere Milchprodukte, Magermilch und Vollwertflocken, mageres Fleisch – halten den Blutzuckerspiegel den Vormittag über konstant und verleihen Ihnen so Energie.

Bei Ankunft am Abend zu Bett gehen. Selbst wenn zu Hause die Sonne scheint, sollten Sie zu Bett gehen, wenn es an Ihrem Zielort Abend ist. Gehen Sie nach Möglichkeit pünktlich oder sogar eine halbe Stunde vor der gewohnten Zeit schlafen. Das Ziel ist wiederum, sich so schnell wie möglich an die Ortszeit anzupassen.

Wecker stellen und frühmorgens aufstehen. Es mag verlockend sein, am ersten Morgen nach der Ankunft das Frühstück auszulassen und lang zu schlafen. Widerstehen Sie der Versuchung.

Nach draußen gehen und Licht tanken. Wenn Ihre Reise nach Osten geht, ist Spazierengehen oder Laufen im hellen, frühmorgendlichen Licht eine ausgezeichnete Methode, sich schnell an den neuen Ort und die Ortszeit zu gewöhnen. Bei Reisen nach Westen empfiehlt sich ein Ausgang am späten Nachmittag oder frühen Abend. Wenn Sie auch an den folgenden Tagen morgens und abends 15 bis 30 Minuten in hellem Tageslicht verbringen und nach Möglichkeit im Freien zu Mittag essen, schaffen Sie Fixpunkte in Ihrem Tagesablauf, die besonders dann wichtig sind, wenn Sie den ganzen übrigen Tag bei Besprechungen oder in einem Konferenzsaal festsitzen.

Pünktlich zu Mittag essen. Regelmäßige Mahlzeiten sind ein wichtiger Fixpunkt für die Rhythmusumstellung. Essen Sie nach Möglichkeit im Freien und in Gesellschaft. Die Kombination sozialer Signale – Gespräche und Aktivität – mit Licht und Bewegung vor und nach den Mahlzeiten maximiert den Effekt.

OHREN FREIMACHEN

Manche Passagiere wissen, wann ein Flugzeug in den Sinkflug übergeht, ohne aus dem Fenster zu schauen: Ihre Ohren «verstopfen» sich und schmerzen, sobald sich ein leichter Anstieg des Luftdrucks an einem oder beiden Trommelfellen bemerkbar macht, wenn das Flugzeug an Höhe verliert. Manchmal bewältigen die Ohren den Druckausgleich aus eigener Kraft, in anderen Fällen aber nicht. Hier einige einfache Maßnahmen, mit denen Sie Schmerzen rasch stoppen können.

Nase zuhalten und leicht durchblasen. Wenn die Eustachische Röhre (die zwischen Nasenrückwand und Ohr verläuft) verlegt ist, kann das den Druckausgleich behindern. Halten Sie sich die Nase zu, und atmen Sie eine Sekunde oder zwei durch den verlegten Luftweg aus, um Abhilfe zu schaffen.

Schlucken und Kaugummi kauen. Wiederholtes Schlucken, Trinken oder Kaugummikauen kann ebenfalls zum Ausgleich des Drucks in den Ohren beitragen.

Mund weit öffnen und «Ah» sagen. Auch Gähnen oder leichtes Hin- und Herbewegen des Unterkiefers im Minutenabstand hilft, die Eustachischen Röhren durch-

gängig zu machen und so das dumpfe Gefühl in den
Ohren loszuwerden.

MITTEL GEGEN HÖHENKRANKHEIT

Die Hochgebirge dieser Welt eröffnen dem Reisenden
überwältigende und wunderbare Erfahrungen – man
denke nur an den Himalaya in Tibet oder Machu Picchu in
den Anden. Doch wenn man zu schnell bzw. zu hoch
aufsteigt, können schwere körperliche Störungen auftreten, die treffenderweise als Höhenkrankheit oder
Bergkrankheit bezeichnet werden. In leichten Fällen
kommt es zu Symptomen wie Appetitmangel, pulsierenden Kopfschmerzen, Übelkeit, Erbrechen, Schlaflosigkeit und einem Druckgefühl in der Brust, die in
verschiedenen Kombinationen auftreten können, während der Körper darum ringt, sich an die veränderten
atmosphärischen Bedingungen in großer Höhe anzupassen. Auch Personen, die körperlich in guter Form
sind, können betroffen sein.

Die Wurzel des Problems ist Sauerstoffmangel. In
großer Höhe enthält die Luft weniger Sauerstoff, so daß
sich Herz und Lunge mehr anstrengen müssen, um den
Organismus mit der notwendigen Menge zu versorgen.
Die Folge: Müdigkeit, Übelkeit und – wenig überraschend
– allgemeines Unwohlsein.

Die Höhenkrankheit schlägt keineswegs nur in den
Hochgebirgen von Nepal zu. In den Vereinigten Staaten
gab es Fälle von Schifahrern, die schon in 2.500 m Höhe
von den Auswirkungen von Höhenkrankheit betroffen
waren, und im «Western Journal of Medicine» wurde
berichtet, daß über 60 Prozent aller Bergsteiger am
Mount Rainier, Washington, zumindest leichte Symptome von Höhenkrankheit zeigen.

Doch weltweit leben insgesamt mehr als 40 Millionen
Menschen in Höhenlagen von 2.500 m und mehr – was
beweist, daß sich der Körper an die Gegebenheiten
anpaßt, wenn man ihm genug Zeit dazu gibt. Hier einige
Möglichkeiten, wie Sie Ihr persönliches Gipfelerlebnis
genießen können.

Beim Aufstieg trödeln. Die Risiko entsteht weniger

TIPS VOM PSYCHOLOGEN FÜR FURCHTLOSES FLIEGEN

«Angst vorm Fliegen» ist ein bekannter Buchtitel, der in vielen Menschen unangenehme Gedanken wachruft – Erinnerungen an jene Nervosität, die aus der Überzeugung kommt, daß einem an Bord eines Flugzeugs alles Mögliche zustoßen kann.

Für den ängstlichen Flugpassagier sind alle Statistiken, wonach Fliegen 70mal sicherer ist als Autofahren, Schall und Rauch. Ägstliche Flugpassagiere schaffen es nicht, so zu denken wie andere, entspannte Reisende. Sie können nicht anders, als sich zu sorgen – und das heißt eben nicht zu denken, sondern negative Erwartungen im Geist immer wieder durchzuspielen. Die negativen Erwartungen basieren aber nicht auf Wissen, sondern auf Gefühlen. Deswegen muß man, um die Angst vor Flugreisen zu überwinden, zuerst lernen, die eigenen Gedanken anzuhalten. Wenn man das Denken unter Kontrolle hat, folgt Entspannungstraining.

Ein paar Minuten aktiver Entspannung können Ihnen viele Stunden zermürbender Sorge ersparen.

Furcht bremsen: Sagen Sie «Stop», sobald Sie spüren, daß sich sorgenvolle Gedanken zusammenbrauen. Atmen Sie danach langsam tief ein und aus, und denken Sie beim Ausatmen «entspannen». Lächeln Sie, und stellen Sie sich eine angenehme Umgebung vor, beispielsweise einen sonnigen Strand, an dem Sie unter einer Palme sitzen. Wenn Sie diese Übung jedesmal machen, wenn eine Welle von Furcht im Anrollen ist, können Sie den Teufelskreis der ängstlichen Anspannung durchbrechen, bevor es zu einem ausgewachsenen Angstanfall kommt.

Bauch- statt Brustatmung: Bauchatmung verlangsamt die Pulsfrequenz und ist effizienter als flache Brustatmung, die das Herz schneller schlagen läßt und die Angst steigert. Nützlich ist, das Kreuz mit einem kleinen Kissen zu stützen. Damit wird die typische Form der Flugzeugsitze, die den

(bitte umblättern)

TIPS VOM PSYCHOLOGEN FÜR FURCHTLOSES FLIEGEN – *Fortsetzung*

Passagier in eine vornübergebeugte, halbe Unfallhaltung zwingen, ausgeglichen.

Muskelgruppen einzeln entspannen: Menschen, die unter Angstzuständen leiden – und ängstliche Flugpassagiere sind da keine Ausnahme –, versuchen meist, Entspannung mit Gewalt zu erzwingen, doch so steigern sie die Angst nur. Probieren Sie folgendes Rezept: Spannen und entspannen Sie nach und nach alle Muskelgruppen. Beginnen Sie mit den Füßen, und arbeiten Sie sich über Schenkel, Hüften, Bauchmuskeln, Hände und Schultern nach oben bis zu den Muskeln im Gesicht und an der Stirn. Atmen Sie dabei langsam und tief, und achten Sie besonders auf langsames Ausatmen – wie ein Ballon, dem die Luft ausgelassen wird. Wiederholen Sie dabei immer wieder die Aufforderung «Entspann' dich». So werden Sie das nächste Mal, wenn Sie sich entspannen wollen, wissen, wie Sie das erreichen!

Mit dem Üben beginnen, sobald die Tickets da sind: Ängstliche Augenblicke sind der falsche Moment für Analysen. Außerdem ist Flugangst am schlimmsten, solange man noch am Boden ist, vor dem Einsteigen. Machen Sie daher Atem- und Entspannungsübungen, bevor Sie abfliegen, ob das nun morgen, nächste Woche oder zu Weihnachten sein wird.

Hände nicht auf die Armstützen, sondern in den Schoß legen: Der typische ängstliche Flugpassagier hält sich den ganzen Flug über krampfhaft an den Armstützen fest, so daß die Fingerknochen weiß hervortreten. Dadurch fühlt er jede Vibration des Flugzeugs, was die Angst noch verstärkt.

Saft oder koffeinfreien Kaffee bestellen: Zuviel Zucker, Koffein, Alkohol oder kohlensäurehaltige Getränke während des Flugs oder davor verursachen nervliche Anspannung, Völlegefühl und Dehydrierung, wodurch die Angstgefühle gefördert werden. Nehmen Sie statt dessen alle drei Stunden einen natriumarmen Imbiß wie Kräcker mit Erdnußbutter oder Trockenobst zu sich, und trinken Sie Fruchtsaft, auch wenn Sie Ihren Proviant selbst mitbringen müssen.

aus der absoluten Höhe, sondern vielmehr durch das Tempo des Aufstiegs. Beginnen Sie die Tour daher nicht mit Gewaltmärschen, auch wenn Sie begierig sind, Ihre Fahne auf dem Gipfel aufzupflanzen. Beim Aufstieg werden Sie zum Ausgleich für die dünnere Luft nach und nach schneller atmen, und Ihr Körper wird sich auch in anderer Weise auf die größere Höhe einstellen. Kennen Sie die Geschichte vom Hasen und vom Igel? Machen Sie es wie der Igel.

Nach 1.000 Schritten Lager machen. Mediziner raten, in Höhenlagen zwischen 3.000 m und 4.200 m pro Tag nicht mehr als 300 Höhenmeter aufzusteigen; über 4.200 m sollte das Pensum halbiert werden.

Wenn Sie den Aufstieg auf diese Weise in Etappen teilen, erreichen Sie zwar den Gipfel nicht so schnell, doch auf diese Weise läßt sich Höhenkrankheit am besten vermeiden. Ein langsamer Aufstieg ist übrigens auch sicherer als die Einnahme von Medikamenten, die die ersten Warnsignale einer beginnenden Höhenkrankheit kaschieren können. Höhenkrankheit gefährlich und kann zum Tod führen, wenn man nicht richtig damit umgeht.

Rasttage zur Erholung. Bleiben Sie, wenn möglich, einen bis zwei Tage auf einer Höhe, damit sich der Körper vor der nächsten Etappe des Aufstiegs erholen kann und Zeit zur Anpassung hat. Fachleute empfehlen für Höhen über 2.700 m einen Rasttag pro 1000 m Aufstieg.

H_2O statt C_2H_5OH in die Feldflasche. Alkohol verschärft das in großer Höhe häufig auftretende Problem der Dehydrierung, das zur Höhenkrankheit beitragen kann. Nehmen Sie statt dessen viel Wasser zu sich – $1\frac{1}{2}$ Liter pro Tag.

Kleine Imbisse über den Tag verteilen. Sie brauchen nicht nur genug Zeit zum Ausruhen und reichlich Flüssigkeit, sondern müssen dem Körper auch konstant Nährstoffe zuführen. Essen Sie in kürzeren Intervallen Mahlzeiten und kleine Imbisse, die reich an Kohlenhydraten sind.

Tief durchatmen. Zehn bis zwölf tiefe Atemzüge alle vier bis sechs Minuten den Sauerstoffgehalt im Blut erhöhen.

Schnell absteigen. Bei leichter Höhenkrankheit

reicht meist eine Erholungsphase aus, um den Aufstieg fortsetzen zu können. Doch wenn es Ihnen nach drei bis vier Tagen noch nicht besser geht, sollten Sie sofort absteigen, solange Sie noch aus eigener Kraft dazu imstande sind. Wenn fortschreitende Höhenkrankheit zu Lungenödemen (Ansammlungen von Flüssigkeit in der Lunge) oder anderen schweren Störungen führt, ist die Aussicht auf Genesung düster. Umgekehrt kann schon ein Abstieg von 150 m bis 300 m eine dramatische Besserung bewirken.

KAPITEL 31

RHEUMA (ARTHRITIS, ARTHROSE)

Wer unter «Rheuma» leidet, befindet sich in großer Gesellschaft. Schon in jungen Jahren entwickeln viele Menschen die entzündlichen Gelenkveränderungen der chronischen Polyarthritis. Jährlich erkranken in Deutschland etwa 500 Kinder daran. Mit zunehmendem Lebensalter wird die Krankheit häufiger. Ab dem 50. Lebensjahr hat die Hälfte der Menschen arthrotisch veränderte Gelenke.

«Rheuma» ist der Sammelbegriff für Gelenkveränderungen, die in mehr als hundert verschiedenen Formen auftreten. Die beiden wichtigsten Typen sind das degenerative Rheuma, auch Arthrose genannt, und die rheumatoide Arthritis, auch chronische Polyarthritis genannt. Bei Arthrose, der am weitesten verbreiteten Form der Krankheit, hat sich das Knorpelgewebe in den Gelenken im Laufe der Zeit abgenutzt. Es fasert auf und verursacht eine Entzündung. Bei der rheumatoiden Arthritis ist die Entzündung der Gelenkinnenhaut vom Immunsystem verursacht. Bei beiden Krankheiten schmerzen die Gelenke und sind ihrer Beweglichkeit stark eingeschränkt. Besonders morgens sind die Gelenke «steif». Die entzündlichen Veränderungen bei rheumatoider Arthritis lassen überdies Schwellungen und Wärmegefühl entstehen. Auch Gicht ist eine relativ weit verbreitete Art von Gelenkentzündung.

Rheuma kann eine entmutigende Krankheit sein, weil sie nicht wirklich heilbar ist. Doch den Schmerzen und den steifen Gelenken kann man mit verschiedenen

schnell wirksamen Maßnahmen beikommen. Dazu zählen beispielsweise:

- Gichtige Zehen nachts durch Hilfsmittel schützen
- Feuchte Wärme verjagt die Schmerzen binnen
  Minuten
- Eine halbe Stunde Spazierengehen lindert die
  Schmerzen, lockert die Gelenke und hebt die
  Stimmung

SOFORTMAßNAHMEN ZUR RASCHEN SCHMERZBEKÄMPFUNG

Das beste Mittel gegen Rheuma ist oft, etwas zu tun.
Maßvolle Bewegung kostet nichts, lindert die Symptome
und ist rasch wirksam.

Einen Spaziergang machen. Spaziergänge können
die Stimmung deutlich heben und wirken so dem Teufelskreis von Depression und Schmerzen entgegen. Gehen
hat eine natürliche beruhigende und stimmungsaufhel-
lende Wirkung und kann die Gelenkschmerzen lindern.

Manche Rheumatologen ermuntern ihre Patienten,
mit Spaziergängen langsam anzufangen und so weit zu
gehen, wie sie können, ohne mehr Schmerzen als vorher
zu empfinden. Wenn das bedeutet, einmal quer durchs
Zimmer zu gehen, ist das in Ordnung. Später ist es dann
vielleicht ein oder zwei Blocks weit.

Wichtig ist es auch, auf die Stimme des Körpers zu
hören, um Anzeichen von falscher oder überhöhter
Beanspruchung zu erkennen. Bei Arthritis verursacht
zwar möglicherweise jede Bewegung Schmerzen, doch
wenn die Schmerzen intensiver werden, sobald man zu
gehen beginnt, können die Gelenke Schaden nehmen.
Unter Umständen sind Dehnübungen, kräftigende
Übungen oder auch Medikamente erforderlich. Es ist sehr
wichtig, mit dem Arzt zusammenzuarbeiten.

Wenn Sie fürchten, bei einem langen Spaziergang
starke Schmerzen zu bekommen und es dann nicht mehr
nach Hause zu schaffen, sollten Sie einfach die Straße auf
und ab laufen – so können Sie Kilometer um Kilometer
zurücklegen, ohne je weiter als einen halben Block von
Ihrer Wohnung entfernt zu sein.

Im Wasser gehen. Aquajogging heißt das, wenn man im Wasser geht. Über die Nützlichkeit dieser Behandlungsform sind sich alle Ärzte einig. Sie tragen einen Schwimmgürtel, der Ihnen so viel Auftrieb gibt, daß Ihre Füße gerade nicht mehr den Boden berühren. Das Wasser trägt den Großteil den Körpergewichts und befreit Rücken, Hüften, Knie, Knöchel und Füße von der Belastung. Damit können Sie sich trainieren, ohne Ihre Gelenke übermäßig zu belasten.

WÄRME, KÄLTE UND ANDERE LEICHT VERFÜGBARE HILFSMITTEL

Ein paar schnelle Tips, mit denen Sie Schmerzen und Steifigkeit lindern können und sich Ihre alltäglichen Aufgaben erleichtern können:

Feuchte Wärme jagt die Schmerzen aus den Gliedern. Sie kann bei Schmerzen und Steifigkeit sowohl bei rheumatoider Arthritis als auch bei Arthrose rasch Abhilfe bringen.

Sie können das schmerzende Gelenk mit einer Eukalyptus-Minze-Salbe einreiben und mit Plastikfolie umhüllen. Danach wird das Gelenk in feuchte, warme Handtücher eingeschlagen oder in warmem Wasser gebadet.

Kälte gegen Schmerzen einsetzen. Kühlende Behandlungen können entzündete Gelenke in manchen Fällen beruhigen. Achten Sie aber darauf, ein Tuch zwischen die kalte Packung und die Haut zu legen, um Hautschäden zu vermeiden, und meiden Sie allzuviel Kälte, falls Sie Kreislaufprobleme haben.

Kleidung anwärmen. Durch Abnutzung bedingte Schmerzen sprechen meist auf Wärme an, und Wärme hilft auch gegen die Steifigkeit. Sie könnten zum Beispiel Ihre Kleidung im Winter vor dem Anziehen einige Minuten auf der Heizung oder im Wäschetrockner vorwärmen, um die steifen Gelenke am Morgen beweglicher zu machen.

Steifigkeit mit einer warmen Dusche fortspülen. Ein weiterer schneller Weg, um die morgendlich steifen Gelenke zu lockern, ist eine warme Dusche oder ein Vollbad gleich nach dem Aufstehen. Manche Patienten machen sich das Aufstehen leichter, indem sie im Bett

● STEIFIGKEIT FORTSPÜLEN

Wenn Sie morgens mit steifen Gliedern aufwachen, sollten Sie eine Minute in mentale Lockerungsübungen investieren.

Achten Sie darauf, daß Sie bequem liegen und warm zugedeckt sind. Schließen Sie die Augen, und stellen Sie sich eine Szene vor, die Ihnen hilft, Ihre Gelenke zu lockern und sich auf einen angenehmen Tag vorzubereiten.

Lassen Sie vor Ihrem inneren Auge das Bild eines sanft dahinströmenden Flusses entstehen. Sie sitzen am Ufer des Flusses, die Sonne scheint, und es ist warm. Sie spüren, wie die Sonnenstrahlen Ihren Körper durchwärmen – sie wärmen Ihr Gesicht ... den Hals ... die Brust ... den Bauch ... die Schenkel, Knie, Waden, Knöchel und Füße.

Ihr Körper ist ganz warm und weich; Sie fühlen sich wohl darin.

Ruhig beginnt der Fluß, über Ihre Füße zu fließen. Auch das Wasser ist warm. Es fließt nun in Ihren Füßen, wärmt sie und wäscht die Steifigkeit weg. Sie sehen, wie die Steifigkeit in Schwaden, wie aus grauem Sand, aus Ihrem Körper hinausströmt und vom Fluß mitgenommen wird.

Ihr Körper ist warm, und der warme Fluß fließt nun durch Ihre Knie. Sie fühlen die Sonnenwärme, Sie fühlen das warme Wasser, das die Steifigkeit aus Ihren Knien spült. In grauen Schwaden rinnt die Steifigkeit in den Fluß und treibt davon.

Lassen Sie den Fluß durch alle Teile Ihres Körpers strömen. Fühlen Sie die Sonnenwärme, und lassen Sie den warmen Fluß mit kleinen Wirbeln und Strudeln durch alle Körperregionen fließen, die grauen Flocken Steifigkeit aufnehmen und davontragen.

Lassen Sie sich Zeit. Genießen Sie die Wärme.
Guten Morgen.

Socken oder Beinwärmer tragen – was auch helfen kann, die Schmerzen in der Nacht nicht aufkommen zu lassen.

Praktische Hilfsmittel erleichtern das Leben. Tausende kleine Helfer und Geräte können Gelenkkranken das Leben leichter machen. Manche davon können Sie selbst anfertigen. Zum Beispiel:

- Dinge öffnen und schließen: Eine Stoffschlinge am Griff des Kühlschranks hilft, Belastung für die Finger zu vermeiden. Ähnliche Schleifen an Reißverschlüssen machen das An- und Ausziehen leichter. Es gibt sogar Einrichtungen, mit denen man Türen öffnet, indem man einfach einen Schalter umlegt.
- Dinge in den Händen halten: Schaumstoff, um die Griffe von Besteck, Rasiermesser und Haarbürste gewickelt, macht das Ergreifen und Halten leichter und verringert die Belastung für schmerzempfindliche, arthritische Finger. Ein verlängerter Spiegel erspart das Vorbeugen beim Rasieren, und um sich beim Anziehen von Schuhen und Socken nicht bücken zu müssen, kann man Schuhlöffel und Sockenanzieher mit langen Griffen verwenden.
- Im Badezimmer: Bringen Sie Stützgriffe an, wo immer es notwendig ist. Mit Hilfe eines Barhockers können Sie im Sitzen duschen. Die Beine des Barhockers müssen dazu mit Saugnäpfen sicher am Boden der Brausetasse fixiert sein.

DIE MEDIKAMENTENRESERVE IM REGAL

Halten Sie natürliche und pharmazeutische Mittel zur Behandlung in Reserve.

Versuchen Sie es mit Fischöl. Fischöl kann Schmerzen bei rheumatoider Arthritis rasch lindern. Es enthält Fettsäuren, die in Studien bei Tieren und an Zellkulturen die Produktion entzündungsfördernder biochemischer Substanzen unterdrückt haben. Allerdings: In Deutschland ist Fischöl nur zur Senkung von erhöhten Blutfettspiegeln zugelassen.

Fischöl kann jedoch auch Nebenwirkungen haben: Es kann die Blutgerinnungsfähigkeit senken, den Vitamin-Gehalt des Blutes gefährlich steigen lassen und Wechselwirkungen mit anderen Medikamenten haben- hen Sie daher Ihren Arzt zu Rate, bevor Sie Fischöl- kapseln nehmen.

Versuchen Sie es mit Aspirin®. Das billigste Medi- kament in der Arthritisbehandlung ist Aspirin®. Rheu- matologen empfehlen diese traditionsreiche Arznei auch heute noch, um Schmerzen und Entzündungen in Gelenken zu bekämpfen. Eine schmerzstillende (analge- tische) Wirkung erreicht man durch die Einnahme von zwei Tabletten Azetylsalizylsaure (ASS) à 500 mg. Sie hält etwa vier Stunden lang an. Für eine entzündung- shemmende Wirkung müssen Patienten jedoch täglich drei bis sechs Gramm ASS einnehmen, das entspricht sechs bis zwölf Tabletten Aspirin®. Eine derart hochdo- sierte Behandlung darf nur unter ärztlicher Aufsicht durchgeführt werden.

Betablocker bringen Besserung. Rheumatologen wissen, daß Streß Arthritisattacken auslösen kann. Darum versucht man mit Medikamenten, die die Aus- wirkungen von Streß eindämmen, gegen arthritische Entzündungen vorzugehen. Die sogenannten Beta-2- Blocker sind Arzneistoffe, die die Auswirkungen des Streßhormons Noradrenalin bremsen und auf diese Weise anscheinend auch Arthritisschübe behindern.

Hilfe durch Sulfasalazin. Im Frühstadium von rheumatoider Arthritis kann eine rasche Behandlung mit dem rezeptpflichtigen Medikament Sulfasalazin (z.B. Azulfidine®) die Gelenkzerstörung möglicherweise brem- sen oder zumindest verlangsamen.

GEGEN GICHT VORGEHEN

Während sich rheumatoide Arthritis und Arthrose im allgemeinen langsam entwickeln und lebenslang beste- hen bleiben, überfällt die Gicht ihre Opfer ganz plötzlich und ohne nennenswerte Vorwarnung. Sie kann nach dem ersten Anfall für immer verschwinden, doch meist kehren die quälenden Gichtschmerzen wieder. Grundsätzlich kann jedes Gelenk betroffen sein, besonders häufig ist Gicht jedoch in der großen Zehe.

Die meisten Gichtkranken sind Männer mittleren

Alters. Bis zur Menopause scheinen Frauen durch Gicht nicht gefährdet zu sein.

Gicht ist nicht nur, aber vor allem eine Krankheit der Wohlhabenden, denn reichlicher Fleischkonsum und Alkoholgenuß tragen zu ihrer Entstehung entscheidend bei. Der Krankheitsprozeß selbst wird durch Harnsäure verursacht, die wir alle im Blut haben. Bei manchen Menschen produziert der Körper zuviel Harnsäure, während bei anderen die Produktion zwar normal ist, die Ausscheidung aber unzureichend. In beiden Fällen kristallisiert die überschüssige Harnsäure in den betroffenen Gelenken aus – und wer je Fotos von Kristallen betrachtet hat, weiß, daß sie messerscharfe Kanten und nadelspitze Ecken haben. Das erklärt, warum Gicht Schmerzen verursacht, deren Intensität manchmal mit Geburtswehen oder der Schmerzempfindung bei Hodenquetschung verglichen wird.

Ein Gichtanfall bedeutet trotzdem nicht, daß Sie zu einem Leben voll Schmerzen verurteilt sind. Gicht läßt sich rasch und wirksam behandeln, und erneute Attacken können verhütet werden.

Der erste Schritt – medizinische Hilfe. Es gibt Krankheiten, die fast so schmerzhaft sind wie Gicht, aber andere Ursachen haben. Der erste Schritt zur richtigen Behandlung ist daher die richtige Diagnose. Pseudogicht und bakteriell bedingte Gelenkentzündung, die andere Behandlungen erfordern, müssen als Möglichkeit in Betracht gezogen werden. Eine falsche Diagnose kann den Beginn einer wirksamen Behandlung verzögern.

Ibuprofen ist das Medikament der Wahl. ASS ist zur Gichtbehandlung nicht geeignet. Es kann sogar die Ausscheidung von Harnsäure verzögern und die Krankheit dadurch verschlimmern. Ibuprofen, ein nichtsteroidales Antirheumatikum, kann die überbordende Entzündung, die die Schmerzen rund um das betroffene Gelenk auslöst, dämpfen.

Druckentlastung. Wenn die blitzartigen Schmerzattacken einsetzen, ist es am besten, das betroffene Gelenk erhöht zu lagern und ruhig zu halten. Diesem Rat wird man wegen der heftigen Schmerzen sicher freiwillig folgen. Die meisten Betroffenen empfinden sogar das federleichte Gewicht eines Leintuchs auf dem extrem druckempfindlichen Gelenk als unerträglich. Wenn das für Sie zutrifft und Sie Hilfe suchen, können Sie sich im Sanitätshaus folgende Vorrichtung beschaffen: eine Stange, die am Fußende des Bettes montiert wird und die Decke hochhält, so daß sie den Fuß nicht berührt.

Das Feuer löschen. Zehn Minuten lang eine Eispackung aufzulegen betäubt den Schmerz. Wenn der Druck der Packung zu unangenehm ist, können Sie das Gelenk mit einem Handtuch oder einem Schwamm polstern.

Speisen mit hohem Puringehalt meiden. Purin ist eine in der Nahrung enthaltene Substanz, die den Harnsäuregehalt im Körper ansteigen läßt. Manche Speisen – Kraftbrühe, Fleischextrakt, Hackfleisch, Herz, Nieren, Leber, Hirn, Bries, Anchovis, Hering, Muscheln und Sardinen – enthalten so viel Purin, daß sie einen Gichtanfall auslösen können. Aber auch Nahrungsmittel, die nur wenig Purin enthalten, können zur Entstehung eines Gichtanfalls beitragen und sollten nur maßvoll (eine Portion pro Tag) genossen werden. Dazu zählen Spargel, getrocknete Bohnen und Erbsen, Blumenkohl, Linsen, Pilze, Haferflocken, Schalentiere, Spinat, Vollkornprodukte, Hefe, Fisch, Fleisch und Geflügel.

Alkoholabstinenz ist empfehlenswert. Alkohol fördert nicht nur die Produktion von Harnsäure, sondern verringert auch die Fähigkeit des Körpers, sie auszuscheiden. Besondere Vorsicht ist bei Bier geboten, das nicht nur ein alkoholisches Getränk ist, sondern auch mehr Purin enthält als andere alkoholische Getränke.

Geben Sie jedoch das Trinken nicht völlig auf. Achten Sie vielmehr darauf, viel Wasser zu trinken, um überschüssige Harnsäure aus dem Organismus auszuschwemmen.

RÜCKENSCHMERZEN

F lach auf dem Rücken – schon wieder. Menschen, die an akuten oder chronischen Rük- kenschmerzen leiden, liegen öfter flach als ihnen lieb ist.

Aber natürlich kann der Rücken noch vieles andere, außer weh zu tun. Arme und Beine haben daran ihren Ausgangspunkt, Hemden hängen daran herunter und Blumensträuße werden dahinter versteckt. Wir brauchen den Rücken beim Gehen, Sitzen und Stehen, beim Schwimmen, Laufen, Springen, Reiten und Tanzen, beim Vorbeugen und Aufrichten. Wir machen uns damit steif oder entspannen uns und lümmeln herum, wir drehen und krümmen den Rücken. Er kann jucken und gekratzt werden und tut beim Rollen, Herumkugeln und Toben seine Pflicht.

All diese Aufgaben können jedem Rücken hin und wieder einmal zuviel werden – Schmerzen sind die Folge. Oft ist eine Verstauchung oder Zerrung schuld, doch manchmal zeigen Rückenschmerzen auch einen Bandscheibenschaden oder ein anderes, schwerwiegenderes Problem an. Gehen Sie daher zum Arzt, wenn Ihr Rücken plötzlich und ohne ersichtlichen Grund schmerzt; wenn Rückenschmerzen in Kombination mit Fieber, Magenkrämpfen, Brustschmerzen oder Atemnot auftreten; wenn akute Schmerzen mehr als zwei, drei Tage oder chronische Schmerzen länger als zwei Wochen anhalten; oder wenn die Schmerzen das Bein entlang ausstrahlen.

In vielen Fällen aber können Sie selbst etwas gegen Rückenschmerzen tun, und auch wenn Sie zum Arzt gehen, wird dieser Sie oft zur Mitarbeit bei der Schmerzbekämpfung auffordern. Zum Beispiel:

- In nur fünf Sekunden können Sie Kissen so arrangieren, daß Ihre Kniesehnen weniger an Ihrem Rücken ziehen.
- In nur zehn Minuten können Sie sich mit zwei Tennisbällen selbst eine schmerzlindernde Massage verabreichen.
- In nur zwölf Minuten kann Rückengymnastik die Schmerzen verschwinden lassen.

Wenn Ihr Rücken schmerzt, sagt er Ihnen damit: «Los, kümmere dich um mich. Worauf wartest du noch?»

DIE PRAXIS DER SCHMERZBEKÄMPFUNG

Ein starker Rücken tut nicht weh. Training hält den Rücken kräftig und schmerzfrei und kann auch von Schmerzen befreien. Deshalb sind Dehnübungen und Gymnastik für den Umgang mit Rückenschmerzen wichtig. Das beste daran ist, daß Sie Rückenschmerzen damit schnell und leicht bekämpfen können – kein Vergleich mit Stunden voll Schmerzen und Unbeweglichkeit!

Ins Bett gehen. Zuallererst ist es am vernünftigsten, sich ins Bett zu legen. Je nach Heftigkeit der Schmerzen sollten Sie Ihrem Rücken bis zu zwei Tage Ruhe gönnen.

Den Rücken rasch wieder aus dem Bett heben. Schlagen Sie keine Wurzeln im Schlafzimmer. Vor dem Fernsehgerät zu lungern und sich eine Woche lang Serien und Videos reinzuziehen, bedeutet für Ihre kleinen grauen Zellen vielleicht einen wohlverdienten Urlaub, doch der Rücken hat damit nicht viel gewonnen. Personen mit Rückenschmerzen, die nur zwei Tage im Bett verbringen, sind in den folgenden drei Monaten um 45 % weniger oft im Krankenstand als Patienten, die eine volle Woche Bettruhe halten. Die Bauch- und Rückenmuskeln werden schwächer, wenn sie tagelang nicht beansprucht werden.

Verscheuchen Sie die Angst vor Schmerzen. So schnell wie möglich wieder mobil zu werden, hat noch einen Vorteil: Längere Bettruhe verschafft eine trügerische Sicherheit und kann die Angst schüren, daß jede

Bewegung weiteren Schaden verursachen könnte. Diese mentale Lähmung springt in einem fatalen Kreislauf auf den Körper über, denn solange der Patient im Bett bleibt, fühlt er sich wohl; ist er hingegen gezwungen, wieder aktiv zu werden, beginnt erneut das chronische Leiden.

Schmerzen mit einer Eismassage einfrieren. Um Schwellungen zu verhüten und die überreizten Nerven zu beruhigen, können mehrere Tage hindurch fünfminütige Eismassagen durchgeführt werden. Zu diesem Zweck können Sie Wasser in einem Papp- oder Plastikbecher einfrieren. Legen Sie sich flach hin, und bitten Sie jemanden, die Eispackung rasch über den schmerzenden Bereich hin- und herzureiben. Eine Hautpartie sollte dabei nicht länger als 30 bis 60 Sekunden bearbeitet werden, und die gesamte Massage sollte maximal fünf Minuten dauern.

Die Schmerzen mit Wärme vertreiben. Nach zwei Tagen Eisbehandlung folgt Wärme. Trockene oder feuchte Wärme, 15 bis 20 Minuten hindurch angewendet, erweitert die Blutgefäße und verbessert so die Blutversorgung und den Abtransport von Abbauprodukten aus den Muskeln. Ein Heizkissen kann für trockene Wärme sor-

---

HIGH TECH • TENS SPART ZEIT

Gymnastik ohne Schwitzen – das ist die Idee hinter einem Gerät, mit dessen Hilfe manche Patienten mit Rückenschmerzen ihr Aufbauprogramm früher in Angriff nehmen können.

Bei der sogenannten transkutanen elektrischen Nervenstimulation (TENS) erhalten die Muskeln elektrische Reize, die sie zur Spannung und Entspannung anregen. Die elektrische Nervenstimulation steigert Muskelkraft und Ausdauer genauso wie isometrische Übungen, wobei sich aber der Körper nicht bewegt. Dazu wird ein batteriegetriebenes Gerät eingesetzt, das die entsprechenden Muskelbereiche über Elektroden, die an der Haut befestigt werden, mit Schwachstromreizen versorgt.

TENS-Geräte bekommen Sie im Fachhandel für medizinische Geräte (Sanitätshaus). Wenn der Arzt Ihnen eine solche Behandlung verordnet, übernehmen die Krankenkassen die Kosten.

gen. Wenn Sie zwischen das Heizkissen und die Haut ein Stück warmen, feuchten, mit Plastik umhüllten Stoff schieben, haben Sie feuchte Wärme. Stellen Sie das Heizkissen auf mittlere Wärme oder nach der Gebrauchsanweisung ein.

Kalt und warm abwechseln. Versuchen Sie es mit einer halben Stunde Kältebehandlung, dann eine halbe Stunde Wärme, und danach wieder zurück zur Kälte. Mit dieser alternierenden Methode können Sie die Vorteile beider Behandlungen nutzen.

Verkrampfte Muskeln dehnen. Eine sanfte Dehnübung kann schmerzhafte Muskelkrämpfe im Rücken in wenigen Minuten beseitigen. Legen Sie sich dazu auf den Rücken, ziehen Sie die Knie zur Brust hoch, und schlingen Sie die Arme um die Knie. Bleiben Sie in dieser Position, und entspannen Sie sich. Wiederholen Sie die Übung, bis der Krampf vorüber ist.

Zehn Minuten Pause und zwei Tennisbälle. Die passive Selbstmassage mit zwei Tennisbällen geht folgendermaßen: Legen Sie sich flach auf den Boden, und schieben Sie zwei Tennisbälle im Kreuzbereich links und rechts der Wirbelsäule unter Ihren Rücken. Bringen Sie die Bälle an die Stelle, die schmerzt. Atmen Sie nun tief durch, und entspannen Sie sich – Ihr Körpergewicht soll dabei auf den Bällen ruhen. Die Bälle dehnen die schmerzenden Muskeln. Verlagern Sie Ihr Gewicht, um Druck auf andere Punkte zu bekommen. Sie können in zehn Minuten Ihren ganzen Rücken reiben oder in dieser Zeit nur einen Problembereich bearbeiten. Hören Sie mit der Massage auf, falls die Schmerzen stärker werden. Für Bandscheibenschäden oder Nervenprobleme ist diese Technik allerdings nicht geeignet.

Entzündungshemmende Medikamente. Rückenschmerzen gehen häufig mit Entzündungen einher, die durch Azetylsalicylsäure (ASS) und Ibuprofen bekämpft werden können. ASS und Ibuprofen wirken rasch und haben minimale Nebenwirkungen. Befolgen Sie bei akuten Schmerzen die Anweisungen auf dem Beipackzettel.

Zwölf Minuten Training bringen Schmerzen zum Verschwinden. Physiotherapeuten empfehlen folgende einfache Übung als Soforthilfe gegen Rückenschmerzen:

Legen Sie sich flach auf den Bauch. Lassen Sie den Rücken locker, legen Sie die Arme neben den Körper, Handflächen nach oben, und drehen Sie den Kopf zur Seite. Atmen Sie ein paarmal tief durch, und entspannen Sie sich vier bis fünf Minuten lang.

Legen Sie nun die Ellenbogen unter die Schultern, so daß Sie mit durchgebogenem Rücken und erhobenem Kopf auf den Unterarmen ruhen. Bleiben Sie maximal fünf Minuten in dieser Stellung oder kürzer, wenn es Ihnen früher unangenehm wird. Schieben Sie schließlich die Hände unter die Schultern, und stützen Sie sich auf den Armen auf, bis die Ellenbogen fast durchgestreckt sind, als ob Sie Liegestütze machen würden. Achten Sie aber darauf, daß Hüften, Becken und Beine locker bleiben – der untere Rückenteil soll entspannt durchhängen. Wiederholen Sie die Übung zehnmal, und halten Sie die durchhängende Position jeweils zehn Sekunden.

Sollte sich nach einigen Tagen keine Besserung einstellen, so versuchen Sie, bei der Übung mehr Gewicht auf die nicht schmerzende Hüfte zu legen. Lassen Sie beide Hüftseiten am Boden, aber ziehen Sie die Hüfte auf der «guten» Rückenseite höher (näher Richtung Kopf) als die Hüfte auf der schmerzenden Seite, und führen Sie danach die Übung zu Ende. Die Verlagerung der Hüfte, weg von der schmerzenden Seite, reicht oft aus, um die Schmerzen zu beseitigen.

ENTSPANNUNG BRINGT BESSERUNG

Die Frage, ob Rückenschmerzen von Anspannung verursacht werden, wird zwar noch diskutiert, doch Anspannung trägt sicher zu Schmerzzuständen bei, und es bestehen kaum Zweifel, daß Entspannungsübungen zur Linderung von Rückenschmerzen beitragen. Sie können zumindest vom Schmerz ablenken, und sei es nur für einige Minuten. Versuchen Sie es mit der auf S. 225 beschriebenen Entspannungsübung.

Wenn die Schmerzen so heftig sind, daß Sie die Übung nicht durchführen können, dann braucht Ihr Rücken Ruhe, und Sie gehören ins Bett. Versuchen Sie die Übung am nächsten Tag erneut.

DIE PRAXIS DER SCHMERZVERMEIDUNG

Auch wenn Sie noch so schnell auf die Füße kommen – Sie haben keine Garantie, daß Ihr Rücken nie Probleme machen wird. Falsche Bewegungen bergen immer die Gefahr, einen schwachen Rücken zu schädigen. Folgen Sie in diesem Fall den untenstehenden Ratschlägen, um den Schaden möglichst gering zu halten und rasch abheilen zu lassen. Noch besser ist es natürlich, den Rücken zu kräftigen, um das Risiko eines Schadens von vornherein so klein wie möglich zu halten. Holen Sie wie immer ärztlichen Rat ein, bevor Sie mit einem Trainingsprogramm beginnen.

Ein Kissen in die Kurve klemmen. Dies ist eine der raschesten und simpelsten Maßnahmen, um Rückenschmerzen beim Sitzen zu vermeiden. Legen Sie eine Stützrolle von etwa 10 bis 15 cm Durchmesser (Sanitätshaus) knapp über der Gürtellinie hinter Ihren Rücken. Ein kleines, festes Kissen kann denselben Zweck erfüllen. Es ist besonders beim Autofahren günstig.

Aufrecht stehen. Die Aufforderung «Steh' gerade» kennen Sie aus Kindertagen. Die Kurven der Wirbelsäule federn das Körpergewicht ab, doch wenn sich durch schlechte Haltung eine Krümmung der Kurven entwickelt, werden Bänder und weiches Gewebe überdehnt. Manche Ärzte meinen, schlechte Haltung sei die Wurzel aller Rückenprobleme.

Das Gegenmittel ist einfach und nimmt nur ein paar Sekunden in Anspruch, aber man braucht Übung, bis es zur Gewohnheit wird. Stehen Sie so aufrecht wie möglich, heben Sie die Brust, ziehen Sie den Bauch ein, und spannen Sie die Pobacken.

Aufrecht sitzen. Um Kreuzschmerzen durch schlechte Sitzhaltung vorzubeugen, sollten Sie richtig sitzen lernen: Setzen Sie sich zunächst in Ihrer gewohnten, gebeugten Haltung hin. Gehen Sie dann zu extrem guter Haltung über – Rücken durchgedrückt, Hals aufrecht, Brust heraus -, und wiederholen Sie diesen Wechsel 15 bis 20 Mal. Die ganze Übung sollten Sie dreimal täglich, morgens, mittags und abends, durchführen. So wird Ihnen die neue Sitzhaltung bald in Fleisch und Blut übergehen, und Ihre Rückenmuskeln werden soweit gestärkt, daß sie weniger leicht ermüden.

Kurz pausieren. Kleine Pausen beim Sitzen verhindern Rückenschäden, die durch die «Kompressionskräfte» entstehen können. Stehen Sie daher öfter auf, und biegen Sie den Rücken mehrmals nach rückwärts durch. Viele kleine Pausen sind auch nützlich, wenn Sie in vornüber gebeugter Haltung arbeiten, z. B. beim Staubsaugen oder unter der Motorhaube des Autos.

Stühle austauschen. Investieren Sie ein paar Minuten in die Auswahl und richtige Einstellung eines Stuhls, und Sie vermeiden dadurch lebenslange Rückenschmerzen. Stühle sollten im Idealfall das Kreuz stützen und die richtige Höhe haben. Ihr Stuhl hat die richtige Höhe, wenn die Oberschenkel in einer waagrechten Position sind, während Ihre Füße auf dem Boden stehen. Ihr Stuhl sollte auch über Armlehnen verfügen, die den Rücken entlasten. Stühle und Autositze mit verstellbarer Rückenlehne tragen ebenfalls zur Vermeidung von Rückenschmerzen bei.

Vorsichtig ins Auto einsteigen. Wenn Sie sich in den Autositz werfen, könnte Ihnen Ihr Rücken nachher den ganzen Tag gram sein. Steigen Sie lieber vorsichtig ein: Lassen Sie sich seitlich auf dem Sitz nieder, und ziehen Sie dann die Beine nach. Achten Sie darauf, daß sich der Sitz weit genug vorne befindet, so daß Ihre Knie in einem bequemen Winkel gebeugt sind und Druck auf den Rücken abfedern.

Ein guter Autositz. Denken Sie bei der Auswahl eines neuen Wagens daran, sich den Fahrersitz genau anzusehen! Wenn der Sitz nicht bequem ist, sind alle Einbauten und sonstigen Extras bedeutungslos. Der Sitz soll den Rücken gut stützen, nicht zu weich sein, und wäre bequemer, wenn er Armlehnen und eine verstellbare Rückenstütze für den Kreuzbereich hätte.

Wie bequem der Sitz Ihres neuen Autos sein wird, können Sie bei einer längeren Probefahrt austesten, oder

Sie leihen sich den Wagentyp vor dem Kauf für ein Wochenende.

Mit der Kraft der Beine statt mit dem Rücken heben. So kräftig Ihr Rücken auch sein mag, er ist nicht dazu bestimmt, sich nach vorn zu krümmen, um Dinge aufzuheben, seien sie nun leicht oder schwer. Halten Sie Ihren Rücken immer so gerade und aufrecht wie möglich, gehen Sie in die Knie, und strecken Sie zum Aufrichten die Beine durch. Wenn Sie mehrere Dinge zu heben haben, sollten Sie dazwischen immer wieder kurze Pausen machen, in denen Sie den Rücken nach hinten durchstrecken.

Einen Stemmergürtel umschnallen. Gewichtheber und Bodybuilder tragen ihre breiten Ledergürtel nicht nur, um gefährlich auszusehen. Die Gürtel, die in jedem Sportartikelladen erhältlich sind, stützen das Kreuz beim Heben ausgezeichnet. Das kann auch Ihren Rücken schützen, wenn Sie etwas Schweres heben müssen.

Lasten schleifen. Sie sollten schwere Objekte nach Möglichkeit schieben oder ziehen, anstatt sie zu heben. Damit bleibt die Belastung dort hängen, wo sie hingehört – an den Armen und Beinen, nicht am Rücken.

Eine Sperrholzplatte unter die Matratze schieben. Wenn Ihre Matratze in der Mitte nachgibt und durchhängt, wird auch Ihre Wirbelsäule in diese Stellung gezwungen. Eine Sperrholzplatte, zwischen Matratze und Bettfederung geschoben, sorgt für die notwendige feste Auflage und erspart es Ihnen, ein neues Bett zu kaufen. Achten Sie darauf, die Matratze richtig anzuheben, so daß Sie sich nicht mit einem verrissenen Rücken hinlegen müssen, sobald das Brett plaziert ist.

Schlafen in «S-Position». Um Druck auf die Wirbelsäule zu vermeiden, sollte Ihr Rücken flach auf der Matratze aufliegen. Das Geheimnis dafür (in fünf Sekunden machbar): Schieben Sie ein Kissen unter die Knie und ein zweites unter Kopf und Nacken. Dadurch entspannen sich die Kniesehnen und ziehen nicht mehr an Ihrem Rücken.

Ein Handtuch als Ergänzung für die Nachtgarderobe. Bei manchen Menschen treten Kreuzschmerzen nur im Bett auf, was oft durch eine unbequeme Schlafstellung verursacht ist. Die notwendige Korrektur kann beispielsweise erzielt werden, indem man ein zusammengerolltes Handtuch um die Taille legt und mit einer Sicherheitsnadel fixiert. In seitlicher Lage sollte die Handtuchrolle den natürlichen Hohlraum zwischen Becken und Rippen ausfüllen. Das Anlegen der Rolle sollte nicht mehr Zeit in Anspruch nehmen, als einen Gürtel durch Hosenschlaufen zu ziehen und zu schließen.

Wie ein Baby schlafen. Die Embryonalstellung ist bei chronischen Rückenschmerzen günstig. Legen Sie dabei ein Kissen zwischen Ihre Knie, um zu verhindern, daß das obere Bein nach oben rutscht und Ihre Hüfte verdreht, was Druck auf den Rücken ausübt. Diese Schlafstellung einzunehmen, geht so schnell, daß Sie dabei eine Zeitreise in die Vergangenheit machen.

Das perfekte Kissen auswählen. Auch ein ungeeignetes Kissen kann Nacken- und Rückenschmerzen verursachen. Schließlich verbringen Sie dann rund ein Drittel Ihres Lebens in einer Position, in der Kopf und Schultern durch ein Kissen in einem unnatürlichen Winkel abgestützt werden. Ein Kissen muß fest genug sein, um in Form zu bleiben und den unteren Nackenbereich zu stützen, wenn man auf der Seite schläft. Es gibt Spezialkissen, die einen Keil zwischen Schulter und Kopf formen, der den Hals abstützt und gleichzeitig Kopf und Schultern in einer natürlichen Position beläßt.

Schuhe mit Einlagen «polstern». Leichte Schuhe mit biegsamen Sohlen und elastischen, stoßdämpfenden Einlagen können Rückenschmerzen deutlich lindern. Nach Meinung der Ärzte ist das darauf zurückzuführen, daß die Einlagekissen die belastenden Stöße abfangen, die beim Gehen normalerweise auf einen schwachen Rücken einwirken. Die Besserung hält an, solange man die Einlagen regelmäßig trägt.

Haltung für das «Hatschi!» annehmen. Versuchen Sie, sich beim Husten oder Niesen zurückzulehnen und Ihre Bauchmuskeln zusammenzuziehen. Die meisten Leute haben beim Niesen oder Husten zwar keine Probleme, doch wenn eine Bandscheibe schwach ist, kann Schaden entstehen.

Zuerst denken, dann trinken. Anstatt sich über

einen Wasserhahn oder Brunnen zu beugen und sich womöglich Rückenschmerzen zu holen, sollten Sie einen Fuß vorstellen und die Knie zum Trinken beugen – oder das Wasser einfach mit einem Pappbecher entnehmen.

LEICHTE DEHNÜBUNGEN GEGEN RÜCKENSCHMERZEN

Sanfte Dehnübungen nehmen nicht mehr als ein paar Minuten in Anspruch und bereiten die Muskeln auf Belastungen vor – besonders wichtig für Personen mit schmerzender Rückenmuskulatur. Die hier empfohlenen Dehnübungen sind dem «Goodbye Back Pain Handbook» von Dr. James Wheeler und Dr. James Peterson sowie dem Buch «More Advice from the Back Doctor» von Dr. Hamilton Hall entnommen. Die Übungen können zur Schmerzbekämpfung durchgeführt werden und sollten unbedingt gemacht werden, bevor Sie mit den auf S. 511 unter der Überschrift «Trainingslager für den Rücken» beschriebenen Übungen beginnen. Wenn die Muskeln kalt sind, können allerdings auch Dehnübungen dem Rücken schaden, – beginnen Sie daher zum Aufwärmen mit einem kurzen, flotten Spaziergang, oder laufen Sie leicht auf der Stelle. Machen Sie die Dehnübungen nur, wenn Sie sich dabei wohlfühlen. Führen Sie jede Übung langsam und mit fließenden Bewegungen aus, und brechen Sie sie ab, wenn Sie Schmerzen haben.

Knie zur Schulter: Legen Sie sich flach auf den Boden oder auf eine Matte, ziehen Sie die Knie zur Brust, und schlingen Sie die Arme um die Knie. Ziehen Sie die Knie weiter zur Brust, wobei eine sanfte Dehnung im Kreuz fühlbar wird. Halten Sie die Position 15 Sekunden, und atmen Sie dabei normal weiter. Entspannen Sie sich danach, und wiederholen Sie die Übung.

Aus dem Sitzen vorbeugen: Setzen Sie sich in einen Stuhl mit gerader Rückenlehne; die Füße stehen auf dem Boden, die Beine sind leicht gespreizt. Lassen sie nun den Rumpf nach vorne sinken, und beugen Sie sich aus der Taille immer weiter vor, während die Hände die Beine entlang gleiten, bis sie auf den Knöcheln ruhen und die Brust die Knie berührt; zählen Sie in dieser Stellung bis acht, setzen Sie sich danach langsam auf, und wiederholen Sie die Übung.

Die Schuhbindeübung: Stellen Sie sich vor einen niedrigen Hocker, wobei ein Fuß auf dem Boden bleibt und der andere auf dem Hocker plaziert wird. Das Körpergewicht ruht großteils auf dem Fuß am Boden. Beugen Sie sich langsam nach vorn, bis Ihre Brust das erhobene Knie berührt und die Hände auf dem erhobenen Fuß liegen. Richten Sie sich langsam wieder auf, und wiederholen Sie die Übung fünfmal. Danach wechseln Sie die Fußstellung und wiederholen die Übung mit dem anderen Fuß.

Beim Zähneputzen gerade stehen. Kommt Ihr Mund der Zahnbürste bis zum Waschbecken entgegen? Wer hat hier das Kommando, der Mund oder die Zahnbürste? Mit krummem Rücken vor dem Waschbecken zu stehen, hilft vielleicht, das Badezimmer blitzblank zu halten, riskiert aber Rückenschmerzen. Wenn Sie sich über das Waschbecken beugen, müssen die unteren Rückenmuskeln allein den Rumpf halten, damit er nicht vorfällt. Die Zahnbürste sollte sich deshalb stets höflich zum Mund hinaufbegeben und Ihrem Rücken die Achtung zollen, die ihm gebührt.

TRAININGSLAGER FÜR DEN RÜCKEN

Alles, was Sie für diese Behandlung brauchen, ist der intensive Wunsch, Ihre Schmerzen zu überwinden. Es handelt sich dabei um eine Physiotherapie, die so strikt ist, daß sie als «Trainingslager für den Rücken» bezeichnet wird. Mit ihrer Hilfe sind Patienten, die jahrelang unter quälenden Schmerzen gelitten haben, nach nur vier Wochen wieder mobil und gesund. Denn bei mehr als 90 Prozent aller Menschen sind Schwäche und Ungleichgewichte in der Muskulatur, die Wirbelsäule und Hüften stützt, für Rückenschmerzen verantwortlich.

Die Behandlung umfaßt weit mehr als bloßen Muskelaufbau. Wenn diese Therapie in einer Klinik oder einem Trainingszentrum durchgeführt wird, geraten die Patienten in einen wahren Sturm an Aktivitäten – Massage, Dehnübungen, Entspannungstechnik und Analyse des Arbeitsplatzes. Sie müssen sich verpflichten, bis zum Ende des Programms täglich acht Stunden an ihren persönlichen und arbeitsbezogenen Zielen zu arbeiten. Das Resultat: Die Schmerzen können weitgehend reduziert werden, und verbleibende Probleme lassen sich bessern, wenn die Aktivitäten zu Hause fortgeführt werden.

Doch Sie müssen sich nicht in klinische Behandlung begeben, um sich einige der besten Muskelaufbauübungen zunutze zu machen. Sie können die Übungen gleich jetzt ausprobieren – vorausgesetzt, Sie haben zur Muskellockerung bereits Dehnübungen wie die auf S. 510 beschriebenen («Leichte Dehnübungen gegen Rückenschmerzen») gemacht.

Becken aufrichten: Stellen Sie sich so auf, daß Rücken und Schultern an einer Wand anliegen; die Füße etwa schulterbreit auseinander, die Fersen etwa 20 cm von der Wand entfernt. Beugen Sie die Knie leicht, spannen Sie die Pobacken an, ziehen Sie den Bauch ein, und versuchen Sie, das Kreuz an die Wand anzuschmiegen. Halten Sie die Stellung, und zählen Sie bis sechs. Entspannen Sie sich, und wiederholen Sie die Übung danach.

Arme und Beine heben: Legen Sie sich bäuchlings auf eine Matte, und schieben Sie zwei Kissen unter Ihren Bauch. Die Arme liegen an den Seiten. Heben Sie nun mit durchgestrecktem Knie das rechte Bein, bis es die Höhe der Kissen erreicht hat. Halten Sie die Position sechs Sekunden, legen Sie das Bein langsam ab, und wiederholen Sie die Bewegung mit dem linken Bein. Heben Sie als nächstes Ihren ausgestreckten linken Arm nach vorn über Kopfhöhe. Gleichzeitig heben Sie Ihr gestrecktes rechtes Bein bis zur Kissenhöhe. Halten Sie die Position sechs Sekunden, und wiederholen Sie die Übung nach einer Entspannungspause mit dem rechten Arm und linken Bein.

Übung für gerade Bauchmuskeln: Legen Sie sich mit aufgestellten Beinen auf den Rücken, so daß die Fußsohlen flach auf dem Boden stehen. Atmen Sie nun langsam aus, während Sie mit ausgestreckten Armen zuerst den Kopf, dann die Schultern von der Matte abheben. Halten Sie die Stellung sechs Sekunden lang.

Übung für schräge Bauchmuskeln: Legen Sie sich mit aufgestellten Beinen auf den Rücken, so daß die Fußsohlen flach auf dem Boden stehen. Ziehen Sie das Kinn zur Brust, strecken Sie die Arme nach vorn, und heben Sie sich langsam hoch, wobei die Hände zum rechten oder linken Knie ziehen. Halten Sie die Stellung sechs Sekunden lang, und wiederholen Sie die Übung mit wechselnden Seiten, so oft Sie können.

Katzenbuckel: Lassen Sie sich mit entspanntem Rücken auf Händen und Knien nieder. Senken Sie den Kopf, ziehen Sie die Bauchmuskeln ein, und machen Sie den

Rücken so rund wie möglich. Stellung sechs Sekunden halten.

Hüfte heben: Legen Sie sich mit aufgestellten Beinen auf den Rücken, so daß die Fußsohlen flach auf dem Boden stehen. Drücken Sie das Kreuz gegen die Unterlage, und heben Sie die Pobacken vom Boden ab. Die Schultern sollten auf der Matte bleiben. Halten Sie die Position fünf Sekunden, und kehren Sie danach langsam zum Boden zurück.

Bein heben in Seitenlage: Legen Sie sich auf die rechte Seite, das untere Bein leicht angewinkelt, das obere Bein ausgestreckt. Heben Sie nun das obere Bein langsam an; der Körper soll ausgestreckt bleiben, das Knie nach vorn gerichtet sein. Wiederholen Sie die Übung mehrmals, und wechseln Sie danach zur anderen Seite.

SCHLAF

m Schlafzimmer hinter Tür Nummer 7 zerwühlt Karin mit ruhelosem Hin-und-her-wälzen ihr Bett, während Georgs Schnarchen eine Etage höher wie ein Mittelding aus Husten und Schreien klingt. Am anderen Ende der Stadt entschlummert Roberta am Steuer ihres Wagens und schlittert den Randstein entlang.

Karin wird – wen überrascht's? – am nächsten Morgen mürrisch und rotäugig über Schlafmangel klagen. Georg wird zwar glauben, er hätte gut und tief geschlafen, aber sich genauso elend fühlen. Und Roberta? Sie wird ihre Kunden angähnen und die Stunden bis zum Mittagsschlaf zählen.

Jeder der drei, die hier unausgeschlafen durch den Tag stolpern, hat ein ganz spezifisches Schlafproblem. Karin leidet unter Schlaflosigkeit: Sie wacht mitten in der Nacht auf und kann nicht wieder einschlafen. Bei Georg hingegen handelt es sich um Schlafapnoe: Seine Atmungsprobleme bescheren ihm einen zu leichten Schlaf, bei dem er sich nicht ausreichend regeneriert. Bei Roberta geht die Übermüdung auf Schlafmangel zurück, denn das Schnarchen ihres Mannes raubt ihr den Schlaf.

Wie kommen diese drei zur Ruhe, die sie brauchen, und wieviel Schlaf benötigen sie wirklich?

Wieviel Schlaf ausreicht, um ausgeruht zu sein, hängt vom Lebensalter ab. Neugeborene schlafen rund 16 Stunden pro Tag, im Alter von etwa 65 Jahren genügen schon sechs Stunden. Der Wendepunkt beim Schlafbedarf kommt um den 50. Geburtstag. In diesem Alter verändert sich der Schlafbedarf; man wacht häufiger mitten in der Nacht auf, die Träume werden kürzer, und die

Gesamtzahl der schlafend verbrachten Stunden nimmt ab.

Der spezifische Schlafbedarf wird, unabhängig vom Ausmaß, oft nicht erfüllt. Etwa ein Drittel aller Erwachsenen hat irgendwann ein Schlafproblem.

Manchmal müssen Schlafstörungen medizinisch behandelt werden, doch den meisten Schlaflosen helfen ein paar einfache Veränderungen ihrer Schlafgewohnheiten. Im allgemeinen dauert es nicht länger als vier bis sechs Wochen, bis sich die neuen Gewohnheiten verfestigt haben und die erwünschte Schlafreaktion auslösen.

Es gibt aber auch schnell wirksame Schritte, mit denen Sie sofort beginnen können.

- Vor dem Zubettgehen das Richtige essen;
- ein einziges Objekt im Schlafzimmer anders plazieren;
- durch richtiges Atmen ruhigen Schlaf herbeiführen;
- Schläfrigkeit bei Tag abstellen, indem Sie zwei Stunden vor einer speziellen Lichtquelle sitzen.

Ruhen Sie wohl!

WIE MAN DEM SANDMÄNNCHEN BEINE MACHT

Sie liegen im Dunkeln und starren auf die Leuchtziffern der Weckeruhr. Sie wollen gerne schlafen, aber es geht nicht. Vielleicht haben Sie am späten Nachmittag ein Nickerchen gemacht, oder Sie stehen unter Streß und sind aufgeregt. Schlafstörungen dieser Art dauern meist nicht länger als ein paar Tage oder allenfalls Wochen. Mit den folgenden Maßnahmen können Sie ihnen schnell beikommen.

Den Tag über aktiv sein. Ein erfüllter Tag erhöht die Chancen auf geruhsamen Schlaf bei Nacht. Wer tagsüber zum Beispiel in eine entfernte Stadt fährt, dort einen Einkaufsbummel macht, ein Museum besucht, in einen Vergnügungspark und den Zoo geht und sich einen Film im Kino ansieht, geht am Abend danach früh schlafen, genießt einen geruhsamen Schlaf und wacht erfrischt auf.

Schlafzimmer streichen. Am besten eignen sich helle Pastellfarben – pfirsich, rosa, blaßgrün und hellblau –, die Sie sanft entschlummern lassen.

Abendliche Ruhezeit. Beginnen Sie vor dem Zubettgehen ein abendliches Ritual, das Sie konsequent einhalten. Nehmen Sie sich zehn Minuten Zeit, um das Geschehen des Tages Revue passieren zu lassen und den nächsten Tag zu planen. Versuchen Sie, Lösungen für Ihre Probleme zu finden, und hören Sie dann auf, über Ihre Sorgen nachzugrübeln.

Strikte Essenszeiten einhalten. Regelmäßige Mahlzeiten sagen Ihrem Körper, daß seine innere Uhr richtig geht. Meiden Sie außerdem schweres Essen vor dem Zubettgehen; es kann Aufstoßen und Sodbrennen verursachen.

«Betthupferl» als Einschlafmittel. Eine in Nahrungsmitteln enthaltene Aminosäure, das L-Tryptophan, kann Ihnen helfen, schneller einzuschlafen. Das geht so: Sie nehmen spätabends einen kleinen Imbiß, der reich an Kohlenhydraten ist, wie beispielsweise einen trockenen Keks, trockene Getreideflocken, ohne Fett zubereitetes Popcorn, Kartoffeln oder Hefegebäck. Zur Verdauung der Kohlenhydrate setzt die Bauchspeicheldrüse Insulin frei. Dadurch sinkt die Konzentration aller Aminosäuren im Blut – mit Ausnahme von Tryptophan. Die nun verhältnismäßig große Menge an Tryptophan erreicht das Gehirn, wo es an der Produktion von Serotonin beteiligt ist. Serotonin wirkt als körpereigenes Schlafmittel: Das Gehirn setzt es ein, um Streß und Spannung zu lösen. Bei den meisten Menschen tritt der beruhigende Effekt 20 bis 30 Minuten nach der Zufuhr von rund 30 Gramm Kohlenhydraten ein.

Versuchen Sie es mit Milch. Vielleicht verlockt Sie das alte Hausmittel – ein Glas warme Milch. Die darin enthaltenen Kohlenhydrate können den Schlaf fördern, doch einige Studien zeigen, daß Milch umgekehrt auch wach machen kann, weil sie genug Eiweiß enthält, um die schlaffördernde Wirkung der Kohlenhydrate aufzuheben. Probieren Sie einfach, ob Milch Ihnen hilft.

Zu einem Muschelessen gehen. Nehmen Sie nicht nur Miesmuscheln und ähnliches, sondern genießen Sie auch ein paar Austern. Muscheln enthalten die Mineralstoffe Kupfer und Eisen, die für guten Schlaf sehr wichtig sind.

Anscheinend brauchen Menschen, die nur etwa ein Drittel der empfohlenen Tagesdosis zu sich nehmen, länger, um einzuschlafen, wachen in der Nacht öfter auf und fühlen sich morgens schlechter.

Schon eine Vierteltasse Austern deckt den Tagesbedarf an Kupfer. Eine Portion Muscheln enthält 80 bis 100 Prozent der empfohlenen Tagesdosis Eisen.

Andere Lieferanten für Kupfer sind Nüsse, Leber, Tofu und Bohnen; Fleisch, Trockenfrüchte, Spinat und Kichererbsen sind reich an Eisen.

Auf Kaffee verzichten. Kaffee, Cola-Getränke, Schokolade und Ihre Schlaflosigkeit haben eines gemeinsam – das Koffein. Und die Wirkung von Koffein hält lange an.

Meiden Sie Koffein am Nachmittag, und Sie werden abends schneller einschlafen.

Alkohol aus dem Spiel lassen. Ein Glas Wein oder ein Schuß Whisky kann das Einschlafen fördern, doch nach drei bis vier Stunden, wenn die Alkoholwirkung nachläßt, werden Sie möglicherweise unruhig erwachen.

Es ist ganz wichtig, beim Schlafen keinen Alkohol im Organismus zu haben. Alkohol wirkt sedierend, doch er zerhackt den Schlaf und verhindert die Traumphasen des Tiefschlafs. Ein Cocktail vor dem Abendessen ist in Ordnung, doch nach sieben Uhr abends sollte man nichts mehr trinken.

Zum Gewohnheitstier werden. Das Einschlafritual, das Sie als Kind befolgten – Waschen, Zähneputzen, zur Toilette gehen – kann auch heute entspannend wirken. Die letzte Stunde vor dem Zubettgehen sollte immer gleich ablaufen. Sehen Sie noch einmal nach, ob abgeschlossen ist, drehen Sie die Lichter aus, betreiben Sie Ihre Körperpflege jeden Abend in einer bestimmten Abfolge, bevor Sie ins Bett steigen. Die Vorbereitungen werden Ihnen das notwendige Gefühl der Sicherheit zum Einschlafen geben, und Ihr Körper wird sich darauf einstellen, daß nach diesem Ablauf der Schlaf kommt.

Ein heißes Bad nehmen. Ein entspannendes Bad in der Wanne ist ein traditionelles, effektives Beruhigungsmittel vor dem Schlafengehen, das wahr-

NEUN NEUE METHODEN ZUM «SCHÄFCHENZÄHLEN»

Schäfchen zählen ist in Ordnung, aber jeder langweilige, wiederholte Gedankengang läßt die geistige Aktivität erschlaffen. Vielleicht greifen Sie doch lieber zu einer der folgenden Methoden.

Deckenplatten zählen: Und wenn Sie fertig sind, beginnen Sie von vorn.

Subtrahieren um 17, von 768 abwärts: Diese anspruchsvolle Übung sollte Sie schnell schläfrig machen.

Zahlen von 1 bis 100 auf eine imaginäre Schultafel schreiben: Wenn Sie eine Zahl geschrieben haben, nehmen Sie im Geist einen Schwamm zur Hand und löschen sie wieder. Dann schreiben Sie die nächste Zahl. Sollten Sie es bis 100 schaffen, dann wiederholen Sie die Übung in umgekehrter Folge.

Schillers «Glocke» aufsagen: Sie können auch ein anderes Gedicht wählen. Wenn Sie fertig sind, wiederholen Sie die Übung, wobei Sie sich jedes Wort vorsagen.

Begriffe suchen: Denken Sie an eine Kategorie von Begriffen, und suchen Sie möglichst viele passende Begriffe dafür (etwa europäische Staaten oder vierbeinige Tiere).

Erzählen Sie sich eine Geschichte: Konzentrieren Sie sich nicht auf Ereignisse, sondern auf Details. Hängen Fäden vom Hemd des Helden? Aus wievielen Ziegeln besteht das Gebäude?

Eine Phantasiereise machen: Denken Sie an eine Szenerie, z. B. einen Strand, einen tiefen Wald oder einen Berggipfel. Konzentrieren Sie sich auf die Geräuschkulisse – das Rauschen der Brandung, das Gezwitscher der Vögel in den Bäumen, pfeifenden Wind. Riechen Sie das sprühende Salzwasser, fühlen Sie die Sonnenwärme.

Auf Kleinigkeiten achten: Fühlen Sie, wie die Decke Ihre Zehen berührt. Hören Sie auf das Geräusch, mit dem sich die Heizung aus- und einschaltet. Lauschen Sie dem Pfeifen des Windes um die Hausecken. Fühlen Sie, wie sich Ihre Magensäfte setzen. Nehmen Sie sich für jedes kleine Körpergeräusch Zeit.

Langweilen bis zum Einschlafen: Suchen Sie sich ein technisches Handbuch oder eine Anleitung zum Bau einer Schaukel. Wenn gar nichts anderes geht, können Sie auch diesen Absatz immer wieder durchlesen. Belohnen Sie Ihr schlafloses

Ego nicht mit einer angenehmen Tätigkeit, sondern lesen Sie etwas, das Sie so langweilt, daß Sie einschlafen.

Wenn Sie nicht binnen 15 bis 30 Minuten eingeschlafen sind, ist es am besten, vorderhand aufzugeben. Sie haben Ihre Einschlafzeit im zirkadianen Rhythmus des Körpers verpaßt, und es hilft nicht, im Bett liegenzubleiben. Gehen Sie lieber in ein anderes Zimmer, und beschäftigen Sie sich mit einer repetitiven Aufgabe – sticken, Briefmarken in ein Album ordnen oder ein leichtes Kreuzworträtsel lösen. Kehren Sie nach 45 Minuten ins Bett zurück.

. . . .

scheinlich aufgrund der muskelentspannenden Wirkung schlaffördernd ist.

Einer anderen Theorie zufolge läßt das heiße Wasser auch die Temperatur im Gehirn leicht ansteigen. Der Anstieg beträgt etwa 0,55°C. Damit das Mittel wirkt, sollte das Badewasser eine Temperatur von 37,8° bis 39°C haben. Baden Sie nicht länger als maximal 15 Minuten. Die geringfügige Veränderung der Temperatur im Gehirn kann die Tiefschlafphasen vermehren. Manche Wissenschaftler meinen sogar, daß auch die Anwendung einer Trockenhaube schlaffördernd sein kann.

Ein Wiegenlied zum Einschlummern. In nur zwei Wochen können Sie sich beibringen, auf ein bestimmtes Signal hin einzuschlafen. Das Signal? Jeden Abend zum

---

● WARM WERDEN UND EINSCHLAFEN

. . . .

Viele Experten empfehlen Visualisierungsübungen, um den Körper zu entspannen und einzuschlafen. So ruft zum Beispiel eine wärmende Übung in Verbindung mit mentalen Bildern Schläfrigkeit hervor. Anfangs dauert die Übung zehn Minuten. Wenn Sie täglich üben, können Sie sie jedoch schon nach vier bis sechs Wochen in Sekundenschnelle durchführen.

(bitte umblättern)

WARM WERDEN UND EINSCHLAFEN – *Fortsetzung*

Schließen Sie die Augen, und stellen Sie sich vor, Sie liegen in einer Hängematte, die zwischen zwei riesigen Eichen aufgespannt ist. Es ist so warm, daß Sie bloß ein T-Shirt und Shorts tragen. Ein leichter Wind streicht durch die Blätter in den Baumkronen, und Sie blicken auf kleine Ausschnitte von blauem Himmel und weißen Wolken. Die Hängematte schwingt sanft hin und her, während sich die Zweige in der Brise bewegen.

Sie fühlen, wie die Sonnenstrahlen auf Ihren Kopf fallen und ihn erwärmen. Der Kopf fühlt sich warm und entspannt an. Die Wärme fließt vom Kopf abwärts in die Schultern, und die Schultern werden warm und schwer.

Die Wärme fließt weiter durch die Arme und in Ihre Hände. Auch die Hände werden warm und schwer.

Sie atmen langsam und regelmäßig.

Die Brise läßt die Blätter sanft rauschen. Die Sonne legt sich wie eine gelbe Decke über Ihre bloße Haut. Sie schaukeln in der Hängematte wie in einer Wiege.

Wärme strömt in Ihr Herz. Sie atmen langsam und regelmäßig. Vielleicht fühlen Sie, wie Ihr Herz ruhig schlägt.

Die entspannende Wärme strömt in Ihre Oberschenkel, die warm und schwer werden, Ihre Beine werden warm. Ihre Füße sind in Wärme getaucht.

Die Wärme fließt wie eine Woge über Ihren Bauch. Ihr Herz ist warm und locker.

Ihr Körper ist ruhig und friedvoll. Ihr Geist ist ruhig und friedvoll. Die Sonnenwärme läßt Ihren Körper schwer werden.

Genießen Sie das ruhige, warme, entspannte Gefühl. Beenden Sie die Übung, indem Sie bis drei zählen. Die Gefühle sind am Anfang vielleicht unmerklich, doch sie werden mit wachsender Übung deutlicher.

Schlafengehen dieselbe Musik zu hören. Dabei sollten Sie wie folgt vorgehen: Hören Sie sich zunächst einige Musikstücke an, und wählen Sie eine Komposition aus, die beruhigend auf Sie wirkt. Drehen Sie das Licht aus, und spielen Sie das gewählte Stück immer wieder ab, bis

Sie einschlafen. Die Musik sollte für Zeiten reserviert bleiben, wenn Sie zum Einschlafen bereit sind. Nach einiger Zeit werden Sie automatisch einschlummern, sobald Sie die ersten Noten Ihres persönlichen «Wiegenliedes» hören.

DREI UHR MORGENS UND NICHTS IST IN ORDNUNG

Es ist 3:00 morgens – und Sie wissen es. Vor fünf Minuten war es 2:55. Und wenn Sie wieder auf die Uhr sehen, wird es 3:05 sein. Dann 3:10, 3:15, 3:20.

Was können Sie tun, um nicht ständig auf die Uhr zu schauen?

In einer Lade versenken. Bauen Sie diesen Schritt als Teil in das abendliche Einschlafritual ein. Stellen Sie die Weckzeit ein, und bugsieren Sie die Uhr danach unter das Bett, oder drehen Sie das Zifferblatt zur Wand, oder stopfen Sie das Ding zur Unterwäsche.

Zeitdruck irritiert. Man kann sich unmöglich entspannen, wenn man zusieht, wie die Sekunden dahinlaufen und immer wieder berechnet, wieviele Stunden Schlaf noch übrigbleiben, bis man wieder aufstehen muß.

Am besten steigen Sie aus der Zeit aus, bis der Wecker läutet. Nehmen Sie sich Frei-Zeit. Krampfhaftes Bemühen um Schlaf ist das Schlimmste; man sollte sich nie Mühe geben, einzuschlafen. Der Schlaf kommt, wenn man sich nicht darum sorgt.

Aufstehen und entspannen. Wenn Sie irgendwann in der Nacht nicht schlafen können, sollten Sie sich nicht bloß im Bett wälzen. Stehen Sie auf, und tun Sie etwas Entspannendes. Sehen Sie sich das Nachtprogramm an, oder lesen Sie etwas Langweiliges. Achten Sie bei allem nur darauf, daß es schön langweilig ist. Experten warnen, daß Sie nie richtig schläfrig werden, wenn Sie versuchen, einen Bericht fertigzuschreiben, Ihre Steuererklärung vorzubereiten oder einen spannenden Krimi zu lesen. Sex kann das Einschlafen fördern – oder auch nicht. Wenn Sie davon schläfrig werden, nur zu.

Fernsehen als Schlafmittel? Es gibt zwei Typen von Schlaflosen. Für die eine Gruppe ist ein TV-Gerät im Schlafzimmer oder ein Buch hilfreich, um mitten in der

Nacht wieder ins Traumland zurückzukehren. Wenn Sie bei den Spätnachrichten entschlummern oder nie ein Kapitel zu Ende bringen, bevor Sie das Buch weglegen müssen, dann gehören Sie zu diesem Typus.

Wenn Sie jedoch zu jenen Schlaflosen gehören, die sagen, sie könnten überall einschlafen, nur nicht im Bett, dann sollten Sie im Schlafzimmer nichts anderes tun als schlafen.

Umwelteinflüsse aussperren. Ihr Ehemann schnarcht so laut, daß selbst die Nachbarn davon aufwachen. Eine Straßenlampe wirft grelles Licht genau auf Ihr Gesicht. Oder vielleicht wälzen Sie sich schlaflos im Bett, weil Ihnen kalt ist. Verwenden Sie Ohrstöpsel gegen den Lärm. Schützen Sie sich mit einer Augenmaske gegen das Licht. Suchen Sie sich ausreichend Zudecken, und schlummern Sie in konstanter Wärme.

SCHLÄFRIGKEIT: MORGEN«GRAUEN» DEN GANZEN TAG HINDURCH

Die Schlaf- und Wachzyklen Ihres Körpers laufen in einem eigenen Zeitgefüge ab, dem sogenannten zirkadianen Rhythmus. Mit diesem Begriff bezeichnet die Wissenschaft die auf ungefähr 24 Stunden gestellt «innere Uhr», die Hormonausschüttung, Hunger, Stimmung, Wachheit, sexuelle Lust und Schlaf steuert. Wie jede gute Uhr funktioniert sie am besten, wenn nicht daran manipuliert wird. Deshalb sind Zeitvorgaben so wichtig, um Schlafstörungen zu verhüten.

Die meisten Menschen leiden unter chronischem Schlafmangel. Dabei zählt allerdings nicht, wie lange man schläft, sondern welche Leistung man bei Tag erbringt. Wenn jemand nur drei bis vier Stunden pro Nacht schläft, damit aber keine Probleme hat, dann ist das in Ordnung. Doch wenn man den ganzen Tag hindurch schläfrig ist, wird es Zeit, etwas zu unternehmen.

Mehr Licht. Für chronisch schlechte Schläfer, die am Morgen einfach nicht in Schwung kommen, kann es günstig sein, ihren zirkadianen Rhythmus neu einzustellen. Forscher am National Institute of Mental Health setzen zu diesem Zweck helles Licht am Morgen ein, um die innere Uhr wieder richtig zu justieren.

Die Patienten sitzen bei dieser Behandlung mehrere Wochen hindurch allmorgendlich zwei Stunden vor Lampen, die intensives, fluoreszierendes Licht im gesamten Spektrum abgeben. Das Licht signalisiert dem Körper, daß der Tag begonnen hat und es Zeit ist, aktiv zu werden. Am Abend tragen die Patienten dunkle Brillen, damit der Organismus erkennt, daß er nun zurückschalten soll.

Dieselbe Wirkung können Sie erzielen, indem Sie gleich nach dem Aufstehen nach draußen ins Sonnenlicht gehen.

Die Uhr vorstellen. Schichtarbeit kann den Schlaf nachhaltig stören. Forschungsarbeiten zeigen, daß der Körper besser mit den Umstellungen fertig wird, wenn die Schichten im Uhrzeigersinn – Tagschicht, dann Abendschicht, dann Nachtschicht – aufeinanderfolgen, als wenn sie im Gegenuhrzeigersinn abwechseln. Ein Zehn-Tage-Rhythmus ist leichter zu bewältigen als wöchentliche Umstellungen.

Spazierengehen. Wenn Sie die Schläfrigkeit überkommt, sollten Sie nicht nachgeben. Richten Sie Ihren Tagesablauf so ein, daß die Phase, in der Sie normalerweise schläfrig werden, mit einer anregenden Aufgabe ausgefüllt ist. Erledigen Sie Anrufe, oder machen Sie einen flotten Spaziergang. Versuchen Sie, den Drang zum Nickerchen möglichst zu minimieren. Die Schläfrigkeit verschwindet wieder. (Wenn nicht, lesen Sie den Abschnitt «Anmerkungen zum Nickerchen» weiter unten).

MITTEL GEGEN SEKUNDENSCHLAF

Eintönige Arbeit, aber vor allem Autofahren, kann die Sinne betäuben und Sie einschlafen lassen. Beleben Sie sich mit folgenden Tricks.

Rund ums Auto laufen. Stellen Sie den Wagen an einem sicheren Platz ab, und laufen Sie ein paarmal drumherum.

Singen. Stellen Sie das Radio an, und singen Sie fröhlich mit.

Zum CB-Funker werden. Lastwagenfahrer haben CB-Funkgeräte, weil ihnen die Gesellschaft hilft, wach zu bleiben.

Eine Tasse Kaffee trinken. Kaffee, Eistee, Cola –
Trinken Sie, was Sie wollen. Sie müssen jedoch bereit
sein, später die Konsequenzen zu tragen – etwa wenn Sie
nach dem Ende der Autofahrt nicht einschlafen können.

RUHELOSE BEINE ZUR RUHE BRINGEN

Mit zunehmendem Alter entstehen häufig Schlafprobleme
durch ein Kribbeln in Füßen oder Beinen. Dieses sogenannte «Syndrom der unruhigen Beine» (Anxietas
tibiarum) wird oft als kriechende Bewegung in den Beinen
empfunden und ist mehr als eine chronische Unan-
nehmlichkeit, die den Schlaf nachhaltig stört und
besonders bei älteren Menschen zu Schlaflosigkeit führt.
Die Ursache der Empfindungen ist bislang unbekannt,
manche Forscher nehmen jedoch an, daß es sich um ein
chemisches Ungleichgewicht im Gehirn handelt.

Auch wenn die Bewegungen sehr langsam sind,
können sie den «Traumtänzer» selbst und den Partner im
Ehebett massiv stören.

Gehen als Gegenmittel. Manchmal hilft leichte
Bewegung, die Beine zur Ruhe zu bringen. Durch die
körperliche Aktivität werden im Gehirn Endorphine freigesetzt, die den ruhigen Schlummer fördern können.

Temperaturwechsel. Bei manchen Betroffenen
hören die Bewegungen nach einem Fußbad in kühlem
(nicht ganz kaltem) Wasser auf. Bei anderen wieder beruhigt die Wärme eines Heizkissens die Beine.

Multivitaminpräparate nehmen. Einigen Untersuchungen zufolge kann Eisenmangel eine Ursache für
die Unruhe in den Beinen sein. Als weiterer Grund wird
ein Mangel an Folsäure vermutet. Solche Mangelerscheinungen können durch Multivitaminpräparate behoben
werden.

ANMERKUNGEN ZUM NICKERCHEN

Manche Experten vertreten den Standpunkt, man solle
nachts ausreichend schlafen und während des Tages
möglichst wenig Kurzschlaf halten. Andererseits hat das
Nickerchen nach dem Essen eine altehrwürdige Tradition. Rund die Hälfte der Weltbevölkerung hält am

Nachmittag Siesta. Zu den Freunden des Mittagsschlafs gehörten so prominente Persönlichkeiten wie Winston Churchill und John F. Kennedy.

Die positiven Folgen des Schlafens am Tag werden auch von Untersuchungen untermauert. So erlitten zum Beispiel Krankenhauspatienten, die jeden Tag um die Mittagszeit 30 Minuten schliefen, etwa um 30 Prozent seltener Herzkrankheiten als andere, die sich untertags keinen Schlummer gönnten.

Bei manchen Menschen kann die Siesta allerdings den zirkadianen Rhythmus stören. Wenn Sie ein Nikkerchen machen, sollten Sie es richtig – und schnell – tun.

Kurz ruhen. Der Mittagsschlaf sollte nicht länger als 60 bis 90 Minuten dauern.

«Vorschlafen». Wenn Sie wissen, daß Sie abends lang aufbleiben werden oder sogar die ganze Nacht hindurch nicht werden schlafen können, sollten Sie «vorschlafen», statt das Verlorene hinterher gutzumachen.

Zwischen zwei und drei Uhr nachmittags hinlegen. Eine Siesta in diesem Zeitraum paßt ideal in den natürlichen Rhythmus des Organismus. Am Vormittag ist der Schlaf meist leicht, während man gegen Abend bereits zu tief schläft. Am frühen Nachmittag dagegen kann man sich die richtige Dosis erfrischender Ruhe holen.

Geben und Nehmen. Wenn Sie tagsüber 90 Minuten schlafen, sollten Sie davon ausgehen, nachts 90 Minuten weniger zu schlafen, damit Ihr Körper seinen natürlichen Rhythmus erhält.

WAFFENSTILLSTAND IM KRIEG UMS SCHNARCHEN

Daß Männer schnarchen, ist grundsätzlich wahrscheinlicher als daß Frauen es tun. Allerdings: Auch mehr als die Hälfte der Frauen schnarcht.

Wenn einer in der Familie schnarcht, dann leiden mindestens zwei darunter – der «beschnarchte» Partner, weil er wegen des Lärms schlecht schläft. Aber auch der Schnarcher, dessen Zäpfchen und Gaumensegel – weiches Gewebe im hinteren Teil der Mundhöhle – im Schlaf vibrieren. Die entspannten Muskeln können auch rund um die Zunge zusammenfallen, wodurch die Atmung 10 bis 60 Sekunden oder noch länger unterbrochen wird. Solche Atemstillstände werden als Schlafapnoe bezeichnet und können im Extremfall dazu führen, daß der Betroffene 50- bis hundertmal pro Stunde aufwacht. Wird der Schlaf auf diese Weise immer wieder unterbrochen, folgt bei Tag Abgeschlagenheit und Schläfrigkeit.

Die Betroffenen können bei einem Gespräch, in der Kirche oder am Arbeitsplatz einschlafen. Sie leiden unter Konzentrationsschwäche, ihr Gedächtnis ist beeinträchtigt, und manche sind depressiv. Schlafapnoe ist ein Problem, das Ärzte ernstnehmen.

Apnoepatienten verbringen pro Nacht nur sehr wenig Zeit im Tiefschlaf, der zur Erholung notwendig ist. Schläfrigkeit bei Tag ist nur eine der resultierenden Folgen – Apnoe kann auch zu Bluthochdruck, Herzinfarkt oder Schlaganfall beitragen.

Sie können sich vom Arzt Medikamente verschreiben lassen, die das Schnarchen verhindern. Manche davon können Sie allerdings am Einschlafen oder am Traumschlaf hindern.

Für den Partner, der Schnarch- und Grunzgeräusche

HIGH TECH • DEN RACHEN GEGEN SCHNARCHEN «LIFTEN» LASSEN

In manchen Fällen ist ein operativer Eingriff erforderlich, um das Schnarchen zu beseitigen. Bei der sogenannten Uvulopalatopharyngoplastik (UPPP) wird die Rachenpassage vergrößert, indem überschüssiges Gewebe entfernt wird. Es handelt sich um die Uvula (das kleine Zäpfchen hinten am Gaumen), die Mandeln und einen Teil des Gaumensegels (der hintere, weiche Teil des Gaumens). Auf diese Weise wird die Passage für Atemluft erweitert, und die Vibration des Gewebes im Schlaf

nimmt ab. Ärzte sprechen manchmal von einem «Lifting» für den Rachen.

Der Eingriff wird Personen empfohlen, die heftig schnarchen, unter Schlafapnoe leiden und auf andere Therapieversuche nicht ansprechen. Die Operation ist auch angezeigt, wenn die Apnoe durch ein physisches Hindernis im Rachen verursacht wird.

Die Operation ist zu 95 Prozent erfolgreich; nach dem Eingriff ist damit zu rechnen, daß der Hals eine Woche bis zehn Tage lang schmerzt.

erdulden muß, kommen als Lösung Ohrstöpsel oder getrennte Schlafzimmer in Frage. Die Schnarcher selbst können jedoch auch zur «Lärmdämmung» beitragen.

Ein wenig Salzwasser in die Nase sprühen. Salzlösung, die als Spray rezeptfrei erhältlich ist, befeuchtet die Schleimhäute und erleichtert das Atmen. Die Salzkonzentration der Lösung entspricht der des Blutplasmas. Dadurch sind nachteilige Wirkungen ausgeschlossen. Sie können die Salzlösung auch selbst herstellen, indem Sie $\frac{1}{2}$ Teelöffel Salz ($\frac{1}{3}$ Teelöffel, falls Sie Bluthochdruck haben) in $\frac{1}{4}$ l warmem Wasser lösen. Füllen Sie die Lösung in eine Nasenspraydose, legen Sie den Kopf zurück, und ziehen Sie die Lösung in ein Nasenloch auf. Spucken Sie das Wasser danach aus, und putzen Sie die Nase. Gehen Sie jedoch beim Anfertigen der Lösung vorsichtig zu Werk: Zuviel Salz kann die Nasenschleimhäute verbrennen.

Noch heute mit dem Abnehmen anfangen. Schnarchen und Apnoe können von selbst vergehen, wenn Sie Ihr Körpergewicht reduzieren. Vermehrtes Gewebe im Rachen- und Halsbereich sowie schwacher Muskeltonus verengen die Passage für die Atemluft. Wenn darüber hinaus ein vergrößerter Magen im Liegen auf das Zwerchfell drückt, werden die Lungen zusammengepreßt und können nur ein geringeres Luftvolumen aufnehmen.

Eine Gewichtsreduktion um 10 bis 25 Prozent kann die Häufigkeit von Apnoe-Anfällen senken oder sie ganz zum Verschwinden bringen. Bei Männern, die das Doppelte ihres Idealgewichte auf die Waage brachten und die im Schlaf 70mal pro Stunde Atemstillstände erlitten, verringerte sich die Frequenz der Apnoe-Anfälle auf zehnmal pro Stunde, nachdem sie 30 bis 60 Prozent ihres Körpergewichts losgeworden waren.

Eine feste Matratze verwenden. Nehmen Sie dazu ein flaches Kissen, um den Hals gerade zu halten, damit möglichst keine Hindernisse im Rachen Schnarchen verursachen können.

Auf dem Bauch schlummern. Vielleicht schnarchen Sie auf dem Bauch überhaupt nicht. Legen Sie als Stütze für den Kopf einen Arm unter das Kissen.

Auf der Seite schlafen. Schütteln Sie Kissen so in

Form, daß sie eine Stütze für Bauch und Rücken bieten und das Schlafen auf der Seite bequemer wird.

Alte Tennisbälle, neu verwendet. Nähen Sie am Rücken Ihrer Pyjamajacke oder Ihres Nachthemds zwischen den Schulterblättern einen Tennisball ein. Wenn Sie im Schlaf versuchen, sich auf den Rücken zu drehen, wird Ihr Körper unmerklich in eine andere Position gleiten, ohne daß Sie geweckt werden.

Kissen raus. Wenn Sie nicht anders als auf dem Rücken schlafen können, dann entfernen Sie die Kissen aus dem Bett. In flach ausgestreckter Haltung bildet der Rachen eine glatte Röhre ohne vorstehende Hindernisse, die Schnarchen verursachen können. Ein kleines Kissen, unter das Kinn gesteckt, sorgt dafür, daß der Mund zubleibt.

Kopfende hochstellen. Ein hochgestelltes Kopfende, das die ganze obere Rumpfhälfte hebt, dämmt Schnarchgeräusche ein. Sollte Ihr Bett keinen verstellbaren Lattenrost haben, können Sie Ziegelsteine unter die Bettfüße am Kopfende legen.

Zigaretten ausmachen. Durch Rauchen bewirkte Veränderungen im Gewebe der Atemwege tragen zum Schnarchen bei. Die konstante Reizung kurbelt beispielsweise die Schleimproduktion in Rachen und Nase an – die betroffenen Schleimhäute schwellen an, und die Atemluft kann weniger gut passieren.

Schlummertrunk ade. Alkohol zur Schlafenszeit fördert die Entspannung der Muskulatur. Auch die Muskeln um Mund und Rachen werden auf diese Weise schlaffer, was Schnarchen und Schlafapnoe verschlimmert.

Alle Personen mit Neigung zu leichtem Schnarchen sollten Alkohol nur mäßig genießen. Für lautstarke Schnarcher und Apnoepatienten ist Abstinenz oder eine drastische Einschränkung des Alkoholkonsums zu empfehlen.

Beipackzettel von Medikamenten lesen. Manche rezeptfreien Medikamente wirken auf den Körper wie Alkohol. Beispielsweise enthalten verschiedene Mittel gegen Erkältung muskelentspannende Wirkstoffe, die die Atmung beeinflussen können. Personen, die unter Apnoe leiden, sollten auf jeden Fall die Meinung eines Arztes einholen, bevor sie Nasensprays oder andere rezeptfreie Medikamente verwenden.

Sedativa meiden. Schlafmittel können den Schlaf vorübergehend fördern, lassen jedoch ebenfalls die Muskulatur an Kopf und Hals erschlaffen, wodurch das Schnarchen schlimmer werden kann.

Luftwege freihalten. Vielleicht verschreibt Ihnen der Arzt einen Weichplastikbehelf, der über den Zahnreihen fest anliegt und die Passage für die Atemluft offenhält, indem er den Kieferknochen nach vorne zieht. In einer Ausführung zieht der Behelf die Zunge nach vorne und erweitert gleichzeitig den Atemweg; eine andere Version hebt das Gaumensegel an und hält den Kiefer vorne fest.

HIGH TECH • SPEZIALGERÄT FÜR PROBLEMSCHLÄFER

Für Schnarcher mit Schlafapnoe wurde ein Spezialgerät entwickelt, das die normale Atmung im Schlaf zurückbringen kann.

Das Gerät mit dem Namen Nasal CPAP (Nasal continuous positive airway pressure) arbeitet mit Druckluft, die in die Atemwege geblasen wird. Der Schläfer trägt zu diesem Zweck eine Spezialmaske, über die Luft in die Nase gepreßt wird. Durch den Druck wird der Rachen offengehalten, so daß keine Schnarchgeräusche mehr entstehen und auch keine Hindernisse im Rachenbereich mehr Schlafapnoe auslösen können. Das Druckluftgerät hat die Ausmaße eines kleinen Computerterminals und wiegt 5 bis 9 kg.

Wenn ein Arzt an einer Schlafklinik das Gerät verschreibt, müssen Sie zunächst eine Nacht in der Klinik verbringen, damit die beste Luftdruckeinstellung für Sie gefunden werden kann. Wenn Sie ausgeruht erwachen, ist der Druck gerade richtig. Mit der ärztlichen Verschreibung können Sie das Gerät in Bedarfshandel für medizinische Geräte kaufen oder mieten. Die Drucklufttechnik hilft 85 Prozent aller Apnoepatienten.

SCHNITTWUNDEN, VERBRENNUNGEN UND BLAUE FLECKEN

Verletzungen sind nichts Lustiges, doch wenn Sie schon mal eine haben, können Sie sich damit trösten, daß Sie sich kein besseres Jahrzehnt für die Heilung hätten aussuchen können. Die Behandlungsmethoden und -techniken werden immer schneller und besser, und die Forschung macht in ihrem Verständnis der Wundheilungsprozesse einen Baryschnikow-artigen Sprung nach dem anderen.

So wird es in nicht allzu ferner Zukunft beispielsweise möglich sein, eine Hautcreme zur lokalen Anwendung zu kaufen, die Wachstumsfaktoren enthält – Substanzen, wie sie die Haut selbst zur Heilung von verletzten Hautstellen und Blutgefäßen herstellt. Oder Ihr Arzt bestrahlt eine schlecht heilende Wunde mit einem Niedrigenergielaser oder galvanischem Strom, um die Wundheilung zu beschleunigen.

Doch es sind natürlich nicht immer High-Tech-Lösungen zur schnellen Heilung erforderlich.

- In nur drei Sekunden können Sie Verbrennungen an Mund und Zunge löschen.
- In fünf Sekunden können Sie eine papierdünne Schnittverletzung vor weiterer Irritation schützen.
- In nur einer Minute können Sie einen Artikel, den jeder im Tiefkühlschrank hat, zur maßgeschneiderten Behandlung einer Verstauchung einsetzen.

- In fünf Minuten können Sie lästige, mikroskopisch kleine Splitter, die für die Pinzette zu klein sind, aus der Haut schälen.

Wenn Sie für Wundheilung in Hochgeschwindigkeit bereit sind, stehen Sie jetzt am Start.

KLEINE BLUTUNGEN RASCH STILLEN

Wird ein Blutgefäß verletzt, dann blutet es. Bei kleineren Verletzungen hört die Blutung normalerweise binnen Minuten von selbst auf. Mit den folgenden Tips können Sie den natürlichen Prozeß beschleunigen.

Druck machen. Die beste Methode, um durch kleinere Schnittwunden verursachte Blutungen zu stoppen, ist, saubere Gaze über den betroffenen Bereich zu legen und mit der flachen Hand daraufzudrücken. Die Blutung sollte nach drei bis fünf Minuten aufgehört haben. Unter Umständen kann viel Druck notwendig sein, wenn Sie sich in eine Fingerkuppe geschnitten haben, die von vielen feinen Blutgefäßen durchzogen ist. Es kann helfen, den Finger höher als das Herz zu halten.

Wenn die Blutung nach fünf- bis zehnminütiger Anwendung von Druck nicht aufhört, sollten Sie Ihren Arzt konsultieren.

Ein Teebeutel auf der Zunge bringt Biß gegen Blutungen. Eine Bißverletzung an der Zunge kann eine ganze Weile bluten, wenn man nichts dagegen tut. Man kann eine Kompresse auflegen und fest darauf drücken. Schneller geht es jedoch, wenn man einen warmen, feuchten Teebeutel gegen die verletzte Stelle preßt. Es wird angenommen, daß die im Tee enthaltene Gerbsäure einen gerinnungsfördernden Stoff enthält, der die Blutung schneller zum Stillstand bringt.

Bei Nasenbluten bitte hier drücken. Setzen Sie sich bei Nasenbluten hin, beugen Sie sich vor, und drücken Sie beide Nasenlöcher mindestens 15 Minuten fest zu. (Dabei müssen Sie natürlich durch den Mund atmen.)

Kratzen Sie nicht an der Kruste, sonst beginnt das Nasenbluten von neuem.

VERNÜNFTIGE BEHANDLUNG FÜR ZERRUNGEN UND VERSTAUCHUNGEN

Wenn Sie wollen, daß gezerrte Muskeln oder überdehnte Bänder rasch zu schmerzen aufhören und wieder ihren Dienst tun, müssen Sie die richtige Behandlung anwenden. Die Pflegemaßnahmen sind bei beiden Verletzungsarten die gleichen.

Von einer Verstauchung spricht man, wenn ein Gelenk über Gebühr belastet wird. Wenn man im Laufen stolpert und der Knöchel umknickt, ist oft eine Verstauchung die Folge, bei der die Bänder rund um den Knöchel beschädigt werden.

Eine Zerrung hingegen liegt vor, wenn ein Muskel überbeansprucht oder überdehnt wird. Diese Verletzung kennt jeder, der einmal zu schnell gelaufen ist, ohne vorher ausreichend aufzuwärmen.

Leichte Verletzungen kann man selbst mit dem vierteiligen REDE-Programm behandeln: Ruhe, Eis, Druck und erhöhte Lagerung (siehe weiter unten). Eine leichte Verletzung sollte in ein paar Tagen abheilen, bei schwereren Verletzungen kann es vier bis sechs Wochen dauern.

Wenn sich das Gelenk jedoch locker anfühlt oder Schwierigkeiten beim Gehen auftreten, ist ärztliche Hilfe notwendig. Ohne Röntgenbilder kann niemand mit Sicherheit sagen, ob ein Knöchel verstaucht oder gebrochen ist. Die Tatsache, daß man gehfähig ist, schließt die Möglichkeit einer Fraktur nicht aus.

Neben der Möglichkeit eines Bruches gibt es noch zwei weitere gute Gründe, warum man außer bei leichten Verletzungen nicht versuchen sollte, das Problem mit zusammengebissenen Zähnen allein durchzustehen. Zum einen kann Ihnen der Arzt zeigen, wie Sie einen gezerrten Muskel richtig dehnen, so daß die Zugkraft entlang der Muskelfasern wirkt. So vermeidet man die ungesteuerte Bildung von Narbengewebe in einem Zick-Zack-Kurs quer zu den Fasern. Wenn hingegen durch eine Verstauchung Bänder beschädigt sind, kann eine Schiene oder ein Gips erforderlich sein, um das Gelenk ruhigzustellen, so daß die anliegenden Bänder nicht gedehnt werden und die verletzte Partie gut abheilen kann.

Jetzt wissen Sie, welche Verletzungen Sie problemlos selbst behandeln können; kommen wir also zur REDE-Formel.

Ruhigstellen. Bei Verletzungen von Partien, die Körpergewicht zu tragen haben – Fuß, Fußknöchel, Wade, Oberschenkel –, ist sofortige Entlastung angesagt. Setzen Sie sich hin, verwenden Sie Krücken, tun Sie alles, was nötig ist. Ruhen Sie solange, bis Sie wieder einigermaßen normal gehen können. Starkes Hinken kann den Gang so weit beeinträchtigen, daß Verletzungen in anderen Bereichen die Folge sind.

Eis. Nach der Ruhe kommt die Eiszeit. Verwenden Sie dazu einen Beutel mit zerkleinertem Eis oder, wenn das einfacher ist, eine Tüte mit gefrorenen Erbsen oder einer anderen kleinen Gemüsesorte. Schlagen Sie den Beutel auf den Tisch, so daß sich die Erbsen voneinander lösen, damit sich die Packung an die Konturen der verletzten Stelle anschmiegen kann.

Legen Sie zum Schutz der Haut zunächst ein dünnes, feuchtes Geschirrtuch über die schmerzende Stelle, und packen Sie darauf den Eisbeutel. Die Packung sollte gut anliegen und nicht länger als 20 Minuten an der Stelle verbleiben. (Längere Eispackungen können Erfrierungen verursachen.) Damit sich die Packung besser an die Körperkontur anpaßt, können Sie sie auch mit einer elastischen Bandage umwickeln. Die Eispackung sollte vier- bis fünfmal täglich angewendet werden.

Das Eis tötet bei leichten bis mittelschweren Verstauchungen die Schmerzempfindung ab, wirkt entzündungshemmend und fördert die Durchblutung der tiefergelegenen Schichten, wodurch die Versorgung der verletzten Partie mit Nährstoffen gefördert wird.

Das REDE-Programm darf nicht angewendet werden, wenn Sie an der Raynaud-Krankheit oder anderen Störungen der peripheren Blutgefäße leiden oder überempfindlich gegen Kälte sind.

Druck. Legen Sie einen elastischen Verband an, der rund um die Uhr leichten Druck auf die verletzte Stelle ausübt – bandagieren Sie aber nicht so fest, daß Sie den betroffenen Körperteil ganz abschnüren.

Achten Sie darauf, daß die Bandage elastisch genug ist. Wenn Sie eine verwendet haben, um die Eispackung in der richtigen Position zu halten, sollten Sie nachher einen frischen Verband anlegen, um den Druck zu erhalten. Der Verband sollte außerdem alle paar Tage erneuert werden.

Erhöhte Lagerung. Stützen Sie das verrenkte Knie mit einem Schemel, oder legen Sie das verstauchte Handgelenk in eine Schlinge, um Schmerzen und Entzündung möglichst gering zu halten.

Ruhe und Eis lassen Sehnenentzündungen im Schulterbereich dahinschmelzen. Wenn Sie sich bei Aktivitäten wie Tennisspielen oder Deckestreichen, bei denen die Arme viel über dem Kopf eingesetzt werden, zuviel zumuten, kann es zu schmerzhaften Entzündungen und überdehnten Stellen an der Schulter kommen. Lassen Sie das Schultergelenk ausruhen, und wenden Sie eine 15- bis 20-minütige Eispackung an, sobald Sie die ersten Schmerzen spüren.

Nehmen Sie eine Pille. Wenn die Schmerzen länger als ein, zwei Tage anhalten, können Sie es mit einem rezeptfreien entzündungshemmenden Mittel wie Azetylsalizylsäure oder Ibuprofen versuchen oder sich vom Arzt ein entzündungshemmendes Medikament verschreiben lassen. (Paracetamol ist nicht zweckmäßig, da es nicht gegen Entzündungen wirkt.)

Ändern Sie Ihr Trainingsprogramm, um eine schmerzhafte Überbeanspruchung der Muskeln zu vermeiden. Wenn Sie 24 bis 48 Stunden nach allzu heftiger sportlicher Betätigung Schmerzen bekommen, sollten Sie einen Ruhetag einschieben. (Machen Sie Ihr Training beim nächsten Mal kürzer und leichter, und bleiben Sie beim Rhythmus abwechselnder Trainings- und Ruhetage, bis die Schmerzen vollständig verschwunden sind.) Muskelschmerzen, die durch Überanstrengung entstanden sind, lassen sich durch mäßige Bewegung besser beseitigen als durch Untätigkeit – die Ursache dafür ist allerdings unter Experten umstritten. Wenn jedoch die Schmerzen bei weiterer körperlicher Aktivität stärker werden, sollten Sie das Training einstellen und zum Arzt gehen.

Vitamine einnehmen. Die Wirkung von anstrengendem Training zur Kräftigung der Muskulatur ist teilweise darauf zurückzuführen, daß die Muskeln dadurch geschädigt werden – daher die schmerzenden, steifen Muskeln nach einem gründlichen Training. Möglicherweise lassen sich die trainingsbedingte Schädigung der Muskelzellen durch Einnahme von Vitamin A, C und E begrenzen. Bei Läufern, die bergab liefen und danach zwei Monate hindurch täglich 800 IE Vitamin E, 1.000 Milligramm Vitamin C und 10 Milligramm Betakarotin (das vom Körper zu Vitamin A umgebaut wird) nahmen, zeigten sich nach einem zweiten Bergablauf weniger Anzeichen von Muskelschäden. Ein Warnung ist jedoch angebracht: Vitamin E in derart hoher Dosierung sollte nur mit Zustimmung und unter Aufsicht des Arztes genommen werden.

BLAUE FLECKEN VERBLASSEN LASSEN

Sie haben keine Schnittwunde, aber eine Blutung: Wenn Blutgefäße unter der Haut beschädigt werden, bluten sie und lassen einen blauen Fleck (Bluterguß) entstehen. Das ausgetretene rote Blut sieht unter der Haut zunächst blau aus und kann dann eine grell violette, rote, gelbe oder sogar grüne Farbe annehmen. Die Farbveränderungen zeigen die Tätigkeit der weißen Blutkörperchen an, die als Aufräumtrupp des Organismus fungieren. Während die hungrigen kleinen Reinemacher beschädigte rote Blutkörperchen schlucken und verdauen, durchläuft der Bluterguß seinen chamäleonartigen Farbwechsel und verschwindet schließlich.

Hier einige Tips für rasche Abhilfe, wenn Sie sich einen blauen Fleck zugezogen haben.

REDE bringt rasche Rettung. Die REDE-Methode – Ruhe, Eis, Druck, erhöhte Lagerung – ist die beste Technik, um subkutane Blutungen und Schwellungen einzudämmen und das Abheilen von Blutergüssen zu unterstützen. Bedecken Sie die betroffene Hautpartie die ersten 24 Stunden hindurch mit einem Handtuch, legen Sie einen Eisbeutel auf, und wenden Sie bis zu 20 Minuten hindurch Druck an (dazwischen je 20 Minuten Pause). Lagern Sie die betroffene Partie, wenn möglich, höher als das Herz, und halten Sie sie ruhig.

Den blauen Fleck in kaltes Wasser tauchen. Bei Blutergüssen an kleinen Körperteilen wie Fingern oder

Zehen ist das die schnellste Art, die Verletzung möglichst gering zu halten. Die Schmerzen lassen fast sofort nach. Auch Schwellungen bleiben auf diese Weise möglichst klein, so daß später weniger Schmerzen fühlbar sind.

VERBRENNUNGEN SO SCHNELL WIE MÖGLICH STOPPEN

Was Sie in den ersten Minuten tun, nachdem Sie sich verbrannt haben, kann entscheidend für die Wundheilung sein – denn die Zellen brutzeln noch weiter, auch wenn die Hitzequelle nicht mehr da ist. Je rascher Sie die Temperatur des beschädigten Gewebes senken können, um so schneller wird der Zerstörungsprozeß gestoppt, und um so rascher kann die Verletzung abheilen. Kühlen Sie die Verbrennung daher ab, noch bevor Sie einen Arzt rufen oder zur Notaufnahme ins Krankenhaus fahren.

Folgendes sollten Sie bei Selbsthilfemaßnahmen beachten:

Kleine Verbrennungen in einen Behälter mit kaltem Wasser tauchen. Die verbrannte Stelle soll bis zu zwei Stunden oder jedenfalls solange darin bleiben, bis sie beim Herausziehen nicht mehr schmerzt. Verwenden Sie kaltes Wasser jedoch nur für oberflächliche Verbrennungen von geringem Ausmaß, wenn keine offenen Wunden vorhanden sind.

Sobald die Hautpartie ausgekühlt ist, sollte sie mit einer milden Seife gereinigt werden, um Bakterien zu entfernen, die nur darauf warten, Ihnen jetzt, da die Schutzfunktion der Haut geschwächt ist, einen üblen Streich zu spielen.

Wie schnell ist die Heilung zu erwarten? Eine Verbrennung ersten Grades, die die äußerste Hautschicht betrifft, heilt normalerweise in drei bis vier Tagen ab; solange dauert es, bis sich die oberste Hautschicht abschält.

Kühlen Sie offene Wunden mit Eis in einem Plastikbeutel. Wenn Blasen oder offene Wunden bestehen, können Sie zur Kühlung statt kaltem Wasser Eis nehmen, das Sie in einen Plastikbeutel packen. Im Gegensatz zu Stoff klebt Plastik nicht an der verletzten Haut, und Sie ersparen sich damit den schmerzhaften direkten Kontakt mit Eis. Brandblasen sollten binnen einer Woche verheilen. Bei etwas tieferen Verbrennungen kann die Wundheilung bis zu zwei Wochen in Anspruch nehmen.

Quetschen Sie Aloe drauf. Diese kakteenartige Pflanze aus der Familie der Liliengewächse enthält einen Pflanzensaft, der die Wundheilung bei offenen Verletzungen, Erfrierungen und Verbrennungen fördert. Aloe kann das Abheilen von Verbrennungen unter Umständen um bis zu 40 Prozent beschleunigen. In einer Studie wurde festgestellt, daß von 40 Versuchstieren mit schweren Verbrennungen die mit Aloe behandelten nach 30 Tagen wieder gesund waren, während der Heilungsprozeß in der nicht mit Aloe behandelten Gruppe 50 Tage dauerte. Schneiden Sie ein Stückchen Aloe ab, sobald Sie die Verbrennung gekühlt haben, und quetschen Sie den Pflanzensaft auf die verbrannte Stelle.

Wiederholen Sie die Aloe-Behandlung vier- bis sechsmal täglich. Ein Verband oder Pflaster sind nicht erforderlich, es sei denn, Sie haben Brandblasen oder die verbrannte Stelle scheuert gegen Kleidungsstücke. Frischer Aloesaft kann gefahrlos auch auf offene Verletzungen aufgebracht werden.

Wenn keine Aloepflanze zur Hand ist, können Sie auch aloehaltige Creme oder Lotion verwenden. Achten Sie darauf, daß das Mittel keinen Alkohol enthält, denn Alkohol neutralisiert die Aloewirkung meist. (Aloesaft oder -gel in Flaschen enthält möglicherweise nicht die heilsamen Bestandteile der frischen Pflanze oder einer hauterweichenden Lotion.)

Aloe enthält außerdem einen leicht schmerzbetäubenden Stoff und kann daher möglicherweise auch Ihre Schmerzen dämpfen.

Tragen Sie Sperti Preparation H Creme® auf. Dieses Hämorrhoidenmittel kann die übliche Heilungsdauer von sieben bis 15 Tagen um einen bis drei Tage verkürzen. Die Salbe enthält eine lebende Hefeart, die die Wundheilung beschleunigt. Tragen Sie eine kleine Menge auf die Verbrennung auf, und legen Sie einen sterilen Verband darüber. (Der Verband hält die Salbe auf der erwünschten Stelle, so daß sie auch nicht in die Kleidung geraten kann.) Wechseln Sie den Verband täglich, und achten Sie darauf, daß keine Infektion entsteht.

Die Verbrennung erhöht lagern. Ein einfacher Weg, den Schmerz von frischen Verbrennungen zu lindern, ist, die verbrannte Stelle über die Höhe des Herzens zu bringen. So werden Schwellungen verhindert.

Sonnenbrand durch Kleie-Badezusätze lindern. Füllen Sie die Badewanne mit kühlem oder lauwarmem Wasser, dem Sie ein Kleie-Bad beimischen. Diese Badezusätze sind unter verschiedenen Markennamen in der Drogerie oder im Reformladen erhältlich; die Gebrauchsanweisung gibt an, wie lang die Badedauer sein soll.

Die verbrannte Zunge mit Zucker bestreuen. Eine verbrannte Zunge gehört zu den lästigen kleinen Dingen im Leben. Die Schmerzen bessern sich unter Umständen, wenn Sie Zucker auf die Zunge streuen.

Lutschbonbons gegen Verbrennungen im Mund. Wenn Ihnen eine Speise frisch aus der Mikrowelle den Gaumen verbrannt hat, können rezeptfrei erhältliche Halsbonbons, die Benzocain enthalten, die Schmerzen lindern. Wenn das nicht hilft, fragen Sie Ihren Apotheker nach einer Flüssigkeit mit Lidocain, das lokal schmerzbetäubend wirkt.

Essig gegen das Brennen von scharfen Paprikas. Wenn Ihre Hände brennen, nachdem Sie scharfe Paprika- oder Chillischoten geschnitten haben, hilft es, sie einige Minuten in Essig zu tauchen – natürlich nur, wenn Sie keine offenen Verletzungen daran haben.

HILFE BEI SCHWEREN VERBRENNUNGEN

Um eine schwere Verbrennung handelt es sich, wenn eine oder mehrere der folgenden Definitionen zutreffen.

- Große, oberflächliche Verbrennungen – über 20 Prozent des Körpers bei Erwachsenen, über 10 Prozent bei Kindern
- Verbrennungen durch alle Hautschichten hindurch, auch wenn der verbrannte Bereich klein ist
- Verbrennungen am Gesicht, den Händen, im Genital/Analbereich
- Verbrennungen, die durch Chemikalien oder Strom verursacht wurden

- Verbrennungen, die weiß, hart, schwarz oder tiefrot werden

In all diesen Fällen ist sofortige ärztliche Hilfe und vermutlich stationäre Behandlung erforderlich. Wenn Sie schwere, nicht durch Chemikalien verursachte Verbrennungen haben, die (a) bis zum Knochen oder fast bis zum Knochen reichen oder (b) mehr als zwei Gliedmaßen bedecken, darf nicht mit Wasser gekühlt werden, denn es droht ein Schock oder Unterkühlung. Tauchen Sie nie den ganzen Körper in Eiswasser – das ist gefährlich und kann sogar zum Tod führen.

Sie sollten den Arzt auch dann aufsuchen, wenn eine oberflächliche Verbrennung nach zwei Tagen oder mehr stärker schmerzt und gerötet ist. Dasselbe gilt, wenn Fieber auftritt, wenn die Gelenke sich schwer bewegen lassen oder wenn sich ein leichter Ausfluß aus der verbrannten Stelle zeigt.

Bei chemischen Verbrennungen (Verätzungen) sind verunreinigte Kleidungsstücke auszuziehen und der betroffene Bereich mindestens 15 bis 30 Minuten mit Wasser abzuspülen.

Gemeinsam mit Ihrem Arzt können Sie den Heilungsprozeß beschleunigen, wenn Sie die folgenden Hinweise beachten.

Dem Arzt stehen verschiedene Arten von Verbänden zur Verfügung. Es gibt befeuchtete Gazeverbände, die rasch austrocknen können und an der Brandwunde klebenbleiben. Wenn man den Verband entfernt, kann auch die neugebildete Hautschicht abgehen. Ein zweiter Typ sind abgedichtete Verbände, die nicht austrocknen. Sie halten die Feuchtigkeit, die aus der Verbrennung austritt, wodurch eine Infektion entstehen kann, die die Heilung ebenfalls behindert.

Wieder andere Verbände bestehen aus einer biosynthetischen Membran, die mit Poren versehen ist; durch die die austretende Flüssigkeit in eine darüberliegende, saugfähige Gazeschicht geleitet wird. Der Verband bildet einen Ersatz für die fehlende Haut und ermöglicht das Abheilen der darunterliegenden Schichten. Nach zwei Tagen haftet die innere Seite des Verbandes an der Oberfläche der Brandwunde und versiegelt sie. Wenn man einen solchen Verband abnimmt, ist die Haut darunter abgeheilt, so daß man keinen Brandschorf abzieht und keine Schmerzen dabei hat!

Die richtigen Nährstoffe beschleunigen das Abheilen. Der Heilungsprozeß bei Patienten mit schweren Verbrennungen verläuft rascher, wenn sie (oral oder durch eine Sonde) eine spezielle Nährstoffmischung erhalten. In ihr sind viel Eiweiß und Zink enthalten, und sie ist reich an den Vitaminen A, E und C. Gut ist es, wenn sie darüber hinaus mit Omega-3-Fettsäuren (die in Fischöl enthalten sind) angereichert ist, aber wenig sonstiges Fett enthält.

Im Durchschnitt kann man davon ausgehen, daß der Heilungsprozeß einen Tag pro Prozent verbrannter Körperoberfläche in Anspruch nimmt. Daß heißt, daß die Heilung bei einem Patienten mit 20 Prozent verbrannter Körperoberfläche 20 Tage in Anspruch nehmen wird.

Kümmern Sie sich um gezüchtete Haut. Im Labor herangezüchtete Haut ist eine neue lebensrettende Entwicklung für Patienten mit großflächigen Verbrennungen. Hierbei wird ein kleines Stück Haut entnommen und in eine Speziallösung gelegt; in ihr wächst die Zellkultur, bis das Hautstück groß genug ist, um die Brandwunde abzudecken. Dann wird es auf die verbrannte Stelle transplantiert. Herkömmliche Hauttransplantationen sind ein langwieriger Prozeß, bei dem Hautpartien von einem unverletzten Bereich des Körpers entnommen und auf die Brandwunde transplantiert werden. Wenn das verfügbare Transplantat nicht groß genug ist, müssen die Ärzte warten, bis sie von der ursprünglichen Stelle erneut Haut entnehmen können, oder aber an einer anderen Stelle Haut zum Transplantieren gewinnen. Haut braucht 10 bis 15 Tage zur Regeneration, daher kann man Transplantate nicht schneller von derselben Stelle entnehmen.

Doch die Kultur im Labor kann die Sache erheblich beschleunigen, was vor allem deshalb wichtig ist, weil die Haut die erste Verteidigungslinie des Körpers gegen Infektionen bildet. Wird ein relativ kleines Stück unverbrannten Gewebes in ein spezielles Kulturmedium gebracht, so entsteht dabei eine unbeschränkte Menge neuer Haut – mit 50 oder sogar 100 mal so viel Fläche wie die ursprünglich entnommene Partie. Diese Hautzüchtung dauert im Durchschnitt 18 bis 20 Tage. Transplantate aus solcher Haut nimmt der Körper problemlos an; die Gefahr einer Abstoßungsreaktion besteht nicht, weil das Gewebe im Grunde dorthin zurückverpflanzt wird, wo es herkommt.

Künstliche Haut in Betracht ziehen. Bei extrem schweren Verbrennungen reicht das oben beschriebene Verfahren, bei dem die äußere Hautschicht, die Epidermis, ersetzt wird, möglicherweise nicht. Um die Heilung der tieferliegenden Hautschichten zu beschleunigen, ist der Einsatz von Kunsthaut die Behandlung der Wahl.

Die beste künstliche Haut wurde von Dr. Ioannis Yannax, Professor für Polymerforschung und -technik am Massachusetts Institute of Technology und Dr. John Burke, Chirurgie-Professor an der Harvard Medical School, entwickelt. Die Haut besteht aus einer äußeren Schicht – einer künstlichen Epidermis -, die isolierend gegen Infektionen wirkt, und einer schwammartigen inneren Schicht aus Kollagen, die als Ersatz für die dicke, faserige untere Hautschicht (Lederhaut) dient. Das Kollagen wirkt wie ein Gerüst, in das neue Haut einwachsen kann und löst sich mit der Zeit auf, so daß die Kunsthaut schließlich vollständig von neugebildeter, natürlicher Haut ersetzt wird. Sobald dieser Prozeß abgeschlossen ist, wird die künstliche Oberhaut abgeschält und durch Epidermis wie oben beschrieben oder auf anderem Wege ersetzt.

SCHNELLE HILFE BEI SCHNITT- UND SCHÜRFWUNDEN

Mit der richtigen Technik können Sie Entzündungen bekämpfen, schädliche Bakterien fernhalten und den Heilungsprozeß fördern – und so geht's.

«Lackieren» läßt feine Schnittwunden problemlos abheilen. Achten Sie darauf, daß die (etwa von Papier verursachte) Schnittwunde peinlich sauber ist. Tragen Sie vorsichtig farblosen Nagellack auf, um den Schnitt vor irritierenden Substanzen, wie Luft und Seife, zu schützen, und belassen Sie den Nagellack an Ort und Stelle, bis der Schnitt abgeheilt ist.

Antibiotikumhaltige Salben beschleunigen die

Heilung. Sie können die Wundheilung bei Schnitt- oder Schürfwunden um bis zu vier Tage verkürzen. Leider verwenden viele Leute noch immer Großmutters bewährte antiseptische Mittel, wie etwa Jod oder Peroxid. Doch deren Anwendung kann schlechter sein, als gar nichts zu tun.

In einem Vergleichstest wurde die Wirkung von zwei verschiedenen Antibiotikum-Salben und mehreren herkömmlichen Mitteln zur Wunddesinfektion getestet, darunter Jod, Wasserstoffperoxid und Mercurochrom. Im Interesse der Wissenschaft ließen sich 47 Freiwillige sechs kleinere Verletzungen zufügen (drei an jedem Arm), die danach mit einem wenig aggressiven Staphylokokken-Stamm infiziert wurden. Eine von sechs Wunden blieb zur Kontrolle unbehandelt.

Die unbehandelten Verletzungen heilten in durchschnittlich 13 Tagen von selbst ab. Bei Behandlung mit einer Kombination aus zwei bzw. drei Antibiotika (Polymyxin/Bacitracin bzw. Neomycin/Polymyxin/Bacitracin) dauerte der Heilungsprozeß im Schnitt 9 Tage. (Ein Präparat mit Neomycin/Bacitrain ist zum Beispiel Nebacetin®.) Er verkürzte sich also um mehr als 25 Prozent. Keines der Desinfektionsmittel beschleunigte die Wundheilung, einige verlangsamten sie sogar auf durchschnittlich 16 Tage.

Warum wirken die Antibiotika-Kombinationen besser? Antiseptische Mittel töten Bakterien ab, doch sie schaden auch den Hautzellen, die sich bemühen, nachzuwachsen. Salben, die Breitbandantibiotika enthalten, töten Bakterien, ohne das gesunde Gewebe zu schädigen.

Wählen Sie einen luftdichten Verband. Manche Leute meinen, daß eine Schnittwunde an der Luft schneller verschorft, doch man sollte sie zumindest anfänglich abdecken. Das gilt vor allem, wenn Schmutz an die Stelle gelangen kann.

Vergessen Sie also die alten Ratschläge, «Luft dranzulassen». Eine Schnittwunde, die durch einen luftdichten Okklusivverband feucht gehalten wird, kann um bis zu 40 Prozent schneller heilen als eine mit Gaze oder anderem Verbandmaterial bedeckte. Die Ärzte wissen nicht genau, warum die Heilung auf diese Weise beschleunigt wird. Einer Theorie zufolge verhindert ein luftdichter Verband die Verdunstung heilsamer Substanzen in der Körperflüssigkeit. Doch wie immer der Mechanismus aussehen mag, er ist jedenfalls wirksam.

Es gibt verschiedene Arten von luftdichten Verbänden, die aus Polyurethanfilm bestehen. Gemeinsam ist ihnen trotz sonstiger kleiner Unterschiede, daß die Außenschicht aus Polyurethan besteht, während die innere Schicht aus einem körperverträglichen Material gemacht wird, das in die Wunde «einschmilzt».

Okklusivverbände sind für chronisch wunde Stellen, wie sie etwa bei Diabetes häufig vorkommen, nicht geeignet, denn in diesem Fall beeinträchtigt die Grundkrankheit die Selbstheilungsfähigkeit der Haut, so daß die Wunde nur langsam heilt. Für Schnittwunden hingegen sind Okklusivverbände meist gut geeignet.

Verband täglich wechseln. Lassen Sie einen nassen Verband nie auf der Haut, egal, wie oft Sie ihn wechseln müssen. Damit steigt die Gefahr einer Infektion, da sogar sauberes Leitungswasser die Schutzschicht des Verbands zerstört, so daß sich Bakterien vermehren können und Infektionen entstehen. Wenn Sie trotz aller Bemühungen rote Streifen im Bereich um die Verletzung oder andere Anzeichen einer Infektion entdecken, sollten Sie den Arzt konsultieren.

Auf «warm» stellen. Offene Wunden können schneller verheilen, wenn sie leicht erwärmt werden. Es gibt die Theorie, daß sich die Blutgefäße im Bereich der Verletzung durch die Wärme erweitern, wodurch eine bessere Durchblutung und Sauerstoffversorgung erreicht wird. Sauerstoff wird zur Herstellung von Kollagen, dem Eiweißbaustein der Haut, benötigt.

Reinigen Sie als erstes die Wunde, legen Sie einen sterilen Verband an, und wenden Sie danach Wärme in Form eines Heizkissens, einer Wärmflasche oder eines feuchten, warmen Handtuchs in einem Plastikbeutel an. Die Anwendung sollte 15 bis 30 Minuten dauern und vier- bis sechsmal pro Tag wiederholt werden.

Wärmebehandlung ist nicht angebracht, wenn Sie an einer Krankheit leiden, die Nervenschäden verursacht, wie etwa Multiple Sklerose oder Diabetes. Dann können Sie unter Umständen nicht fühlen, ob die Behandlung zu heiß ist und laufen Gefahr, sich zu verbrennen.

SCHMERZFREIE ENTFERNUNG VON SPLITTERN

Selbst kleinste Splitter können eine Menge Ärger machen. Anstatt danach zu bohren und sich vor Schmerzen zu winden – und wie jeder weiß, scheint die Zeit exponentiell zuzunehmen, je mehr etwas wehtut -, können Sie folgende schnelle, einfache und weniger schmerzhafte Lösungen probieren:

Pflanzliches Öl auftragen. Tupfen Sie ein wenig Öl auf die betroffene Stelle, und warten Sie einen Augenblick, bis das Öl eingewirkt hat. Danach können Sie den

HIGH TECH · DIE WUNDERBARE NEUE WELT DER WACHSTUMSFAKTOREN

Eine Gruppe von Personen, denen aufgrund von nicht heilenden Wunden eine Amputation bevorstand, wurde an der Klinik der University of Minnesota mit Wachstumsfaktoren behandelt – und drei Viertel der Gruppe konnte auf diese Weise die Amputation vermeiden. Der Körper erzeugt Hunderte Wachstumsfaktoren zur Wundheilung, und diese Substanzen sind seit jeher ein Bestandteil des körpereigenen «Reparatursets». Heute werden Wachstumsfaktoren dank Biotechnologie in großer Menge im Labor produziert, und überall wird nach möglichen Anwendungen geforscht, wie etwa zur Behandlung von Hornhautschäden, Verbrennungen, diabetesbedingten Hautgeschwüren und Dekubitus. Bis heute konnten in Minnesota mehr als 850 Patienten, die bis dahin mehr als zwei Jahre an Wunden gelitten hatten, ohne daß die konventionelle Behandlung Erfolg gezeigt hätte, durch Anwendung von Wachstumsfaktoren in rund zehn Wochen geheilt werden.

Die amerikanische Lebens- und Arzneimittelbehörde FDA hat einige Wachstumsfaktor-Therapien zu ersten Tests freigegeben. Wohin wird diese Entwicklung führen? Möglicherweise zur Erzeugung von Salben und Cremes mit eingebauten Wachstumsfaktoren. Es könnten auch spezielle Verbände entwickelt werden, die Wachstumsfaktoren enthalten; es könnte eine ganze Palette großartiger Produkte entstehen, die tolle Resultate für die Wundheilung liefern.

Splitter vorsichtig mit einer Pinzette entfernen. Er sollte jetzt «wie geschmiert» herausrutschen.

Einen Tropfen Leim auf kleinste Splitter. Splitter, die zu klein sind, um sie mit der Pinzette zu fassen, können mit Hilfe von Kaltleim oder Gesichtsmaskengel entfernt werden. Tragen Sie eine dünne Schicht Leim oder Gel auf die Haut auf, und lassen Sie das Material eintrocknen. Danach können Sie es abziehen, und die Splitter gehen mit! Der Trick hat sich bei Holzsplittern, Glasfaserpartikeln und sogar Kakteenstacheln bewährt.

ZUCKER: DIE SÜßE LÖSUNG FÜR SCHWER HEILENDE WUNDEN

Moderne Forschungsarbeiten haben den Nachweis geführt, daß die Anwendung von Zucker auf schwer heilenden Wunden, wie sie etwa durch Wundliegen entstehen (Dekubitus), gute Erfolge bringt. Zucker wird seit dem

HIGH
TECH • **LASER: DIE NÄCHSTE WELLE?**

Die neuesten Forschungsarbeiten über Laserstrahlen lassen annehmen, daß Wunden vielleicht eines Tages mit Hilfe von Lichtwellen geheilt werden können.

Untersuchungen an Tieren und Menschen haben ergeben, daß Niedrigenergielaser möglicherweise die Bildung von Kollagen stimuliert (Kollagen ist ein sogenanntes Gerüsteiweiß, das für die Stützung und Elastizität der Haut verantwortlich ist). So ließe sich erklären, warum Verletzungen und Verbrennungen, die mit Niedrigenergielaser bestrahlt werden, schneller verheilen.

Besonders faszinierend sind Untersuchungsergebnisse, wonach Laserstrahlen den Heilungsprozeß sogar auf der nicht bestrahlten Körperseite beschleunigen. Die Wundheilung von Versuchstieren mit symmetrischen Wunden an beiden Körperseiten, die nur auf der rechten Körperseite bestrahlt wurden, ging an beiden Körperseiten schneller vonstatten als bei einer Kontrollgruppe. Dasselbe Ergebnis zeigte sich, als man die Wirkung der Laserbestrahlung auf Verbrennungen erprobte.

Der nächste Schritt in der Laserforschung wird sein, exakt zu bestimmten, welche Laserwellenlängen für die Wundheilung am besten sind.

17. Jahrhundert als Arzneimittel eingesetzt und kann den Heilungsprozeß bei dieser schweren Wundform dramatisch verkürzen. (Für kleinere Schnitt- und Schürfwunden sollte er jedoch nicht verwendet werden.) Die Wirkung beruht darauf, daß Zucker Feuchtigkeit aus der Wunde zieht; die so entstehende, konzentrierte Lösung bildet ein für das Bakterienwachstum ungünstiges Milieu.

Darüber hinaus spielt Zucker die Rolle eines Aasfressers, der tote Bakterien und abgestorbene weiße Blutkörperchen absorbiert. Diese Rückstände können dann leicht abgespült werden, wenn die Wunde vorsichtig mit warmem Salzwasser gewaschen wird.

Da die Behandlung schwieriger Wunden (wie Dekubitus und diabetesbedingte Geschwüre) ärztlicher Betreuung bedarf, sollte auch Zucker nur unter ärztlicher Aufsicht angewendet werden. Die Zuckerbehandlung ist kein Hausmittel.

SEXUELLE PROBLEME

exuelle Probleme treten in den verschiedensten Formen auf, von Impotenz und Unfruchtbarkeit bis zu Trockenheit der Scheide und Herpes genitalis. Die meisten von ihnen haben jedoch eines gemeinsam: Sexuelle Störungen tendieren dazu, langwierige, lästige Probleme zu werden, die den Betroffenen jahrelang oder sogar lebenslang quälen können. Doch das muß nicht sein.

Wenn Sie ein Problem haben, wie z. B. vorzeitiger Samenerguß oder mangelnde sexuelle Erregbarkeit, sollten Sie es nicht einfach hinnehmen. Es gibt heute Möglichkeiten, bei sexuellen Störungen zu helfen.

Zum Beispiel:

- Eine fünf Sekunden lange Übung verhilft Frauen zu stärkeren Orgasmen und Männern zu festeren Erektionen.
- In nur drei Minuten kann ein Mann, der an Impotenz leidet, ein Gerät aktivieren, das ihm hilft, eine Erektion zu erreichen.
- In nur 30 Minuten können Paare, die sich ein Kind wünschen, dem Samen eine bessere Chance geben, ein Ei zu befruchten.

WIRKUNGSVOLLE ABKÜRZUNGEN AUF DEM WEG ZUR FRUCHTBARKEIT

Für viele Paare ist Fruchtbarkeit kein Problem. Doch bei etwa jedem sechsten Paar kann das Erreichen einer

Schwangerschaft ein langwieriges, mühevolles Unterfangen werden, das viele Jahre in Anspruch nehmen kann.

Allein die Untersuchungen, die vor einer Behandlung erforderlich sind, können schon drei bis vier Monate in Anspruch nehmen. Es beginnt mit einfachen, nicht invasiven Prozeduren, wie Messung der Basalkörpertemperatur bei der Frau und einer Reihe von Samenanalysen beim Mann.

Doch gibt es auch einfache, schnell durchführbare «Habe ich alles versucht?»-Verfahren, die vielleicht ebenfalls helfen? Es gibt sie.

Den richtigen Zeitpunkt wählen. Der Zeitpunkt des Verkehrs ist für die Empfängnis ausschlaggebend. Um festzustellen, wann der Eisprung stattfindet, wird normalerweise die tägliche Basaltemperatur in ein Diagramm eingetragen. Um die Zielgenauigkeit dieses Verfahrens zu erhöhen, kann die Frau einen Ovulationstest durchführen. Dieser Harntest, der zu Hause durchgeführt werden kann, zeigt an, wann der Eisprung stattfindet.

Missionarsposition einnehmen. Die meisten Frauen sind anatomisch so gebaut, daß die Empfängnis in der Missionarsstellung (Mann oben, Frau unten) am wahrscheinlichsten ist.

Für Frauen – danach eine halbe Stunde liegenbleiben. Frauen sollten direkt nach dem Verkehr nicht aufspringen oder sich umdrehen, sondern auf dem Rücken liegenbleiben, so daß die Samenfäden Richtung Gebärmutter schwimmen können.

Gleitmittel und Scheidenspülungen meiden. Sie können die Empfängnis erschweren.

Normales Körpergewicht halten. Bei Frauen, die deutlich untergewichtig sind und nur sehr geringe Körperfettreserven haben, kann der Hormonhaushalt gestört sein, so daß der Eisprung nur unregelmäßig oder gar nicht stattfindet.

Auch Übergewicht kann die Fruchtbarkeit gefährden. Bei einer Überschreitung des Idealgewichts um 20 Prozent oder mehr nehmen die Probleme mit dem Eisprung zu. Es erscheint vorteilhaft, sechs bis neun Monate vor einer geplanten Schwangerschaft das Idealgewicht zu erreichen.

Für Männer – kein heißes Bad am Abend. Ein heißes Bad mag einer ganzen Generation als Symbol für ein romantisches Intermezzo erscheinen, doch zukünftige Väter sollten diese Romantik meiden. Die Hoden sind aus gutem Grund außerhalb des Körpers aufgehängt: Hohe Temperaturen schädigen oder zerstören Samenzellen. Ein heißes Bad kann entspannend sein und die romantische Stimmung fördern, doch das heiße Wasser könnte alle Anstrengungen der Natur, Ihre Spermien gesund und am Leben zu erhalten, zunichte machen. Schon ein einziges, einstündiges Bad in heißem Wasser kann die Fruchtbarkeit sechs Wochen lang beeinträchtigen; das Verbot heißer Bäder gilt daher nicht bloß für die eine Nacht. Verkneifen Sie sich den Spaß vor einer geplanten Zeugung mindestens sechs Wochen lang.

Neue Unterwäsche kaufen. Manche Ärzte meinen sogar, daß Männer, die sich Kinder wünschen, lieber Boxershorts statt knappen Slips tragen sollten. Sie befürchten, daß eng sitzende Unterhosen die Hoden zu sehr an den Körper drücken und damit der spermienschädigenden Körperwärme aussetzen.

Das Rauchen aufgeben. Es mag nicht zu den einfachen Dingen zählen, doch wenn Sie es ernst meinen und wirklich motiviert sind, lohnt es sich sicher, wenn Sie dadurch jahrelange Fertilitätsbehandlungen vermeiden können. Raucher haben deutlich weniger Samenzellen, und die sind auch noch schlechter beweglich.

Dasselbe gilt für Drogen und Alkohol. Auch Drogen- und Alkoholmißbrauch kann die Samenzellen schädigen und die Fruchtbarkeit herabsetzen.

Koffeinfrei am Morgen. Für Frauen läßt sich die Wahrscheinlichkeit einer Schwangerschaft durch einen Umstieg auf koffeinfreien Kaffee (und andere koffeinfreie Getränke) unter Umständen verdoppeln. Eine Studie zeigte, daß die Wahrscheinlichkeit einer Schwangerschaft bei Frauen, die pro Tag mehr als eine Tasse Kaffee zu sich nahmen, nur halb so hoch war wie bei Frauen, die weniger Kaffee zu sich nahmen. Je höher der Kaffeekonsum, um so schlechter waren die Aussichten auf eine Schwangerschaft.

Zweimal Verkehr in einer Stunde. Normalerweise nimmt die Anzahl der Samenzellen bei häufiger Ejakulation ab. Doch wenn von Anfang an wenige Samenzellen vorhanden sind, kann der zweite Samenerguß binnen einer Stunde manchmal sogar mehr Spermien enthalten als der erste.

Versuchen Sie es mit Guaifenesin. Es klingt vielleicht wie ein Ammenmärchen des High-Tech-Zeitalters, doch in diesem Fall sind die «Ammen» Männer – und zwar Ärzte. Guaifenesin, wie es zum Beispiel in den Hustenmitteln Robitussin® oder Wick Formel 44 plus® Hustenlöser enthalten ist, läßt den Zervikalschleim am Eingang der Gebärmutter dünner werden, wodurch die Spermien leichter hindurchschwimmen und zur Eizelle gelangen können. Guaifenesin läßt auch den Samen dünnflüssiger und weniger zäh werden. Dieses dünnflüssigere Sperma scheint bessere Chancen zu haben, zur Eizelle zu gelangen und sie zu befruchten. Manche amerikanischen Ärzte empfehlen darum ihren Patienten, das Mittel zu versuchen; Männer sollten darüber hinaus täglich 500 Milligramm Vitamin C einnehmen, um den Samen «sauer» werden zu lassen – auch das fördert die Fruchtbarkeit.

DER RICHTIGE WEG ZU BESSEREM SEX

Haben Sie ein rundum erfülltes Sexualleben? Ist Ihre Beziehung im Grunde glücklich, doch wenn es ins Schlafzimmer geht, ist eine gewisse, vage Unzufriedenheit da? Haben Sie manchmal das Gefühl, daß die Früchte anderswo süßer sind, aber daß es doch einen Weg geben müßte, ihre eigenen zu den süßesten der Stadt zu machen? Heißt das, daß mit Ihnen oder der Beziehung etwas nicht stimmt, daß Sie jahrelange Therapie brauchen werden, um dieses Problem zu lösen?

Nicht im geringsten. Es gibt einen schnellen Weg zu besserem Sex, und Sie können ihn einschlagen.

Wie oft haben Sie folgendes Szenario erlebt? Sie gehen mit Ihrem Partner in Ihr Lieblingsrestaurant, sie tanzen danach in einer schicken Disco . . . und schließlich fallen Sie, allen amourösen Absichten zum Trotz, in Tiefschlaf, sobald sich der Körper dem Bett nähert. Vielleicht haben Sie beide den ganzen Abend lang an nichts anderes gedacht – doch als der Zeitpunkt für die Liebe gekommen war, waren Sie beide zu müde, um sich auch nur auszuziehen.

Priorität für das Liebesleben. Wenn Sie sich den Sex als letzten Punkt vor dem Einschlafen aufheben, setzen Sie ihn damit ganz unten auf die Prioritätenliste. Wenn Ihnen ein erfülltes Sexualleben wichtig ist, müssen Sie ihm auch die Priorität einräumen, die es verdient. Würden Sie denn eine andere wichtige Aktivität für eine Tageszeit einplanen, zur der Sie höchstwahrscheinlich müde und körperlich erschöpft sind? Natürlich nicht. Planen Sie Sex für eine Zeit, in der Sie mehr Energie für Kreativität und Phantasie haben, beispielsweise am Wochenende – vormittags, nachmittags oder am frühen Abend.

Ein Termin für die Liebe. Wenn das Liebesleben Priorität hat, warum nicht einen Zeitpunkt dafür wählen? Machen Sie sich keine Sorgen, daß Sie sich damit der Spontaneität berauben. Ein erregender Liebesakt geschieht nicht durch Zufall. Und außerdem: Was ist aufregender, als sich darauf zu freuen?

Tun Sie's in der Küche. Oder im Wohnzimmer, vor dem Kamin, in der Dusche oder unter dem Eßtisch ... überall, nur nicht am gewohnten Ort, im Bett. Erforschen Sie hin und wieder, wie man etwas anders tun kann. Das kann auch heißen, ans andere Ende der Stadt zu fahren und in ein Hotel zu gehen.

Eine neue Stellungnahme. Die meisten Menschen kommen nach einiger Zeit zu ein paar bevorzugten Stellungen, doch man sollte auch ein wenig experimentieren. Abwechslung sorgt dafür, daß jede Erfahrung etwas anders ist.

Über Wünsche reden. Erwarten Sie nicht, daß Ihr Partner Gedanken lesen kann – denn so warten Sie vielleicht jahrelang, daß Ihre Wünsche in Erfüllung gehen. Warum auf etwas warten, das heute schon möglich ist? Es ist wichtig, die eigenen Bedürfnisse und Wünsche mitzuteilen. Das ist leicht gesagt, aber vielleicht fällt es Ihnen schwer? Es gibt zwei Wege, Ihrem Partner zu mitzuteilen, was Sie mögen – sagen oder zeigen. Eine Möglichkeit, Ihrem Partner zu zeigen, was Sie mögen, ist, seine Hand sanft zu lenken. Zärtliches Geflüster erhöht die körperliche Erregung. Auf diese Weise kann man positive Gefühle beim Liebesspiel mitteilen.

Im Bett gemeinsam lesen. Lesen Sie miteinander, aber nicht irgendetwas, sondern ein Buch über Sex. So können Sie Kommunikationsbarrieren rasch überspringen und ein Gespräch über Sex zulassen. Ein Buch oder einen Artikel zum Thema gemeinsam zu lesen (es könnte sogar ein Partner dem anderen vorlesen) und über die Meinungen zu sprechen, die beide dazu haben, kann ein Anstoß zu besserer Kommunikation über Sex sein.

Das TV-Gerät aus dem Schlafzimmer verbannen. Sie haben die Wahl – Alfred Biolek oder ein erfülltes Sexualleben. Es ist nicht leicht, sich das Fernsehen vor dem Einschlafen abzugewöhnen, doch so können Sie Ihr Liebesleben vielleicht am schnellsten und leichtesten aufmöbeln. Schließlich ist Fernsehen nicht nur energieraubend – die Spätnachrichten sind wohl auch kaum das Richtige, um sich in Stimmung zu bringen.

Rollentausch. Wenn die sexuelle Initiative normalerweise von einem der beiden Partner ausgeht, kann ein Rollentausch sofort stimulierende Abwechslung bringen. Damit haben beide die Chance, eine andere Rolle auszuprobieren, aktiv oder passiv zu sein.

Befriedigung statt Laster. Wir denken dabei an die Laster Rauchen und Alkoholkonsum. Es ist nichts Neues, daß Alkohol mit seiner sedierenden und dämpfenden Wirkung auf das Zentralnervensystem zwar entspannend wirkt, aber die sexuelle Leistungskraft zunichte machen kann. Doch wußten Sie auch, daß Alkoholmißbrauch über längere Zeit den Hormonhaushalt – und damit das Sexualleben – von Männern und Frauen beeinträchtigen kann?

Wenn die «Zigarette danach» eine von vielen an diesem Tag gerauchten ist, dann war der Liebesakt davor unter Umständen auch nicht, was er hätte sein können. Starker Tabakkonsum kann ein glückliches Liebesleben auf zwei Arten beeinträchtigen. Unter Nikotineinwirkung verengen sich die peripheren Blutgefäße, und durch die eingeschränkte Blutzufuhr zum Penis kann es schwieriger sein, eine Erektion zu bekommen. Langfristig erhöht Rauchen die Gefahr von Arteriosklerose, wodurch die Durchblutung wesentlich massiver reduziert wird. Auch wenn die Zigarettenindustrie Sex in ihrer Werbung einsetzt, kann das Rauchen in Wirklichkeit ein echter Schaden für Ihr Sexualleben sein.

Spazierengehen. Forschungsarbeiten zeigen, daß ältere Leute eher ein hohes Interesse am Sex und ein aktives Sexualleben haben, wenn sie sich körperlich dynamisch betätigen. Der exakte Grund für diese positive Wirkung von Bewegung konnte allerdings nicht festgestellt werden – vermutlich tragen mehrere Faktoren dazu bei. Körperlich aktive Menschen fühlen sich allgemein jünger, haben mehr Selbstvertrauen und fühlen sich einfach wohler in ihrem Körper. Bewegung läßt auch den Testosteronspiegel ansteigen, der für die sexuelle Lust eine wichtige Rolle spielt.

Training der Beckenbodenmuskulatur. Die Beckenbodenmuskulatur besteht aus jenen Muskelgruppen, die man zusammenzieht, wenn man beim Urinieren den Harnstrahl anhalten oder einen Stuhlgang unterbrechen will. Die sogenannten Kegelübungen sind ein einfaches, unsichtbares Zusammenziehen dieser Muskeln und können sowohl für Frauen als auch für Männer luststeigernd wirken. Frauen, die regelmäßig Kegelübungen machen, berichten, daß dadurch ihre Orgasmen stärker werden; Männer haben festere Erektionen, können ihre Neigung zu vorzeitigem Samenerguß besser kontrollieren und empfinden den Höhepunkt ebenfalls stärker. Man braucht dazu nichts weiter zu tun, als den Beckenboden anzuspannen, die Spannung drei bis fünf Sekunden zu halten und danach loszulassen. Beginnen Sie mit etwa zehn solcher Kontraktionen pro Tag, und steigern Sie nach und nach auf 50 bis 100 Übungen, die Sie unauffällig durchführen können.

Sich aufs Rad schwingen. Auch Radfahren beeinflußt das Sexualleben positiv. Zum einen fördert es das Interesse an Sex, zum anderen lädt es ein, unterwegs im Wald oder am Feldrand mal etwas Neues auszuprobieren.

Auf richtiges Sitzen kommt es an. Vielleicht sind diese Radler aber auch bloß Masochisten? Bei manchen Radlern wird der Genitalbereich beim Radfahren gefühllos oder wund. Ausschlaggebend scheinen hier die Art des Sattels und die Sitzhaltung zu sein. Zu Gefühllosigkeit kann es kommen, wenn man so auf dem Sattel sitzt, daß das Körpergewicht auf dem vorderen Teil des Genitalbereichs ruht. Ein breiter Sattel oder eine Polsterung schaffen rasch Abhilfe.

Männer können sich beim Radfahren sogar bleibende Schäden an den Geschlechtsteilen einhandeln. Wenn der Sattel zu schmal ist, ruht das Gewicht auf dem Perineum (dem Damm zwischen Hoden und After), und es kann zu einer permanenten Schädigung der Arterien kommen, die den Penis mit Blut versorgen. Eine mögliche Folge ist Impotenz, und ist der Schaden einmal geschehen, kann nur ein chirurgischer Eingriff Hilfe bringen. Auch in diesem Fall ist ein breiterer Sattel, der die beiden Hüftknochen abstützt und damit eine bessere Verteilung des Körpergewichts zuläßt, das beste Mittel zur Vermeidung des Problems.

SEXUELLE FUNKTIONSSTÖRUNGEN ABBAUEN

Es kann jedem Mann und jeder Frau passieren: Der männliche Partner bringt keine Erektion zustande, oder sein weibliches Gegenüber ist nicht daran interessiert, wenn es geschieht; Frauen können unter Trockenheit der Scheide, Männer unter vorzeitigem Samenerguß leiden. Womöglich verbergen beide Partner Gefühle, die direkt mit der Freude am Sex – oder dem Mangel daran – zu tun haben.

Doch sexuelle Funktionsstörungen müssen nicht permanent sein. Es gibt heute eine Fülle von Möglichkeiten, um Abhilfe zu schaffen, und wer sie nutzt, kann Funktionsstörungen abbauen und die körperliche und emotionale Befriedigung genießen, die Sex mit sich bringen kann.

SCHNELLE ABHILFE BEI IMPOTENZ

Bei Impotenz führt der schnellste Weg zur Besserung über die Erkenntnis, daß man mit diesem Problem nicht allein ist. Irgendwann trifft es jeden Mann: früher oder später, vorübergehend oder dauerhaft. Das Problem steht mit dem Lebensalter in Zusammenhang: Rund 1,9 Prozent der 40jährigen, aber bis zu 25 Prozent der 65jährigen leiden darunter. Doch Impotenz muß nicht lebenslang anhalten, und die Behandlung muß nicht langwierig sein.

Eine Lösung für Männer, die keine oder zu kurz dauernde Erektionen haben, besteht darin, auf operativem Wege eine Prothese zu implantieren, mit deren Hilfe mechanisch eine Erektion ausgelöst werden kann. Diese Methode wurde jedoch durch neuentwickelte, schnellere Behandlungsmethoden bereits weitgehend verdrängt und wird heute fast nur noch als letzter Ausweg in schweren Fällen physiologisch bedingter Impotenz eingesetzt.

Zuerst das System testen. Normalerweise hat jeder Mann im Verlauf einer Nacht, während er schläft, mehrere Erektionen – sofern keine körperliche Störung vorliegt. Sie können in einem Schlaflabor einen sogenannten Nacht-Penis-Tumeszenz-Test (NPT-Test) durchführen lassen, bei dem die Häufigkeit, Steifheit und Zeitdauer der nächtlichen Erektionen gemessen wird.

NPT-Tests sind allerdings, selbst wenn sie im Labor durchgeführt werden, nicht hundertprozentig sicher. Es sind auch Männer mit schweren Depressionen bekannt, deren Organismus beim NPT-Test ungewöhnlich reagierte, die jedoch auf Psychotherapie ansprachen. Doch die Information ist in jedem Fall nützlich. Allerdings ist es für einen NPT-Test unter Umständen erforderlich, zwei bis drei Nächte mit röhrenartigen Elektroden am Penis im Labor zu schlafen.

Billigere Versionen des Tests können zu Hause durchgeführt werden, wobei Sie allerdings immer noch einen Koffer voll technischen Geräts nach Hause bringen und bedienen müssen, einschließlich der notwendigen Anschlüsse vor dem Zubettgehen.

Ring-Zerreißtests und Briefmarkentests sind kostengünstiger sowie bequemer und schneller durchzuführen. Beim Ring-Zerreißtest wird ein Streifen verwendet, an dem schmale Plastikstreifen angebracht sind. Dieses wird über den Penis gestreift. Wenn eine feste Erektion entsteht, dehnen sich die Plastikstreifen oder zerreißen. Beim Briefmarkentest werden vor dem Einschlafen spezielle Marken rund um den Penis angebracht; entsteht eine Erektion, so reißt die Perforation.

Den geringsten Aufwand verursacht es, die nächtlichen Erektionen selbst zu beobachten. Dazu müssen Sie nicht die ganze Nacht wachbleiben, denn oft kommt es dazu erst frühmorgens. Wenn Sie herausfinden, daß Sie auch nur eine einzige normale Erektion hatten, ist das eine wichtige Information für Ihren Arzt.

Medikamente kritisch prüfen. Wenn die Ursache der Impotenz ein absolutes Rätsel ist, können Sie sich durch ein wenig eigene Detektivarbeit möglicherweise viel Zeit und die Kosten langwieriger medizinischer Untersuchungen ersparen. Die Fahndung nach Indizien sollte im Medikamentenschrank losgehen – denn viele oft verordnete Arzneimittel verursachen Impotenz. Dazu zählen unter anderem Medikamente aus folgenden Gruppen: Blutdruckmittel und Diuretika, angstlösende Medikamente, Antidepressiva, Tranquilizer, krampflösende Mittel für Blase und Darm, Medikamente gegen Herzrhythmusstörungen, Parkinson-Mittel, Antihistaminika, Entspannungsmittel für die Muskulatur, Medikamente gegen Magen-Darm-Geschwüre, cholesterinsenkende Mittel, weibliche Hormone, Glucocorticoide, Immunsuppressiva, Medikamente gegen Arthritis und andere.

Wenn Sie eines Ihrer Medikamente als Auslöser der Impotenz verdächtigen, sollten Sie jedoch nichts eigenmächtig unternehmen. Sprechen Sie zuerst mit Ihrem Arzt. Vielleicht kann die Dosierung verändert oder zu einem anderen Medikament gewechselt werden. Fassen Sie Mut: Die potenzschädigenden Auswirkungen von Medikamenten sind so gut wie immer reversibel.

Sprechen Sie mit Ihrem Arzt über ein Vakuumgerät, das Erektionen ermöglicht. Das Gerät besteht aus einem Acrylzylinder, der über ein kurzes, flexibles Röhrchen mit einer kleinen Handpumpe verbunden ist. Der Zylinder wird über das Glied geschoben, so daß er es luftdicht abschließt. Mit Hilfe der Pumpe wird im Zylinder ein Vakuum geschaffen, wodurch Blut in den Penis einströmt und eine Erektion entsteht. Vor dem Abnehmen des Zylinders wird vom Ende des Röhrchens ein Gummiring über den Penisansatz gezogen, um die Erektion zu erhalten. Die Prozedur dauert nicht länger als zwei bis drei Minuten – und das Ergebnis ist durchaus tauglich für den Geschlechtsverkehr.

MIT DEM PARTNER DARÜBER REDEN

Die erste Reaktion auf sexuelle Funktionsstörungen ist oft ein Zusammenbruch der Kommunikation zwischen den Partnern. Und gerade das hat nachteilige Folgen, denn Verständnis und aufrichtige Kommunikation zwischen den Partnern können der Schlüssel zu einem harmonischen Sexualleben sein. Isolation, Vernachlässigung und ein Mangel an Verständnis verschärfen das Problem oft weiter. Was die Beziehung zerstört, ist oft nicht so sehr das Potenzproblem an sich, sondern die Reaktion des betroffenen Paares darauf.

Um das Eis zu brechen und ein Gespräch über Sexualität zu führen, wählt man am besten einen Zeitpunkt, wenn beide Partner entspannt sind, und einen Ort, an dem man ungestört ist. Ein guter Einstieg ist, Ihrem Partner zu sagen, wie wichtig Ihnen die Beziehung ist. Dann geht es darum, Fragen zu stellen und dem anderen bei der Antwort wirklich zuzuhören.

Versuchen Sie nicht, die Gefühle Ihrer Frau ändern zu wollen, sondern sie zu verstehen. Damit Gefühle ausgesprochen werden, empfiehlt es sich zu fragen, ob das Potenzproblem die Gefühle Ihrer Frau Ihnen gegenüber verändert. Fragen Sie, ob sie Ihr Verhalten jetzt anders als früher wahrnimmt. Fragen Sie, was Sie tun können, um die Situation zu verbessern. Versuchen Sie schließlich, sich darauf zu einigen, wie Sie vorgehen sollten. Das Problem gemeinsam anzupacken, erspart Ihnen Zeit, Energie und Kosten, und: Wenn das Reden klappt, dann klappt es auch in der Liebe.

Dieses Gerät kann bei psychisch und physisch bedingten Störungen eingesetzt werden, so etwa, wenn das Blut aufgrund schadhafter Venen nicht lang genug im Penis bleibt, um eine ausreichende Erektion zu erhalten. Solange die Blutzufuhr über die Arterien funktioniert, sollte das Gerät die erwünschte Wirkung hervorrufen.

Eine Injektionsbehandlung in Betracht ziehen. Die schnellste Lösung für Erektionsprobleme und Impotenz (auch bei vorzeitigem Samenerguß und Versagensangst wirksam) ist, ein Medikament in den Penis zu injizieren. Die Prozedur dauert nur drei bis vier Sekunden und läßt fast sofort eine Erektion entstehen, die – unabhängig von der Anzahl der Samenergüsse – von zehn Minuten bis zu zwei Stunden anhalten kann.

Die Injektionsmethode eignet sich sowohl für psychisch als auch physisch bedingte Impotenz. Das Arzneimittel ruft die Erektion durch direkte Stimulation der gefäßerweiternden Mechanismen, die für den Zustrom von Blut in den Penis verantwortlich sind, hervor, wodurch Angst oder Mangel an Selbstvertrauen keine Rolle mehr spielen.

Die Dauer der Erektion hängt von der injizierten Dosis ab, die der Arzt je nach den individuellen Bedürfnissen festlegt.

Die Wirkstoffe für diese Injektion sind Prostaglandin E_1, Phentolamin und Papaverin. Sobald die Männer gelernt haben, sich die Injektion selbst zu verabreichen, reagieren sie ausgezeichnet darauf. Die meisten Männer sind hochzufrieden, sobald sie sehen, welche Resultate sie damit erreichen.

Intensive Kurztherapie bei vorzeitigem Samenerguß. Vorzeitiger Samenerguß wird heute als eine Form der Impotenz betrachtet, da laut Definition «Impotenz dann vorliegt, wenn es in mindestens 25 Prozent der Fälle nicht gelingt, eine Erektion zustande zu bringen oder zu erhalten». Doch das heißt nicht, daß ein Mann deswegen lebenslang zu nichts anderem als «schnellen Nummern» fähig ist. Eine entsprechende Behandlung kann sehr erfolgreich sein, und die Therapie dauert meist nicht länger als sechs Wochen.

Vorzeitiger Samenerguß ist meist ein psychisches Problem. Ausschlaggebend dafür sind die ersten, prägenden sexuellen Erfahrungen – die alle ein Element von Hast und Eile an sich haben.

Ein Sexualtherapeut berichtet. «In unseren Therapiesitzungen helfen wir dem Patienten, das alte Szenario durch ein anderes Set von Elementen in einem neuen Zeitplan zu ersetzen. Das ist relativ einfach. Wir bringen dem Patienten bei, auf seine eigenen Gefühle und Empfindungen zu hören. Für jeden Mann gibt es einen 'Unvermeidlichkeitspunkt', an dem nichts in der Welt den Samenerguß zurückhalten kann. Doch bevor man diesen Punkt erreicht, sendet der Körper mehr als genug Warnsignale aus, daß man zu schnell darauf zusteuert – man muß nur wissen, wie man sie hört und wahrnimmt. Wir bringen den Patienten bei, diese Signale zu erkennen, die eigene, fortschreitende Erregung zu bremsen und gleichzeitig den Partner zu stimulieren. Mit ausreichend Praxis ist das leicht machbar, und man kann über den Samenerguß selbst bestimmen.»

Diese Therapie hat nichts mit konventioneller Therapie oder Analyse nach Freud zu tun, denn das kann Jahre in Anspruch nehmen und zu keiner Lösung führen. Der Prozeß ist völlig anders: Die Therapie ist ergebnis- und verhaltensorientiert, sie will eine Veränderung herbeiführen und konzentriert sich auf die aktuellen Wahrnehmungen und Empfindungen des Patienten. Sie ist schnell, intensiv und äußerst wirksam.

Als begleitende Maßnahme erleichtert die Injektionsmethode Männern, die unter vorzeitigem Samenerguß leiden, die Zeit während der Therapie. Damit das Intimleben für den Patienten und seine Partnerin befriedigend abläuft, werden die Männer angelernt, sich das Medikament selbst in den Penis zu injizieren. Dann ist es unerheblich, ob es zum Samenerguß kommt oder nicht. Die Behandlung beseitigt Ängste und wirkt bei Versagensangst hervorragend. Nach einiger Zeit braucht man die Injektionen nur noch selten. Man setzt sie die ersten Wochen hindurch vielleicht zwei-, dreimal pro Woche ein; danach greift man unter Umständen einmal in vier Monaten darauf zurück.

SCHNELLE HILFE BEI SEXUELLEN PROBLEMEN VON FRAUEN

Frauen sind nicht immun gegen sexuelle Funktionsstörungen. Im Zuge einer britischen Untersuchung wurde bei 17 Prozent der Frauen zwischen 35 und 59 Jahren herabgesetztes sexuelles Interesse festgestellt; weitere 17 Prozent litten unter Trockenheit der Scheide, 16 Prozent hatten nur selten einen Orgasmus, und für 8 Prozent war der Geschlechtsverkehr mit Schmerzen verbunden. Doch es muß nicht jahrelang dauern, diese Probleme zu lösen – ebensowenig wie bei Männern.

Gleitmittel gegen Trockenheit. Durch den natürlichen Alterungsprozeß wird das Gewebe trockener. Trockenheit kann den Geschlechtsverkehr erschweren und schmerzhaft machen. Doch das Problem läßt sich schnell und einfach beheben. Ein entsprechendes Gleitmittel kann die Trockenheit vorübergehend rasch beseitigen. Eine andere Möglichkeit ist, zuerst eine ärztliche Untersuchung zu machen und sich eine östrogenhaltige Scheidencreme verordnen zu lassen. Die Creme beseitigt nicht nur die Trockenheit, sondern läßt auch das Gewebe wieder gesunden.

Östrogentherapie überlegen. Ältere Frauen, die unter mangelnder sexueller Energie leiden, könnten sich beim Arzt nach einer Östrogentherapie erkundigen. Wenn der Libidoverlust auf die reduzierte Hormonproduktion des Körpers in den Wechseljahren zurückgeht, können Östrogene wieder zu mehr Lust verhelfen. Die Hormongaben können in Form von Scheidencremes, Tabletten oder Pflastern verabreicht werden. Pflaster ermöglichen die Resorption durch die Haut und werden oft empfohlen, wenn die orale Einnahme wegen Problemen mit Blutdruck, Blutgerinnung, Gallen- oder Lebererkrankungen nicht möglich ist.

Wenn sich das sexuelle Desinteresse durch Östrogenbehandlung nicht ändert, kann der Einsatz von Methyltestosteron erwogen werden; dieses Hormon hat oft eine libidostimulierende Wirkung.

SCHNELLE ERGEBNISSE DURCH BERATUNG

Oft bessert sich das Sexualleben eines Paares schon nach dem ersten Besuch bei einem Therapeuten oder Berater. Wahrscheinlich «erlaubt» es der Besuch beim Therapeuten dem Paar, seinem Liebesleben eine Aufmerksamkeit zuzuwenden, die es vorher nicht zulassen konnte.

Durch die Therapie gewöhnt man sich leichter daran, Stimulierung zuzulassen und sogar zu suchen, anstatt entmutigt zu sein, wenn man sie nicht sofort findet. Eines der Geheimnisse der Sexualtherapie ist es, einfach die Erotik zu erhöhen, die Aufmerksamkeit für sexuelle Reize zu steigern. So gibt es mehr, auf das man reagieren kann, selbst wenn die Reaktion geringer ist. Deshalb kommt es durch die Therapie bei älteren Leuten so oft zu unglaublichen Ergebnissen, wenn es sich um Menschen handelt, die im Grunde ihr Leben lang nicht auf sexuelle Reize geachtet haben, und die plötzlich beginnen, darauf zu achten und auf ganz neue Weise stimuliert werden. Das soll nun nicht heißen, daß man sich auf einen einzigen Besuch beim Therapeuten beschränken soll. Um eine nachhaltige Verbesserung herbeizuführen, können mehrere Sitzungen erforderlich sein. Doch es ist gut zu wissen, daß schon das erste Gespräch etwas bringen kann.

RASCHE HILFE BEI GENITALHERPES

20 bis 50 Prozent der Europäer sind von Infektionen mit dem Herpes-simplex-Virus (HSV) betroffen. Infektionen im Genitalbereich gehen meist auf HSV Typ 2 zurück. Das Virus ist äußerst ansteckend und wird durch körperlichen – nicht unbedingt sexuellen – Kontakt übertragen: Es kann beispielsweise über die Hand von den Lippen zum Auge übertragen werden. Die ersten Anzeichen der Infektion sind normalerweise Ausschlag und Juckreiz im Genitalbereich. Bald darauf bilden sich Läsionen, die wachsen, platzen und Geschwüre entstehen lassen, die oft sehr schmerzhaft sind. Bei Männern treten die Läsionen am Penis, gelegentlich auch an den Hoden und der Innenseite der Oberschenkel auf; bei Frauen an der Vulva, in der Vagina und am Gebärmutterhals. Die Läsionen bestehen meist eine bis drei Wochen. Meist werden die Krankheitsattacken mit der Zeit leichter, sie können jedoch in kurzen Abständen – monatlich oder sogar wöchentlich – auftreten. Auch wenn keine Läsionen vorhanden sind, ist eine Übertragung möglich. Herpes kann nicht geheilt werden, es gibt jedoch wirksame Behandlungsformen.

Nach Aciclovir fragen. Aciclovir ist noch immer das beste Mittel gegen Herpes. Kein anderes Medikament scheint das Abheilen so wirksam zu beschleunigen wie Aciclovir. Das antivirale Mittel ist in drei Formen erhältlich: als Salbe zur lokalen Behandlung, in Tablettenform und als Infusion, die vor allem bei sehr schweren Fällen zur Anwendung kommt.

Das einzige Problem mit Aciclovir ist, daß es möglichst früh, im Prodromalstadium, eingesetzt werden sollte, wenn das Virus an die Hautoberfläche kommt, denn sonst ist es weniger wirksam. Das heißt, je früher die Behandlung beginnt, um so besser.

VERHÜTUNG VON SEXUELL ÜBERTRAGBAREN KRANKHEITEN

Vorbeugen ist im Hinblick auf sexuell übertragbare Krankheiten noch immer der beste Weg, vor allem, wenn man irgendwann in der Zukunft Kinder haben will. Durch Krankheiten wie Chlamydieninfektionen oder Gonorrhoe können die Eileiter vernarben und verkleben, wodurch die Befruchtung von Eizellen unmöglich wird.

Abgesehen von sexueller Enthaltsamkeit oder einer monogamen Beziehung mit einem gesunden Partner bieten Kondome den wirksamsten Schutz. Man sollte jedoch nicht vergessen, daß auch dieser Schutz nicht absolut ist, obwohl der Gebrauch eines Kondoms das Infektionsrisiko bei richtiger Anwendung drastisch reduzieren kann. Um die Wirksamkeit von Kondomen zu erhöhen, empfiehlt sich die gleichzeitige Verwendung von Spermiziden. Labortests haben gezeigt, daß Spermizide sexuell übertragbare Krankheitskeime, darunter auch das HI-Virus, außer Gefecht setzen. Die vaginale Anwendung von Spermiziden senkt das Risiko, an Chlamydieninfektionen, Gonorrhoe oder anderen sexuell übertragbaren Krankheiten zu erkranken.

Kraft erhalten. Das wichtigste ist, das Immunsystem nicht zu schädigen. Der Körper kann die meisten Infektionen abwehren, doch wenn man die Immunabwehr schädigt, wie etwa durch Rauchen, Schlaf- und Bewegungsmangel, dann erfüllt sie ihre Aufgabe nicht optimal.

Emotionale Unterstützung suchen. Die Erfahrung, an Herpes zu erkranken, kann einen Flächenbrand an Gefühlen – Wut, Schuldgefühle, Traurigkeit – auslösen. Vielleicht wollen Sie kurzfristig Psychotherapie in Anspruch nehmen, um den ersten Ansturm der Gefühle zu bewältigen, oder sich einer lokalen Selbsthilfegruppe anschließen, um schneller wieder auf positive Gedanken zu kommen.

Man spricht mit anderen über die eigenen Erfahrungen, Gedanken und Gefühle. Es ist ganz besonders wichtig, Ansprechpartner zu haben, die wissen, worum es geht – denn schließlich kann man die eigenen sexuellen

Probleme nicht so einfach mit Freunden bereden.

Durch das Bereden des Problems verkürzt sich die Leidenszeit ganz deutlich, und die Intervalle zwischen den Ausbrüchen werden länger. Bei Menschen, die gute emotionale Beziehungen haben, sind die Ausbrüche seltener, während die Häufigkeit der Attacken bei emotionaler Belastung, Mangel an Selbstvertrauen oder bei Gefühlen der Selbstverachtung zunimmt. Jeder, der zum ersten Mal mit der Diagnose «Herpes» konfrontiert ist, hat plötzlich das Gefühl, allein dazustehen. Doch es ist eine Tatsache, daß es Menschen gibt, die bereit sind, darüber zu reden und einem Leidensgenossen das Gefühl zu vermitteln, daß er nicht alleine ist – und das ist entscheidend.

CHLAMYDIEN-SCHNELLTEST

Chlamydien sind Infektionserreger, die durch Geschlechtsverkehr übertragen werden. Die Chlamydieninfektion wird oft als «stumme Geschlechtskrankheit» bezeichnet, denn obwohl es sich dabei um die häufigste sexuell übertragbare Krankheit handelt, bleibt sie oft unerkannt. Die Hälfte der infizierten Frauen und ein Viertel der infizierten Männer zeigen keine Symptome. Wenn Symptome auftreten, dann meist in Form von Ausfluß und Schmerzen beim Urinieren. Bleibt die Krankheit unbehandelt, kann sie zu Entzündungen im Beckenbereich, Eileiter- oder Bauchhöhlenschwangerschaften oder Unfruchtbarkeit führen.

Eine der Ursachen für die häufige Nichterkennung von Chlamydieninfektionen ist, daß der früher verwendete Test kostspielig und zeitaufwendig war. Chlamydien lassen sich im Labor nicht leicht kultivieren, und der Test versagte oft.

Heute sind Testmethoden verfügbar, mit deren Hilfe eine Chlamydieninfektionen in einer halben Stunde in der Arztpraxis festgestellt werden kann. Zur Durchführung muß der Arzt eine Zellprobe vom Gebärmutterhals entnehmen, die danach mit bestimmten Chemikalien gemischt wird. Das Resultat ist bereits nach einigen Minuten ablesbar. Der einzige Nachteil besteht darin, daß der Arzt ausreichend Zellen entnehmen muß, um ein eindeutiges Ergebnis zu erhalten.

VERDAUUNG

Wenn Sie meinen, Sie hätten Verdauungsprobleme, sollten Sie froh sein, daß Sie kein Pottwal sind. Das Magengeschwür eines Pottwals erreicht womöglich die Größe eines gebratenen Truthahns, sein Schluckauf kann eine Segeljacht versenken, sein Rülpsen würde ausreichen, um einen Wetterballon zu starten, und was er aufstößt, schmeckt nach Tintenfisch. Haben Sie Mitleid mit dem armen Wal, der Geppetto und Pinocchio verschluckte: Sie machten Feuer in seinem Bauch und bereiteten ihm so wahrscheinlich ein Sodbrennen, das für das Buch der Rekorde gereicht hätte.

Nun, da Sie Ihre Verdauungsprobleme im richtigen Verhältnis sehen, können Sie ihnen gelassen begegnen. Viele sind nicht schwerwiegend und sprechen gut auf einfache, schnell wirksame und leicht anwendbare Mittel an. Selbst ernsthaftere Probleme lassen sich oft schnell und erfolgreich behandeln.

Zum Beispiel:

- Ein paar Sekunden mit den Fingern wackeln vertreibt Schluckauf.
- Rühren Sic Schokolade in die Milch, und Sie können Laktoseintoleranz vergessen.
- Mit Hilfe der neuesten Errungenschaften bei Gallenoperationen kommen Sie in 90 Minuten aus dem OP und schwingen nach zwei Wochen wieder das Tanzbein.
- Neue Medikamente bringen rasche Genesung bei Geschwüren.

Sie können noch mehr Zeit sparen, wenn Sie gleich anfangen.

VERDAUUNGSBESCHWERDEN UNTERKRIEGEN

Das Gefühl ist universell: Oh weh! Das Aussehen ist unverkennbar: Die Lippen verziehen sich, der Blick wird düster, die Stirn legt sich in Falten, und eine Hand reibt den Bauch.

Sie wissen, daß es nur Verdauungsbeschwerden sind, aber Sie finden es furchtbar.

Gastroenterologen ziehen zwar den Begriff «Dyspepsie» der Bezeichnung «Verdauungsbeschwerden » vor, doch das Problem ist unter jedem Namen gleich lästig. Man leidet unter Übelkeit, Aufstoßen, Erbrechen, Sodbrennen, Blähungen und Magenschmerzen. Der Verdauungsprozeß ist gestört, schwierig oder verursacht Schmerzen, doch meist ist das Problem harmlos und geht auf nichts anderes als zu reichliches oder für den einzelnen unverträgliches Essen zurück.

Manchmal kann Dyspepsie jedoch ein Symptom für eine ernste Erkrankung sein. Gastritis (Magenschleimhautentzündung), Magengeschwür, Magenkrebs, Erkrankungen der Bauchspeicheldrüse, der Gallenblase oder der Dünndarmschleimhaut, Reizkolon (die Hauptursache für chronische Dyspepsie) und Diabetes mellitus können Dyspepsie verursachen. Ist das Problem chronisch, so ist ein Arztbesuch angezeigt.

Glücklicherweise ist Dyspepsie normalerweise ein kurzzeitiges Phänomen. Doch auch dann gibt es Mittel und Wege, um das Leiden weiter abzukürzen.

Die zweite Portion ablehnen. Der Magen ist grundsätzlich in der Lage, mit allem fertig zu werden. Wenn die Dyspepsie durch zu reichliches Essen entsteht, verschwindet sie am schnellsten, wenn man einfach zu essen aufhört. Gönnen Sie Ihrem Magen eine Pause.

Trinken Sie Ginger Ale. Getränke wie Ginger Ale oder Kräutertees verschlimmern die Symptome meist nicht. Koffeinhaltige Getränke hingegen regen die Produktion von Magensäure weiter an.

Dem Magen ein dickes Fell verpassen. Wenn der Magen gereizt ist, produziert er mehr Säure, man braucht daher einen Puffer zwischen dieser Säure und der Magenwand. Antazida, die Magnesium enthalten, wirken gut, können aber Durchfall verursachen. Wenn Sie Magenschmerzen und Durchfall haben, empfiehlt sich daher ein Antazidum wie Gelusil®, dessen Wirksamkeit auf einer Aluminiumsubstanz beruht.

Essen Sie leicht. Fettreiches Essen ist eine häufige Ursache von Verdauungsstörungen. Die Dyspepsie verschwindet möglicherweise, sobald Sie sich bei Fleisch und fetten Speisen beschränken. Dyspepsie läßt sich übrigens fast immer durch die Ernährung eindämmen.

Rechnen Sie mit dem «Restaurant-Syndrom». Bei diesem Tip geht es darum, der Realität ins Auge zu sehen. Restaurants mit ausländischer Küche bieten verschiedene reizvolle Speisen an. Doch während sich der Gaumen an der weiten Welt der exotischen Speisen delektiert, reagiert Ihr deutscher Fleisch-und-Kartoffeln-Magen auf die einzige Art, die er kennt: Immer drauf mit der Säure. Sie sollten damit rechnen, wenn Sie ausländische Küche genießen, und einen Antazida-Vorrat in Ihrer Hausapotheke haben.

KEINE ANGST VOR SODBRENNEN

Stellen Sie sich vor, Ihre Speiseröhre (Ösophagus) ist der Mississippi; die Stelle, an der die Speiseröhre in den Magen übergeht, ist das Mündungsdelta, und der Magen ist der Golf von Mexiko. Saures Aufstoßen (gastroösophagealer Reflux) wäre dann etwa so wie eine starke Flut, die Salzwasser ins Delta und den Fluß hinaufschwemmt, während Sodbrennen ungefähr einem besonders verärgerten Katzenfisch entspricht.

Reflux und das dadurch verursachte Sodbrennen kommen zustande, wenn der Muskel, der die Speiseröhre zum Magen hin abschließt (Ösophagussphinkter), entweder zur Unzeit erschlafft oder überhaupt geschwächt ist. Dieser Schließmuskel trennt normalerweise den schäumenden, aufgewühlten Mageninhalt von der relativ friedlichen Speiseröhre.

Leider erleben viele Menschen gelegentlich und ein gar nicht so geringer Anteil täglich, daß sich die kleine Ventilklappe in beide statt nur in eine Richtung öffnet.

Ein Viertel aller Schwangeren leidet täglich unter saurem Aufstoßen und Sodbrennen, als wäre der Ösophagussphinkter ein Sesam-öffne-dich. Auch fettleibige Menschen trifft es häufig.

Chronisches Sodbrennen kann gefährlich sein und muß ärztlich behandelt werden. (Siehe folgenden Abschnitt «Wenn Sodbrennen zum Flächenbrand wird».) Doch leichtem, vorübergehendem Aufstoßen und Sodbrennen kann man mit einer Reihe einfacher, schnell wirksamer Maßnahmen zu Leibe rücken. An erster Stelle steht Vorbeugendes, was Aufstoßen und Sodbrennen am schnellsten den Weg abschneidet.

Zehnmal schlucken. Einfaches Schlucken kann den Mageninhalt, der samt Magensäure in die Speiseröhre gelangt ist, wieder nach unten befördern.

Zigaretten ausmachen. Rauchen schwächt den Ösophagussphinkter ganz massiv.

Nehmen Sie vom Truthahn. Nahrungsmittel, die reich an Eiweiß, aber fettarm sind, wie Truthahn oder Hähnchenbrust ohne Haut, Magermilch, Fisch und getrocknete Bohnen, stören den Schließmuskel am Mageneingang nicht, aber fettige Speisen schwächen ihn. Viele Menschen merken das, nachdem sie Schokolade gegessen haben, die sehr viel Fett enthält. Auch andere Nahrungsmittel lassen den Sphinkter erschlaffen, vor allem solche, die Tomaten enthalten, sowie koffeinhaltige Getränke. Wer unter Sodbrennen leidet, merkt meist selbst, nach welchen Speisen das Problem auftritt.

Fünf Mahlzeiten pro Tag. Essen Sie täglich fünf- oder sogar sechsmal, aber nehmen Sie kleine Mahlzeiten zu sich. Ein üppiges Mahl ist für den armen Ösophagussphinkter, was Mata Hari den Männern war. Denn der einsame Wachposten wird leicht vom ständigen Blubbern der Magensäure verführt, die ihm ins Ohr flüstert: «Ach komm, ich will ja bloß deine enge Krawatte ein bißchen lockern.»

Wachsam bleiben. Es ist verlockend, sich nach dem Essen ein wenig hinzulegen, doch damit lädt man den säuerlichen Feind geradezu ein, sich an der schwachen Sperre des Sphinktermuskels vorbeizuschummeln und auf empfindliches Terrain vorzudringen. Günstiger ist es,

WENN SODBRENNEN ZUM FLÄCHENBRAND WIRD

Magensäure ist ziemlich scharf. Wenn Sie täglich Sodbrennen haben, sollten Sie zum Arzt gehen. Auch wenn die Beschwerden in der Werbung witzig dargestellt werden, können sie ernste Folgen haben. Sodbrennen wird meist als lästiges Phänomen abgetan, doch es kann Entzündungen, Geschwürbildung und Verengung der Speiseröhre sowie präkanzeröse Veränderungen in der Speiseröhrenschleimhaut zur Folge haben. Sodbrennen ist häufiger als gastrointestinale Geschwüre und schwieriger zu beherrschen. Weil es sich um chronische Beschwerden handelt, die nicht richtig eingeschätzt werden, wird keine entsprechende Behandlung durchgeführt, so daß sich die Entzündung oft ausbreiten kann.

Wenn Sie chronisch unter Aufstoßen und Sodbrennen leiden und einfache Maßnahmen, wie Umstellung der Ernährung, Antazida oder Absetzen von Medikamenten, die Sodbrennen verursachen, nicht helfen, wird der Arzt zunächst den oberen Teil des Verdauungstraktes untersuchen; dazu gehört eine Untersuchung der Speiseröhre mittels Endoskop sowie möglicherweise eine Gewebeentnahme.

Wenn Anzeichen einer Entzündung vorliegen, wird der Arzt vermutlich ein Medikament gegen peptisches Ulkus (durch Magensäure verursachtes Geschwür) verschreiben, beispielsweise Tagamet® oder Zantic®. Diese Mittel reduzieren die Produktion von Magensäure und löschen so den Brand in der Speiseröhre. Die Wirkung ist so gut, daß diese Mittel heute vermutlich öfter bei Ösophagitis als bei Magengeschwüren eingesetzt werden. Wenn Ihr Aufstoßen anders gar nicht in den Griff zu bekommen ist, könnte Ihr Arzt Ihnen Gastroloc® oder Antra verschreiben, die die Säureproduktion noch stärker hemmen.

Das Tolle an diesen Arzneimitteln ist, daß die Wirkung fast sofort eintritt – der durch die Säure entfachte Brand wird binnen einer halben bis Dreiviertelstunde eingedämmt. Bei Einnahme von Gastroloc® oder Antra® kann die Speiseröhre in vier Wochen gesunden; werden Tagamet® oder ähnliche Mittel eingesetzt, dauert der Heilungsprozeß wahrscheinlich acht bis zwölf Wochen. Während für Tagamet® und ähnliches kaum gravierende Nebenwirkungen zu vermelden sind, sind die beiden anderen Medikamente sehr viel kritischer zu sehen. Ihre Anwendung ist darum auch auf vier bis maximal acht Wochen beschränkt.

nach den Mahlzeit aufrecht zu sitzen oder ein wenig spazierenzugehen, bis sich die Säure zurückzieht.

Die Pfunde fallen lassen. Wenn zuviel Körperfett vorhanden ist, besonders am Bauch, dann muß irgendwas nachgeben, und meist ist das der Ösophagussphinkter. Übergewichtige Personen, die einiges abnehmen, stellen oft fest, daß das Sodbrennen verschwindet.

Hosenträger statt Gürtel. Ein eng sitzender Gürtel kann dieselbe Wirkung haben wie eine schwere Mahlzeit oder zehn Kilo mehr Körpergewicht – er drückt nach oben, was doch unten bleiben sollte.

Erhöhtes Kopfteil am Bett. Stellen Sie das Kopfteil Ihres Bettes um etwa 15 cm höher, damit die Schwerkraft Ihrem Ösophagussphinkter zu Hilfe kommt und die Magensäure an ihrem Platz bleibt.

Den Brand mit Antazida eindämmen. Antazida, wie Maaloxan®, Riopan®, Kompensan® oder Gelusil®, sind die bei Sodbrennen hauptsächlich verwendeten Mittel. Sie wirken gegen das Aufstoßen, aber nicht gegen eine schwere Entzündung der Speiseröhre. Überdies kann die langfristige Verwendung von Antazida Nebenwirkungen wie Durchfall, Probleme mit dem Kalziumhaushalt und überhöhte Magnesiumwerte im Körper verursachen. Wenn Sie täglich Antazida nehmen müssen, halten Sie sich an die empfohlene Dosis, und konsultieren Sie den Arzt.

LIEBER KEINE GALLENSTEINE

Gallensteine entwickeln sich in der Gallenblase wie Perlen in der Auster, wo ein Sandkörnchen den Ursprung für die Bildung der Perle bildet. So ähnlich wachsen auch Gallensteine: Rund um einen Kern aus Cholesterin oder Gallenpigment bildet sich nach und nach der unwillkommene Stein.

Es gibt natürlich beträchtliche Unterschiede zwischen einer Auster und Ihrer Gallenblase. Während eine Auster nur eine einzige Perle bildet, kann die Gallenblase übereifrig Tausende winziger Steine produzieren, die nicht größer als Sandkörner sind, eine noch immer recht große Zahl etwa murmelgroßer Steine oder ein bis zwei schwere Brocken bis zur Größe von Hühnereiern. Diese Art von Perlen können Sie ohne Reue vor die Säue werfen, aber es kann Sie viel Schmerz kosten, bis sie entfernt sind.

Niemand weiß, warum manche Menschen Gallensteine bekommen und andere nicht, doch Geschlecht und erbliche Anlagen spielen dabei mit Sicherheit eine Rolle. Frauen tragen dreimal so oft Gallensteine wie Männer, und das Problem tritt familiär gehäuft auf. Auch hoher Cholesterinspiegel, Fettleibigkeit, allzu schneller Verlust von Körpergewicht und hoher Insulinspiegel scheinen von Bedeutung zu sein. Insgesamt haben 30 Prozent aller Menschen im Alter von 60 Jahren Gallensteine. Ein Drittel bis die Hälfte davon weiß das jedoch nicht – sie haben sogenannte «stumme» Steine, die keine Symptome hervorrufen; dann ist es das beste, gar nichts zu unternehmen.

Doch meist verursachen Gallensteine Schmerzen, die oft quälend sein können, wenn sie sich am Ansatz des Gallenganges festsetzen. Durch diesen wird die in der Gallenblase gespeicherte Gallenflüssigkeit in den Dünndarm geleitet, wo sie ihre Funktion im Verdauungsprozeß erfüllt. Die Schmerzen können mit Übelkeit und Erbrechen einhergehen, bis der Stein einige Stunden später in die Gallenblase zurückrutscht. Manchmal bleibt ein Stein im Gallengang stecken. Ein Stein kann den Gallenfluß aus der Gallenblase oder aus der Leber, wo die Gallenflüssigkeit produziert wird, blockieren, oder den Sekretfluß aus der Bauchspeicheldrüse behindern. In der Folge kann es zu Entzündungen und schweren Schädigungen der Gallenblase, der Leber und/oder der Bauchspeicheldrüse kommen, die schlimmstenfalls tödlich sein können.

Gallensteine sind daher sehr ernst zu nehmen. Glücklicherweise können sie durch Medikamente oder auf operativem Weg erfolgreich und rasch behandelt werden. Es gibt jedoch auch Möglichkeiten, sie zu vermeiden.

VORBEUGUNG GEGEN GALLENSTEINE

Wenn Sie eine Frau sind, wenn in Ihrer Familie schon Gallensteine aufgetreten sind, wenn Sie Übergewicht haben – kurz gesagt, wenn Sie anfällig für Gallensteine sind – wäre es da nicht die schnellste, leichteste Option, die Bildung von Gallensteinen von vornherein zu verhüten? Es gibt (wenn auch noch umstrittene) Hinweise darauf, daß die richtige Ernährung Gallensteine verhindern kann.

Fangen sie heute mit der Diät an. Mehrere Studien haben gezeigt, daß Fettleibigkeit ein bedeutsamer Risikofaktor für Gallensteine ist. Es ist eine Kettenreaktion:

GALLENSTEINE WIE BUTTER SCHMELZEN LASSEN

Man kann nicht erwarten, Gallensteine durch die pure Kraft der Phantasie zu entfernen, doch man kann sich vorstellen, daß sie sich auflösen.

Bevor Sie die folgende mentale Übung ausprobieren, sollten Sie zunächst die auf Seite 225 beschriebene Übung zur progressiven Entspannung praktizieren. Sobald Sie entspannt sind, können Sie eine heilende Vorstellung vor Ihrem geistigen Auge entstehen lassen. Gallensteine bestehen hauptsächlich aus Cholesterin. Stellen Sie sich darum vor, daß sie wie Butter in der Pfanne schmelzen und zu einer Flüssigkeit werden, die der Körper ausscheiden kann.

Da zu Ihrer Gallensteinbehandlung vermutlich eine fettarme Diät gehört, können Sie auch das für Ihre Vorstellung nutzen: Dem Körper wird weniger Fett zugeführt, und er sieht sich nun nach anderem verfügbaren Fett um, das er resorbieren kann, weil er an eine höhere Fettzufuhr gewöhnt ist. Eine Form frei verfügbaren Fetts, das der Körper nicht zum Überleben braucht, ist das in den Gallensteinen enthaltene Fett und Cholesterin. Sie können sich also vorstellen, daß der Körper die chemischen Prozesse der Gallenblase umstellt: Er läßt die Steine schmelzen und zieht das Fett heraus, um sein Verlangen danach zu stillen; der Rest wird ausgeschieden.

Die Schwierigkeit in der Behandlung von Gallensteinen besteht darin, daß die Steine oft erneut auftreten. Eine Möglichkeit, das zu verhindern, ist die Entfernung der Gallenblase (Cholezystektomie). Das Organ trägt zum Verdauungsprozeß bei, aber es ist nicht lebensnotwendig, da es die Gallenflüssigkeit nur speichert. Ist keine Gallenblase vorhanden, so fließt die Galle direkt aus der Leber in den Dünndarm. Nach der Operation ist keine spezielle Diät oder medikamentöse Behandlung erforderlich, und man kann nie wieder Gallensteine bekommen.

Gallenoperationen sind ein sehr häufiger chirurgischer Eingriff. Auf diese Weise werden Gallensteine bei weitem am häufigsten behandelt. Heute wird die Operation meist mittels Laparoskop durchgeführt.

Die Gallenoperation wird dabei in zwei Phasen durchgeführt. Zunächst werden die Gallensteine zertrümmert (Lithotripsie). Dazu wird ein kleiner Einschnitt gemacht und ein Endoskop in den Bauchraum eingeführt. Durch dieses dünne Röhrchen fädelt der Chirurg eine Drahtsonde in die Gallenblase. Durch den Draht wird Strom geschickt, der eine Stoßwelle erzeugt, wodurch der Stein zertrümmert wird. Die Bruchstücke werden in kleinen Drahtkörben aufgefangen.

In der zweiten Phase führt der Chirurg durch das Endoskop winzige Skalpelle ein und schnipselt die Gallenblase heraus. Da das Organ durch das enge Röhrchen herausgeholt werden muß, ist es leichter, zuerst die Steine und dann die Gallenblase zu entfernen.

Bei der herkömmlichen Gallenoperation, die seit hundert Jahren durchgeführt wird, ist ein großer Schnitt notwendig. Das bedingt eine drei- bis fünftägige Nachbetreuung im Krankenhaus, zwei bis vier Wochen Arbeitsunfähigkeit und sechs bis acht Wochen Rekonvaleszenz, bis der Patient wieder voll hergestellt ist.

Eine Gallenoperation mittels Laparoskopie erfordert eine Operationszeit von 45 bis 90 Minuten, doch damit endet die Ähnlichkeit auch schon: Der Einschnitt ist winzig; der Patient verbringt ein bis zwei Nächte im Krankenhaus, kann zwei Tage danach wieder zur Arbeit gehen und eine Woche darauf bereits eine ganze Nacht durchtanzen.

Die Leber erzeugt cholesterinreiche Gallenflüssigkeit, um die Verdauung zu unterstützen. Die Gallenflüssigkeit übergewichtiger Menschen enthält aufgrund ihrer Ernährungsgewohnheiten mehr Cholesterin. Doch wenn die Gallenflüssigkeit zuviel Cholesterin enthält, können sich in der Gallenblase, wo die Gallenflüssigkeit bis zu ihrem Einsatz gespeichert wird, Gallensteine bilden.

Möglicherweise spielt auch Insulin eine Rolle, denn es regt die Cholesterinbildung im Körper an. Erhöhte Insulinmengen sind um so wahrscheinlicher, je dicker man ist.

Deshalb ist Abnehmen und das niedrigere Gewicht dann halten, ein erster Schritt.

Langsam abnehmen. Nehmen Sie nicht zu schnell ab, und tun Sie es unter ärztlicher Aufsicht. Wenn übergewichtige Personen Schnelldiäten machen, erhöht sich ihr Risiko, Gallensteine zu bekommen. In einer Studie machten 51 übergewichtige Personen eine achtwöchige Diät, bei der die durchschnittliche Abnahme über 35 Pfund betrug. Das klingt gut, aber bei einem Viertel der Versuchspersonen entstanden Gallensteine, und drei der Betroffenen mußten schließlich an der Gallenblase operiert werden.

In diesem speziellen Fall führt «Eile mit Weile» sicher zu besseren Resultaten.

KOLIKEN VERHÜTEN

Wenn Ihnen Gallensteine Probleme bereiten, müssen Sie ärztlich behandelt werden. Es gibt verschiedene Therapien, darunter Medikamente und chirurgische Eingriffe. Doch auch wenn Sie die Gallensteine nicht aus eigener Kraft loswerden können, gibt es eine Methode, Koliken möglicherweise zu verhindern.

Essen Sie einen Fisch, einen Apfel und eine Scheibe Vollkornbrot. Das Ziel dabei ist, die Zufuhr an fettigen Speisen einzuschränken, die Gallenkoliken auslösen können. Fettreiche Speisen regen die Tätigkeit der Gallenblase an; sie zieht sich zusammen, um Gallenflüssigkeit in den Dünndarm zu pressen, die die Fettverdauung unterstützt. Man nimmt an, daß durch die Kontraktion der Gallenblase vorhandene Steine in den

Gallengang gedrückt werden, was eine Kolik auslöst. Fettarme Ernährung hilft also nicht nur, unnötige Fettpolster zu vermeiden, sie kann auch dazu beitragen, Koliken zu verhüten. Eine Ernährung ist dann fettarm, wenn maximal ein Viertel der aufgenommenen Kalorien aus Fett stammen (1 Gramm Fett liefert 9 Kalorien).

GEGEN GESCHWüRE VORGEHEN

Als peptisches Ulkus bezeichnet man ein Geschwür in der Speiseröhre, im Magen oder im Zwölffingerdarm. Der Zwölffingerdarm ist der oberste Teil des Dünndarms; landläufig unterscheidet man daher Magen- und Zwölffingerdarmgeschwüre.

Diese Geschwüre sind weit verbreitet. Immer noch müssen einige Menschen deswegen operiert werden, und an einem Geschwür kann man sogar sterben. Das kann dann der Fall sein, wenn es innere Blutungen gibt oder die Wand von Magen oder Darm ein Loch bekommt, durch das Nahrungsbrei in die Bauchhöhle gelangt und eine Bauchfellentzündung (Peritonitis) auslöst.

Die häufigsten Symptome eines peptischen Ulkus sind Verdauungsstörungen und Sodbrennen. Daneben können auch Übelkeit und Erbrechen, Appetitmangel sowie schwarze, teerartige Stühle auftreten. Deshalb ist es wichtig, zum Arzt zu gehen, wenn sich solche Symptome zeigen. Ein Magengeschwür kann manchmal das Hauptsymptom von Magenkrebs sein – auch das ein wichtiger Grund, warum man bei chronischen Beschwerden, die auf ein Geschwür hindeuten, den Arzt hinzuziehen sollte. Doch Magengeschwüre können auch völlig symptomlos bleiben.

Was läßt die Geschwüre entstehen? Erbanlagen spielen dabei sicher eine Rolle: Wenn in Ihrer Familie gastrointestinale Geschwüre aufgetreten sind, ist Ihr Risiko, ebenfalls daran zu erkranken, dreimal so hoch wie in anderen Familien. Bei Zwölffingerdarmgeschwüren können Säure und das Verdauungsenzym Pepsin die Schleimhaut des Darms zerstören; möglich ist auch, daß die Resistenz der Schleimhaut gegen diese beiden Stoffe herabgesetzt ist.

In manchen Fällen werden Magengeschwüre durch

die Arzneimittel Aspirin® und Ibuprofen® verursacht, die die Magenschleimhaut angreifen.

Andere Faktoren wieder, die vielfach für die Geschwürbildung verantwortlich gemacht werden, spielen dabei keine Rolle. So haben zahlreiche Forschungsarbeiten, die sich mit dem Einfluß der Ernährungsgewohnheiten beschäftigten, keinen Beweis erbracht, daß die Ernährung die Entstehung von Geschwüren beeinflußt. Ebensowenig konnte nachgewiesen werden, daß Streß Geschwüre verursacht.

Mittlerweile ist auch klar, daß die Bakterienart Helicobacter pylori eine bedeutende Rolle bei der Entwicklung von Magengeschwüren spielt.

Die Geschwüre neigen dazu, von selbst zu heilen. Es ist typisch für sie, daß sie mal mehr, mal wieder weniger werden. Außer kontinuierlicher medikamentöser Behandlung sind keine Maßnahmen bekannt, die Geschwüre verhindern. Die operative Entfernung ist bei besonders hartnäckigen Geschwüren der letzte Ausweg, doch es gibt einige schnelle und leicht anwendbare Mittel, um das Biest zu zähmen.

Heilung durch Tagamet® oder Zantic®. Medikamente wie Tagamet® oder Zantic® sind «sichere Mittel», die ein peptisches Ulkus schnell heilen. Diese rezeptpflichtigen Arzneien dämmen die Produktion von Magensäure ein, so daß die Magenschleimhaut wieder gesunden kann. Die Schmerzen verschwinden fast sofort, und die Heilungsraten sind sehr hoch. Man kann davon ausgehen, daß die befallene Stelle in vier bis sechs Wochen abgeheilt ist. Die Nebenwirkungen sind bedeutungslos. Da Geschwüre jedoch immer wieder auftreten können, kann eine Erhaltungsdosis erforderlich sein. Weil die symptomlindernde Wirkung so schnell eintritt, könnten Sie versucht sein, das Medikament abzusetzen, sobald die Schmerzen abgeklungen sind. Tun Sie es nicht: Das Abheilen des Geschwürs braucht seine Zeit.

Auf Tabak verzichten. Rauchen verdoppelt nicht nur das Risiko, an einem Geschwür zu erkranken, es verlangsamt auch den Heilungsprozeß und erhöht die Wahrscheinlichkeit, daß das Ulkus wieder auftritt. Nikotin ist eine stark suchterzeugende Substanz, und es kann

• DAS GESCHWÜR WEGTRÄUMEN

Der Militärarzt William Beaumont dokumentierte die
Wirkung der sogenannten «Streßreaktion» auf den Magen
eines Veteranen des amerikanischen Sezessionskrieges.
Der Mann hatte eine Wunde, die nicht verheilte – ein Loch
direkt im Bauch. Dr. Beaumont konnte buchstäblich
hineinsehen und verfolgen, was darin vorging. Wenn der
Soldat zornig war, beobachtete Dr. Beaumont, daß sich die
Magenschleimhaut unvermittelt hellrot verfärbte; wenn der
Mann erschrak oder Furcht empfand, wurde sie blaß.

Das Verdauungssystem ist unter allen
Organkomplexen des Organismus vermutlich am
empfänglichsten für Visualisierungstechniken.

Wir empfangen Tag für Tag eine Fülle von
Alarmsignalen, die die Säureproduktion des Magens
ankurbeln, die Durchblutung des Verdauungstraktes
hemmen und die Peristaltik (durch Muskeln bewirkte
Darmbewegung) beschleunigen. All das ist Teil der
Streßreaktion, die sicher zu den stärksten Stimuli gehört,
über die der Organismus verfügt.

Wenn Sie an einem Geschwür leiden, ist das Ziel, die
Säureproduktion des Magens unter Kontrolle zu
bekommen. Setzen Sie zunächst die auf Seite 225
beschriebene Entspannungstechnik ein. Beginnen Sie, sich
auf Ihr Geschwür zu konzentrieren, sobald Sie entspannt
sind. Stellen Sie sich vor, wie das Geschwür aussieht. Dann
spielen Sie «Das Bild fixieren». Wie könnte es aussehen,
wenn es besser wäre? Stellen Sie sich also Ihre Magenwand
gesund, rosig und ohne Löcher vor.

Als nächstes sollte man sich vorstellen, daß das
Geschwür wie in einem Film immer besser wird. Sie können
dazu eine anatomische Vorstellung nehmen: zuerst die
wunde Stelle mit dem Geschwür, dann ein verstärkter
Zustrom von Blut, das Immunzellen bringt; die Immunzellen
reinigen die befallene Stelle, und danach legt das Blut eine

(bitte umblättern)

DAS GESCHWÜR WEGTRÄUMEN – *Fortsetzung*

schützende Schicht über die gesäuberte Wunde.
Schließlich beginnen frische, rosige und gesunde Zellen
darüber zu wachsen. Wenn Sie sich nicht gut vorstellen
können, wie ein Ulkus aussieht, dann sehen Sie sich die
Bilder in einem Anatomiebuch oder noch besser die
Anzeigen in medizinischen Fachzeitschriften an.

Wer eher zu abstrakten Vorstellungen neigt, kann auch
einen Brand im Magen sehen. Der Heilungsprozeß besteht
dann darin, ihn mit kühlendem Wasser zu löschen, das in
Feuerwehrschläuchen oder Flüssen oder über Wasserfälle
herankommt; wenn das Feuer gelöscht ist, kann man sich
die Regeneration oder Heilung des Gewebes vorstellen.
Menschen mit spirituellen Neigungen könnten sich die
Gestalt eines Heilers vorstellen, der die Hände auflegt, oder
ein weißes Licht, das aus dem eigenen, höheren Ich oder
aus dem Universum kommt.

Die Hauptsache ist, von der eigenen Vorstellung des
Problems auszugehen. Seien Sie empfänglich für das Bild,
das in Ihrem Geist entsteht – ein Bild, das zeigt, wie die
Magenschleimhaut aussehen würde, wäre sie vollkommen
gesund -, und stellen Sie sich einen Heilungsprozeß vor, der
vom kranken zum gesunden Zustand führt.

Wenn es Ihnen schwerfällt, selbst ein Bild
heraufzubeschwören, können Sie es mit einer Übung
namens «Die Meerjungfrau» versuchen, die für alle Arten
von Verdauungsstörungen geeignet ist.

Schließen Sie die Augen, und atmen Sie dreimal aus
und ein. Stellen Sie sich eine Meerjungfrau mit goldenem
Haar und einem silbrig-blauen Körper und Schwanz vor. Die
Meerjungfrau bewegt sich anmutig und rhythmisch durch
Ihren Verdauungstrakt. Sie berührt das Geschwür und heilt
es dadurch vollständig. Danach beendet sie ihre Reise und
sieht dabei nach, ob auch alles andere in Ordnung ist. Atmen
Sie nach dem Ende der Reise aus, und öffnen Sie die Augen.

Praktizieren Sie «Die Meerjungfrau» dreimal täglich –
frühmorgens, in der Abenddämmerung und vor dem
Zubettgehen – jeweils bis zu drei Minuten lang.
Wiederholen Sie die Übung in einem Zyklus von je 21
Tagen, auf die sieben Tage Pause folgen.

eine Weile dauern, bis man davon loskommt, doch der erste Schritt geht schnell: Sie brauchen nur die Zigarette auszumachen, die Sie in der Hand haben, und den Rest wegwerfen (siehe 15).

Antazida schlucken. Rezeptfreie Antazida können Geschwüre heilen, weil sie die Symptome bekämpfen und die Magensäure neutralisieren. Die langzeitige Verwendung verursacht jedoch Nebenwirkungen; Antazida sollten daher unter ärztlicher Aufsicht genommen werden.

Austesten, was die Säurebildung fördert. Alle Speisen und Getränke regen den Magen zur Säurebildung an – manche mehr, manche weniger. Eine bekanntes Stimulans ist Kaffee (auch koffeinfreier Kaffee). Dasselbe gilt für Milch, obwohl Milch früher als Mittel gegen Magengeschwüre empfohlen wurde. Es ist eine individuelle Sache: Sie werden wahrscheinlich herausfinden, daß manches bei Ihnen einen Symptomschub auslöst, was Ihr Freund problemlos konsumieren kann, obwohl er auch Magengeschwüre hat.

Bier und Wein in der Flasche lassen. Beides stimuliert die Produktion von Magensäure – harte Getränke tun das nicht.

Schmerzmittel sparsam verwenden. Azetylsalizylsaüre und andere, sogenannte nichtsteroidale entzündungshemmende Medikamente wie Ibuprofen können das Risiko von Magengeschwüren erhöhen. Rheuma-Patienten, die sie über längere Zeit in hoher Dosierung nehmen, sind besonders gefährdet.

LAKTOSEINTOLERANZ LINKS LIEGEN LASSEN

Wenn Sie unter Laktoseintoleranz leiden, wären Sie wohl lieber kein Bürger des Landes, in dem Milch und Honig fließen. Der Honig ist in Ordnung, aber die Milch lieber nicht, bitte. Sie verursacht Ihnen Blähungen, Bauchkrämpfe, Durchfall, Übelkeit und schlechten Atem – also etwas, was Ihre Mitbürger in diesem idyllischen Land einigermaßen ungern sehen.

Der menschliche Organismus erzeugt normalerweise ein Enzym, die sogenannte Laktase, zur Verdauung von Milchzucker, auch Laktose genannt. Doch viele Menschen produzieren nicht oder nicht genügend Laktase; sie leiden unter Laktoseintoleranz.

Die Störung ist nicht weiter schlimm, doch sie kann unangenehm und im sozialen Umgang peinlich sein. Man kann sie durch die Ernährung leicht beeinflussen. Laktoseintoleranz kann stärker oder schwächer ausgeprägt sein; passen Sie daher die folgenden Maßnahmen an Ihre persönlichen Bedürfnisse an. Das ist nur durch Versuch und Irrtum und in kleinen Schritten möglich.

Trinken Sie heute nur ein Glas Milch statt der üblichen zwei. Nehmen Sie Tag für Tag immer kleinere Mengen an Milchprodukten zu sich. Wenn die Symptome verschwunden oder auf ein akzeptables Ausmaß zurückgegangen sind, können Sie annehmen, daß Ihre Milchzuckerzufuhr individuell gerade richtig ist.

Trinken Sie die Milch heute zum Abendessen. Sie können die Laktose unter Umständen leichter verdauen, wenn Sie die Milch in Kombination mit Mahlzeiten zu sich nehmen.

Trinken Sie Ihr Glas Milch in kleinen Schlucken: Ihr Körper kann Laktose möglicherweise besser verdauen, wenn Sie die Milch nicht hinunterstürzen, sondern sie langsam, in kleinen Schlucken, trinken. Anstatt ein Glas Milch auf einen Zug zu leeren, können Sie versuchen, kleine Mengen über den Tag verteilt zum Essen zu trinken.

Rühren Sie Schokolade in entfettete Milch. Kakao macht Milch für manche Leute auf mysteriöse Weise leichter verdaulich.

Löffeln Sie einen Becher Joghurt. Die in Joghurt enthaltenen Bakterien helfen bei der Laktoseverdauung.

Nehmen Sie ein Stück alten Käse. Käse, der sechs Monate oder länger gelagert wurde, enthält fast keinen Milchzucker mehr.

Achten Sie auf versteckten Milchzucker. Nehmen wir an, Sie hätten schon alles getan, um Ihren Milchzuckerkonsum einzuschränken, und trotzdem bestehen die Symptome weiter. Eines können Sie noch versuchen, bevor Sie zum Arzt gehen: Lesen Sie die Etiketten auf Ihren Vitamin- und Mineralstoffpräparaten und Medikamenten. Viele enthalten Milchzucker als Füll- und Bindemittel.

ÜBELKEIT UND ERBRECHEN BEWÄLTIGEN

Übelkeit kann als natürlicher Vorbote von Erbrechen auftreten, und beides sind natürliche Folgen von Magenverstimmungen, allzu üppigem Essen, Schwangerschaft, zu heftiger körperlicher Anstrengung oder Krankheit. Übelkeit und Brechreiz scheinen eine Ewigkeit zu dauern, solange man darunter leidet, während das Erbrechen in Sekundenschnelle vorbei ist. Wenn Übelkeit und Erbrechen länger als zwei Tage bestehen, sollte ein Arzt hinzugezogen werden. Doch diese zwei Tage können sich schrecklich hinziehen – hier einige Hinweise, was Sie tun können, um diese Zeit leichter und schneller hinter sich zu bringen.

Lassen Sie's raus. Die schnellste Kur für Übelkeit ist Erbrechen. Je nach Ursache der Übelkeit kann einmaliges Erbrechen ausreichen, oder aber es bedarf ein paar Sitzungen. Doch nichts verschafft bei Übelkeit mehr Erleichterung als das Gefühl nach dem Erbrechen. Zwingen Sie sich jedoch nicht dazu.

Mit Kaugummi die Luken abdichten. Superpep Reise-Kaugummi® oder Travel-Gum® enthalten Antihistaminika und werden gegen Reisekrankheit eingesetzt. Die rezeptfreien Präparate helfen jedoch auch gegen normale Übelkeit.

Versuchen Sie Ingwer. Kapseln mit gemahlener Ingwerwurzel (Präparat: Zintona) können Brechreiz beheben. Bei leichter Übelkeit können Sie auch abgestandenes Ginger Ale oder Ingwerkeks probieren.

Von Brot und Wasser leben. «Leicht und vorsichtig» ist die richtige Devise. Wenn Ihnen übel ist, verträgt der Magen am besten klare Flüssigkeiten ohne Kohlensäure, die Sie in kleinen Mengen zu sich nehmen sollten. Auch leichte Nahrungsmittel, die vorwiegend komplexe Kohlenhydrate enthalten, wie etwa Toastbrot (ohne Butter) oder Zwieback, gehen leicht hinunter – und bleiben auch unten. Solche Nahrungsmittel können auch bei großer körperlicher Anstrengung Übelkeit und Erbrechen verhindern.

Meiden Sie Antazida. Sie sind nicht für einfache, nicht krankheitsbedingte Übelkeit gedacht und sind ganz sicher keine klaren Flüssigkeiten.

DEM RÜLPSEN KEINE CHANCE GEBEN

Kleine Jungen tun es, um kleinen Mädchen durch Ekligkeit zu imponieren. Es kann aber auch ein schneller, einfacher Ausdruck dafür sein, wie gut ein Essen oder ein kühles Bierchen gemundet hat. In manchen Kulturen gilt es sogar als unhöflich, nach dem Essen nicht zu rülpsen. Auch auf diesem Gebiet gibt es Meister, die bei Parties auf Zuruf mit wahren Rülpssalven in allen Tonhöhen die Schallmauer durchbrechen. Anderen wieder entschlüpft das verpönte Geräusch bei höchst unpassender Gelegenheit – während der Ansprache des Chefs, mitten im Adagio oder bei der Kommunion.

In der Stadt Wallace im U.S.-Bundesstaat Idaho weiß man mit diesen Ausbrüchen umzugehen: Dort ist Rülpsen verboten – es sei denn, man hat sich vorher eine Sondergenehmigung vom Arzt geholt.

Rülpsen kann peinlich sein und sowohl den Rülpsenden als auch die Berülpsten irritieren, aber es stellt keine Gefahr dar. Trotz der beeindruckenden medizinischen Bezeichnung «Eruktation» ist die Ursache des Phänomens schlicht und einfach – Luft. Das Rülpsen ist eine schnelle Methode, um Gas aus dem Magen auszustoßen. Die Mittel gegen übermäßiges Rülpsen sind einfach und wirken schnell.

Auf das Schlucken achten. Sind Sie ein zwanghafter Schlucker? Viele Menschen neigen dazu, aus Nervosität zu oft zu schlucken – doch der Speichel ist voll winziger Bläschen, und ehe Sie es merken, führt das nervöse Schlucken zu heftigem Rülpsen. Achten Sie stärker auf den Schluckreflex; sobald Sie wissen, wie oft Sie schlucken, können Sie etwas gegen das Rülpsen tun, indem Sie nach Möglichkeit weniger schlucken. Wenn es Ihnen schwerfällt, das Schlucken in den Griff zu bekommen, können Sie probieren, einen Bleistift zwischen den Zähnen zu halten – es ist schwer, mit offenem Mund zu schlucken.

Kohlensauer macht sauer. Es gibt eine Garantie bei kohlensäurehaltigen Getränken: Rülpsen garantiert, sonst Geld zurück.

Kauen Sie mit geschlossenem Mund. Das empfiehlt sich nicht nur, weil es Ihre Mutter so gesagt hat, sondern auch weil der offene Mund wie ein Staubsauger wirkt und Luft einzieht. (Übrigens ist auch Kaugummikauen für die Rülpsfolgen berüchtigt.)

Langsam essen. Wenn Sie Ihr Essen hinunterschlingen, verschlucken Sie auch Luft. Essen Sie langsamer, und kauen Sie Ihr Essen gut durch.

Aus Gläsern und Tassen trinken. Wenn Sie aus Dosen und Flaschen trinken, können Sie die Luftblasen sehen und hören, wie sie in die Rülpsermanufaktur hinuntergluckern. Auch das Saugen an einem Strohhalm ist eine sichere Methode, die umgebende Atmosphäre in sich aufzunehmen.

Nicht zu üppig essen. Je üppiger das Essen, um so mehr Fett und Öl ist meist enthalten – beides Zutaten, die die Gasbildung im Magen-Darm-Trakt fördern.

Zahnersatz gut anpassen lassen. Ständig mit Zunge und Kiefer an einem schlecht sitzenden Zahnersatz herumzutun, ist ein häufiger Grund für Luftschlucken.

SCHLUCKAUF SCHNELL AUF DIE REISE SCHICKEN

Beim Schluckauf läuft eine komplexe, spontane Choreographie ab, an der das Zwerchfell, die Bauchmuskeln, die Zwischenrippenmuskeln, wichtige Nervenbahnen und das Gehirn beteiligt sind. Das Ergebnis ist etwa so, als würden die Marx Brothers in eine Aufführung von «Schwanensee» eindringen. Die meisten Leute haben ihre eigene Methode, den Hicks abzustellen. Doch wenn alle Hausmittel nicht helfen, sollten Sie sich trotzdem keine Sorgen machen – Schluckauf schluckt sich meist schon nach ein paar Minuten von selbst aus der Welt.

Einatmen und pressen. Tun Sie so, als hätten Sie Stuhlgang. Dadurch wird der Vagusnerv stimuliert, der das Zwerchfell mit dem Gehirn verbindet. (Vielleicht probieren Sie diese Methode in der Nähe einer Toilette aus?)

Langsam essen. Schluckauf tritt am häufigsten auf, wenn man schnell ißt, vor allem, wenn Fleisch gegessen wird.

Trinken. So bald wie möglich sollte nach dem Schluckauf etwas getrunken werden. Meiden Sie aber kohlensäurehaltige Getränke.

Fest die Augen reiben. Auch das stimuliert den Vagus.

Zucker schlucken. Manchen scheint es zu helfen, einen Teelöffel bis einen Eßlöffel Zucker trocken zu schlucken.

Von der falschen Seite trinken. Beugen Sie sich nach vorn, und trinken Sie Wasser von der «hinteren» Seite des Glases.

Zusammenquetschen. Probieren Sie, Ihre Knie an die Brust zu ziehen und die Brust zusammenzudrücken.

Schluckauf ersticken. Halten Sie den Atem an, solange Sie können.

Finger in den Hals stecken und damit wackeln. Auch das ist eine Methode, um den Vagus anzuregen. Manche Ärzte wenden sie in gefährlichen Situationen an, wenn beispielsweise ein Patient nach einer Operation, sobald die Wirkung der Narkose nachläßt, Schluckauf bekommt. Wenn man nichts dagegen tut, können daraus ernste Probleme entstehen. Statt des Fingers können Sie auch einen Wattetupfer verwenden (vorsichtig, damit Sie ihn nicht verschlucken) oder das Zäpfchen an der Rückwand der Mundhöhle mit einem Löffel anheben.

Zunge fest packen und anziehen. Dadurch wird der Vagus ebenfalls stimuliert.

ZAHNGESUNDHEIT

Der dumpfe Schmerz einer einsamen Karieshöhle schickt sein Echo durch den Mund und
dröhnt wie Hammerschläge durch den ganzen
Kopf. Eine Aphthe an der Innenseite der Wange
bildet nur eine winzige Erhebung, doch es fühlt
sich an wie eine enorme Verletzung, wenn die
Zunge daran stößt und brennende Schmerzen
auslöst. In der überempfindlichen, engen
Mundhöhle können schon geringste Probleme
größte Schmerzen verursachen. Allein der Gedanke an
ausgeschlagene Zähne oder chronische Zahnfleischerkrankungen tut weh. Sie haben Stunden im
Zahnarztstuhl verbracht, Stunden, die wie Jahre wirkten.
Gibt es einen Weg, um all die Zahnschmerzen, das Bohren, Kratzen und Plombieren zu vermeiden? Ja, wenn Sie
rasch handeln, sobald Probleme auftreten. Noch besser
ist vorbeugen: Viele Zahnprobleme lassen sich schnell
und einfach vermeiden.

- In einer Minute können Sie Zahn- und Zahnfleischerkrankungen verhüten, wenn Sie Zahnseide verwenden.
- Lassen Sie sieben Minuten lang Eis auf eine Stelle
  an der Hand einwirken, um Zahnschmerzen zu
  lindern.
- 15 Minuten Kaugummikauen kann Zahnbelag
  reduzieren.

Und jetzt – weit öffnen, bitte!

KAMPF DER KARIES

Sie haben also schon ein Leben lang einen oder mehrere

schlechte Zähne – wer nicht? Mehr als 90 Prozent der Kinder tragen bereits zur Einschulung mindestens eine Plombe im Mund. Erwachsene, für die ein Zahnersatz vor nicht allzu langer Zeit fast unumgänglich war, behalten heute zwar vielfach die eigenen Zähne, doch sie werden öfter an der Wurzel von Fäulnis befallen.

Wenn ein Zahn ein Loch bekommt, wissen Sie, daß Sie Zahnkaries haben, eine bakterielle Erkrankung. Im Mund leben 200 bis 300 verschiedene Arten von Bakterien, von denen viele für die Verdauung von Nahrung nützlich sind oder die Vitamine produzieren. Anderen hingegen macht es Spaß, sich in einer klebrigen Substanz, dem Zahnbelag, zusammenzurotten und unschuldige Zähne zu attackieren. Zahnbelag ist normalerweise unsichtbar und kann sich am Morgen nach dem Aufwachen als schleimiger, weißlicher Film auf den Zähnen zeigen, da die Speicheldrüsen nicht arbeiten, solange man schläft, so daß der als natürliches Mundwasser wirkende Speichel nicht verfügbar ist.

Der Zahnbelag nimmt Zucker aus der Nahrung auf und bildet Säure, die den Zahnschmelz angreift. Die Säure entsteht binnen Minuten nach der Zufuhr von Zucker und richtet in den ersten 20 Minuten den meisten Schaden an. Doch die Zähne sind hart im Nehmen: Ein Zahn kann ein bis zwei Jahre immer wieder Säureattacken ausgesetzt sein, bevor sich die ersten Anzeichen von Karies in der Form eines undurchsichtigen weißen oder braunen Flecks auf dem Zahnschmelz zeigen. Danach werden die äußeren Zahnschmelzschichten allmählich rauh und fleckig und brechen zusammen, so daß die Bakterien in das darunterliegende Zahnbein eindringen und eine große Karieshöhle bilden können.

Der Zahn beginnt zu schmerzen, wenn Bakterien und Säure durch feine Röhrchen im Zahnbein bis zur Zahnwurzel durchsickern. Schlimmer noch, sie dringen auch in das Pulpagewebe inmitten des Zahns ein, und dann werden die Schmerzen wirklich quälend: Die Pulpa schwillt an, die Infektion breitet sich aus, die Blutversorgung wird abgeschnitten, und schließlich kann der Zahnnerv absterben. Nun klingen die Schmerzen ab, bis sich vielleicht einige Jahre später ein Abszeß bildet, wenn sich die Bakterien von der Zahnwurzel aus in den Kieferknochen und das umgebende Gewebe vorgearbeitet haben und dort erneut Infektionen und Entzündungen verursachen.

Glücklicherweise ist Karies keineswegs unvermeidlich, wenn man beim Essen und der Zahnpflege Sorgfalt walten läßt.

Zähneputzen. Zahnverfall kann durch richtiges Reinigen praktisch eliminiert werden. Vergessen Sie die alte Regel von «Zähneputzen zweimal täglich». Die Zähne gehören nach jeder Mahlzeit und jedem Imbiß geputzt. Und wenn Sie sechsmal am Tag etwas essen, sollten Sie sich sechsmal die Zähne putzen.

Gründliches Zähneputzen dauert mindestens drei Minuten. Und dann ist auch noch die richtige Technik wichtig. Sie sollten eine weiche Zahnbürste verwenden, die Zahnbelag gründlich entfernt, ohne Zahnschmelz oder Zahnfleisch zu schädigen.

Kaufen Sie fluorhaltige Zahncreme, die Zahnverfall nachweislich bremst. Halten Sie die Zahnbürste in einem 45-Grad-Winkel zum Zahnfleischansatz, und bewegen Sie sie mit einer leicht rotierenden Bewegung auf und ab. Bürsten Sie die Vorder- und Rückseite der Zähne und auch die flachen Kauflächen. Massieren Sie danach das Zahnfleisch mit der Bürste in sanften Kreisbewegungen, um die Durchblutung anzuregen und Zahnbelag hervorzuholen, der knapp unter dem Zahnfleisch sitzt.

Zusätzlich können Sie auch die bakterienbesetzte Zunge bürsten.

Werfen Sie Ihre alte Zahnbürste weg. Zahnbürsten sollten nicht länger als drei bis vier Monate benutzt werden. Die Borsten nutzen sich ab und reinigen dann nicht mehr effektiv. Vielleicht wollen Sie Ihre Zahnbürste sogar noch öfter erneuern: Die alten Borsten sind voll von Nahrungspartikeln und Wasser, was einen perfekten Nährboden für Keime abgibt. Personen, die an chronischen Halsschmerzen oder Zahnfleischentzündungen leiden, genesen leichter, wenn sie alle zwei Wochen eine neue Zahnbürste verwenden.

So kratzt Zahnbelag die Kurve. Zahnbürsten mit kurvenförmig angeordneten Borsten entfernen 63 Prozent mehr Zahnbelag als solche mit gerader Borstenlinie. Wählen Sie Ihre Zahnbürste danach aus, wie gut Sie damit jeden einzelnen Zahn erreichen können. Der Zahnarzt benutzt Instrumente mit einem Winkel, um alle Stellen im Mund zu erreichen, warum sollten Sie nicht dasselbe tun? Wählen Sie eine Zahnbürste, die Ihnen angenehm ist und die Sie möglichst oft benutzen.

Zahnseide gegen Zahnbelag. Zahnseide zu benutzen muß nicht mehr als eine Minute in Anspruch nehmen, Sie sollten aber daran denken, daß es nicht um die Entfernung von Nahrungspartikeln geht, sondern um die Entfernung von Zahnbelag von der Zahnoberfläche. Einfach die Zahnseide zwischen den Zähnen durchzuziehen, ist nicht genug. Nehmen Sie zur richtigen Verwendung ein Stück gewachste oder ungewachste Zahnseide von etwa 20 cm Länge, und wickeln Sie die Enden um die Mittelfinger. Ziehen Sie nun die Zahnseide durch die Zähne, und führen Sie sie in einer sägenden Bewegung vom Zahnfleisch weg über die Seitenflächen; die Zahnseide sollte dabei um die Zahnrundung anliegen.

Ersparen Sie sich den Zeit- und Geldaufwand für Mundwässer. Sie haben wohl schon jede Menge Werbung gesehen, die erklärt, daß Mundwässer Zahnbelag bekämpfen. Doch diese Spülungen sind normalerweise überflüssig und zeitaufwendig, sofern Sie Ihre Zähne gründlich mit Bürste und Zahnseide reinigen. Überdies ist die Wirksamkeit der meisten sogenannten Antiplaque-Spülungen nicht erwiesen.

Regelmäßige Kontrolluntersuchungen. Zweimal im Jahr eine halbe Stunde in eine zahnärztliche Kontrolluntersuchung zu investieren, kann Ihnen viele spätere, zeitaufwendige Zahnprobleme ersparen. Der Zahnarzt untersucht dabei Zähne und Zahnfleisch auf Karies und andere Krankheitsprozesse. Unter Umständen werden auch Röntgenaufnahmen gemacht, wobei jedoch ein volles Set Röntgenbilder nicht öfter als alle drei Jahre notwendig ist. Der Zahnarzt sollte sich bei der Untersuchung auch danach erkundigen, ob Sie andere gesundheitliche Probleme haben oder Medikamente nehmen, da sich beides auf die Gesundheit der Zähne auswirken kann.

Zähne versiegeln lassen. Der Zahnarzt kann Ihre Mahlzähne in nur einer Stunde versiegeln und so gegen Bakterienattacken schützen. Der dabei eingesetzte

Kunststoff wird in flüssiger Form aufgetragen und bildet nach dem Trocknen eine unsichtbare, aber feste Schutzschicht, die die Bildung von Zahnbelag erfolgreich verhindern und Kariesbefall um die Hälfte reduzieren kann. Einmaliges Versiegeln kann manchmal mehrere Jahre lang schützen.

Machen Sie den Tabletten-Test. Eine möglichst perfekte Mundhygiene läßt sich mit Hilfe von Tabletten trainieren, die Zahnbelag sichtbar machen. Machen Sie den Test hin und wieder nach dem Zähneputzen: Lassen Sie dazu eine Tablette im Mund zergehen. Noch verbliebener Zahnbelag wird fast sofort als grellrote Färbung sichtbar. Reinigen Sie die Zähne noch einmal mit Bürste und Zahnseide, um möglichst viel der Farbe zu entfernen. Die überschüssige Farbe verschwindet nach ungefähr einem Tag von selbst.

Essen Sie ein Stück Obst. Die Bakterien, die Zahnbelag bilden, sind wie Kinder im Bonbonladen – man darf ihnen nicht alles geben, was sie wollen. Stillen Sie ihren Heißhunger nach Süßem durch eine selektive Auswahl. Am schlechtesten sind Schokoriegel, Rosinen und andere Trockenfrüchte sowie Süßigkeiten mit langer Verweildauer im Mund, wie etwa Honig. Frisches Obst mit hohem Fasergehalt, wie Äpfel, aber auch rohes Gemüse, sind dagegen gut für die Zähne, denn beim Kauen wird das Zahnfleisch massiert und die Produktion von Speichel, der den Mund spült, angeregt.

Bedienen Sie sich beim Nachtisch. Beschränken Sie den Verzehr von Süßem auf die Mahlzeiten, statt zwischendurch zu naschen. Die bakteriell erzeugte Säure greift die Zähne wenige Minuten nach dem Konsum von Zucker an und tut mindestens 20 Minuten lang ihre Wirkung. Schränken Sie die Gelegenheiten ein, zu denen Sie Süßes essen, und die Säure hat weniger Gelegenheit, Ihren Zähnen zu schaden.

Käse tut gut. Ein Stück Cheddar-Käse, nach den Mahlzeiten genossen, scheint den Säuren viel von ihrer zerstörerischen Schärfe zu nehmen. In einer Studie wurden die Zähne der Probanden zunächst mit einer Zuckerlösung gespült. Unmittelbar danach erhielt ein Teil der Versuchspersonen ein Stück «extra alten» Cheddar-Käse (15 g). Die Versuchspersonen, die den Käse eine

Minute lang kauen, wiesen deutlich weniger Schäden am Zahnschmelz auf als andere.

Kaugummi kauen. Kaugummi, das Xylit enthält, kann helfen, die Bakterien zu bekämpfen. Xylit ist ein natürlicher Süßstoff, der in Obst und Gemüse vorkommt und die Vermehrung von plaquebildenden Mikroorganismen behindert. Einer Untersuchung zufolge erzielt man die beste Wirkung, wenn man innerhalb von fünf Minuten nach einer Mahlzeiten zuckerfreies Kaugummi rund 15 Minuten lang kaut. Prüfen Sie das Etikett, wenn Sie das nächste Mal zuckerfreies Kaugummi kaufen, und vergewissern Sie sich, daß es Xylit enthält.

PARODONTALE ERKRANKUNGEN ERKENNEN

Parodontale Erkrankungen betreffen Zahnfleisch und Knochen, die der Halteapparat der Zähne sind, und können bereits in der Pubertät auftreten; unter Erwachsenen über 40 Jahren sind sie weit verbreitet. Schuld ist auch hier der bekannte Feind Zahnbelag. Bei parodontalen Erkrankungen tut er sein böses Werk zwischen Zähnen und Zahnfleisch.

Eine Frühform der parodontalen Erkrankung ist die Zahnfleischentzündung (Gingivitis), die entsteht, wenn sich zwischen Zähnen und Zahnfleisch Plaque bildet, die zu einer Infektion des Zahnfleisches führt. Gingivitis setzt meist im jugendlichen Alter ein und bleibt unterschiedlich ausgeprägt ein Leben lang bestehen. Ein Anzeichen dafür ist gerötetes, angeschwollenes Zahnfleisch, das bei Berührung oder beim Zähneputzen leicht blutet. Zahnfleischentzündung verursacht meist keine Schmerzen.

Bleibt eine Zahnfleischentzündung unbehandelt, kann sich der Zustand verschlimmern, und es bilden sich durch die Ablagerung von immer mehr Zahnbelag Taschen zwischen Zähnen und Zahnfleisch. Mögliche Folgen sind Wurzelhautentzündung (Periodontitis) oder Zahnfleischeiterung (Pyorrhea). Bestehen erst einmal tiefe Taschen an den Zähnen, kommt es zu einem Teufelskreis: Es sammelt sich immer mehr Zahnbelag an, der weder mit der Zahnbürste noch mit Zahnseide erreichbar ist. Aus dem Zahnbelag können harte Splitter – sogenannter Zahnstein – werden, die sich wie Pickel in das

Zahnfleisch graben. Das Zahnfleisch weicht von den Zähnen zurück, worauf sich noch mehr Taschen bilden. Schließlich kann die ganze Struktur zusammenbrechen, und der Betroffene steht zahnlos da.

Glücklicherweise lassen sich parodontale Erkrankungen durch sorgfältige Mundhygiene vermeiden und im Frühstadium sogar reparieren.

Mit Bürste und Zahnseide reinigen. Leichte Zahnfleischerkrankungen können in nur zwei bis drei Tagen durch richtiges Reinigen mit Bürste und Zahnseide zum Verschwinden gebracht werden. Im weiter fortgeschrittenen Stadium kann es einige Wochen dauern.

Mundusche verwenden. Eine Mundusche kann sehr nützlich sein: Zwischen jedem Zahn und dem umgebenden Zahnfleisch gibt es einen Graben, in dem sich Wasser und Zahnbelag sammeln. Ein normaler, gesunder Graben ist 1 bis 3 mm tief. Parodontale Erkrankungen führen dazu, daß er tiefer wird, so daß man mit Zahnbürste oder Zahnseide schlecht hinkommt, ohne das Zahnfleisch zu beschädigen. In diesem Fall ist eine Mundusche praktisch. Es geht dabei darum, das Wasser zur Gänze auszutauschen, so daß alle Bakterien aus dem Graben fortgespült werden.

Elektrifizieren Sie sich. Auch eine elektrische Zahnbürste kann tiefsitzende Plaque entfernen. In einer Studie wurden elektrische Zahnbürsten mit rotierendem Kopf mit Handbürsten verglichen, und es zeigte sich, daß tiefsitzender Zahnbelag bei Patienten, die chirurgische Eingriffe am Zahnfleisch hinter sich hatten und deren Mahlzahnwurzeln freilagen, von der elektrischen Zahnbürste wirksamer entfernt wurde.

Nehmen Sie reichlich Vitamin C zu sich. Vitamin C kann bei Zahnfleischbluten, das durch eine beginnende Zahnfleischentzündung verursacht ist, heilend wirken. Das Zahnfleisch muß kontinuierlich mit dem Eiweißstoff Kollagen versorgt werden, zu dessen Bildung Vitamin C unerläßlich ist.

Zu geringe Vitamin-C-Zufuhr kann zu Zahnfleischbluten beitragen. Von den gesunden Menschen, die täglich 600 Milligramm Vitamin C zu sich nehmen, haben wesentlich weniger Zahnfleischbluten als Personen, die weniger Vitamin C zu sich nehmen. Diese Menge Vitamin

C kann man sich mit täglich einer Orange, einem Apfel und einer Portion grünem Gemüse zuführen.

Lassen Sie den Zahnarzt saubermachen. Parodontale Erkrankungen können trotz eifriger Bemühungen hartnäckig weiterbestehen. Gehen Sie daher mindestens zweimal pro Jahr zum Zahnarzt, um die Zähne professionell reinigen zu lassen.

DER SCHNELLE WEG ZU WEIßEREN ZÄHNEN

Flecken auf der Zahnoberfläche sind ein weitverbreitetes Problem, das meist von Speisen, Getränken und anderen Substanzen, die man in den Mund nimmt, verursacht wird. Verschlimmert wird es durch die Bildung von Zahnbelag oder Zahnstein, der verfärbende Bakterien aufnehmen kann. Das ist kein hübscher Anblick. Doch mit ein paar vorbeugenden Maßnahmen und rascher Behandlung läßt sich die Angelegenheit aufhellen.

Verursacher von Flecken verbannen. Halten Sie bestimmte Substanzen vom Mund fern. Falls Sie noch nicht genug andere Gründe haben, nicht zu rauchen, sollten Sie daran denken, daß Tabak teerartige Flecken an den Zähnen verursacht – und denken Sie auch an die Zeit, die der Arzt zusätzlich damit verbringt, die verfärbten Stellen zu reinigen. Auch Kaffee und Tee haben diesen Effekt. Steigen Sie auf Kräutertees um, die keine Flecken hinterlassen. Und übertreiben Sie es nicht beim Konsum von Zitrusfrüchten und Säften, die Zitronensäure enthalten, denn diese können den Zahnschmelz angreifen und damit den Boden für verfärbende Substanzen bereiten. Trinken Sie ruhig weiterhin Ihren Fruchtsaft am Morgen, aber machen Sie es sich nicht zur Gewohnheit, beispielsweise ständig an Zitronen zu lutschen. Das schadet dem Zahnschmelz sicher.

Mit Wasser nachspülen. Alkohol nimmt Brücken und Kronen den Glanz. Schützen Sie künstliche Ersatzteile, indem Sie sofort nach dem Genuß von Alkohol den Mund mit Wasser ausspülen oder sich die Zähne putzen.

Rund um die Uhr bürsten. Wenn Ihre Zähne besonders anfällig für Flecken sind, sollten Sie sie nicht nur nach den Mahlzeiten, sondern auch zwischendurch putzen. Reinigen Sie sorgfältig mit Zahnseide nach, um beginnende Fleckenbildung in Nischen und auf rauhen Zahnflächen zu unterbinden.

Halten Sie sich an Zahncreme. Normale Zahncreme ist genau richtig zur Entfernung der meisten Flecken. Lassen Sie die Hände von Pasten und Pulvern, die versprechen, die Zähne weißer zu machen, denn manche von ihnen enthalten Bleichstoffe, die das weiche Gewebe im Mund reizen können. Andere wieder wirken wie Scheuermittel, die den Zahnschmelz beschädigen und die Zahnoberflächen aufrauhen können, wodurch eher der gegenteilige Effekt eintritt: Die Zähne werden noch anfälliger für Verfärbungen.

Überlassen Sie die Arbeit dem Zahnarzt. Die professionelle Reinigung, die Ihr Zahnarzt zweimal pro Jahr durchführt, bringt Ihr Lächeln auf Hochglanz. Gehen Sie öfter hin, wenn Ihre Zähne besonders leicht fleckig werden.

Flecken von innen heraus aufhellen. Der Zahnarzt kann Ihnen auch helfen, wenn die Flecken aus dem Zahninneren heraus entstanden sind. Eine mögliche Ursache dafür ist das Antibiotikum Tetracyclin, das die noch in Entwicklung befindlichen Zähne von Kindern verfärben kann. (Der Effekt kann selbst dann eintreten, wenn die Mutter während der Schwangerschaft mit Tetracyclin behandelt wurde.) Solche Verfärbungen kann der Zahnarzt mit einem Oxidationsmittel bleichen. Danach sitzt der Betroffene einige Minuten unter einer hellen Lampe, die Wärme abgibt und die Bleiche aktiviert. Das Ergebnis ist eine Aufhellung der Flecken, die von Fall zu Fall unterschiedlich stark ist. Der Bleichvorgang kann in drei einstündigen Behandlungen sowie einer jährlichen Nachbehandlung durchgeführt werden.

Selbstbehandlung. Sie haben vielleicht schon Werbung für «Fleckbeseitigungssysteme» gesehen. Auch diese Systeme entfernen die Verfärbungen nicht, sondern bleichen sie aus. Das Prinzip ist immer das gleiche. Das Oxidationsmittel ist bei diesen Systemen nicht so stark wie das vom Zahnarzt verwendete, doch die Prozedur ist einfacher und billiger als ein Besuch beim Zahnarzt. Im Durchschnitt müssen die Zähne vier bis sechs Wochen hindurch täglich einer halbstündigen Behandlung unterzogen werden. Folgen Sie einfach der Gebrauchsanweisung.

SCHNELL WIRKSAME MAßNAHMEN GEGEN SCHMERZEN

Wenn Sie Schmerzen im Mund haben, sagt Ihnen Ihr Körper, daß Sie sich darum kümmern sollen. Das Problem ist, daß er oft nicht sehr deutlich zu Ihnen spricht. Schmerzen können bedeuten, daß Sie einen kariösen Zahn oder eine Infektion am Zahnfleisch haben. Vielleicht bohrt sich gerade ein neuer Weisheitszahn seinen Weg an die Oberfläche, oder es stecken Samen aus der Himbeerkonfitüre zwischen den Zähnen, die Sie zum Frühstück gegessen haben. Woher der Schmerz auch kommt, Sie müssen ihn nicht einfach erdulden. Bekämpfen Sie den Schmerz mit schnell wirksamen Methoden (aber gehen Sie zum Zahnarzt, wenn er wiederkommt).

Eingeklemmte Nahrungspartikel entfernen. Reinigen Sie die Zähne mit Zahnbürste oder Zahnseide, oder spülen Sie den Mund mit lauwarmem Wasser aus. Diese Methoden sollten einzeln oder in Kombination reichen, um Nahrungsreste loszuwerden.

Temperaturwechsel bei Zahnschmerzen. Nehmen Sie sehr warmes Wasser in den Mund, und halten Sie es darin einige Minuten lang oder solange, bis der Schmerz nachläßt. Spucken Sie es danach aus, und wiederholen Sie den Prozeß, wenn der Schmerz zurückkehrt. Wenn Wärme keine Wirkung hat, können Sie dieselbe Prozedur mit kaltem Wasser versuchen. Eine andere Möglichkeit ist, Eis direkt auf den schmerzenden Zahn oder auf die Wange zu legen. Lassen Sie das Eis 15 Minuten an Ort und Stelle, und wiederholen Sie die Behandlung nach Bedarf drei- bis viermal pro Tag.

Eine Abreibung. Reiben Sie einen Eiswürfel über den V-förmigen Bereich zwischen Daumen und Zeigefinger an derselben Körperseite wie die Zahnschmerzen. Wenn man die Hand ungefähr sieben Minuten lang durch die Eisabreibung betäubt, soll das die Intensität von Zahnschmerzen um etwa die Hälfte verringern. Verantwortlich für die Wirkung ist offenbar eine Unterbrechnung der Nervenreizleitung im Gehirn, mit der die Zahnschmerzempfindungen übertragen werden.

Nehmen Sie zwei Tabletten ASS. Sie haben vielleicht den Rat gehört, Aspirin® direkt auf den schmerzenden Zahn zu legen. Tun Sie das nicht! Sie können sich dadurch eine Verätzung am Zahnfleisch oder an der Innenseite der Wange zuziehen. Nehmen Sie statt dessen nach Bedarf alle vier bis sechs Stunden zwei Aspirin® zur Schmerzlinderung. Wenn Sie gegen Azetylsalizylsäure (ASS) überempfindlich sind, können Sie Ibuprofen oder Paracetamol versuchen. Müssen Sie allerdings damit rechnen, daß Ihnen der Zanarzt in Kürze den Zahn zieht, sollten Sie ASS meiden. Es kann die Blutungszeit nach der Extraktion verlängern.

Würzige Schmerzbekämpfung. Nelkenöl hat sich als höchst wirksam zur Betäubung von Zahnschmerzen erwiesen. Verwenden Sie zu diesem Zweck aber keine reines Nelkenöl. Das kann den Nervenenden irreversible Schäden zufügen. Verdünnen Sie das ätherische Öl mit einem anderen Öl, und träufeln Sie davon eine kleine Menge direkt auf den schmerzenden Zahn, oder befeuchten Sie damit einen Wattebausch, den Sie über den Zahn legen. Es hilft auch, eine ganze Gewürznelke gegen den Zahn zu pressen.

Einen Durchbruch schaffen. Sie können die Schmerzen, die entstehen, wenn ein Weisheitszahn durchbricht, lindern, indem Sie etwas Hartes, wie etwa harte Brezeln, kauen. Dadurch kommt der Zahn vielleicht schneller heraus. Leider können Weisheitszähne über Wochen oder sogar lebenslang immer wieder Wachstumsschübe haben, und manche kommen nie ganz heraus. Wenn der Weisheitszahn nach rund einer Woche noch nicht durchgebrochen ist, sollten Sie zum Zahnarzt gehen.

Salzwasserspülung gegen Zahnfleischschmerzen. Rühren Sie einen Teelöffel Salz in ein Glas sehr warmes Wasser ein. Spülen Sie den Mund und die Zahnzwischenräume mit einem Schluck davon gründlich aus, spucken Sie die Lösung aus, und wiederholen Sie die Spülungen, bis die gesamte Salzlösung verbraucht ist. Mit dieser Methode können die Schmerzen auf Stunden gebannt werden. Ist das nicht der Fall, so

• **LASER IN DER ZAHNBEHANDLUNG**

Heute brauchen Sie beim Zahnarzt keine Betäubungsspritze. Schließlich geht es ja bloß um eine Wurzelbehandlung – an allen Zahnwurzeln gleichzeitig. Doch Sie werden kaum Schmerzen spüren, denn der Zahnarzt arbeitet mit Laserstrahlen. Diese futuristische Behandlungstechnik ist nicht nur schmerzlos, sondern lautloser, genauer, sauberer und letztlich auch wirkungsvoller als die herkömmlichen Methoden.

Das Lasergerät erzeugt konzentrierte Energie in Form eines intensiven, pulsierenden Lichtbündels, das Zahn und weiches Gewebe mit exakter Präzision verdampfen läßt. So wird es möglich, kleinste infizierte Zahnfleischpartien zu entfernen, empfindliche Nervenenden, die aufgrund von Zahnfleischschwund blank liegen, zu versiegeln, kariöse Stellen zu säubern und anderes mehr. Der Laser versiegelt gleichzeitig die Blutgefäße, so daß der Patient weniger Blut verliert und der Arzt genauer sieht, was er tut. Das umgebende Gewebe wird weniger beschädigt, und die Infektionsgefahr sinkt, so daß die meisten Wunden leichter und schmerzloser abheilen. Bei sorgfältiger, präziser Anwendung hinterläßt die Laserbehandlung außerdem wenig oder gar kein Narbengewebe.

Eine weitere Anwendung der Lasertechnik, die in dieser Form einzigartig ist, ist die Desensibilisierung von Zähnen. Zähne schmerzen oft bei Kälte, Berührung, beim Zähneputzen oder sind sogar gegen Luft empfindlich, wenn der Zahnhals aufgrund von Zahnfleischschwund freiliegt. Die Laserbehandlung scheint eine Wirkung auf die feinen Haarröhrchen im Zahnbein zu haben, so daß die Nervenenden nicht blankliegen; die Empfindlichkeit kann auf diese Weise binnen zehn Minuten beseitigt oder reduziert werden.

Bestimmte zahnärztliche Behandlungen können mit Hilfe von Laser unter Umständen ein paar Minuten länger dauern als bei Einsatz der herkömmlichen Ausrüstung. Langfristig aber bedeutet es eine Zeitersparnis, daß vorher kein Anästhetikum gegeben werden muß – dem Patienten rinnt danach nicht stundenlang unwillkürlich Speichel aus dem Mundwinkel, und er hat auch nicht das Gefühl, als würde seine Unterlippe am Boden schleifen. Zeitsparend ist auch, daß nach der Behandlung keine Blutung zu stillen ist und nichts genäht werden muß.

Der Einsatz von Laser könnte jenen Millionen Menschen, die aus Furcht vor den Schmerzen den Zahnarzt scheuen, zahllose Stunden voll Angst, Qual und nachträglichen Reparaturarbeiten an den Zähnen ersparen. Die Laserstrahlen verursachen wenig oder gar keine Schmerzen, da sie zu schnell pulsieren (10 bis 30 mal pro Sekunde), um die Nervenreizleitung auszulösen.

Laser sind in der zahnärztlichen Praxis noch nicht weit verbreitet und werden vorerst nur für Eingriffe am Zahnfleisch eingesetzt. Das könnte sich jedoch bald ändern. In den USA hat die Gesundheitsbehörde bereits ihre Zustimmung für Laserbehandlungen am Zahnfleisch gegeben, und manche Zahnärzte setzen die Geräte auch bei Karies ein. Seien Sie also nicht überrascht, wenn Sie das nächste Mal im Behandlungsstuhl sitzen und einem freundlichen Lasergerät ins Auge schauen.

. . . .

können Sie die Prozedur nach Bedarf stündlich wiederholen.

Hilfe bei schmerzempfindlichen Zähnen. Manche Leute haben überempfindliche Zähne. Wenn der Zahnhals aufgrund einer Zahnfleischerkrankung oder durch zu festes Putzen freiliegt, kann er sehr schmerzempfindlich sein. Auch feine Risse, kaputte Füllungen und Karies verursachen Überempfindlichkeit. Spezielle Zahncremes wie Sensodyne® können helfen. Drücken Sie etwas Zahncreme auf ein Stück Papiertaschentuch oder ähnliches, und reiben Sie die empfindlichen Zähne am Zahnfleischansatz zwei Minuten lang damit ab. Wiederholen Sie die Prozedur zwei Wochen hindurch jeden Morgen und Abend und danach, wenn die Empfindlichkeit zurückgeht, ein- bis zweimal wöchentlich. Wenn das nicht hilft, ist eine zahnärztliche Untersuchung angezeigt, um festzustellen, ob ernstere Probleme vorliegen.

Eine zahnärztliche Behandlungstechnik namens Iontophorese, bei der Fluor angewendet wird, kann ebenfalls nützlich sein. Die Behandlung nimmt pro Zahn etwa zwei Minuten in Anspruch. Die Überempfindlichkeit geht meist nach zwei bis drei Behandlungen zurück.

MUNDGERUCH VERMEIDEN

Parodontale Erkrankungen sind eine wichtige Ursache von Mundgeruch, der durch die oft übelriechende Kombination von Bakterien, entzündeten Stellen und beschädigtem Gewebe zustandekommt. Das einzige Mittel dagegen ist sorgfältige Pflege von Zähnen und Zahnfleisch, angefangen vom Besuch beim Zahnarzt. Auch andere Krankheiten können schlechten Atem verursachen – wenn der Mundgeruch daher trotz aller Bemühungen nicht vergeht, sollten Sie sich ärztlich untersuchen lassen. Doch meist ist die Ursache simpel und die Kur einfach.

Bakterien abbürsten. Regelmäßige Zahnreinigung mit Bürste und Zahnseide hilft, die Bakterien zu entfernen, die Mundgeruch verursachen. Vergessen Sie nicht, auch die Zunge zu bürsten, in deren Furchen sich ebenfalls Bakterien festsetzen.

Mundspülungen. Schützen Sie Ihren Mund bis zu drei Stunden mit antibakteriellen Mundwässern, die die Akkumulation von Bakterien verhindern. Wählen Sie Mundwässer mit den Wirkstoffen Thymol, Eukalyptol, Methylsalicylat und Menthol.

Gerüche übertünchen. Sie haben eben italienisch gegessen? Hätten wir nie erraten – wenn man von dem kräftigen Knoblaucharoma absieht, das Sie verströmen. Diese Art von schlechtem Atem stammt nicht aus dem Mund, sondern aus der Lunge (vorausgesetzt, Sie haben sich nach dem Essen die Zähne geputzt). Die Substanzen im Knoblauch gelangen durch den Verdauungsprozeß in die Blutbahn, verteilen sich in der Lunge und begrüßen Ihre Freunde schließlich aus dem Mund. Schon der Kontakt mit großen Knoblauchmengen kann entsprechenden Mundgeruch verursachen, da die geruchsintensiven Substanzen durch die Haut in die Blutbahn gelangen.

Das Aroma von Knoblauch und anderen stark riechenden Nahrungsmitteln, wie etwa Zwiebel und Curry, läßt sich übertünchen, indem man rohe Petersilie kaut; auch Kaugummis oder Bonbons mit Pfefferminzgeschmack helfen.

Den Gestank von Streß wegtrinken. Streß kann den Speichelfluß reduzieren, wodurch sich geruchsbildende Keime leichter vermehren können. Ein Schluck Wasser oder ein Bonbon für Atemfrische bringt die Dinge in Sekundenschnelle wieder in Fluß.

Nebenhöhlen einweichen. Bei Nebenhöhlenent-

zündung kann die verstopfte Nase und die Schleimabsonderung in den Rachenraum zu Mundgeruch
führen. Die Infektion muß wahrscheinlich mit Antibiotika
behandelt werden. Bis die Behandlung wirksam wird,
können Sie die Nase mit Salzlösung – $\frac{1}{2}$ Teelöffel Salz auf
eine Tasse Wasser – durchspülen, um Sekret und Bakterien herauszuwaschen.

SCHNELLE SCHMERZLINDERUNG BEI APHTHEN

Es ist ein ganz normaler Tag, Sie gehen Ihrer üblichen
Beschäftigung nach, und plötzlich – Autsch! – bildet sich
auf Ihrer Zunge oder an der Innenseite der Lippe eine
widerwärtige wunde Stelle. Zu Anfang ist sie klein und
rötlich, verfärbt sich dann weiß mit rotem Rand und
wächst schnell zu einem extrem schmerzhaften kleinen
Geschwür heran, das Essen oder Zähneputzen zu einem
masochistischen Akt werden läßt. Das ist eine Aphthe.

Aphthen gedeihen in der Mundhöhle auf dem feuchten Gewebe von Zunge und Wangen. Wodurch sie
entstehen, ist nicht bekannt, es könnte jedoch eine
erblich bedingte Anfälligkeit dafür geben. Manchmal
entstehen Aphthen aus einer kleinen Verletzung, wenn
man sich beispielsweise in die Wange gebissen hat oder
sich mit den steifen Borsten einer Zahnbürste oder einem
harten Stück Nahrung verletzt hat. Aphthen scheinen
gehäuft unter Belastung aufzutreten, wenn der Körper
beispielsweise ein Fieber oder eine Erkältung durchgemacht hat. Es gibt auch die Vermutung, daß sie durch ein
Virus ausgelöst werden.

Man kann nicht viel tun, um das Abheilen von Aphthen zu beschleunigen. Bei zahnärztlicher Behandlung
verschwinden sie in zwei Wochen, sonst dauert es 14
Tage. Auch wenn die Schmerzen so intensiv sind, daß es
scheint, als würden sie ewig dauern, können Sie die
Aphthen überleben: Je älter man wird, um so seltener
treten sie im allgemeinen auf. In der Zwischenzeit muß
man einfach abwarten. Doch man kann viel tun, um ein
kontinuierliches Abheilen zu erreichen und dabei auch
die Schmerzen zu lindern.

Gegen brandneue Aphthen. Wenn Sie das erste
Brennen einer beginnenden Aphthe fühlen, sollten Sie

eine Vitamin-E-Kapsel aufbrechen und ein wenig des enthaltenen Öls auf die wunde Stelle träufeln. Um die Heilung zu beschleunigen, ist es außerdem zweckmäßig, die darauffolgenden drei Tage hindurch täglich 500 Milligramm Vitamin C mit Bioflavonoiden einzunehmen.

Mit einem Alaunstift eindämmen. Alaun, der normalerweise bei kleinen Wunden beim Rasieren verwendet wird, kann vielfach verhindern, daß sich eine frische, kleine Aphthe zu einem großen, schmerzhaften Geschwür auswächst. Verantwortlich dafür ist die adstringierende Wirkung des Alauns, der die wunde Stelle austrocknet. Wichtig ist, die Aphthe möglichst früh in ihrem erbärmlichen Leben zu erwischen. Es dauert nur ein paar Sekunden, einen Alaunstift darüber zu führen, doch es kann Ihnen eine runde Woche Schmerzen ersparen.

Mit Peroxid behandeln. Wasserstoffperoxid und Chlorhexamed sind desinfizierende Substanzen, die Keime abtöten und Aphthen verheilen lassen. Beide sind rezeptfrei erhältlich. Wenn Sie eine entstehende Aphthe früh genug mit einem dieser Mittel behandeln, können Sie unter Umständen verhindern, daß sie sich zu einem vollen Geschwür auswächst. Wenden Sie das Mittel mehrmals täglich an – es sind ein paar Sekunden Zeitaufwand, die sich lohnen.

Warmes Salzwasser beruhigt. Lösen Sie einen Teelöffel Salz in einer Tasse warmem Wasser auf, und spülen Sie mit der Lösung eine Minute lang den Mund. So wird das Gewebe rund um die Aphthe gereinigt, was das Abheilen fördert und zeitweilig den Schmerz nimmt. Eine Lösung von ein wenig Natriumbikarbonat in Wasser hat dieselbe Wirkung.

Den Schmerz betäuben. Rezeptfrei erhältliche Gels mit betäubender Wirkung, die Lidocain, Kampfer oder Menthol enthalten (z.B. Recessan®), können den Schmerz vorübergehend beseitigen. Das Gel wird durch den Speichel weggespült und soll immer wieder nach Bedarf aufgetragen werden.

Tee tupfen. Schwarzer Tee lindert das Brennen und Jucken. Tauchen Sie ein Taschentuch oder ein Stück Gaze in kühlen Tee, und halten Sie es einige Minute lang gegen die Aphthe, bis der Schmerz nachläßt. Sie können auch einen kühlen, nassen Teebeutel verwenden. Kräutertee ist für diese Anwendung nicht sinnvoll, denn schwarzer Tee enthält viel Gerbsäure, deren adstringierende Eigenschaft für die Wirkung verantwortlich ist.

Eine Milchspülung machen. Wenn die Aphthe so stark schmerzt, daß Essen ein Ding der Unmöglichkeit ist, können Sie die Mundhöhle vor dem Essen mit etwas Milch spülen. Die Milch bildet eine schützende Schicht über der Aphthe.

Geschmacklos essen. Während die Aphthe abheilt, werden Sie sich wohler fühlen, wenn Sie wenig gewürzte, weiche Speisen essen. Meiden Sie Nüsse, säurehaltiges Obst und scharf gewürzte Speisen, denn dadurch können die Schmerzen unerträglich werden.

Zum Arzt gehen. Wenn die Aphthe sehr heftig zu schmerzen beginnt, könnte sich eine bakterielle Infektion gebildet haben. Der Arzt oder Zahnarzt kann in diesem Fall ein Antibiotikum verschreiben, das den Heilungsprozeß beschleunigt, die Aphthe weniger groß werden läßt und die Schmerzen mildert. Es kann auch eine Paste zur oralen Verwendung verschrieben werden, die Kortison enthält.

MIT VERLETZUNGEN FERTIGWERDEN

Unfälle geschehen nun mal. Wenn sie die Mundhöhle betreffen – etwa ein ausgeschlagener Zahn, eine lockere Plombe, die herausfällt, oder ein Biß in die Zunge -, kann rasches Handeln weitere Probleme vermeiden helfen und die Verletzung rascher beseitigen.

Einen ausgeschlagenen Zahn wieder reinstecken. Sie müssen nicht als professioneller Eishokkeyspieler übers Eis flitzen, den Stock schwingen und dem Puck ausweichen, um plötzlich mit dem Verlust eines Zahns konfrontiert zu sein. Es kann Ihnen auch geschehen, wenn Sie als Otto Normalverbraucher in eine aufgehende Schwingtür laufen oder auf dem Bürgersteig hinfallen. Doch als Hockey-Profi haben Sie einen professionellen Zahnarzt auf der Betreuerbank, um zahnärztliche Notfälle möglichst schnell zu verarzten.

Eine rasche Reaktion kann einen ausgeschlagenen Zahn retten. Die beste Chance, den Zahn wieder heil zu machen, haben Sie, wenn Sie ihn mit Salzlösung, wie sie für Kontaktlinsen verwendet wird, abspülen und gleich wieder in das Zahnfleisch stecken. Achten Sie beim Abspülen darauf, Wurzeln oder anhaftendes Gewebe nicht abzulösen. Reinigen Sie den Zahn nicht mit Chemikalien, und stecken Sie ihn mit einem sanften Fingerdruck wieder an Ort und Stelle. Danach sollten Sie sofort zum Zahnarzt gehen.

Den Zahn in Milch werfen. Einen ausgeschlagenen Zahn wieder an seinen ursprünglichen Platz zu bringen und dort zu halten, bis man zum Arzt kommt, kann manchmal schwierig sein, besonders bei einem Kind, das den Zahn womöglich verschlucken könnte. Eine andere Möglichkeit ist, den Zahn wie oben beschrieben zu reinigen und danach in ein Glas Milch oder Kontaktlinsen-Salzlösung zu legen, um ihn vor dem Austrocknen zu bewahren.

Ist beides nicht vorhanden, so kann Plastikfolie für etwa eine Stunde Schutz bieten. Bewahren Sie den Zahn jedoch nicht in Speichel auf, der schädliche Bakterien enthält, und legen Sie ihn auch nicht in Leitungswasser, das zwar naß ist, die Wurzeloberfläche aber trotzdem absterben lassen kann. Bringen Sie Zahn und Zahnlosen sofort zum Zahnarzt. Je kürzer die Zeit, die der Zahn draußen ist, um so besser sind die Heilungschancen.

Die Krone wieder aufsetzen. Wenn eine Krone von einem Zahn fällt, so daß Ihr perfektes Lächeln ruiniert ist, sollten Sie die Krone in Salzwasser oder Kontaktlinsen-Salzlösung abspülen und sofort wieder an Ort und Stelle bringen. Vielleicht bleibt sie von selbst haften. Wenn nicht, ist es am besten, sie herauszunehmen und in ein Stück Papiertaschentuch oder Gaze zu wickeln. Geben Sie das Päckchen in einen Umschlag, den Sie zukleben und beschriften. Wenn Sie die Krone bloß locker in ein Taschentuch wickeln und in die Handtasche tun, könnten Sie sie irrtümlich wegwerfen.

Gehen Sie so bald wie möglich zum Zahnarzt, denn der Zahn ist jetzt nicht mehr in seiner Position fixiert. Zähne sitzen nicht starr fest, sondern werden von fasrigem Gewebe gehalten. Es kommt immer zu einer gewissen Bewegung, einer Art Stoßdämpfer-Effekt. Ein Zahn, von dem die Krone abgegangen ist, kann in einem oder zwei Tagen seine Position verändern.

Kompression bei blutender Zunge. Ein Zungenbiß oder eine sonstige Verletzung der Zunge kann äußerst schmerzhaft sein, ganz zu schweigen von der erschreckenden Blutung. Versuchen Sie es mit einem der folgenden Mittel: Pressen Sie ein nasses Taschentuch oder ein Stück sterile Gaze fest auf die verletzte Stelle. So kann die Blutung meist ohne ärztliche Hilfe und ohne Naht eingedämmt werden. Noch schneller wirksam ist möglicherweise ein nasser Teebeutel (schwarzer Tee, nicht Kräutertee), der ebenfalls fest gegen die Verletzung zu drücken ist. Die im Tee enthaltene Gerbsäure hilft, die Wunde zu verschließen. Pressen Sie mit einem Taschentuch oder ähnlichem fest auf den Teebeutel.

Ohne Verzug zum Zahnarzt. Bei den meisten anderen Notfällen, die die Zähne betreffen, ist das am zweckmäßigsten, ob es sich nun um einen Zahn handelt, der teilweise abgebrochen ist, in die Mundhöhle hineingedrückt oder herausgerissen wurde.

RICHTIGER UMGANG MIT ZAHNERSATZ

Für wen ist dieser Zahnersatz eigentlich? Für Godzilla? Manchmal gibt ein neuer Zahnersatz dem Träger anfänglich das Gefühl, daß er nicht richtig paßt. Anstatt nun sofort wieder zum Zahnarzt zu laufen, sollten Sie sich etwas Zeit – mindestens ein paar Wochen – nehmen, um sich daran zu gewöhnen. Während dieser Gewöhnungsperiode und auch darüber hinaus können Sie einfache, schnell wirksame Methoden anwenden, um den Zahnersatz anzupassen und den «Dritten», aber auch dem ganzen Mund, Biß zu geben.

Kleben Sie ihm eine. Weiche Haftcreme «klebt» den Zahnersatz vorübergehend am Zahnfleisch fest. Sobald Sie an die neuen Zähne gewöhnt sind, sollte die Haftcreme überflüssig sein. Gehen Sie zum Zahnarzt, wenn das Problem nicht verschwindet.

Speichel aufsaugen. Ein neuer Zahnersatz kann das Wasser im Mund zusammenlaufen lassen, aber nicht, weil er so gut schmeckt. Überschüssiger Speichel entsteht, weil der Mund glaubt, die neuen Zähne seien zum Essen da. Es ist ein Problem, über das viele Leute klagen, die erstmals einen Zahnersatz tragen. Lutschen

Sie die ersten Tage hindurch öfter Pastillen. Sie fördern damit häufigeres Schlucken, wodurch Sie den überschüssigen Speichel loswerden.

Seifen Sie ihn ein. Um weitere Visiten beim Zahnarzt zu vermeiden, weil Sie einen neuen Zahnersatz brauchen, sollten Sie den bereits vorhandenen gut in Schuß halten. Nehmen Sie den Zahnersatz nach jeder Mahlzeit für eine Schnellreinigung mit normaler Seife und lauwarmem Wasser heraus, spülen Sie ihn ab, und setzen Sie ihn wieder ein.

GUT ZUM ZAHNFLEISCH SEIN

Das Zahnfleisch war schon wichtig, bevor Sie Ihre «Dritten» bekamen, doch jetzt ist es noch wichtiger. Denn nur das Zahnfleisch schützt Sie davor, Essen mümmeln zu müssen, statt es zu kauen, und unverständlich zu murmeln, anstatt deutlich zu sprechen. Sie müssen also besonders sorgfältig damit umgehen, was ohne großen Zeitaufwand möglich ist.

Zahnfleisch spülen. Halten Sie Ihr Zahnfleisch rein, indem Sie es täglich mit einem Glas warmem Wasser spülen, dem Sie einen Teelöffel voll Salz beimischen.

Massieren. Jeden Tag eine einminütige Massage fördert die Durchblutung und erhält die Festigkeit des Zahnfleisches. Fassen Sie das Zahnfleisch zwischen Daumen und Zeigefinger, und reiben Sie sanft auf und ab, vor und zurück. Das fühlt sich auch wunderbar an.

Hin und wieder Pause machen. Denken Sie daran, daß Ihr Zahnfleisch hart arbeitet und hin und wieder auch Zeit zur Erholung haben sollte. Nehmen Sie den Zahnersatz heraus, wenn Sie unbeobachtet sind, und erlauben Sie dem Zahnfleisch, ein paar Minuten lang gar nichts zu tun. Sie sollten die Pausen aber nicht auf einen ganzen Tag oder gar mehrere Tage ausdehnen, denn ohne den Zahnersatz geraten Wangen und Lippen aus der Form.

ZERSTÖRERISCHES ZÄHNEKNIRSCHEN BEKÄMPFEN

Chronisches Zusammenbeißen der Zähne und Zähneknirschen (meist im Schlaf), auch Bruxismus genannt, kann nicht nur dem Zahnschmelz schaden. Wenn Sie sich nach dem Aufwachen müde fühlen, unter Kopfschmerzen oder schmerzenden Kiefermuskeln leiden, dann haben Sie vermutlich die ganze Nacht mit den Zähnen geknirscht. Auch andere Anzeichen weisen darauf hin: gesteigerte Empfindlichkeit gegen heiße und kalte Getränke und Speisen, Schmerzen beim Kauen, abgesplitterte Zahnfüllungen und ein Ehepartner, der nicht zum Schlafen kommt, weil Sie Geräusche wie eine knarrende Tür oder ein Mörser im Dauerbetrieb von sich geben.

Zähneknirschen entsteht oft dann, wenn das Gebiß bei geschlossenem Mund nicht richtig zusammenpaßt. Manchmal verursacht der Zahnarzt selbst das Problem unbeabsichtigt, wenn eine Füllung zu hoch ist oder eine Krone eine erhöhte Stelle aufweist. Die Muskeln bemühen sich dann, diesen Fehler zu korrigieren, indem sie die Zähne aufeinander mahlen lassen. Auch physischer oder psychischer Streß kann zu Zähneknirschen führen.

Wenn die Zahnoberflächen weich sind, nutzt sich durch das Zähneknirschen der Zahnschmelz ab. Aber auch harte Zähne können geschädigt werden, wenn sie durch ständiges Mahlen aus dem knöchernen Zahnbett gelockert werden. Im schlimmsten Fall kann Zähneknirschen zu Störungen am Kiefergelenk führen. Doch das Problem ist meist korrigierbar und kann manchmal rasch beseitigt werden.

Zum Zahnarzt gehen. Der Zahnarzt kann Ihnen sagen, ob die Zähne selbst oder eine Zahnfüllung bzw. Krone die Ursache des Problems sind. Eine Korrektur ist dann sehr einfach: Der betreffende Zahn wird abgeschliffen, oder aber die überstehende Zahnfüllung oder Krone wird besser angepaßt.

Schutz im Schlaf. Ein gepolsterter Gebißschutz aus Kunststoff oder eine Schiene ist die beste Möglichkeit, um den Zahnschmelz vor nächtlichen Schäden zu bewahren. Der Schutz wird vom Zahnarzt geformt und reduziert mit sofortiger Wirkung den Kontakt zwischen den Zähnen, während Sie schlafen.

Schlafstellung ändern. Der Unterkiefer hängt in einer Muskelschlinge, die an keinem Punkt fixiert ist. Wenn Sie es schaffen, in einer anderen Position zu schlafen, kann sich die Berührung der Zähne manchmal verbessern.

Einen Ball quetschen. Manche Leute spielen mit ihren Zähnen herum, ohne es zu merken – pressen sie zusammen, knirschen, reiben sie aneinander –, so wie man beim Telefonieren oder unter Streß mit einem Bleistift herumspielt. Wenn Sie zu dieser Gruppe gehören, können Streßbewältigungsübungen, wie etwa einen Tennisball zusammenzudrücken, wenn Sie angespannt sind, oder Kopf- und Halsmuskelentspannung, Hilfe bringen.

Lassen Sie es sich gutgehen. Wenn Bruxismus durch massiven Streß verursacht ist, gibt es nur eine Lösung: Die Ursache zu beseitigen. Manchmal kann das heißen, den Arbeitsplatz zu wechseln. Ob es nun streßgeplagte Taxifahrer in New York oder Menschen mit «Helfersyndrom» sind – wer mit den Zähnen knirscht, braucht weniger Streß und hat mehr Spaß im Leben.

Sachverzeichnis

E